Thomas Klie, Anke Buhl, Hildegard Entzian,
Astrid Hedtke-Becker, Helmut Wallrafen-Dreisow (Hrsg.)

Die Zukunft der gesundheitlichen, sozialen und pflegerischen Versorgung älterer Menschen

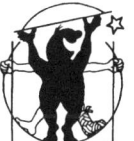

Mabuse-Verlag
Frankfurt am Main

Bibliografische Information der Deutschen Bibliothek
Die Deutsche Bibliothek verzeichnet diese Publikation in der Deutschen Nationalbibliografie; detaillierte bibliografische Angaben sind im Internet unter http://dnb.ddb.de abrufbar.

© 2005 Mabuse-Verlag GmbH
Kasseler Str. 1a
60486 Frankfurt am Main
Tel.: 069 / 70 79 96-13
Fax: 069 / 70 41 52
www.mabuse-verlag.de
info@mabuse-verlag.de

Druck: Prisma Verlagsdruckerei, Frankfurt am Main
ISBN 3-935964-77-3
Printed in Germany
Alle Rechte vorbehalten

Inhaltsverzeichnis

Sandra Eggers, Aurelia Römer-Kirchner, Roland Schmidt
Persönliche Budgets für behinderte und pflegebedürftige Menschen:
steuerungstheoretische und rechtliche Aspekte 9

Klaus Timmer, Ewald Bock, Thomas Tümena, Jens Trögner
Assessment Körperpflege (AKP). Ein einfaches Instrument zur
Einschätzung der Körperpflege 22

Bernhard Leipold, Claudia Schacke, Susanne Zank
Zur Veränderung der Depressivität pflegender Angehöriger: Der Beitrag
von Persönlichkeitswachstum und Akzeptanz der Demenzerkrankung 34

Hans Goldbrunner
Bildung im Alter aus der Sicht der systemischen Psychologie 43

Gerhard Igl
Die Zukunft der Pflegeversicherung vor dem Hintergrund von
Bedarfen, Entbürokratisierung und Finanzierbarkeit 55

Bernhard Leipold, Claudia Schacke, Susanne Zank
Prädiktoren der Veränderung von Belastungen pflegender Angehöriger:
Längsschnittliche Befunde der LEANDER-Studie 72

Dorothea Muthesius
Effekte psychotherapeutischer Behandlung gerontopsychiatrischer
Patienten in ihrer häuslichen Umgebung am Beispiel von Musiktherapie . 82

Dietmar Köster
Bildung im Alter ... die Sicht der kritischen Sozialwissenschaften 95

Frank Schulz-Nieswandt
Rationierung in der Gesundheitsversorgung zwischen Ethik
und Ökonomik 110

Ulrike Schulze
Selbstbestimmt in der letzten Lebensphase – im Spannungsfeld
zwischen Autonomie und Fürsorge 122

Petra Schönemann-Gieck, Birgit Haas, Johannes Weber
Beurteilung geriatrischer Rehabilitationsbedarf und -potenziale durch
Hausärzte 133

Brigitte Jenull-Schiefer
Aktivität und Selbstbestimmung im Pflegeheimalltag 144

Hildegard Theobald
Soziale Ausgrenzung im Alter und häusliche Pflege 162

Elisabeth Bubolz-Lutz, Cornelia Kricheldorff
Häusliche Pflegearragements und Pflegebegleiter – Ein Modellprojekt auf der Grundlage von Empowerment 169

Armin Koeppe
Erschließung und Gestaltung alter und neuer Praxisfelder in der Pflegeausbildung – ein Modellprojekt 181

Tanja Hitzblech, Johanna Nordheim, Käte Tresenreuter
Kompetenznetz für das Alter – ein Modellvorhaben der Region Berlin-Brandenburg 194

Adelheid Schulz-Hausgenoss, Frauke Schönberg, Gerhard Naegele
Erfassen des „patient view" von Demenzkranken in vollstationären Pflegeeinrichtungen 202

Josefine Heusinger, Monika Klünder
Steuerung in häuslichen Pflegearrangements 214

Christopher Kofahl, Mike Nolan, Elizabeth Mestheneos, Judy Triantafillou
Welche Unterstützung erfahren betreuende Angehörige älterer Menschen in Europa? 241

Eva Mnich, Hanneli Döhner
Familiäre Pflege von älteren Menschen in Deutschland. Welche Bedarfe an unterstützenden und entlastenden Angeboten werden durch die verschiedenen Pflegesituationen bestimmt? 259

Thomas Klie, Sumiko Okada
Der japanische Weg der Pflegesicherung 273

Baldo Blinkert, Thomas Klie
Solidarität in Gefahr? Veränderung der Pflegebereitschaften und Konsequenzen für die Altenhilfe und Pflege 293

Ursula Kremer-Preiß
Wohnformen der Zukunft im Bereich der eigenen Häuslichkeit 316

Frank Oswald, Dörte Naumann, Oliver Schilling, Hans-Werner Wahl
Selbständig wohnen im sehr hohen Alter – Ergebnisse aus dem
Projekt ENABLE-AGE 325

Susanne Tyll
Wohnberatung und Wohnungsanpassung:
Aufgaben – Wirkung – Finanzierung 336

Martina Schäufele, Siegfried Weyerer, Ingrid Hendlmeier, Sandra Teufel
Demenzkranke in Einrichtungen der stationären Altenhilfe:
Aktuelle Ergebnisse zur Auswirkung verschiedener Wohn- und
Betreuungsformen 345

Heidrun Mollenkopf, Roman Kaspar, Sibylle Meyer
Technisiertes Wohnen – der neue Weg zur Erhaltung der
Selbständigkeit im Alter? 355

Renate Narten
Die Zukunft des Wohnens im Alter – Diskussion der Beiträge 370

Sandra Eggers, Aurelia Römer-Kirchner, Roland Schmidt

Persönliche Budgets für behinderte und pflegebedürftige Menschen: steuerungstheoretische und rechtliche Aspekte

Einführung: Budgets im SGB XI

Im SGB XI sind seit dem 1.7.2004 zwei Varianten von Budgets enthalten: seit 1.1.2002 das „personenbezogene Budget" (§ 8 Abs. 3 SGB XI) und seit dem 1.7.2004 das „trägerübergreifende Persönliche Budget" (§ 35 a SGB XI). Wie zukünftig die beiden Budgetvarianten zueinander stehen, ist offen. Das „personenbezogene Budget" – als Bestandteil der Experimentierklausel – ist nicht „verregelt" (vgl. hierzu den Beitrag von Thomas Klie in diesem Band). Hingegen findet man beim „trägerübergreifenden Persönlichen Budget" klare Konturen, die der Gesetzgeber vorgegeben hat. Das „trägerübergreifend Persönliche Budget" ist eher restriktiv ausgestaltet. Budgetfähige Leistungen nach SGB XI gibt es nur dann, wenn zumindest ein weiterer Leistungsträger beteiligt ist. Personen, die allein SGB XI-Leistungen erhalten, kann dieses Budget nicht gewährt werden.

Will man nicht riskieren, dass die Pflegeversicherung finanziell kollabiert, muss der Gesetzgeber vermeiden, dass Pflegebedürftige das „Pflegegeld" (für selbst beschaffte Hilfen) eintauschen gegen das teurere Persönliche Budget (als Geldleistung zum Sachleistungseinkauf in Sachleistungshöhe). Gelöst wurde das in § 35 a SGB XI dadurch, dass Sachleistungen, die budgetfähig sind (das sind die Pflegesachleistung bei häuslicher Pflege sowie die Tages- und Nachtpflege), nur in Form von Gutscheinen in das „trägerübergreifende Persönliche Budget" einfließen dürfen.

Beide Restriktionen mindern die Attraktivität des „trägerübergreifenden Persönlichen Budgets" im SGB XI deutlich. Allerdings ist es im Rahmen von § 35 a SGB XI denkbar, dass zwischen Diensten und Pflegekassen, neue Verträge geschlossen werden, die dann zum Beispiel Vergütungen nach Zeit vereinbaren. Diese könnten unter Umständen für „Menschen mit eingeschränkter Alltagskompetenz", interessant sein.

Im Nachfolgenden werden wir uns mit dem trägerübergreifenden Persönlichen Budget eingehender befassen – also der Budgetvariante, die perspektivisch ins Dauerrecht überführt werden soll.

1. Budgets im Leistungsrecht und im Modellversuch

Zwei Formen der Ausgestaltung von „Persönlichen Budgets" sind wiederum zu unterscheiden: (1) das seit dem 1.7.2004 neu ins Gesetz eingeführte trägerübergreifende Persönliche Budget und (2) Modellversuche mit Budgets, die bereits zuvor – und dann unter anderen Rahmenbedingungen – gestartet sind. Zum neuen Recht liegen natürlich noch keine Erkenntnisse vor; viele Details sind in der Umsetzung auf der örtlichen Ebene erst noch zu lösen. Über (erste) Erfahrungswerte mit Budgets verfügt man hingegen in der Behindertenarbeit und in der ambulanten Versorgung Pflegebedürftiger. Allerdings ist dabei immer zu beachten, dass diese Modellversuche jeweils auf der Grundlage unterschiedlicher Spielregeln erprobt und ausgewertet wurden. Diese unterscheiden sich von Modell zu Modell, und sie sind in jedem Fall unter anderen Vorzeichen gewonnen worden, als der Gesetzgeber sie nun seit dem 1.7.2004 eröffnet hat. Das macht das Thema „trägerübergreifende Persönliche Budgets" heute schwierig zu überblicken.

Zu 1) Im Zuge der Hartz III- und Hartz IV-Gesetze wurde u. a. auch das bisherige Sozialhilferecht (BSHG) in das Sozialgesetzbuch als SGB XII überführt. Mit diesem Schritt verbunden ist die Einführung von *trägerübergreifenden Persönlichen Budgets*

- in verschiedenen Sozialgesetzbüchern (das sind: § 103 SGB III, § 2 Abs. 2 Satz 2 SGB V, § 13 Abs. 1 SGB VI, § 26 Abs. 1 SGB VII, § 35 a SGB VIII und § 35 a SGB XI),
- im bisherigen Sozialhilferecht (ab 1.1.2005: SGB XII; hier: § 57 SGB XII).
- Hinzu kommen Vorschriften in der Alterssicherung der Landwirte und in der Kriegsopferversorgung.

Zugleich wurden die Persönlichen Budgets, die seit Inkrafttreten des SGB IX als Modelloption im Rehabilitations- und Teilhaberecht bereits enthalten waren, neu gefasst. In einem zweistufigen Verfahren wird nun

(a) zunächst vom 1.7.2004 bis 31.12.2007 mit den trägerübergreifenden Persönlichen Budgets experimentiert, um
(b) sie anschließend ab dem 1.1.2008 ins Dauerleistungsrecht zu überführen.

Zu 2) Modellversuche zum Experimentieren mit den Persönlichen Budgets (oder Personenbezogenen Budgets, wie es in § 8 Abs. 3 SGB XI heißt), die vor dem 1.7.2004 gestartet wurden, können auch unter dem neuen Recht weitergeführt werden. Dies trifft zu auf
- Modellvorhaben nach § 17 SGB IX a. F.[1] und
- Modellvorhaben auf der Grundlage der Experimentierklausel der Pflegeversicherung (§ 8 Abs. 3 SGB XI). Im Rahmen eines solchen Modellvorhabens der Spitzenverbände der Pflegekassen werden unter anderem *personengebundene Pflegebudgets* (oder auch kurz „Pflegebudgets" genannt) derzeit in einem Modellversuch erprobt, der in sieben Städten und Landkreisen Deutschlands – unter anderen in der Stadt Erfurt – gestartet ist.

Beide Budgetvarianten unterscheiden sich substanziell: Während das trägerübergreifende Persönliche Budget mit Blick auf das *SGB XI* (und durchaus im Unterschied zum Behindertenbereich)
- nur als Teilbudget (und nicht solo) realisiert werden kann und
- seine gesetzlich vorgegebenen Ausgestaltungsmöglichkeiten nur geringe Spielräume eröffnen,

ist das personengebundene oder Pflegebudget
- allein auf das SGB XI konzentriert und
- hoch flexibel.

2. Zur steuerungstheoretischen Konzeption von Budgets

Das Persönliche Budget hat in der deutschen Sozialrechtstradition praktisch kein Vorbild. Es stellt nicht einfach eine Geldleistung dar, die im Allgemeinen sozialrechtlich als „Entgeltersatzleistung" oder als „Form zur Bereitstellung des Lebensunterhalts" erbracht wird. Vielmehr gilt hier: „Das Persönliche Budget dient in erster Linie der Beschaffung von Dienstleistungen. Dabei besteht sein wesentlicher Grundgedanke darin, dass ein Auftreten des

---

1 a. F. = alte Fassung. Diese Vorschrift ist seit dem 1.7.2004 nicht mehr in Kraft.

behinderten Menschen am Markt als Abnehmer von Dienstleistungen dessen Autonomie vergrößert und außerdem mehr Rationalität und mehr Wettbewerb in das überkommene Versorgungssystem bringt."[2]

Die Steuerungskonzeption, die dem Budgetgedanken zu Grunde liegt, impliziert, dass zwischen „Leistungs-/Kostenträger" und „Leistungserbringer" keine Rechtsbeziehung mehr besteht (Ausnahme: Leistungen, die als Gutscheine ins Persönliche Budget einfließen). Das heißt, das Vertragsrecht (oder: Leistungserbringungsrecht), das deren Beziehung regelt, wird durch die Abkehr vom Sachleistungsprinzip und durch den Übergang zum Budget obsolet. „Kennzeichen für das persönliche Budget ist das Fehlen von Rechtsbeziehungen zwischen dem Erbringer der Leistung und dem Rehabilitationsträger."[3] An deren Stelle tritt nun eine *andere Form der Kontrolle der Budgetverwendung und der Sicherung von Bedarfsdeckung und Qualität*:

- Bei den trägerübergreifenden Persönlichen Budgets soll dies mittels des Instruments Zielvereinbarung (nach Budgetverordnung) erreicht werden.
- Der Modellversuch Pflegebudget hingegen setzt auf Case Management, was den Budgetnehmer in der Verwendung assessmentgestützt berät und kontrolliert.

Durch Persönliche Budgets und Pflegebudgets sollen *wettbewerbliche Anreize gestärkt und Quasi-Markt-Steuerungen* im Spektrum ambulanter Dienste erweitert genutzt werden. Das SGB XI zeichnet sich bereits heute – gegenüber anderen Sozialversicherungs- und Fürsorgeleistungen – dadurch aus, dass hier das Wettbewerbsprinzip am prägnantesten ausgestaltet ist. Während wettbewerbliche Impulse

- im *Gesundheitswesen* (SGB V) überwiegend auf die Beziehung zwischen Leistungsempfänger (hier: Versicherter) und Leistungsträger (hier: Krankenkassen) zielen (Wahlrecht des Versicherten bei Kontrahierungszwang in der GKV), sind sie
- in der *Behindertenhilfe* (BSHG) auf die Ebene der Beziehungen zwischen Leistungsträger und Leistungserbringer gerichtet (mehrere Dienste und Einrichtungen wollen vom Kostenträger anerkannt sein und abrechnen können).

---

2 Mrozynski (2002), S. 184 f.
3 Neumann (2003), S. 398.

- Allein die *Pflegeversicherung* (SGB XI) richtet ihre Wettbewerbskonzeption auf die Ebene zwischen Leistungsempfänger und Leistungserbringer aus. Eine Ebene im Sozialversicherungsdreieck, die sich sonst angesichts der „Moral-hazard-Problematik" (= moralischer Zusammenbruch) verbietet. Dienste könnten nämlich, um Nutzer zufrieden zu stellen, Leistungen erbringen oder ausweiten, die fachlich nicht erforderlich sind. In der Pflegeversicherung wird die Gefahr eines „moral hazard" dadurch reduziert, weil Leistungen nach oben „gedeckelt" sind und somit bei Ausweitung Zuzahlungen der Pflegebedürftigen anfallen. Deshalb kann kein „Bündnis" zu Lasten der Versichertengemeinschaft entstehen.

Persönliche Budgets als „Geldleistung zum Sachleistungseinkauf" intensivieren generell wettbewerbliche Impulse, auch dort, wo sie in der Vergangenheit eher schwach ausgeprägt waren (so v. a. in der Behindertenhilfe). Die Kaufkraft des Budgetnehmers wird gestärkt und er ist in die Lage versetzt, im Rahmen einer Zielvereinbarung nach seinen Bedürfnissen Dienstleistungen „einzukaufen" („Empowerment durch Sozialrecht"). Der Budgetnehmer bezahlt die Rechnung, die ihm der Dienstleister stellt, der von ihm beauftragt wurde. Dies ändert zumindest teilweise die Grundstruktur der „helfenden Beziehung". Experten und Professionen müssen stärker aushandeln und nicht definieren, was Menschen mit Hilfebedarf benötigen.

Mittels Persönlicher Budgets werden unter Umständen auch andere Leistungen durch behinderte und pflegebedürftige Menschen nachgefragt als sie ein Dienst traditionellerweise im Angebot hat. Außerhalb des Persönlichen Budgets ist die Welt relativ einfach: Dienste können die Leistungen erbringen und abrechnen, die sie in Verträgen mit dem Kostenträger definiert haben (Art und Umfang). Leistungen, die nicht vereinbart sind, wird der Kostenträger nicht vergüten. Nun spielt das Vertragsrecht beziehungsweise Leistungserbringungsrecht (s. o.) keine entscheidende Rolle mehr. Der Dienst muss dann auf die Nachfrage von Behinderten und Pflegebedürftigen reagieren, will er es nicht riskieren, Kunden an Wettbewerber zu verlieren. Teilhabeleistungen unterliegen somit – werden sie in Form eines Persönlichen Budgets beantragt und bewilligt – stärker einer Nachfragedynamik. Die fördert *höhere Flexibilität* bei sozialwirtschaftlichen Unternehmen und ihren Beschäftigten.

3. Budgetfähige Leistungen im Überblick

Folgende (hier ausgewählte und nicht vollständig aufgelistete) (Teilhabe-) Leistungen können nach neuem Recht in das (trägerübergreifende) Persönliche Budget einbezogen werden:

Arbeitsförderung (SGB III): In § 103 SGB III, in dem definiert ist, welche Leistungen die so genannten „besonderen Leistungen im Rahmen der Förderung der Teilhabe behinderter Menschen am Arbeitsleben" umfassen, ist geregelt, dass die Leistungen Übergangsgeld, Ausbildungsgeld und Übernahme der Teilnahmekosten für eine Maßnahme auf Antrag auch durch ein Persönliches Budget erbracht werden können.

Gesetzliche Krankenversicherung (SGB V): In § 2 SGB V Abs. 2 (Leistungen) und in § 11 Abs. 1 SGB V (Leistungsarten) werden Persönliche Budgets genannt – hier aber ohne Begrenzung auf bestimmte Leistungsarten.

Gesetzliche Rentenversicherung (SGB VI): Leistungen zur Teilhabe (inkl. Rehabilitationsleistungen durch den Rentenversicherungsträger) können nach § 13 SGB VI auch als Teil eines Persönlichen Budgets erbracht werden.

Gesetzliche Unfallversicherung (SGB VII): In § 26 SGB VII, in dem Grundsätze mit Blick auf Anspruch und Leistungsarten formuliert sind, wird in Abs. 1 das Budget aufgenommen mit der Ergänzung, dass im Rahmen des Anspruchs auf Heilbehandlung nur Leistungen der medizinischen Rehabilitation in das Budget einfließen können. Budgetfähig hingegen sind alle anderen Leistungen (zur Teilhabe am Arbeitsleben, zur Teilhabe an der Gemeinschaft, ergänzende Leistungen, Leistungen bei Pflegebedürftigkeit sowie Geldleistungen).

Rehabilitation und Teilhabe behinderter Menschen (SGB IX): Leistungen zur Teilhabe können nach § 17 Abs. 2 SGB IX auf Antrag durch ein monatliches Persönliches Budget ausgeführt werden (zu Details vgl. Abschnitt 4).

Soziale Pflegeversicherung (SGB XI): Durch Einfügung des § 35 a SGB XI, wird geregelt, dass Pflegebedürftige auf Antrag – und unter sehr spezifischen Konditionen – bestimmte Leistungen auch als Teil eines trägerübergreifenden Budgets erhalten können (vgl. Abschnitt 6).

Sozialhilferecht (SGB XII): Das Persönliche Budget wurde ins 6. Kapitel (Eingliederungshilfe für behinderte Menschen) und ins 7. Kapitel (Hilfe zur Pflege) aufgenommen (vgl. Abschnitt 7).

4. Das trägerübergreifende Persönliche Budget im SGB IX

Detaillierte Rechtsvorschriften für das trägerübergreifende Persönliche Budget sind im SGB IX formuliert. Dies macht Sinn, weil das SGB IX im Kern kein eigenes Leistungsrecht normiert, sondern eine Koordinationsvorschrift darstellt.

Für behinderte Menschen sind es die Leistungen zur Teilhabe (verschiedener Sozialleistungsträger), die seit dem 1.7.2004 nach § 17 Abs. 2 SGB IX auf Antrag durch ein monatliches Persönliches Budget ausgeführt werden können. Ziel ist es, wie das Gesetz aussagt, den Leistungsberechtigten „in eigener Verantwortung ein möglichst selbst bestimmtes Leben zu ermöglichen".

Das Budget wird an den Budgetnehmer direkt ausbezahlt (= Geldleistung zum Sachleistungseinkauf), damit dieser die Kosten der Deckung seines Bedarfs eigenverantwortlich bestreiten kann. In begründeten Fällen kann hiervon aber abgewichen werden. Dann sind Gutscheine auszugeben. Dies gilt für folgende Sachleistungen der Pflegeversicherung: häusliche Pflege nach § 36 SGB XI sowie Tages- und Nachtpflege nach § 41 SGB XI (vgl. Abschnitt 6).

Es ist zu beachten, dass der zentrale § 17 SGB IX („Ausführung von Leistungen, Persönliches Budget") für die zuständigen *Rehabilitationsträger* gilt. Da die Pflegekassen keine Rehabilitationsträger sind, richten sich die Vorschriften einerseits an andere Akteure, andererseits werden die Pflegekassen in § 17 Abs. 2 SGB IX neben den Integrationsämtern ausdrücklich als „Beteiligte" aufgeführt. Auch damit wird deutlich, dass es kein Persönliches Budget allein auf SGB XI-Basis gibt. Beteiligt bei der Ausführung des Persönlichen Budgets sind die Rehabilitationsträger, die Pflegekassen und die Integrationsämter. Diese Beteiligten erbringen das Budget als Komplexleistung.

Budgetfähige Leistungen sind Leistungen, die sich auf alltägliche, regelmäßig wiederkehrende und regiefähige Bedarfe beziehen (§ 17 Abs. 2 SGB IX). „Alltäglich" bedeutet, dass es sich um typische Bedürfnisse im Privat- und Berufsleben handelt. „Regelmäßig wiederkehrend" meint, dass der Hilfebedarf in gewissen Abständen (täglich, wöchentlich etc.) erneut besteht. „Regiefähigkeit" setzt voraus, dass der Betroffene über Voraussetzungen verfügt, Einfluss auf die Hilfeleistung zu nehmen (im Sinne der fünf Ws: Wann, Was, Wer, Wie, Wo).[4]

Die Höhe des Persönlichen Budgets ist so zu bemessen, dass der individuell festgestellte Bedarf gedeckt wird und die erforderliche Beratung und Unterstützung erfolgen kann (§ 17 SGB IX Abs. 3). Dabei soll die Höhe des Persönlichen Budgets die Kosten aller bisher individuell festgestellten, ohne das Persönliche Budget zu erbringenden Leistungen nicht überschreiten.

- Die Festlegung, dass die Höhe des Budgets nach dem individuellen Bedarf zu bemessen ist, ist deshalb zentral, weil Persönliche Budgets in Modellvorhaben im Behindertenbereich nach altem Recht seitens der Sozialhilfeträger in der Regel anders gebildet wurden: Nämlich als Pauschalierungen von Leistungsansprüchen gemäß § 101 a BSHG. „Die bisherigen Modelle zum persönlichen Budget sind deshalb fast ausschließlich auf den Leistungsbereich der Eingliederungshilfe für behinderte Menschen ausgerichtet. Auch muss unterstellt werden, dass diese Modelle vorrangig aus Gründen der Kosteneinsparung angestrengt wurden."[5] Die Klarstellung im neuen Recht bedeutet, dass auch bei Wahl des Persönlichen Budgets bestehende Ansprüche auf Bedarfsdeckung erhalten bleiben. Als Grenze nach oben ist formuliert: Das Persönliche Budget soll die Kosten aller bisher individuell festgestellten Leistungen nicht überschreiten (§ 17 SGB IX Abs. 3).
- Beratung und Unterstützung zählen zu den Aufgaben der gemeinsamen örtlichen Servicestellen der Rehabilitationsträger, die durch den Gesetzgeber hier gestärkt werden. § 22 SGB IX, der deren „Aufgaben" regelt, wird in Abs. 1 entsprechend erweitert. Dies wird fachlich nicht ohne Skepsis registriert, da die Qualität der Servicestellenarbeit bis dato nicht durchgängig als überzeugend gewertet wird.

Fließen in das Persönliche Budget Leistungen mehrerer Leistungsträger ein (= trägerübergreifendes Persönliches Budget), erlässt der erstangegangene Leistungsträger – analog zum Verfahren der Zuständigkeitsklärung nach § 14 SGB IX – im Auftrag der anderen beteiligten Leistungsträger den Verwaltungsakt und führt das weitere Verfahren durch.

---

4 Vogel (2004 a), S. 37.
5 Hagelskamp (2004), S. 126.

An die Entscheidung für das Persönliche Budget ist der Antragsteller für die Dauer von sechs Monaten gebunden (§ 17 Abs. 2). Kündigungsbedingungen sind in der Budgetverordnung geregelt (vgl. Abschnitt 5).

In der Zeit vom 1. Juli 2004 bis zum 31. Dezember 2007 werden Persönliche Budgets erprobt. Dabei sollen modellhaft
- Verfahren zur Bemessung von budgetfähigen Leistungen in Geld und
- die Weiterentwicklung der Versorgungsstrukturen

unter wissenschaftlicher Begleitung und Auswertung erprobt werden (§ 17 Abs. 6). Dies wird im Auftrag des Bundesministeriums für Gesundheit und Soziale Sicherung (BMGS) in sechs bis acht Modellregionen mit jeweils rund 50 Budgetnehmern evaluiert. Wohlfahrtsverbände, Leistungsträger und Betroffenenorganisationen sind einbezogen. Das BMGS ist verpflichtet, über die Erfahrungen mit dem Persönlichen Budget öffentlich Bericht zu erstatten.

Parallel hierzu können behinderte und pflegebedürftige Menschen seit dem 1.7.2004 bestimmte Leistungen in Form eines (trägerübergreifenden) Persönlichen Budgets beantragen. Für Leistungsträger besteht ein Ermessensspielraum. Ab 1. Januar 2008 gehen Persönlichen Budgets ins Dauerrecht über (§ 159 SGB IX).

5. Die Budgetverordnung

In § 21 SGB IX ist das BMGS ermächtigt, durch Rechtsverordnung mit Zustimmung des Bundesrats Näheres zum Inhalt und zur Ausführung des Persönlichen Budgets zu regeln. Diese Budgetverordnung – die die Ausführung von Leistungen nach § 17 Abs. 2 bis 4 SGB IX, den Inhalt Persönlicher Budgets und das Verfahren sowie die Zuständigkeit der beteiligten Leistungsträger regelt – wurde vom Deutschen Bundesrat im Mai 2004 beschlossen (Bundesrats-Drucksache 262/04). Unter anderem wird hier geregelt[6]:

Beteiligte Leistungsträger

Leistungen in Form Persönlicher Budgets werden erbracht von den Rehabilitationsträgern, den Pflegekassen und den Integrationsämtern. Von den Krankenkassen werden auch Leistungen erbracht, die keine Leistungen zur

---

6 Zu den rechtlichen und verfahrenstechnischen Unklarheiten vgl. Pöld-Krämer (2004).

Teilhabe nach SGB IX sind, von den Sozialhilfeträgern auch Leistungen der Hilfe zur Pflege. Sind mehrere Leistungsträger beteiligt, wird das Budget als trägerübergreifende Komplexleistung erbracht.

Verfahren

Der nach § 17 Abs. 4 zuständige, erstangegangene Leistungsträger (= Beauftragter) unterrichtet die an der Komplexleistung beteiligten Leistungsträger. Diese nehmen Stellung, insbesondere zu dem Bedarf, der durch budgetfähige Leistungen gedeckt werden kann, der Höhe des Persönlichen Budgets (als Geldleistung oder durch Gutscheine), dem Inhalt der Zielvereinbarung und zu einem Beratungs- und Unterstützungsbedarf.

Wird der Antrag bei einer gemeinsamen Servicestelle gestellt, fungiert deren (Rehabilitations-) Träger als Beauftragter. Der Beauftragte – und, so erforderlich, die beteiligten Leistungsträger – beraten gemeinsam mit der antragstellenden Person in einem trägerübergreifenden Bedarfsfeststellungsverfahren die

- Ergebnisse der von den Leistungsträgern getroffenen Feststellung und
- die abzuschließende Zielvereinbarung.

An diesem Verfahren kann der Antragsteller eine Person seiner Wahl beteiligen.

Innerhalb einer Woche nach Abschluss des Verfahrens stellen die beteiligten Leistungsträger auf der Grundlage der Ergebnisse des Bedarfsfeststellungsverfahrens das auf sie entfallende Teilbudget fest. Der Beauftragte erlässt den Verwaltungsakt. Widerspruch und Klage richten sich gegen den Beauftragten. Laufende Geldleistungen werden monatlich im Voraus ausgezahlt. Der Beauftragte erhält von den beteiligten Leistungsträgern deren Teilbudget rechtzeitig zur Verfügung gestellt. Das Bedarfsfeststellungsverfahren wird in der Regel alle zwei Jahre wiederholt. In begründeten Fällen kann hiervon abgewichen werden.

Zielvereinbarung

Zwischen Antragsteller und Beauftragten wird eine Zielvereinbarung abgeschlossen. Sie enthält mindestens Regelungen über

- die Ausrichtung der individuellen Förder- und Leistungsziele,
- die Erforderlichkeit eines Nachweises für die Deckung des festgestellten individuellen Bedarfs und
- die Qualitätssicherung.

Antragsteller und Beauftragter können die Zielvereinbarung aus wichtigem Grund mit sofortiger Wirkung kündigen. Ein wichtiger Grund kann für
- den Antragsteller in seiner persönlichen Lebenssituation liegen und
- den Beauftragten in der Nichteinhaltung der Zielvereinbarung (v. a. Nachweis zur Bedarfsdeckung und Qualitätssicherung).

Die Zielvereinbarung wird im Rahmen des Bedarfsfeststellungsverfahrens in der Regel für die Dauer des Bewilligungszeitraums abgeschlossen.

6. Soziale Pflegeversicherung (SGB XI)

Leistungen des SGB XI können nur dann in ein Persönliches Budget einfließen, wenn es sich um ein *trägerübergreifendes* handelt (z. B. BSHG und SGB XI oder SGB V und SGB XI).[7]

Die Bestimmung, dass die in ein Persönliches Budget einfließenden Leistungen alltäglich, wiederkehrend und regiefähig sein müssen, führt im SGB XI dazu, dass Beratungseinsätze (§ 37 Abs. 3 SGB XI) und Kurzzeitpflege (§ 42 SGB XI) nicht in ein Persönliches Budget einbezogen werden können. Der Leistungsanspruch nach § 37 Abs. 3 SGB XI ist durch das Budget nicht abgegolten; er muss auch weiterhin abgerufen werden.

Sachleistungen der Pflegeversicherung sind nur im Form von Gutscheinen auszugeben; Pflegebedürftige können sich die Leistungen per Gutschein nur bei zugelassenen Pflegeeinrichtungen (also bei ambulanten Diensten und Tages- oder Nachtpflegeeinrichtungen, die Vertragspartner der Pflegekassen sind) beschaffen. Nach der Kommentierung von Georg Vogel will der Gesetzgeber mit dieser Einschränkung vermeiden, dass
- Bezieher von Pflegegeld für selbst beschaffte Pflegehilfen (in der Regel durch Angehörige) in das höhere Budget wechseln und
- die Regelungen im SGB XI zur Qualität und Qualitätssicherung nicht unterlaufen werden können.[8]

---

7   Das gilt nicht für die Personengebundenen Budgets („Pflegebudget") nach § 8 Abs. 3 SGB XI.
8   Vogel (2004 b) (www.vincentz.net).

Dies schmälert vermutlich das Interesse Pflegebedürftiger, vom Persönlichen Budget Gebrauch zu machen. Nennenswerte Auswirkungen für den Bereich der Sachleistungen werden – im Unterschied zu der eingangs skizzierten rechtlichen Flexibilisierung, die mit Budgets im Grundsatz verbunden ist (vgl. Abschnitt 2) – nicht erwartet:
- Nach Annahme des Gutscheins bleibt das weitere Prozedere (vom Erstgespräch bis zur vereinbarten Vergütung) unverändert.
- Gutscheine müssen den in den Vereinbarungen ausgehandelten Vergütungen entsprechen (keine Differenzierung nach Kostenträgern). Möglich ist aber, dass zwischen Diensten und Pflegekassen besondere Vergütungsregelungen getroffen werden (z. B. Stundenvergütung statt Leistungskomplexe).[9]
- Weder für Pflegebedürftige noch für Pflegekassen entstehen relevante Einsparungen oder Mehrausgaben.
- Ein Zuwachs an Selbstbestimmung und Flexibilität durch Persönliche Budgets ist im SGB XI nur sehr begrenzt zu erwarten.

Im SGB XI wird durch die Verwendung von Gutscheinen dort, wo Sachleistungen im Gesetz vorgeschrieben sind, faktisch und durchgängig an dem klassischen Sachleistungsprinzip festgehalten. Ein Wechsel ins trägerübergreifende Persönliche Budget, das in seiner Zusammensetzung auch ein Teilbudget der Pflegeversicherung beinhaltet, wird vornehmlich dann von Interesse sein, wenn Leistungsbeiträge anderer Sozialleistungsträger das zentrale Motiv für die Wahl des Persönlichen Budgets bilden.

7. SGB XII

Im SGB XII werden trägerübergreifende persönliche Budgets für folgende Hilfen in besonderen Lebenslagen eingeführt:[10]

Eingliederungshilfe für behinderte Menschen

§ 57 SGB XII entspricht dabei den gleichartigen Regelungen des SGB III, SGB V, SGB VII und SGB XI. Die Regelungen des § 17 Abs. 2 bis 4 SGB IX gelten unmittelbar auch für die Eingliederungshilfe nach dem SGB XII.

---
9 Vogel (2004 a), S. 38.
10 Schellhorn (2004), S. 172 f.

In der Begründung des Gesetzgebers zu § 57 SGB XII werden folgende Hilfen aufgeführt, die für das persönliche Budget insbesondere in Frage kommen: Hilfen zur Mobilität, Hilfen zur Teilnahme am Leben in der Gemeinschaft, die Hilfe für die häusliche Pflege sowie regelmäßig benötigte andere Hilfen im ambulanten Bereich.

Hilfe zur Pflege

In § 61 Abs. 2 SGB XII wird im Bereich der Hilfe zur Pflege das trägerübergreifende persönliche Budget eingeführt. Anzuwenden sind die Regelungen des SGB IX zum Budget (§ 17 Abs. 2 bis 4 und § 159).

Hilfe zur Pflege als Budget schließt im Sozialhilferecht potenziell auch Kurzzeitpflege und stationäre Pflege mit ein. Da dies jedoch in den analogen Regelungen des SGB XI nicht vorgesehen ist, bleibt die Bedeutung dieser Öffnung abzuwarten.

Literaturnachweis

Hagelskamp, J. (2004): „Das persönliche Budget kommt". In: *Blätter der Wohlfahrtspflege*, Heft 151, 4, S. 126-129

Mrozynski, P. (2002): *SGB IX. Teil 1. Regelungen für behinderte und von Behinderung bedrohte Menschen. Kommentar.* München

Neumann, V. (2003): „Selbstbestimmte Leistungsgestaltung im SGB XI: Wunsch- und Wahlrecht, Geldleistungsoption und persönliches Budget". In: *Zeitschrift für Sozialrecht/Sozialgesetzbuch*, Heft 42, 7, S. 392-400.

Pöld-Krämer, S. (2004): „Vom Antrag bis zur Auszahlung des trägerübergreifenden Persönlichen Budgets – Überlegungen und Fragen zum Budget-Verfahren auf der Grundlage der Budgetverordnung und der Sozialgesetzbücher I, IX und X". In: Klie, T./Spermann, A. (Hrsg.): *Persönliche Budgets – Aufbruch oder Irrweg? Ein Werkbuch zu Budgets in der Pflege und für Menschen mit Behinderungen*, Hannover, S. 184-205

Schellhorn, W. (2004): „Einordnung des Sozialhilferechts in das Sozialgesetzbuch – das neue SGB XII". In: *Nachrichtendienst*, 84, 5, S. 167-176

Vogel, G. (2004 a): „Wahlfreiheiten zielgenau nutzen". In: *Häusliche Pflege*, 13, 8, S. 36-38

Vogel, G. (2004 b): *CareHelix-PV zu § 35 a SGB XI*, Stand: 1/2004 (elektronischer Kommentar; www.vincentz.net).

Klaus Timmer, Ewald Bock, Thomas Tümena, Jens Trögner

Assessment Körperpflege (AKP)
Ein einfaches Instrument zur Einschätzung der Körperpflege

Zusammenfassung:
Der Pflegeprozess ist beeinflusst durch den Patienten[1], die pflegende Person und durch viele äußere Voraussetzungen und Bedingungen. Es ist schwierig, diese Komplexität als Ganzes quantifizierbar zu machen. Eine Möglichkeit messbare und abbildbare Aussagen zu bekommen, die für jedes Qualitätsmanagement notwendig sind, ist es, einzelne Bereiche des Pflegeprozesses, wie zum Beispiel den ATL *„sich waschen, kleiden, pflegen"*, der den Bereich der selbst oder mit Fremdhilfe erbrachten Körperpflege darstellt, quantifizierbar zu machen.

Das Assessment Körperpflege (AKP) definiert neun Items, die – unabhängig vom Gesundheitszustand des Patienten – die erbrachten (oder nicht erbrachten) Leistungen hinsichtlich Körperpflege und Lagerung quantifizieren. Dies sind Leistungen der Haut-, Mund-, Nagel- oder Haarpflege und Leistungen der Bewegungslagerung als Dekubitusprophylaxe.

In unserer Studie an 563 Patienten in sechs klinischen Einrichtungen erwies sich das AKP als valides und reliables Messinstrument in der Quantifizierung des Pflegezustandes hinsichtlich der Körperpflege gemessen an diesen neun Items.

Die signifikante Korrelation des AKP zu PPR und Barthel-Index bestätigt die Erfahrung, dass diese Leistungen umso mehr in den Vordergrund treten, je schwerer pflegebedürftig ein Patient ist.

Eine qualitätsorientierte Pflege wird in Zukunft nicht auf – einerseits wissenschaftlich untersuchte, andererseits einfach zu handhabende – Assessmentinstrumente verzichten können.

---

1   Der einfachen Lesbarkeit halber wird die männliche Schreibweise verwandt.

Summary:
Basic nursing is influenced by the patient, by the nursing staff and by many external factors. Therefore it is difficult to quantify overall for quality managment purposes.

The „Assessment of Personal Hygiene" quantifies nine indications which may be influenced by (adequate or inadequate) nursing. These include hygiene of the skin, the mouth, the tongue, the hair, the nails as well as the prevention of pressure sores ulcersby turning the patients in bed.

In our study with 563 patients the „Assessment of Personal Hygiene" proved to be a valid and reliable instrument for quantifying the personal hygiene status.

There is a correlation between the Barthel index, the PPR and the „Assessment of Personal Hygiene". The more a patient is in need of care, the more important are personal hygiene and bedding.

Nursing is a highly complex profession, and it cannot be judged and measured by one assessment instrument alone. Therefore it is necessary to develop simple assessment instruments for quality management.

Grundproblematik und Fragestellung

Je schwerer pflegebedürftig und je immobiler ein Mensch ist, umso weiter treten Körperpflege und Lagerung bei seiner Versorgung in den Vordergrund.

Viele schwer pflegebedürftige und immobile Patienten sind in ihren „Aktivitäten des täglichen Lebens" (ATL), wie „sich bewegen", „ausscheiden", „Raum und Zeit gestalten", „kommunizieren" etc. erheblich eingeschränkt. Oft reduzieren sich bei diesen Menschen die Pflegeleistungen auf den Bereich der Körperpflege („sich waschen, kleiden, pflegen") und die Lagerung. Beides wird zur so genannten „tertiären Prävention".[1]

Eine gewissenhaft durchgeführte Körperpflege und Lagerung bieten oft noch die einzige Möglichkeit, dem schwer pflegebedürftigen Menschen ein subjektives Gefühl des Wohlbefindens zu vermitteln, ihm zu ermöglichen, sich – trotz allem – seiner Umwelt als „gepflegt" zu präsentieren. Eine fachgerechte Körperpflege hilft, Komplikationen und Folgeschäden zu verhindern oder zu mindern.

Ob ein gesunder Mensch „gepflegt" oder „ungepflegt" ist, fällt uns allgemein ins Auge, ebenso wie die Tatsache, ob ein pflegebedürftiger Patient hinsichtlich seines allgemeinen, äußerlich sichtbaren körperlichen Pflegezustandes gut gepflegt oder schlecht gepflegt ist.[2]

Für einzelne pflegerelevante Parameter existieren bereits valide Skalierungen, wie zum Beispiel die Braden-Skala für die Einschätzung der Dekubitusgefährdung oder die Schweregradeinteilung für das Dekubitusstadium.[3]

Ebenso gibt es sehr komplexe und umfangreiche Assessment- und Skalensysteme, die versuchen, den zu pflegenden Menschen in seiner Gesamtsituation zu erfassen, wie zum Beispiel das Resident Assessment Instrument RAI.[4]

„Das RAI ist ein System zur verbesserten und strukturierten Entwicklung eines Pflegeplanes für Bewohner in Langzeitpflegeeinrichtungen. Eine po-

---

1 Vgl. Juchli (2000: 334 ff.).
2 Vgl. Ebd.
3 Vgl. Schiemann (2000: 9); Initiative Chronische Wunden, Leitlinie Dekubitus (2000); Balzer (2001); 6, S. 389; National Pressure Ulcer Advisory Panel 1989 (2000: 19).
4 Garms-Homolová (2000).

tentielle Übertragbarkeit auf die Akutpflege scheint nur in geringem Ausmaß gegeben zu sein. Hier müssen Assessmentverfahren, die auf der Messung von Zuständen eines Patienten beruhen, schneller und spezieller Auskünfte geben."[5]
Diese Einschätzung im Zwischenbericht des Katholischen Krankenhausverbandes Deutschlands beschreibt die Schwierigkeiten mit der Etablierung komplexer Assessmentverfahren, wie zum Beispiel dem RAI, und fordert leichter umsetzbare Verfahren.

Ein objektives und praxistaugliches Messinstrument, welches den körperlichen, äußerlich sichtbaren Pflegezustand als Ergebnis der von einer pflegenden Person erbrachten und beeinflussbaren Einzelleistungen der Körperpflege beschreibt und quantifiziert, existierte bisher nicht. Eine derartige Einschätzung gewinnt vor allem dann an Gewicht, wenn diese Pflegeleistungen bei schwer pflegebedürftigen Menschen, die völlig auf Fremdhilfe angewiesen sind, in den Vordergrund treten.

Entscheidend für eine klare Definition des zu messenden Sachverhaltes ist, dass nur Parameter beurteilt werden, die durch die pflegerische Tätigkeit beeinflusst werden können, unabhängig vom gesundheitlichen Allgemeinzustand.

So können diese Einzelleistungen der Körperpflege und Lagerung bei einem schmerzgeplagten, depressiven, kachektischen und mangelernährten Tumorpatienten oder bei einem Tetraspastiker gut oder schlecht sein, unabhängig von der Tatsache, dass dieser Patient sich in einem äußerst schlechten Allgemeinzustand befindet, bedingt durch Krankheitsfolgen, die die Pflegekraft nicht direkt beeinflussen kann.

In Zusammenarbeit mit mehreren Kliniken wurde von uns ein Beurteilungsbogen zur Einschätzung des Pflegezustands des Patienten hinsichtlich der Leistungen der Körperpflege entwickelt und in einer ersten multizentrischen Studie analysiert.

Ziel der Untersuchung war zum einen herauszufinden, ob mit der Skala, unabhängig von der jeweiligen Pflegekraft, hinreichend zuverlässige Einschätzungen vorgenommen werden können (Inter-Rater-Reliabilität), die in ihrer Güte ein lediglich pauschal in Form von „Schulnoten" (sehr gut bis ungenügend) abgegebenes Urteil zum Pflegezustand zu übertreffen vermö-

---

5 Katholischer Krankenhausverband Deutschlands e. V. (2001).

gen. Zum anderen sollte überprüft werden, ob sich die Beurteilung einzelner qualitätsrelevanter Kriterien dieser grundlegenden Körperpflege in einer numerischen Skala valide darstellen lässt.

Patienten und Methodik

Für das Assessment Körperpflege (AKP) wurden neun Bereiche definiert, die den körperlichen, durch eine pflegende Person beeinflussbaren Pflegezustand eines Patienten widerspiegeln:
1. Hautzustand
2. Hautfalten
3. Haare/Bart
4. Nägel
5. Ohren
6. Zunge/Mundhöhle
7. Lippen
8. Zahnprothese/entfernbare Zahnbeläge
9. Dekubitus

Für jeden dieser Bereiche wurde gemäß einer dichotomen „Ja-nein"- beziehungsweise „Entweder-oder"-Einschätzung abgefragt, ob der einzuschätzende Bereich im Hinblick auf pflegerisch beeinflussbare Kriterien „in Ordnung" oder „verbesserungswürdig" sei. Für das Kriterium „Dekubitus" wurde entsprechend abgefragt, ob ein Dekubitus (Stadium I bis IV) besteht oder nicht.

Die Einschätzung beurteilt sowohl die eigenständige Körperpflege, die eine Person in der Lage ist, an sich selbst zu erbringen, als auch die Körperpflege, die durch eine pflegende Person erbracht wird.

Die Einstufung „in Ordnung" wird mit null Punkten bewertet und bedeutet, dass der Patient den üblichen Vorstellungen und den in der Pflegeliteratur[6] publizierten Standards entsprechend gepflegt ist und keine zusätzlichen pflegerischen Interventionen notwendig sind.

Die Einstufung „verbesserungswürdig" wird mit 1 Punkt bewertet und bedeutet, dass zusätzliche pflegerische Interventionen nötig sind, um einen den üblichen Vorstellungen oder herrschenden Standards entsprechenden Pflegezustand zu erreichen.

---

6 Vgl. Juchli (2000), S. 334 ff.

Entsprechend ihrer klinischen Relevanz erhielten die Einzelbereiche eine unterschiedliche Gewichtung. Deshalb wird der Bereich Dekubitus höher gewichtet als zum Beispiel der Bereich Nagelpflege. Die Bereiche Haare/ Bart, Nägel, Ohren erhalten den Gewichtungsfaktor 1, die Bereiche Hautzustand, Hautfalten, Zunge/Mundhöhle, Lippen, Zahnprothese den Gewichtungsfaktor 2 und der Bereich Dekubitus den Gewichtungsfaktor 6.

Diese Gewichtung ist Ergebnis der empirisch gewonnenen klinischen und pflegerischen Erfahrung, dass sich aus dem Tatbestand ungereinigter Ohren, ungepflegter Nägel und Haare weniger Konsequenzen im Hinblick auf Folgeschäden und auf das Wohlbefinden des zu Pflegenden ergeben, als aus der Haut- und Mundpflege. Bei vorherbestehenden, krankheitsbedingten Haut- und Schleimhautveränderungen (z. B. Schuppenflechte oder Ulcus cruris) gilt das Expertenurteil, ob die pflegerische Versorgung des Zustandes „in Ordnung" oder „verbesserungswürdig" ist.

Die Gewichtung 6 für das Vorliegen eines behandlungsbedürftigen Dekubitus ergibt sich aus der in den Voruntersuchungen gewählten dreistufigen Einteilung (in Ordnung – gefährdet – behandlungsbedürftig) mit einem Faktor 3.

Aus statistisch-mathematischen Gründen (dichotome Einschätzung aller Items) erwies sich in unserem Ansatz für das Item Dekubitus, wie für alle anderen Items, eine „Ja-nein"-, „Entweder-oder"-Klassifizierung als notwendig, so dass sich nach Verzicht auf die Einstufung „gefährdet" die Punktezahl 0 für „in Ordnung" und die Punktezahl 6 für „behandlungsbedürftig" ergab.

Im Hinblick auf die weitreichenden Konsequenzen eines Dekubitus halten wir diese Gewichtung für gerechtfertigt.

Da dieses Assessment Leistungen quantifizieren soll, die von einer Pflegekraft erbracht (oder nicht erbracht) worden sind, halten wir es auch generell für gerechtfertigt, das Item Dekubitus in das Assessment Körperpflege aufzunehmen, da – neben anderen Faktoren, die mit diesem Instrument nicht gemessen werden, wie zum Beispiel die Ernährungssituation – die standardgemäße Bewegungslagerung und Hautpflege eines pflegebedürftigen Patienten eine entscheidende Rolle in der Prävention des Dekubitus spielen.[7] Ba-

---

7 Schiemann (2000: 9).

sierend auf den in der Literatur ausgewiesenen aktuellen Angaben[8] wurden jedem einzelnen Bereich erläuternde Stichworte unterlegt (s. Tabelle 1), die die Einstufung erleichtern sollen. Für den Bereich Dekubitus richtet sich die Einstufung nach der Stadieneinteilung des National Ulcer Pressure Advisory Panel von 1989.[9]

Tabelle 1: Beurteilungskriterien

Bereich	in Ordnung	Punkte	verbesserungswürdig	Punkte
Haare, Bart	Länge und Frisur unbedeutend	0	unfrisiert, fettig, verfilzt	1
Nägel	Länge unbedeutend, Nagelbett intakt	0	Rückstände unter den Nägeln, Nägel bilden Krallen, eingerissene, eingewachsene Nägel, Nagelpflege erforderlich	1
Ohren	sauber, trocken	0	Zerumen im äußeren Gehörgang, Rötung, nässende, schuppige Hautveränderungen hinter der Ohrmuschel, Behandlung erforderlich	1
Hautzustand	geruchlos, sauber, geschmeidig, intakte Hautverhältnisse	0	trocken, fettig, rau, rissig, schuppig, riechend, Reinigungsbad erforderlich	2
Hautfalten im Bauch-, Nabel-, Anal- und Genitalbereich	sauber, reizlos, ohne Befund	0	nässend, gerötet, schuppig, Intertrigo, Behandlung erforderlich	2
Zunge	feucht, ohne borkige Beläge		trocken, belegt, borkig	
Mundhöhle	blass-rosige, leicht feuchte, glänzende Schleimhaut	0	trocken, entzündet, Beläge, Teile von Speiseresten und Auswurf	2

8 Juchli (2000: 344 ff.).
9 National Pressure Ulcer Advisory Panel 1989 (2000: 19).

Lippen	geschmeidige Lippen, Mundwinkel frei von Rissen	0	Lippen rissig, rau	2
Zahnprothesen entfernbare Zahnbeläge	Patient hat Prothesen eingelegt, gereinigt, gut sitzend, eigene Zähne ohne entfernbare Beläge, keine Prothese vorhanden	0	Beläge und Beschädigungen	2
	in Ordnung kein Dekubitus		**Dekubitus Stadium I – IV Behandlung erforderlich**	
Dekubitus	Keine äußeren Zeichen für das Vorliegen eines Dekubitus (Stadium I bis IV)	0	I persistierende Hautrötung II Blasenbildung, flacher Hautdefekt III tiefes Geschwür IV tiefes Geschwür mit Beteiligung anderer Strukturen	6
	Summe	0	Summe	19

In der Studienphase wurde bei 563 Patienten in sechs klinischen Einrichtungen (Geriatrie, Innere Medizin) der körperliche Pflegezustand in Form der neun genannten Einzelkriterien bei stationärer Aufnahme und bei stationärer Entlassung von jeweils zwei Pflegekräften unabhängig voneinander erhoben.

Neben der Einstufung der neun Einzelbereiche gaben die Pflegekräfte zusätzlich bei den jeweils eingestuften Patienten noch ihre pauschale Gesamtbeurteilung des körperlichen Pflegezustandes quasi als „Experten-Urteil" in Form einer an Schulnoten orientierten Skala von 1 = sehr gut bis 6 = ungenügend/schlecht ab.

Für alle in die Erhebung eingeschlossenen Patienten wurden der Barthel-Index[10] und die Pflegeeinstufung anhand der PPR erhoben.

Der Punktwert der Gesamtskala der neun Items unter Anwendung der unterschiedlichen Gewichtungen reicht von 0 = alle Bereiche „in Ordnung" bis 19 = alle Bereiche „verbesserungswürdig".

Die Erhebung sollte nun die Fragen beantworten, ob verschiedene Pflegekräfte (Rater) zu einem übereinstimmenden Urteil kommen, und ob durch

---

10 Mahoney/Barthel 14/2.

die Erhebung einzelner, die Qualität der Körperpflege widerspiegelnden Bereiche (Items) eine genauere Aussage erzielt werden kann als durch die alleinige Einschätzung des pflegerischen Gesamteindruckes.

Schließlich sollte geklärt werden, in welchem Ausmaß Zusammenhänge zu Barthel-Index und zur Pflegeeinstufung nach PPR bestehen.

Ergebnisse:

Die statistische Auswertung der in Excel-Tabellen gesammelten mehr als 20 000 Rohwerte wurde mittels dem Statistikprogramm „SPSS for Windows 9.0" durchgeführt.

Übereinstimmung der Einschätzungen auf Item-Ebene.

Sowohl zum Zeitpunkt der Aufnahme als auch bei der Entlassung korrelierten die von jeweils zwei Pflegekräften unabhängig abgegebenen Einschätzungen für alle Items hochsignifikant miteinander (Wahrscheinlichkeit jeweils $p < .001$).

Das Ausmaß der Korrelation lag durchschnittlich bei $r = .74$ und kann damit als hoch bezeichnet werden.[11] (Phi-Koeffizient $.36 > r < ,84$).

Übereinstimmung der Einschätzungen auf Ebene der Skalengesamtsumme

Ebenfalls hoch signifikante Übereinstimmungen zwischen den unabhängigen Ratern ergaben sich beim Vergleich der Punktesummen – auch hier sowohl zum Zeitpunkt der Aufnahme als auch zum Zeitpunkt der Entlassung (Wahrscheinlichkeit jeweils $p < .001$): Die Stärke des Zusammenhangs fiel hier mit $r = .82$ (Aufnahme) beziehungsweise $r = .83$ (Entlassung) gegenüber den Einzelitems noch deutlicher aus.

Die von uns verwendete Skala kann damit als sehr zuverlässig bezeichnet werden.

---

11 Bühl/Zöfel (2000: 228).

Übereinstimmung Globalurteil („Schulnoten") und Skalenpunktesumme

Auch die globalen Einschätzungen der Rater über den Pflegezustand der Patienten stimmten hochsignifikant überein ($p < .001$), was aufgrund ihrer fachspezifischen Ausbildung auch erwartet werden kann. Das Ausmaß der Korrelation kann zwar mit $r = 0.77$ (Aufnahme) beziehungsweise $r = .72$ (Entlassung) auch noch als hoch bezeichnet werden, erreicht aber nicht die Stärke, wie sie die Skalengesamtsummen aufweisen können.

Die Skala des AKP kann offenbar dazu beitragen, die Güte und Zuverlässigkeit der Beurteilung des Pflegezustands gegenüber einem nur global abgegebenen Expertenurteil zu erhöhen. Gleichzeitig weist die hohe Übereinstimmung beider Verfahren darauf hin, dass durch sie tatsächlich auch ähnliche Sachverhalte erfasst werden.

Korrelation mit Barthel-Index[12] und PPR

Die Korrelation des AKP-Gesamtwertes mit der PPR-Skala erwies sich als signifikant ($p < .001$) in ihrem Ausmaß jedoch nur gering ($.33 < r < .31$). Analoges gilt im Zusammenhang mit dem Barthel-Index. ($p <. 001$; $.35 < r < .43$).

Damit zeigt sich, dass das AKP einen eigenständigen Merkmalsbereich erfasst, der von Barthel und PPR nicht – oder nur in geringem Ausmaß – abgedeckt wird, andererseits erwarteterweise bei hoher Pflegebedürftigkeit in der A-Klassifizierung und niedriger Selbstständigkeit im Barthel-Index häufiger ein „verbesserungswürdiger" Körperpflegezustand zu verzeichnen ist.

Diskussion

Die Pflege wird beeinflusst durch die zu pflegende Person, die pflegende Person sowie durch vielerlei externe Voraussetzungen und Bedingungen.

Betrachtet im Rahmen der ICIDH beziehungsweise deren Neuformulierung, der ICF, spielen physische, psychische, funktionelle, organische, soziale, ethische, ökonomische Faktoren in diesem komplexen Pflegeprozess, seiner Planung, Durchführung und Evaluation eine wichtige Rolle.

---

12 Mahoney/Barthel 14/2.

Daher ist es schwierig, diesen Prozess als Ganzes messbar und einer Qualitätsbeurteilung zugänglich zu machen.

Die vorliegende Arbeit stellt mit dem Assessment Körperpflege (AKP) ein Assessment-Instrument vor, mit dem die Folgen von erbrachten (oder nicht erbrachten) Leistungen der Körperpflege und der Bewegungslagerung quantifiziert werden können. Dies geschieht unabhängig davon, ob ein Mensch diese Leistungen an sich selbst erbracht oder nicht erbracht hat, oder ob eine pflegende Person an einem anderen Menschen diese Leistungen erbracht oder nicht erbracht hat.

Das AKP erhebt in keiner Weise den Anspruch, den Pflegeprozess als Ganzes abbilden zu wollen, es darf nicht als Instrument missinterpretiert werden, die Pflege auf ein „Warm-satt-sauber-Niveau" zurückführen zu wollen.

Das Assessment Körperpflege (AKP) erweist sich in unserer Untersuchung als ein valides und reliables Assessmentinstrument, welches den durch pflegerische Tätigkeit beeinflussbaren körperlichen Pflegezustand zuverlässig und quantifizierbar darstellen lässt.

Da es gleichsam eine Momentaufnahme des Pflegezustandes liefert, können qualifizierende Aussagen über den Pflegeprozess nur durch mehrere Erhebungen im zeitlichen Verlauf getroffen werden.

Eine signifikante Korrelation des erhobenen Summenscores des AKP mit der PPR und dem Barthel-Index ist nachweisbar, was die Annahme bestätigt, dass man bei schwer pflegebedürftigen Patienten mit hoher PPR-Einstufung und niedrigem Barthel-Index mehr Probleme hinsichtlich Körperpflege und Dekubitus erwartet. Allerdings zeigt die Korrelation auch, dass das AKP einen eigenständigen Messbereich erfasst, der über PPR- und Barthel-Kriterien hinausgeht, was man in Kenntnis der besagten Skalen auch erwarten kann.

Das AKP kann einen Beitrag zum Qualitätsmanagement in der Pflege leisten, insbesondere bei schwer pflegebedürftigen Menschen, bei denen die Körperpflege und die Bewegungslagerung den größten Teil der erbrachten Pflegeleistungen ausmachen. In der Kranken- und Altenpflegeausbildung könnte unter Anwendung des AKP der professionelle Blick in Bezug auf die Körperpflege unter einer qualitätsorientierten Perspektive geschult werden.

Ausdrücklich betont wird, dass dieses Instrument allein die grundlegenden Bereiche der Körperpflege und Lagerung (ATL-Bereich „sich waschen, sich pflegen") einschätzt. Es sagt nichts darüber aus, ob eine Pflegekraft bibliographische Faktoren bei der Pflege berücksichtigt, ob sie freundlich oder unfreundlich, zugewandt oder abweisend, einfühlsam oder grob ist. Es sagt nichts über die psychische Situation eines pflegebedürftigen, verwirrten Menschen aus, der sich möglicherweise pflegerischen Maßnahmen widersetzt. Der Prozess der Pflege ist wesentlich differenzierter und komplexer, als dass ihn ein einzelnes Messinstrument umfassend darstellen könnte. Andererseits wird eine qualitätsorientierte Pflege auf einzelne Messinstrumente nicht verzichten können, vor allem dann, wenn diese Instrumente ohne großen Zeit- und Schulungsaufwand etabliert werden können.

Weitere Untersuchungen speziell in der Anwendung des AKP bei schwer pflegebedürftigen Patienten scheinen sinnvoll und wünschenswert.

Da das AKP inzwischen Bestandteil der Geridoc-Software ist, mit der etwa 90 Prozent der stationären Geriatriepatienten in Bayern erfasst werden, wäre die Voraussetzung zu breiter angelegten Untersuchungen gegeben.

Literatur:

Juchli, L. (2000): *Thieme's Pflege*, Stuttgart

Schiemann, D. (2000): *Expertenstandard Dekubitus – Prophylaxe in der Pflege*, Osnabrück

Garms-Homolová, V. (2000): *Resident-Assessment-Instrument Version 2-0*, Bern

Initiative Chronische Wunden, Leitlinie Dekubitus (2000): Köln

Balzer, K. (2001): „Workshop Barbara Braden". In: *Pflegezeitschrift*, 6, S. 389

Jaffe, M. (2000): *Pflegeassessment, Pflegediagnosen und Pflegeinterventionen*, Bern

Mahoney, F. I./Barthel, D. W.: „The Barthel Index". In: *Md. State Med. J.* 14/2

Bühl, A./Zöfel, P. (2000): *SPSS Version 9. Einführung in die moderne Datenanalyse unter Windows*, München

Katholischer Krankenhausverband Deutschlands e. V. (2001): *Zwischenbericht Pflegequalität und Pflegeleistungen*

„National Pressure Ulcer Advisory Panel 1989: Stadieneinteilung des Dekubitus". In: *Leitlinie Dekubitus 2000* (2000): Initiative Chronische Wunden, Köln, S. 19

Bernhard Leipold, Claudia Schacke und Susanne Zank

Zur Veränderung der Depressivität pflegender Angehöriger: Der Beitrag von Persönlichkeitswachstum und Akzeptanz der Demenzerkrankung

Demenzielle Erkrankungen sind ein gravierendes Problem im fortgeschrittenen Alter. Demenz bezeichnet eine Beeinträchtigung der höheren Hirnfunktionen, einschließlich des Gedächtnisses, der Fähigkeit, Alltagsprobleme zu lösen, der Ausführung sensomotorischer und sozialer Fähigkeiten sowie der Sprache. In der Bundesrepublik Deutschland leiden etwa 900 000 Menschen an einer mittelschweren bis schweren Demenz. Da die meisten Altersdemenzen (z. B. die Alzheimer-Krankheit) durch einen progredienten und irreversiblen Verlauf gekennzeichnet sind, sind die Betroffenen auf eine zeitintensive Unterstützung angewiesen, welche in erster Linie die Angehörigen leisten.[1] Eine lang andauernde Pflege bedeutet für die Angehörigen eine besonders krisenbehaftete Lebensphase, die Einbußen in der Lebenszufriedenheit, Depressivität und gesundheitliche Beeinträchtigungen mit sich bringen kann.

Die Angehörigen sind in der Regel sowohl mit konkreten Pflegeaufgaben (z. B. Unterstützung bei den Mahlzeiten, Beaufsichtigung) als auch demenzbedingten Verhaltensweisen der Patienten konfrontiert. Für das subjektive Belastungserleben der Pflegenden sind vor allem die nicht-kognitiven Krankheitssymptome der Patienten von Bedeutung.[2] Dazu gehören Unruhe/Rastlosigkeit, Stimmungsschwankungen, Zornesausbrüche, ängstliches Anklammern sowie Verdächtigungen/Vorwürfe. Inwieweit sich solche Veränderungen auf das allgemeine Wohlbefinden der Angehörigen auswirken, hängt unter anderem von deren Bewältigungsverhalten und den zur Verfügung stehenden Ressourcen ab.

---

1 Vgl. dazu Bundesministerium für Familie, Senioren, Frauen und Jugend (2002): *Vierter Altenbericht zur Lage der älteren Generation.*
2 Vgl. Schacke, C. (2001).

Als Ressourcen werden hier alle Faktoren verstanden, deren Verfügbarkeit die Bewältigung von Stress erleichtert. In Anlehnung an Brandtstädter und Kollegen[3] unterscheiden wir zwischen „Handlungsressourcen" und „Sinnressourcen". *Handlungsressourcen* dienen der Verwirklichung von Zielen und Projekten. Darunter fallen Gegebenheiten wie etwa Gesundheit, Geld, Zeit oder das soziale Netzwerk. Für demenziell Erkrankte beziehungsweise deren Angehörige zählen Unterstützungsangebote wie beispielsweise Tagespflege, Tageskliniken und Sozialstationen zu den Handlungsressourcen.

Sinnressourcen verleihen dem Leben Bedeutung. Dazu zählen zum Beispiel eine Orientierung an Werten, Moral, Religion, aber auch die Fähigkeit, Situationen umzudeuten beziehungsweise neu zu bewerten. Gerade bei irreversiblen Verlusten, wie sie bei der Pflege auftreten, gewinnen Sinnressourcen zunehmend an Bedeutung. In der vorliegenden Arbeit werden zwei Sinnressourcen unterschieden, die Akzeptanz der Demenzerkrankung und Persönlichkeitswachstum durch die Pflege. Im Folgenden werden die beiden Konzepte genauer beleuchtet.

Der Trierer Psychologe Brandtstädter unterscheidet zwischen zwei Stilen der Bewältigung, einem assimilativen (d. h. frühere Ziele und Standards werden beibehalten) und einem akkommodativen, flexiblen (d. h. die Ziele und Standards werden den neuen Lebensumständen angepasst).[4] Menschen können Diskrepanzen (Verlusten, Bedrohungen) zum einen assimilativ begegnen, indem sie versuchen (oder andere bitten), die *Sachverhalte* zu verändern. In diesem Fall wird also an den bestehenden Zielen, Normen und Bewertungsstandards festgehalten. Allerdings kommt es im Leben häufig vor, dass Diskrepanzen nicht durch problemlösendes Handeln verringert werden können. Beispiele dafür sind der Tod eines geliebten Menschen oder unheilbare Krankheiten. In solchen Fällen besteht jedoch zum anderen die Möglichkeit, die *Bewertung* des Verlustes zu verändern (akkommodativer Stil), indem man etwa die Ziele, Standards oder Präferenzen adjustiert, beziehungsweise den Verlust akzeptiert. Im fortgeschrittenen Lebensalter kann man eine Zunahme an irreversiblen Einbußen beobachten (Demenzen, funktionelle Beeinträchtigungen, Krankheiten, Verlust nahe stehender Personen), sodass assimilative Problemlösungsversuche an Dominanz verlieren

---
3 Vgl. Brandtstädter/Meininger/Gräser (2003).
4 Brandtstädter (2001).

und akkommodative Anpassungen an die Umstände an Bedeutung gewinnen. Gerade von den akkommodativen Prozessen wird angenommen, dass sie eine günstige Rolle im Bezug auf das emotionale Wohlbefinden spielen, wenn die eigenen Ziele außerhalb der individuellen Handlungsmöglichkeiten liegen, etwa infolge irreversibler Einbußen oder Verluste. Da Altersdemenzen in der Regel nicht heilbar sind und progredient verlaufen, lässt sich erwarten, dass akkommodative Prozesse wie die Akzeptanz der Demenz bei den Angehörigen eine zentrale Rolle bei der Wohlbefindensregulation spielen.

Mittlerweile liegen aus vielen Studien Hinweise vor, dass schwierige Situationen wie zum Beispiel Krisen auch positive Konsequenzen nach sich ziehen können. Folgende Themen wurden beispielsweise von Trauernden 18 Monate nach dem Todesfall eines nahe stehenden Menschen genannt: neue Prioritätensetzung, stärkere Sensitivität und Rücksicht, Realisierung der eigenen Stärken und der Wichtigkeit von Beziehungen, Lösen familiärer Konflikte sowie eine Verringerung der eigenen Todesangst.[5]

In der vorliegenden Studie geht es um eine bestimmte Konsequenz, die im Folgenden als Persönlichkeitswachstum durch die Pflege bezeichnet wird. Damit ist gemeint, inwieweit die Angehörigen bestimmten Aussagen zustimmen, dass sie etwa durch die Pflege neue Einsichten in das Leben gewonnen haben und viele Dinge nun anders als früher sehen. Auch von krisenbedingten Erfahrungen wird angenommen, dass sie eine zentrale Rolle bei der Bewältigung schwieriger Situationen spielen.[6]

Pflegebedingtes Persönlichkeitswachstum und das Akzeptieren der demenziellen Erkrankung wurden im Querschnitt bereits als wichtige Determinanten bei der Bewältigung von pflegebedingter Belastung identifiziert.[7] Obwohl beide Sinnressourcen positiv miteinander korrelierten, sagten sie Depressivität nicht gleichläufig voraus. Während sich die Akzeptanz depressivitätsreduzierend auswirkte, korrelierte Persönlichkeitswachstum durch die Pflege sogar schwach mit erhöhter Depressivität. Darüber hinaus konnte Persönlichkeitswachstum durch eine lange Pflegedauer vorhergesagt werden. Im Folgenden wird untersucht, inwieweit sich dieses Befundmuster auch im Längsschnitt zeigt. Es wird erwartet, dass eine Zunahme von Persönlich-

---

5 Vgl. Nolen-Hoeksema/Larson (1999).
6 Vgl. Staudinger/Dittmann-Kohli (1994).
7 Vgl. Leipold (2004).

keitswachstum eine akzeptierende Bewältigung erhöht und eine zunehmende Akzeptanz zu einer Verringerung der Depressivität beiträgt. Darüber hinaus wird nach neun Monaten ein Zuwachs an pflegebedingtem Persönlichkeitswachstum erwartet. Dies lässt sich vor dem Hintergrund erwarten, dass sich eine dauernde Konfrontation und Auseinandersetzung mit einer Krise möglicherweise wachstumsfördernd auswirkt.

Methode

Die hier verwendeten Daten sind ein Teil von LEANDER, der Längsschnittstudie zur Belastung pflegender Angehöriger von demenziell Erkrankten (Leitung PD Dr. Zank und Dr. Schacke; finanziert vom Bundesministerium für Familie, Senioren, Frauen und Jugend). Es werden Daten von zwei Messzeitpunkten (neunmonatiger Erhebungsabstand) berichtet. Die Angehörigen wurden über Annoncen bundesweit rekrutiert. Alle Angehörigen, die Interesse hatten, an der Studie teilzunehmen, bekamen einen Fragebogen zur pflegebedingten Belastung per Post mit Freiumschlag zugesandt. Darüber hinaus führten trainierte Mitarbeiter ein telefonisches Interview mit allen Angehörigen durch. Es wurden unter anderem soziodemographische Daten sowie der gesundheitliche und kognitive Zustand der Patienten über eine Auskunft durch die Angehörigen erhoben.

An dieser Studie nahmen 499 pflegende Lebenspartner(innen) beziehungsweise Kinder von demenziell Erkrankten teil. Davon waren 77 Prozent weiblichen Geschlechts; 48 Prozent waren Kinder der Patienten. Zum ersten Messzeitpunkt betrug die durchschnittliche Pflegedauer 42 Monate ($SD = 32$). Das durchschnittliche Alter der Angehörigen betrug 61 Jahre ($SD = 11$). Die demenziell Erkrankten waren zu 61 Prozent weiblich, und ihr durchschnittliches Alter betrug 78 Jahre ($SD = 9$). In Anlehnung an den gängigen Diagnoseschlüssel ICD-10 (International Classification of Diseases) waren zum ersten Messzeitpunkt 11 Prozent leicht, 54 Prozent mittelschwer und 35 Prozent schwer demenziell erkrankt.

Das Bewältigungsverhalten „Akzeptanz der Demenz" wurde mit sechs Items erhoben[8] ($\alpha = .61$ MZP 1; $.59$ MZP 2). Hier wurde erfragt, inwieweit die Angehörigen versuchen, ihren Humor zu behalten, den Patienten so neh-

---

8 Vgl. Pearlin/Mullan/Semple/Skaff (1990).

men, wie er ist beziehungsweise daran denken, dass es anderen noch schlechter geht. Die Skala Persönlichkeitswachstum durch die Pflege[9] beinhaltete fünf Fragen wie beispielsweise, inwieweit die Angehörigen glaubten, im Verlauf der Betreuung viel gelernt zu haben, vieles anders als früher sehen und neue Vorstellungen davon gewonnen haben, was im Leben wichtig ist (α = .87 MZP 1; .87 MZP 2). Zur Erfassung der Depressivität wurde die 20 Items beinhaltende Depressivitätsskala CES-D[10] verwendet (α = .89 MZP 1; .89 MZP 2).

Ergebnisse

Im ersten Auswertungsschritt wird überprüft, ob nach neun Monaten Mittelwertsunterschiede in den Variablen Depressivität, Akzeptanz der Demenz und Persönlichkeitswachstum vorliegen. Im zweiten Auswertungsschritt wird geprüft, ob Veränderungen im Wachstum zu Veränderungen in der Akzeptanz führen und wie sich die Akzeptanz auf Depressivitätsveränderungen auswirkt. Die Veränderungsmessung erfolgte regressionsanalytisch über die residualisierten Veränderungsscores (residualized change scores).

Im Falle des Wachstums durch die Pflege zeigte sich nach neun Monaten erwartungsgemäß eine Zunahme (t [498] = -3.92; p < .001; Eta^2 = .03). Keine bedeutsamen Mittelwertsunterschiede wurden bei der Akzeptanz (t [498] = 0.90; p > .20) und bei der Depressivität (t [498] = -0.69; p > .20) identifiziert. Diese Ergebnisse stimmen mit eigenen querschnittlichen Befunden überein, wonach eine längere Pflegedauer mit erhöhtem Persönlichkeitswachstum durch die Pflege korrelierte. In Abbildung 1 sind die Ergebnisse von mehreren hierarchischen Regressionsanalysen zusammengefasst.

Zu Messzeitpunkt 1 korrelierten Wachstum und Akzeptanz in einer Höhe von .37. Darüber hinaus zeigten sich starke autoregressive Effekte im Falle der Akzeptanz (β = .61) und des Wachstums durch die Pflege (β = .65). Darüber hinaus korrelierten die Depressivitätswerte zu beiden Messzeitpunkten sehr hoch (β = .65; nicht abgebildet). Persönlichkeitswachstum zu Messzeitpunkt 1 sagte eine leichte Erhöhung der Depressivität nach neun Monaten vorher (β = .14), wohingegen Akzeptanz zu Messzeitpunkt 1 zu einer Ver-

---

9 Vgl. Zank/Schacke (2004).
10 Vgl. Hautzinger (1980).

ringerung der Depressivität beitrug ($\beta = -.10$). Zunehmendes Persönlichkeitswachstum führte zu einer Erhöhung von Coping durch Akzeptanz ($\beta = .17$), welches sich seinerseits depressivitätsreduzierend auswirkte ($\beta = -.17$). Eine Veränderung im persönlichen Wachstum durch die Pflege wirkte sich allerdings nicht auf Veränderungen in der Depressivität aus.

Abbildung 1: Die Beziehung zwischen pflegebedingtem Wachstum, Akzeptanz und Depressivität über den Zeitraum von 9 Monaten

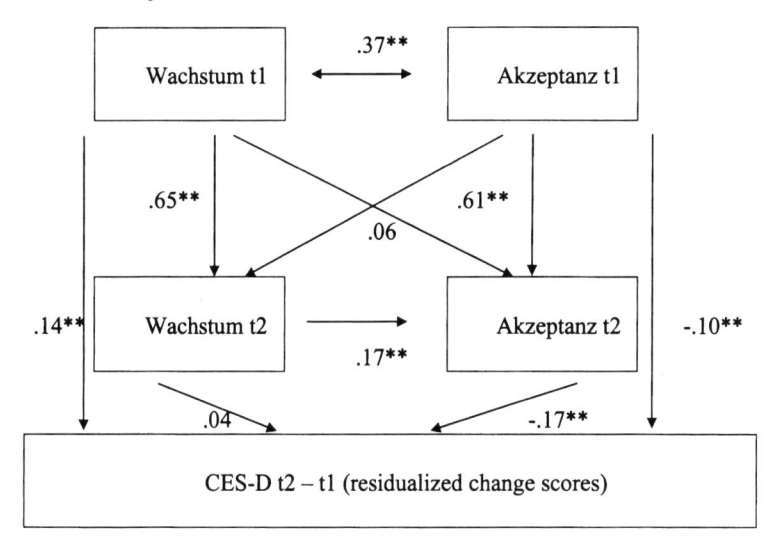

```
                        .37**
    Wachstum t1  <------->  Akzeptanz t1

         .65**              .61**
                  .06
.14**  Wachstum t2  ------>  Akzeptanz t2   -.10**
                  .17**
              .04          -.17**

    CES-D t2 - t1 (residualized change scores)
```

Anmerkungen: Abgebildet sind die standardisierten Koeffizienten (Partialkorrelationen) zur Vorhersage der Depressivitätsveränderung. Die Vorhersageleistungen zum 2. MZP (t2) sind für die Ausprägungen zu Messzeitpunkt 1 (t1) kontrolliert. * $p < .05$; ** $p < .01$.

Diskussion

In der vorliegenden Studie wurden das Zusammenspiel zweier Sinnressourcen (persönliches Wachstum durch die Pflege und akzeptierende Bewältigung bei der Pflege) und deren Beitrag bei der Vorhersage von Depressivitätsveränderungen untersucht. Beide Sinnressourcen korrelieren miteinander, verhalten sich jedoch unterschiedlich, was ihre Entwicklung über die Zeit sowie die Vorhersage von Veränderungen in der Depressivität betrifft. Wachstumsmodelle der Persönlichkeit, aber auch dialektische Modelle der Entwicklung sowie Befunde aus der posttraumatischen Belastungsforschung liefern Hinweise, dass Entwicklungsaufgaben oder Krisen das Potenzial zu persönlichem Wachstum in sich bergen. In der vorliegenden Studie konnte auf der Mittelwertsebene eine Zunahme an persönlichem Wachstum belegt werden. Unterschiedliche Erklärungsmöglichkeiten bieten sich hierfür an. Zum einen ist es denkbar, dass das persönliche Wachstum durch eine andauernde Konfrontation mit der Krise (Angehörige werden z. B. mit einer zunehmenden Verschlechterung der kognitiven Leistung der Patienten und ihrer nachlassenden Kompetenzen, den Alltag selbständig zu bewältigen, konfrontiert) eine entscheidende Vertiefung erfährt. Hier sind allerdings zusätzliche vermittelnde Prozesse wie beispielsweise eine kritisch-reflexive Auseinandersetzung mit der eigenen Situation als Angehöriger, Persönlichkeitseigenschaften wie zum Beispiel die Offenheit für neue Erfahrungen, Extraversion, motivationale Tendenzen beziehungsweise ein stimulierendes soziales Umfeld zu erwägen. Es lässt sich annehmen, dass Personen mit einer stark ausgeprägten Extraversion eher auf soziale Ressourcen zurückgreifen. In der vorliegenden Studie wurden allerdings keine zusätzlichen Drittvariablen berücksichtigt.

Obwohl die kausale Wirkrichtung offen bleiben muss, lassen sich die Ergebnisse dahingehend interpretieren, dass pflegebedingtes Wachstum eine günstige Randbedingung für Akzeptanz darstellt. Möglicherweise verfügen Angehörige mit stark ausgeprägtem Persönlichkeitswachstum über einen reichhaltigeren Interpretationsspielraum, auf den sie in schwierigen Situationen zurückgreifen können. Möglicherweise könnte sich (die hier nicht erhobene) *Verfügbarkeit* von Einsichten über sich selbst und die Welt fördernd auf die für Akzeptanz nötigen Umdeutungsprozesse auswirken.[11]

---

11 Vgl. Brandtstädter (2001).

Wachstum und Akzeptanz des ersten Messzeitpunktes sagen in der vorliegenden Studie Depressivitätsveränderungen in unterschiedlicher Richtung vorher. Eine akzeptierende Bewältigungsform geht mit einer verringerten Depressivität einher, während Persönlichkeitswachstum durch die Pflege mit erhöhter Depressivität assoziiert ist. Der positive Zusammenhang zwischen Wachstum und erhöhter Depressivität nach neun Monaten lässt sich beispielsweise dadurch erklären, dass Wachstum in Bezug auf eine schwierige Situation, nämlich die Pflege, erhoben wurde. Möglicherweise spiegeln die vorliegenden Ergebnisse eine Doppelfunktion krisenbedingten Wachstums wider: Wachstum aus Krisen kann einerseits zu einer Depressivitätssteigerung beitragen und andererseits zu Förderung einer akzeptierenden Bewältigungsform, welche wiederum depressivitätslindernd wirkt.

Spätestens an dieser Stelle muss darauf hingewiesen werden, dass es sich bei Persönlichkeitswachstum um einen sehr breiten und schillernden Begriff handelt, und dass keine Einigkeit darin besteht, was darunter zu fassen ist. Dass in der vorliegenden Studie nur ein winziger Ausschnitt des Konstrukts präsentiert wurde, steht außer Zweifel. Dennoch lieferten die Ergebnisse Hinweise darauf, dass ein und dasselbe Merkmal wie zum Beispiel Persönlichkeitswachstum positive und negative Konsequenzen zugleich hervorrufen kann. Eine Bewertung sollte folglich nicht global, sondern in Bezug auf das jeweilige Kriterium erfolgen. Das Gleiche gilt für die Bewältigungsform. Eine einseitige, stark ausgeprägte Akzeptanz beziehungsweise akkommodative Bewältigung kann ebenfalls ihren Preis haben: eine instabile Zielbindung oder ein allzu schnelles Aufgeben der eigenen Handlungspläne.

Literaturverzeichnis

Brandtstädter, Jochen (2001): *Entwicklung, Intentionalität, Handeln*, Stuttgart: Kohlhammer

Brandtstädter, Jochen/Meiniger, Christian/Gräser, Horst (2003): „Handlungs- und Sinnressourcen: Entwicklungsmuster und protektive Effekte". In: *Zeitschrift für Entwicklungspsychologie und Pädagogische Psychologie*, Heft 35, S. 49-58

Bundesministerium für Familie, Senioren, Frauen und Jugend (2002): *Vierter Altenbericht zur Lage der älteren Generation*, Berlin

Hautzinger, Martin (1988): „Die CES-D-Skala. Ein Depressionsmeßinstrument für Untersuchungen in der Allgemeinbevölkerung". In: *Diagnostica*, Heft 34, S. 167-173

Leipold, Bernhard (2004): *Bewältigungsverhalten und Persönlichkeitswachstum pflegender Angehöriger*. Berlin: Dissertation, Fachbereich Erziehungswissenschaft und Psychologie, Freie Universität

Nolen-Hoeksema, Susan/Larson, Judith (1999): *Coping With Loss*, New Jersey: Lawrence Erlbaum

Pearlin, Leonard/Mullan, Joseph/Semple, Shirley/Skaff, Marilyn (1990): „Caregiving and the Stress Process: An Overview of Concepts and Their Measures". In: *The Gerontologist*, 30, S. 383-394

Schacke, Claudia (2001): *Die Entlastungsfunktion gerontopsychiatrischer Tagesstätten für die pflegenden Angehörigen der Besucher*, Berlin: Mensch-und-Buch-Verlag

Staudinger, Ursula M./Dittmann-Kohli, Freya (1994): „Lebenserfahrung und Lebenssinn". In: Baltes, P. B./Mittelstraß, J. und Staudinger, U. M. (Hrsg.): *Alter und Altern: Ein interdisziplinärer Studientext zur Gerontologie*, Berlin: de Gruyter-Verlag

Zank, Susanne/Schacke, Claudia (2004): *Phase 1: Entwicklung eines standardisierten Messinstrumentes zur Erstellung von Belastungsprofilen und zur Evaluation von Entlastungsangeboten für pflegende Angehörige demenzkranker Patienten (BMFSFuJ-Nr. 68432), Abschlussbericht Phase 1*.

Hans Goldbrunner

Bildung im Alter aus der Sicht der systemischen Psychologie

Im Zuge der Verschiebung der Altersstruktur unsrer Gesellschaft und den damit verbundenen Herausforderungen ist auch die Pädagogik aufgerufen, ihren Beitrag zu leisten, die Chancen des Alterns zu nutzen und Lösungsansätze für die Probleme des Älterwerdens zu entwickeln. In diesem Kontext erhebt sich insbesondere die Frage nach einem angemessenen Bildungsbegriff als Kernpunkt für ein Verständnis dafür, welchen Beitrag die Geragogik als die pädagogische Teildisziplin, die sich mit der Problematik des Alterns befasst, leisten kann. Der vielfältig schillernde und auch in der erziehungswissenschaftlichen Fachdiskussion umstrittene Bildungsbegriff muss sich einer besonderen Kritik stellen, wenn er mit systemischen Überlegungen zur Altersproblematik verknüpft wird, da hier nicht das einzelne Individuum im Vordergrund steht, sondern seine Verankerung in sozialen Beziehungsnetzen.

Neben seinen fachwissenschaftlichen Bedeutungsvarianten erhält Bildung auch eine praktische Funktion für die Pädagogen. Bildung stellt einer Art Herrschaftsbegriff zur Legitimation der komplexen Tätigkeit der Zunft der Pädagogen dar, mit dessen Hilfe kritische und lästige Fragen nach dem Sinn ihres Berufes zurückgewiesen werden, die in der praktischen Ausübung für erhebliche Unruhe sorgen. Angesichts einer schier endlosen Wertediskussion in der gespaltenen modernen Gesellschaft und einer langen pädagogischen Tradition des Diskurses um Ziele und Mittel, die in der professionellen Tätigkeit zum Einsatz kommen, erscheint es für praktische Pädagogen wichtig, über den rein akademischen Streit hinauszugelangen und in der Praxis die Handlungsfähigkeit nicht zu verlieren, in der nicht jeder spontane Schritt endlos hinterfragt wird, ehe es zu spät ist, ihn zu vollziehen. Bildung ist eine Art magisches Zauberwort, das für all das steht, was Erzieher tun, um entwicklungsfähige und lernbereite Menschen dazu zu befähigen, ihren Anforderungen in der Gesellschaft gerecht zu werden, ohne das tiefere Gespür für das Humane aus dem Auge zu verlieren. Unabhängig davon, wie

Bildung im Detail umrissen wird, der professionelle Pädagoge kommt immer darin vor und er wird dafür zur Verantwortung gezogen, wenn die „Bildung" nicht zu den erhofften Ergebnissen führt.

Bildung als Hauptziel der pädagogischen Bemühungen erscheint im Kontext der Arbeit mit älteren Menschen, insbesondere wenn diese aus einer systemischen Sicht betrachtet wird, problematisch, da Pädagogen in der Regel keinen unmittelbaren Zugriff auf bestehende Beziehungssysteme von Senioren haben, sondern primär auf die Einzelperson als lernenden Adressaten ausgerichtet sind. Aus systemtheoretischer Perspektive stehen jedoch die Beziehungen zwischen den einzelnen Elementen im Mittelpunkt, der Blick auf das ganze System, das sich nicht auf eine Addition von Einzelelementen zurückführen lässt.

Im Laufe dieses Beitrages werden einige theoretische Anregungen gegeben, wie dieses ganzheitliche System im Hinblick auf ältere Menschen näher präzisiert werden kann.

Anmerkungen zur systemischen Perspektive

Als Einstieg sollen zunächst einige allgemeine, zugegebenermaßen subjektive und selektive Bemerkungen zum Systemkonzept vorangestellt werden. Die Systemtheoretiker waren angetreten mit dem universalen Anspruch, das naturwissenschaftlich geprägte, kausal lineare, zergliedernde Paradigma abzulösen durch ein ganzheitliches Erklärungsschema, das sich auf Zusammenhänge, Interdependenzen, Wechselbeziehungen (Inter-aktionen) konzentriert, bei dem einzelne Prozesse und Elemente als untergeordnete Einheiten erscheinen, denen eine nachrangige Bedeutung zugeschrieben wurde. Die anfängliche Einfachheit und Brillanz der neuen Denkschemata übte zu Beginn eine hohe Faszination aus, erwies sich jedoch zunehmend als problematisch, da sie durch immer neue Zusatzannahmen unübersichtlicher wurde und teilweise sehr gegensätzliche systemische Positionen – insbesondere im Humanbereich – entwickelt wurden. Inzwischen ist eine gewisse Ernüchterung eingekehrt. Praktiker benutzen systemische Grundgedanken selektiv, um Zusammenhänge in ihrem jeweiligen Arbeitsfeld besser erfassen zu können. Heute geht es vorrangig darum, aus dem Repertoire an systemisch orientierten Denkschemata diejenigen auszuwählen, die als Orientierungshilfe zur Ordnung komplexer Zusammenhänge für das jeweils zu untersuchende Feld nützlich erscheinen.

Für die Geragogik verdient aus systemischer Sicht insbesondere der *Beziehungskontext älterer Menschen* Aufmerksamkeit. Durch lange unkritisch übernommene Anschauungen, die unter die Rubrik „wissenschaftliche Mythenbildung" subsumiert werden können, ist lange Zeit eine gewisse Blindheit gegenüber Beziehungssystemen Älterer aufrechterhalten worden. Dazu zählen etwa die Auffassung der Vereinsamung, insbesondere nach dem Tod des Ehepartners (Singularitätsthese), oder das familiäre Ablösungsmodell, wonach Kinder sich als Erwachsene möglichst vollständig von ihren Familien lösen, um ihre eigene Unabhängigkeit zu erlangen. Hier ist jedoch erfreulicherweise ein Umdenkprozess zu verzeichnen. Die Untersuchung von Beziehungsnetzen von Senioren ist inzwischen im vollen Gange und in der Praxis entstehen immer neue Modelle, ältere Menschen in unterschiedlichste soziale Systeme zu vernetzen. Dabei ist allerdings noch eine gewisse Zurückhaltung zu konstatieren, insbesondere *familiäre Bindungen* älterer Menschen zu berücksichtigen, was bei genauer Beschäftigung mit der Beziehungsrealität völlig unverständlich erscheint.

Familie als Beziehungskontext von Senioren

Die Betonung des familiären Kontextes ist heute noch stark dem Verdacht ausgesetzt, eine veraltete ideologische Position zu vertreten, nämlich das Bild traditionelle Kernfamilie zu verteidigen, das von der Praxis der letzten Jahrzehnte überholt worden ist. Es geht hier allerdings nicht darum, eine bestimmte Familienform zu verteidigen, sondern es soll auf ihre praktische Bedeutung verwiesen werden, die familiäre Beziehungen, besonders für Senioren, einnehmen. Dazu bedarf es allerdings einer Korrektur der überkommenen Vorstellungen von Familie, die grundlegende systemische Erkenntnisse berücksichtigt.

Die Funktion der Familie wird heute noch vorrangig in der Sozialisation von Kindern gesehen. Das entspricht einer linearen Sicht der Familie, wonach der Sozialisationseffekt von der Elterngeneration ausgeht und sich auf die Kinder niederschlägt. Eine zirkulär systemische Sicht billigt auch *reflexiven Prozessen* eine wichtige Funktion zu, wonach von einer *Gegenseitigkeit der Einflüsse* auszugehen ist. Ferner beschränkt sich die Bedeutung der Familie nicht auf die Personen, die unter einem Dach zusammenwohnen, da es sich nicht um ein hermetisch abgeschlossenes System handelt, sondern es gibt subtile Wechselbeziehungen mit außerhäuslich lebenden Angehörigen, und hier insbesondere mit der Großelterngeneration, die für unsere aktuellen Überlegungen wichtig sind.

Als zentrales Merkmal familiärer Beziehungen soll hier die emotionale und moralische *Bindung* zwischen ihren Mitgliedern herausgestellt werden. Familie – in welcher konkreten Ausprägung auch immer – ist nicht nur das Beziehungssystem, in dem wir die längste Zeit verbringen, in dem wir die intimste Liebe *und* den größten Hass erleben, sondern Familie ist auch das soziale System mit der intensivsten emotionalen und moralischen Bindung und dem stärksten *verpflichtenden Charakter*, der selbst im Fall von Trennung, Scheidung, Auszug der Kinder oder sogar durch den Tod nicht aufgehoben wird. Damit soll nicht für eine moderne Beziehungsromantik plädiert werden, die als Gegenbewegung gegen einseitige Emanzipationsbestrebungen verständlich erscheint und die Sehnsüchte nach harmonischen Beziehungen gerecht zu werden sucht, sondern familiäre Intimbeziehungen unterliegen einer Gratwanderung zwischen Nähe und Distanz, Autonomie und Abhängigkeit, Akzeptanz und Abwertung, Beschützen und Gleichgültigkeit. Diese Gradwanderung bietet erhebende Ausblicke, erfordert jedoch große Anstrengungen, die auch die Geragogik herausfordern.

Der *verbindliche Rahmen* familiärer Bindungen, vielleicht das grundlegendste Unterscheidungsmerkmal zu anderen persönlichen Beziehungen, ist vor allem dann gefragt, wenn Überforderungssituationen auftreten. Funktionierende Familien rücken dann zusammen, wenn ein Mitglied in einer Krise steckt, zum Beispiel bei Krankheit, Arbeitslosigkeit, oder wenn die gesamte Familie mit massiven Problemen zu kämpfen hat, etwa bei Flucht, Vertreibung, Tod eines Angehörigen. Im Hinblick auf ältere Mitglieder, die nur selten mit der übrigen Familie zusammenwohnen, werden familiäre Beziehungen nicht nur wieder aktualisiert, wenn Ältere selbst in Not geraten, sondern sie sind als „Familienhelfer" auch gefordert, wenn Kinder oder Enkel Hilfe benötigen. Senioren sind nicht nur Adressaten familiärer Unterstützung, sondern Familien fordern bei Bedarf auch die Ressourcen älterer Mitglieder ein, um Schwierigkeiten gemeinsam zu meistern. Das bedeutet nicht, dass Hilfe immer gewährt wird. Aber auch in Fällen, in denen sie verweigert wird, hat dies (negative) Auswirkungen auf die weitere Strukturierung der innerfamiliären Beziehungen. Familiäre Bindungen von Senioren verleihen somit infolge ihres verpflichtenden Charakters eine starke Sicherheit, die sich nicht nur auf emotionalem Gebiet manifestiert, sondern ebenso auch auf die ökonomische Realität erstreckt. Während freundschaftliche Bindungen meist unverbindlicherer Natur sind und leichter abgebrochen werden können, ist eine völlige Aufkündigung familiärer Bindungen bereits aus rein rechtlichen Gründen nicht möglich.

Familiäre Bindungen werden jedoch nicht nur in Extremsituationen sichtbar, sondern zeigen sich in den vielfältigsten alltäglichen Situationen, und zwar auch dann, wenn es nicht bewusst ist. In der Beratungspraxis habe ich es vielfach erlebt, dass Ältere wie auch Jüngere es als befreiend erleben, über Gefühle, Bedürfnisse, Ängste und Wünsche gegenüber Angehörigen zu sprechen, und dass ihnen die Reflexion ihrer eigenen Empfindungen hilft, besser mit ihrer eigenen Situation zurechtzukommen. Im unmittelbaren Alltag fehlt allerdings häufig die Zeit und Bereitschaft, sich mit subtileren Beziehungserfahrungen, -sehnsüchten und Enttäuschungen auseinander zu setzen. Häufig fehlen auch die persönlichen Voraussetzungen, um den Beziehungsdialog erfolgreich zu gestalten. Mangelndes Einfühlungsvermögen ist ein Beispiel hierfür.

Hier eröffnet sich ein wichtiges Arbeitsfeld für Geragogen, sich vor allem mit dem Problem tieferer emotionaler Bindungen näher zu befassen, die sich in Beziehungssystemen von Senioren, insbesondere in Familien, beobachten lassen. Aus diesem Grunde möchte ich ein theoretisches Modell entwickeln, das einige Schwerpunkte der Beziehungsdynamik aufzeigt und gleichzeitig auf Probleme verweist, die in diesem Dialog auftreten können.

Kernpunkte der Beziehungsdynamik von Senioren – ein theoretisches Modell

Dieses Modell geht auf die familientherapeutisch-systemische Sicht von Wynne (1985) zurück und ist ursprünglich nicht auf die besondere Beziehungsrealität von Senioren zugeschnitten. Ich habe es jedoch in mehreren Schritten (1994, 1996) modifiziert und schließlich auf diesen Bereich übertragen (1999). Es konzentriert sich auf einige zentrale Aspekte insbesondere der familiären Beziehungsrealität, die in der Praxis klar getrennt werden sollten, obwohl sie aufs Engste miteinander zusammenhängen und aufeinander aufbauen. Wynne spricht von einem epigenetischen Modell, das heißt von zeitlich aufeinander aufbauenden Stufen. Der Stufengedanke erscheint im Hinblick auf Altersprobleme problematisch, da die verschiedenen Ebenen gleichzeitig zu beobachten und ineinander verwoben sind. Leider ist es nur möglich, hier eine Kurzfassung vorzustellen, die insbesondere die Hintergründe und die praktischen Implikationen anzudeuten versucht.

Entwicklung von Beziehungen

```
┌─────────────────────────────────────┐
│   Neustrukturieren von Beziehungen  │
└─────────────────────────────────────┘
┌───────────────────────────────────────────┐
│        Gemeinsames Problemlösen           │
└───────────────────────────────────────────┘
┌───────────────────────────────────────────────┐
│              Kommunizieren                    │
└───────────────────────────────────────────────┘
```

Beziehungserleben

Mit Beziehungserleben wird zunächst die „*Innenansicht*" des Individuums in den Mittelpunkt gerückt, die in behavioristischen systemischen Konzepten meist vernachlässigt wird. Damit soll der Strom der eigenen Gefühle, Impulse, Kognitionen, Fantasien als spontaner Reflex auf die Erfahrung des eigenen Selbst und der Mitmenschen angesprochen werden. Er ist der bewussten Wahrnehmung weitgehend entzogen, wenn auch nicht völlig unbewusst. Ähnlich einem Fluss sind innerpsychische Prozesse ständig in Bewegung, ändern fortlaufend die Richtung und nur ein kleiner Teil des Geschehens dringt an die Oberfläche.

Obwohl das Erleben sich auf einer *präverbalen* Ebene vollzieht, bleibt es der Umgebung auf Grund der spontanen nonverbalen Ausdrucksformen nicht verborgen und löst bei anderen unmittelbar Reaktionen aus. Es entwickelt sich ein spontaner *Gestentanz*, ein weitgehend wortloses Interagieren, aus dem sich bei einer harmonischen Abstimmung ein Gefühl von Nähe und gegenseitigem Verstehen ausbildet, aber ebenso Distanz und autistische Beziehungslosigkeit entstehen können, wenn spontane Impulse nicht oder unangemessen beantwortet werden. Die mangelhafte Abstimmung des Beziehungserlebens lässt sich am besten verdeutlichen, wenn man die Interaktion zwischen einem dementen älteren Menschen und einem Angehörigen beobachtet. Beide scheinen sich völlig fremd und unfähig, Beziehung zueinander aufzunehmen, obwohl sie sich andererseits sehr nahe sind und sich völlig auf das Gegenüber konzentrieren. Dieses Beispiel verdeutlicht weiterhin, welche Bedeutung das *Urvertrauen*, die Bindungsfähigkeit, in Beziehungen älterer Menschen einnimmt, um derartige Klippen im Zusammenspiel zu überbrücken. Zweifel, Misstrauen und Feindseligkeit stellen Belastungsfaktoren dar, die das unmittelbare Miteinander des Beziehungserlebens untergraben.

Kommunizieren

Nur wir Menschen verfügen über elaborierte Sprachsysteme, welche im Laufe einer langen kulturellen Tradition entwickelt wurden und welche die Möglichkeit bieten, das persönliche Erleben mit Hilfe sprachlicher Symbole anderen präziser mitzuteilen, als dies über die spontane präverbale Interaktion möglich ist. Das Sprechen eröffnet neue Beziehungsqualitäten, birgt jedoch auch Risiken in sich.

Es stellt zunächst eine Art *Übersetzung* des Erlebens in einen anderen Kontext dar, die *Distanz* zum Unmittelbaren schafft. Sie bedeutet in gewissem Sinn eine Verfremdung, obwohl gleichzeitig eine Klärung in der Beziehung eintritt. Indem einmaliges Beziehungserleben in Worte gefasst wird, wird das subjektiv Empfundene, zuweilen als bedrohlich Erlebte, in einen allgemeineren kulturellen Kontext eingeordnet, der ihm den singulären Charakter nimmt. Es stellt etwas dar, wofür es bereits vorgefertigte Begriffe und Bewertungskategorien gibt, was besonders dann beruhigt, wenn Kernfragen der menschlichen Existenz berührt werden. Mit Hilfe der Sprache ist es ferner möglich, unterschiedliches Erleben von Beziehungspartnern oder Veränderungen des Erlebens bewusst zu machen.

Sprachliche Verständigung stellt jedoch hohe Anforderungen in Bezug auf das Senden und Empfangen von Mitteilungen: gemeinsame Sprache, Verbalisationsfähigkeit, Bereitschaft zuzuhören und so weiter. Unterschiedlichste Formen von Kommunikationsstörungen sind in der Literatur beschrieben worden. Insbesondere im intergenerationellen Dialog sind Verständigungsprobleme kaum zu vermeiden. Sprache, Lebenswelt und Erleben klaffen häufig weit auseinander. Das Bemühen um eindeutige Verständigung kann hier sehr viel Zeit und Energie in Anspruch nehmen, was leicht dazu führt, dass das Gespräch abrupt abgebrochen wird oder dass Sendern bestimmte Absichten unterstellt werden, wenn reibungsloses Verstehen erschwert ist.

An dieser Stelle scheint auch ein Hinweis auf die Bedeutung des *Schweigens* angebracht. Nicht nur das Verbalisieren verdient einen hohen Stellenwert, sondern ebenso das Schweigen. Das Meiste, was im Menschen vorgeht, wird nicht ausgesprochen, überschreitet vielleicht nicht einmal die Schwelle des Bewusstseins. Es wäre verhängnisvoll anzunehmen, dass sich alles, was als Beziehungserleben bezeichnet wurde, in Worte fassen lässt. Auch in den intimsten Beziehungen bleibt eine gewisse Wortlosigkeit, und es verbessert das Beziehungsklima, wenn man dazu steht und sich nicht der Illusion hingibt, den anderen (und vielleicht auch sich selbst) ganz zu verstehen! Besonders beim letzten Verstummen im Sterben wird häufig schmerzhaft bewusst, wie viel zwischen dem Sterbenden und den Überlebenden nicht ausgesprochen wurde.

Gemeinsames Problemlösen

Während in den ersten beiden Stufen grundlegende existenzielle Befindlichkeiten angesprochen sind, geht es beim gemeinsamen Problemlösen um die *Handlungsebene*, die im Alltag, aber auch in Krisensituationen, bei Anpassungsprozessen usw. im Vordergrund steht. In der Altenarbeit entsteht häufig der Eindruck, als ob in vielen Fällen *für* (oder gegen) den älteren Menschen gehandelt würde, nicht *mit* ihm. Das erscheint bequemer und weniger zeit- und kostenaufwändig, stellt jedoch letztlich eine Entmündigung und Bevormundung dar, die schwerwiegende Folgen nach sich ziehen. Gemeinsames Suchen nach Lösungen, die von allen Seiten akzeptiert werden und niemand überfordern, sind mühsamer, sind langfristig jedoch für alle Beteiligte befriedigender und fördern ein konstruktives Beziehungsklima.

Hier geht es jedoch nicht nur darum, dass für jedes Problem eine neue Lösung ausgelotet wird, sondern es entwickeln sich im Laufe der Zeit Aufgabenverteilungen, Rollen und Verpflichtungen heraus, es entstehen Arbeitsbündnisse, in denen die vorhandenen Ressourcen nach Möglichkeiten effektiv gebündelt werden. Da sich im Alter die Kräfteverhältnisse immer wieder verschieben, etwa durch Pensionierung, Krankheiten oder Tod, müssen frühere Lösungen fortlaufend revidiert und an die veränderte Situation angepasst werden. Ein Kernproblem im Alter besteht darin, dass frühere Rollenmuster zuweilen recht abrupt infrage gestellt werden und neue Strukturen entwickelt werden müssen, die zur konsequenten Umsetzung eine gewisse Gewöhnung benötigen. Dabei sollen alle Beteiligten einbezogen werden und es soll nicht eine Partei die anderen dominieren. Das setzt offene Kommunikation voraus, und Schwierigkeiten auf der kommunikativen Ebene können gemeinsames Problemlösen beeinträchtigen.

Neustrukturieren von Beziehungen

Die Anpassung der Problemlösungsstrukturen an die Erfordernisse des Alters führt bereits zu einer Veränderung der Beziehungen, die jedoch an zu bewältigenden Aufgaben orientiert ist. Dynamische Beziehungssysteme benötigen darüber hinaus von Zeit zu Zeit eine grundlegendere Revision, besonders wenn sich emotionale Bedürfnisse, Erwartungen an den Partner oder die eigene Identität verändern. Hier handelt es sich um eine der schwierigsten Aufgaben, insbesondere in den familiären Beziehungssystemen von Senioren, die im Laufe vieler Jahre gewachsen und gefestigt wurden. Steigende Scheidungszahlen im Alter, aber auch Entfremdung und Konflikte zwischen Älteren und ihren jüngeren Angehörigen sind Anzeichen dafür, dass Beziehungsrevisionen nicht in allen Fällen befriedigend bewältigt werden. Erforderliche Neujustierungen werden vor allem aus Angst vor einem Auseinanderbrechen des sozialen Systems, aus Unvermögen oder Ähnlichem vermieden oder hinausgezögert, bis Enttäuschung und Ärger so groß sind, dass Beziehungsgespräche kaum mehr in konstruktiver Atmosphäre möglich sind. Ein Ausweichen kann jedoch verhängnisvolle Folgen haben und sich zum Beispiel in feindseligen Aktionen Ausdruck verschaffen, die sich auch in gefährlichen Gewalthandlungen äußern können.

Es ist hier nicht möglich, die vielfältigen Fluchtversuche aufzuzeigen, die unternommen werden, um grundlegende Beziehungsrevisionen zu vermeiden, etwa ein außenorientierter Aktionismus als Ausweichen vor einer unerfreulichen Familiensituation. Vielmehr sollen einige knappe Andeutungen gemacht werden, wie die Metakommunikation über die Beziehung erleichtert werden kann. Wichtig ist zunächst, seine eigenen Wünsche und Impulse zu akzeptieren, in unserer Terminologie Zugang zum eigenen Beziehungserleben zu finden beziehungsweise aufrechtzuerhalten. Auch Enttäuschung, Wut und Trauer sind bedeutsame Empfindungen, die nicht darauf abzielen, den anderen abzuwerten, sondern letztlich die Beziehung zu verbessern. Wenn negative Affekte lange zurückgehalten wurden, ist emotionsgeladener Streit zuweilen kaum zu umgehen, bei dem Worte meist nicht auf die Goldwaage gelegt werden. Streitangst oder Überempfindlichkeit können die Auseinandersetzung behindern. Bedeutsam ist vor allem, dass neustrukturierende Beziehungsgespräche nur dann erfolgreich sind, wenn sie auf Gegenseitigkeit beruhen und nicht einseitig diktiert werden.

Gravierende Defizite in diesem Bereich sind sicher ein Betätigungsfeld für systemische Therapie und Beratung. Dennoch kann eine beziehungsorientierte Geragogik sicher wichtige Grundlagen schaffen, den Beziehungsdialog zu erleichtern oder bei Misserfolgen zu ermutigen, nicht voreilig aufzugeben, sondern nach Wegen zu suchen, die Kommunikation zu verbessern.

Ausblick

Ausgehend von systemtheoretischen Überlegungen wurde ein Blick auf die komplexe Beziehungsrealität älterer Menschen, besonders auf familiäre Intimbeziehungen, geworfen. Zunächst ging es darum, innerhalb des Beziehungsnetzes die Rolle familiärer Bindungen als fundamentalste Beziehungserfahrungen zu thematisieren. Im weiteren Verlauf wurde ein theoretisches Modell entwickelt, das Beziehungserleben, Kommunizieren, gemeinsames Problemlösen und Neustrukturieren von Beziehungen als zentrale dynamische Elemente in der Entwicklung und Veränderung von Beziehungen herausstellt, die auch im Alter eine bedeutende Rolle spielen.

Im Anschluss daran ist nun die Eingangsfragestellung wieder aufzugreifen. Wie weit ist es möglich, dass die angesprochenen systemischen Überlegungen über die soziale Vernetzung älterer Menschen auch in die *Geragogik* Eingang finden können? Der Begriff *Bildung* im wörtlichen Sinn erweist sich schon deshalb problematisch, weil der Prozess am einzelnen Individuum ansetzt und die komplexe Beziehungsrealität von Senioren nur aus den Berichten Betroffener kennt, während die Sicht anderer Beteiligter sowie das Zusammenspiel der Personen vernachlässigt werden müssen. Daraus ergibt sich das Problem der Vermeidung von Parteilichkeit und der Entwicklung einer neutralen Haltung. Auch Schlüsselbegriffe wie soziale oder kommunikative Kompetenz vermögen dieses Problem nicht befriedigend zu lösen, da sie am Individuum ansetzen. Konsequente systemische Arbeit hat sich dem Anspruch zu stellen, Zugang zum Miteinander im sozialen Netz zu finden und Lernschritte auf der Basis dieses Interaktionsgefüges zu entwickeln.

An dieser Stelle ist ein weiterer kritischer – vielleicht überspitzt wirkender – Hinweis angebracht: Bildung, wie sie heute weitgehend praktiziert wird, zielt auf einen Veränderungsprozess ab, der primär *von außen*, vom Pädagogen und von pädagogischen Institutionen, gesteuert wird. Nach dem aufgezeigten Verständnis hingegen verändern sich Beziehungen primär *von innen* her. Veränderung von gewachsenen Beziehungsstrukturen hat an dem Vorhandenen anzusetzen und hier die Wachstumsimpulse für bedeutsame Veränderungen zu erkennen und zu fördern. Allein vorhandene Beziehungssysteme auch nur in groben Zügen zu verstehen, setzt nicht nur ein hohes Maß an Empathie, sondern zeitaufwändiges, geduldiges Beobachten und Zuhören von Beziehungssystemen voraus, die in dem modernen aktionsorientierten pädagogischen Klima selten geworden sind und die unter dem Vorwand „Bildung" vielleicht sogar bewusst vermieden werden.

Dennoch erscheint der Gegensatz zwischen einem bildungstheoretischen und dem hier skizzierten systemischen Ansatz in der Geragogik nicht so unversöhnlich, wie es zunächst formuliert wurde. Im pädagogischen Alltag mögen zuweilen minimale Einstellungsänderungen weit reichende Weichenstellungen auf eine stärkere Orientierung an der Beziehungsrealität ermöglichen. Da dies an dieser Stelle nicht mehr weiter ausgeführt werden kann, sei als Denkanregung für eine mögliche Verknüpfung ein nicht unbekanntes Beispiel aus dem Bereich primär kognitiver Wissensvermittlung gewählt, das zunächst wenig Ansatzpunkte für eine beziehungsorientierte Arbeit zu bieten scheint: Computerkurse für Senioren erleben augenblicklich einen Boom, Älteren werden mit mehr oder weniger didaktischem Geschick Grundkenntnisse der Arbeit mit dem PC vermittelt. Hier lässt sich fragen, ob diese Angebote stärker auf die Beziehungsrealität von Senioren ausgerichtet werden könnten, etwa in dem Sinn, dass neben der Wissensvermittlung auch thematisiert wird, wie sich die Beziehungen der Teilnehmer durch die PC-Kenntnisse verändern, insbesondere auch familiäre Beziehungen. In der Praxis lassen sich genügend Belege liefern, wie der Umgang mit dem PC in Beziehungen eingreift, und zwar in positive und negative Richtung. Der PC erscheint heute etwa als bedeutsames Medium für die Beziehung von Senioren zu ihren Enkeln. Auch wenn das gewählte Beispiel nicht sonderlich attraktiv erscheint, Kernelemente des Beziehungsnetzes von Senioren im praktischen pädagogischen Handeln zu beachten, so unterstreicht es doch die Erkenntnis, dass es kaum Betätigungsfelder gibt, bei denen die Beziehungsrealität völlig ausgeklammert werden kann. Ihre Berücksichtigung erweitert den Handlungsspielraum der Geragogik nicht unerheblich.

Literatur

Goldbrunner, H. (1994): *Masken der Partnerschaft. Wie Paare ihre Wirklichkeit konstruieren*, Mainz

Goldbrunner, H. (1996): *Trauer und Beziehung. Systemische und gesellschaftliche Dimensionen der Verarbeitung von Verlusterlebnissen*, Mainz

Goldbrunner, H. (1999): *Altwerden – eine Herausforderung für die Familie. Bausteine einer beziehungsorientierten Beratung*, Mainz

Goldbrunner, H. (2001): „Wenn der Horizont sich weitet – Ältere Paare – eine Chance für die Ehe- Familien- und Lebensberatung". In: *Blickpunkt EFL-Beratung*, S. 6-16

Wynne, L. C. (1985): „Die Epigenese von Beziehungssystemen: Ein Modell zum Verständnis familiärer Entwicklung". In: *Familiendynamik* 11, S. 114-146

Gerhard Igl

Die Zukunft der Pflegeversicherung vor dem Hintergrund von Bedarfen, Entbürokratisierung und Finanzierbarkeit

Standortbestimmung

Sozialpolitik hat manchmal etwas Absurdes an sich: Auf keinem Feld der Sozialpolitik wissen wir so viel über die gegenwärtigen Probleme, die zukünftigen Entwicklungen und die möglichen und erforderlichen Lösungen wie auf dem Gebiet der Pflege und der sozialen Sicherung bei Pflegebedürftigkeit. Und auf keinem Feld der Sozialpolitik wollen wir gegenwärtig so wenig und für die Zukunft gar nichts tun, um diesem gerecht zu werden. Das hat zur Konsequenz, dass wir sehenden Auges in ein Pflegedilemma laufen. Jeder möge für sich entscheiden, ob es sich hier um blinden Masochismus der politischen Akteure oder um sehenden sozialpolitischen Sadismus gegenüber den Betroffenen handelt.

Beginnen wir mit den vorhandenen Erkenntnissen:

Die Pflegeversicherung ist von allen Kommissionen, die sich in jüngerer Zeit mit Fragen der Reform der sozialen Sicherungssysteme befasst haben, als wichtige soziale Errungenschaft anerkannt worden. Die Enquete-Kommission des Deutschen Bundestages „Demographischer Wandel"[1], die Kommission „Soziale Sicherheit" zur Reform der sozialen Sicherungssysteme (Herzog-Kommission)[2] und die Kommission „Nachhaltigkeit in der Finanzierung der sozialen Sicherungssysteme" (Rürup-Kommission)[3] haben dies im Kern ohne Einschränkung festgestellt, auch wenn gerade in der Rürup-Kommission hierzu einiges streitig war.[4] Von diesen Kommissionen ist die

---

1 Deutscher Bundestag (2002: 495-584).
2 Bericht der Kommission „Soziale Sicherheit" zur Reform der sozialen Sicherungssysteme („Herzog-Kommission"), Berlin, 29. September 2003, S. 28-36.
3 Bundesministerium für Gesundheit und soziale Sicherung (2003: 185-223).
4 Ebd.; zu den abgelehnten Reformoptionen, so unter anderem zu einem Bundesleistungsgesetz, S. 210 ff.; zu den Minderheitenvoten S. 219 ff.

notwendige Weiterentwicklung der Pflegeversicherung gefordert worden. Während sich diese Kommissionen vor allem mit der Finanzierungsentwicklung und veränderten Finanzierungsmöglichkeiten befassen, werden in der Fachwelt darüber hinausgehende Forderungen vorgebracht, auf die gleich einzugehen ist.

Zunächst soll etwas über die anstehenden Bedarfe gesagt werden, die ja in der Regel auch für die Reformbedarfe stehen. Dann folgen einige Ausführungen zu einer jüngeren Debatte, die auf den populistischen Namen Entbürokratisierung hört. Schließlich soll – wie anders in der Sozialpolitik – über das Geld und über die Finanzierung gesprochen werden.

Bedarfe

Die Erfolge der Pflegeversicherung

Fast zehn Jahre Erfahrung mit der Pflegeversicherung lassen den Schluss zu, dass hier ein soziales Sicherungskonzept erfolgreich installiert worden ist. Das hat folgende Gründe:

1. Die Einrichtung eines nationalen Sozialversicherungssystems in der Tradition der deutschen Sozialversicherung hat die Sicherung bei Pflegebedürftigkeit aus den finanziellen Niederungen und administrativen Zufälligkeiten der kommunalen Sozialhilfe gehoben. Pflege hat nationale Beachtung und Bedeutung bekommen.[5] Langsam findet ein öffentlicher Diskurs über Pflege statt, der nicht nur die Pflegeskandale zum Gegenstand hat.[6]

2. Die Pflegeversicherung ist mit einem unter Ausgabegesichtspunkten sehr tauglichen Begrenzungsprogramm versehen worden. Dafür stehen der enge Begriff der Pflegebedürftigkeit, die verrichtungsbezogenen Leistungen und die finanzielle Kappung der Leistungen sowie die Stabilisierung des Beitragssatzes.

3. Die Pflegeversicherung stützt sich vornehmlich auf die häusliche Pflege durch die Mobilisierung der Angehörigen und des Umfeldes des Pflege-

---

5   S. dazu schon Igl (1999: 317-332).
6   Die gesetzesgemäß erforderliche Berichterstattung (vgl. § 10 Abs. 4 SGB XI) – mittlerweile liegt der Dritte Bericht über die Entwicklung der Pflegeversicherung vom Oktober 2004 (Deutscher Bundestag, Drucksache 15/4375) vor – hat allerdings in der Öffentlichkeit nicht die ihr gebührende Resonanz gefunden.

bedürftigen. Die Anerkennung von familiären und ehrenamtlichen Pflegezeiten in der Rentenversicherung und der kostenlose Schutz in der Unfallversicherung haben der Kritik an der Ausbeutung sozial engagierter Personen, und insbesondere der Frauen, die Spitze genommen.

4. Schließlich: Eine relativ einheitliche Feststellung der Pflegebedürftigkeit durch den MDK hat viel zur Rationalisierung des bisher in der Sozialhilfe uneinheitlichen Begutachtungsverfahrens beigetragen.[7]

5. Und zu guter Letzt ein Punkt, der sehr in Vergessenheit geraten ist: Der Eintritt von Pflegebedürftigkeit wirkte vor der Pflegeversicherung häufig als katastrophisches Risiko, das heißt als Risiko, das eine Person und ihre Angehörigen nicht nur wegen der Pflegebedürftigkeit selbst, sondern wegen der finanziellen Auswirkungen existenziell betroffen hat.

Genau diese Gründe für den Erfolg der Pflegeversicherung sind es, die uns heute vor die Aufgabe stellen, die Pflegeversicherung nicht nur wegen exogener demografischer Veränderungen zukunftssicher gestalten zu müssen, sondern gerade auch wegen der endogenen, der selbst gemachten Probleme der Pflegeversicherung. Weiter zwingen uns abzusehende Veränderungen in der Gesellschaftsstruktur, insbesondere die Verringerung des familiären Helferpotenzials, zu diesen Umgestaltungen.

Entwicklung des Begriffs der Pflegebedürftigkeit

Mittlerweile ist bei allen fachlich Informierten, auch auf der politischen Ebene, unumstritten, dass mit dem gegenwärtigen engen Begriff der Pflegebedürftigkeit nicht mehr vernünftig gearbeitet werden kann. Aber es geht gar nicht um die formale Begriffsfrage, die früher etwas wenig hilfreich unter dem Titel „ganzheitlicher Begriff der Pflege" diskutiert worden ist, es geht um den Inhalt. Dabei sind vor allem zwei Aspekte entscheidend:

Einmal geht es um den leistungsrechtlichen Einbezug der Dementenbetreuung, in der seit dem 1. April 2002 ein jährlicher Betreuungsbetrag von 460 Euro bezahlt wird. Dieser Betrag ist interessanterweise nur zögerlich in Anspruch genommen worden.[8] Dies soll auch darauf beruhen dass die Pfle-

---

7 Jüngst ist der Erste Bericht des MDS nach § 118 Abs. 4 SGB XI zur Qualität in der ambulanten und stationären Pflege, Essen, November 2004, erschienen.
8 Im Jahr 2002 von ca. 8 000 Pflegebedürftigen, im Jahr 2003 von ca. 30 000 Pflegebedürftigen, s. Dritter Pflegebericht (wie Anm. 6), S. 44.

gedienste niedrigschwellige Betreuungsdienste nicht in ausreichendem Umfang anbieten. Zum anderen geht es beim Pflegebedürftigkeitsbegriff schon bei der Beurteilung der Pflegebedürftigkeit um die Einrichtung eines umfassenden Assessments, bei dem die Hilfebedarfe nicht mehr an dem engen Katalog und an den engen Zeitwerten nach bisheriger Rechtslage gemessen werden. Wie sich ein solches Assessment auswirkt und auswirken soll, ist noch in der Diskussion. Ein solches Assessment steht aber auch für die notwendige Flexibilisierung beim Leistungszugang.

Flexibilisierung der Pflegearrangements – Individualisierung

Die Pflegeversicherung denkt in bestimmten Pflegeorten – häuslich, teilstationär, vollstationär – und bei der häuslichen Pflege in bestimmten Leistungskonstellationen – Sachleistung und/oder Geldleistung.

In der Rürup- wie in der Herzog-Kommission wurde angeregt, die Pflegeleistungen so zu gestalten, dass Anreize für eine vollstationäre Pflege vermieden werden.[9]

Ein Ansatz zu mehr individueller Gestaltungsfreiheit der Pflegearrangements[10] kann auch in der Ausstattung der pflegebedürftigen Personen mit Pflegebudgets liegen. Erfahrungen sind derzeit noch nicht zu verzeichnen. Groß angelegte Modellprogramme sollen hier weiterhelfen.[11] Es versteht sich von selbst, dass solche Budgets mit professioneller Managementunterstützung versehen werden müssen. Weiter sollte es sich von selbst verstehen, dass mit den Pflegebudgets qualitätsgesicherte Leistungen eingekauft werden. Allerdings wird sich das Verständnis von Qualitätssicherung verändern: Wenn die bisher für die Pflegesachleistung sicherstellungsverantwortliche Pflegekasse keinen Qualitätssicherungsauftrag mehr hat, müssen andere Verantwortlichkeiten geschaffen werden.

---

9 Bundesministerium für Gesundheit und soziale Sicherung (2003: 193 ff.); Bericht der Kommission „Soziale Sicherheit" zur Reform der sozialen Sicherungssysteme („Herzog-Kommission"), Berlin, 29. September 2003, S. 30.
10 S. auch Klie (2004: 6).
11 Gesetzliche Grundlage in § 8 Abs. 3 SGB XI. Weitere Hinweise unter www.pflegebudget.de; s. auch Hilger (2004).

Ansteigende Sozialhilfebedürftigkeit von pflegeversicherten Personen

Schon sehr früh nach dem Inkrafttreten der Pflegeversicherung sind Untersuchungen unternommen worden, die sich mit dem Problem der Sozialhilfeinanspruchnahme durch Personen befassen, die Leistungen der Pflegeversicherung beziehen.[12] Eine solche Inanspruchnahme[13] kann auf folgenden Gründen beruhen:

- In der stationären Pflege können die von der Pflegeversicherung nicht bezahlten Kosten für Unterkunft und Verpflegung nicht aus eigener Tasche entrichtet werden.
- In der stationären Pflege übersteigen die Pflegesätze die Leistungssätze der Pflegeversicherung.
- In der häuslichen Pflege reichen die gekappten Leistungsbeträge nicht aus, um die pflegerische Versorgung sicherzustellen.
- In der häuslichen Pflege werden bestimmte Leistungsbedarfe von der Pflegeversicherung nicht anerkannt.

In der Rürup-Kommission wurde dieses Problem von einigen Mitgliedern deutlich gesehen. Abhilfe sollte eine völlige Systemumstellung bieten. Mit einem Bundesleistungsgesetz sollten Pflegeleistungen nur nach einer Einkommens- und Vermögensprüfung erbracht werden.[14] Diese Leistungen werden steuerfinanziert. Zu diesem Vorschlag ist zu sagen, dass er vor dem Hintergrund eines bisher nicht breit akzeptierten Sozialpolitikverständnisses zu sehen ist. In der Bundesrepublik Deutschland wurde und wird soziale Sicherungspolitik hauptsächlich als Politik für die breite Bevölkerung verstanden. Allerdings – und darin ist allen Kritikern eines solchen Verständnisses beizupflichten – führt die gegenwärtige Konfiguration des sozialen Sicherungssystems teilweise zu perversen, das heißt systemisch nicht gewollten Umverteilungseffekten, die wir auch in der Krankenversicherung beobachten. In der Pflegeversicherung hat das Bundesverfassungsgericht versucht, einem solchen perversen Umverteilungseffekt mit einem beitragsseitigen Familienlastenausgleich beizukommen.[15]

---

12 Roth/Rothgang (2000).
13 S. im Einzelnen die Zahlen im Dritten Bericht über die Entwicklung der Pflegeversicherung (wie Anm. 6), S. 67–72.
14 Bundesministerium für Gesundheit und soziale Sicherung (2003: 210–212).
15 BVerfGE 103, 242 = *NJW* 2001, 1712 ff. Dazu mit fundierter Kritik Ruland (2001); Gesetz zur Berücksichtigung der Kindererziehung im Beitragsrecht der sozialen

Eine weniger systemverändernde Lösung bestünde in einer aufwandsnäheren Leistungsbemessung der Pflegeversicherung, nach der dann für den Regelfall zumindest für die Pflegeleistungen keine Inanspruchnahme von Sozialhilfe mehr nötig wäre. Dies würde aber bedeuten, dass der Beitragssatz erhöht werden müsste.

Vorrang von Prävention und medizinischer Rehabilitation

Der lange leer laufende Vorrang der Rehabilitation vor Rente ist Mitte des Jahres 2001 verschärft worden. Dieser Vorrang wird immer noch nicht flächendeckend ernst genommen. Immerhin wird daran jetzt auch fachlich gearbeitet. Es existieren eine Begutachtungshilfe „Geriatrische Rehabilitation" sowie die „Rahmenempfehlungen zur ambulanten geriatrischen Rehabilitation" der Spitzenverbände der Krankenkassen.[16]

Qualitätssicherung

Auf dem Gebiet der Qualitätssicherung in der Pflege stehen wir vor einem eigenartigen Befund: Kein Sozialleistungszweig verfügt über eine vergleichbare Vielzahl an Vorschriften zur Qualitätssicherung – auch ohne die gescheiterte Pflege-Prüfverordnung. Vor wenigen Jahren konnte man noch sagen, dass das Bewusstsein von und das Wissen über Qualität in der Pflege dem ziemlich diametral entgegengesetzt war. Das Bewusstsein und das Wissen haben sich aber in jüngerer Zeit doch verändert. Es wird, gerade auch von Trägerverbandsseite, an der Qualitätssicherung gearbeitet. Trotzdem bleibt die Situation sehr disparat.[17] Es besteht ein erhebliches Gefälle zwischen den verschiedenen Einrichtungen. Und nicht alles, was an Prüfsiegeln, Zertifikaten oder Ähnlichem angeboten wird, hält einer kritischen Betrachtung Stand.[18]

Pflegeversicherung (Kinder-Berücksichtigungsgesetz – KiBG) vom 15. Dezember 2004, BGBl. I S. 3448.
16 S. hierzu den Beitrag Leistner/Bublitz (2004).
17 S. Klie (2002 a).
18 S. hierzu die Studie von Gerste/Schwinger/Rehbein (2004). Aus Sicht der Praxis sehr instruktiv Wallrafen-Dreisow/Weigel (2004).

Das Scheitern der Pflege-Prüfverordnung[19] hat etwas Gutes: Mit der Pflege-Prüfverordnung wäre für die Qualitätssicherung der Pflege wohl für lange Zeit etwas festgeschrieben worden, was der Entwicklung der Qualitätssicherungsdebatte in der Pflege geschadet hätte. Nach wie vor gibt es in der Pflege keinen breiten, auch bürgergesellschaftlich fundierten Diskurs über die Entwicklung von Qualitätsniveaus. Die Herausbildung von verschiedenen Expertenstandards darf damit nicht verwechselt werden, auch wenn hier vieles vorbildhaft, zum Beispiel bei der Konsensbildung, veranstaltet wird. Qualitätsentwicklung bedarf eines nationalen Forums, in dem sich die gesellschaftliche und die öffentliche Verantwortlichkeit für dieses Anliegen spiegeln. Wir brauchen keine Behörde, wo Qualität hoheitlich gemacht und vorgeschrieben wird. Aber wir brauchen eine institutionelle Absicherung des Qualitätsanliegens, bei der Unabhängigkeit und Fachlichkeit gewährleistet sind. Im GKV-Modernisierungsgesetz ist diesem Anliegen für den Bereich der Gesetzlichen Krankenversicherung in gewisser Hinsicht Rechnung getragen worden mit dem Institut für Qualität und Wirtschaftlichkeit im Gesundheitswesen. Leider ist hier nicht einmal eine Schnittstelle zwischen SGB V und SGB XI vorgesehen. Nun gab es Stimmen, dem Bundespflegeausschuss nach § 11 SGB XI Qualitätssicherungsaufgaben zu übertragen. Da scheint man allerdings nicht verstanden zu haben, worum es in der Qualitätsentwicklung in der Pflege geht. Schon eine rein auf das Ressort SGB XI – Pflegeversicherung bezogene Institutionalisierung würde der Breite der berührten rechtlichen Bereiche nicht gerecht werden können. Die Sozialhilfe (SGB XII) und die Teilhabe behinderter Menschen (SGB IX) sind auf jeden Fall einzubeziehen. Aus diesem Grund kann auch der Medizinische Dienst der Krankenversicherung trotz seines verdienstvollen Wirkens bei der Qualitätsüberprüfung nicht für alle Qualitätsbelange, insbesondere auch nicht für eine umfassende Qualitätsentwicklung in der Pflege und Betreuung eingesetzt werden. Die Bundeskonferenz für Qualitätssicherung im Gesundheits- und Pflegewesen e. V. (BUKO-QS) hat sich deshalb für ein nationales Insti-

---

19 S. hierzu auch Dritter Bericht über die Entwicklung der Pflegeversicherung (wie Anm. 6), S. 33 f.

tut für Qualität in Pflege und Betreuung ausgesprochen.[20] Ein solches von der Selbstverwaltung unabhängiges Institut ist auch rechtlich möglich.[21]

Entbürokratisierung

Stand der Diskussion und Befassung

So wenig beim Thema der Qualitätssicherung in der Pflege die Breite der berührten Bereiche gesehen wird, so sehr geschieht dies interessanterweise bei einem anderen Thema, nämlich beim Thema der Entbürokratisierung. Bekanntlich befasst sich eine der Arbeitsgruppen des runden Tisches Pflege mit diesem Thema.

Aus personenbezogenen Dienstleistungsbereichen mehren sich in den letzten Jahren Klagen über eine Zunahme von Bürokratie, Regulierung und Verwaltung. Auch die stationäre Altenpflege beschreibt dieses Problem: Der Anteil an Verwaltungs- und Dokumentationstätigkeiten steige ständig und damit stehe weniger Zeit für die Bewohnerschaft und ihre Angehörigen sowie für die direkte Pflege zur Verfügung. Ursachen werden in praxisfremden und überhöhten gesetzlichen Regelungen, Verordnungen und Vorschriften gesehen. Aber auch in der Ablauforganisation der Heime, dem Praxisaufwand für die Arbeit mit der Pflegeprozessplanung und -dokumentation sowie an den Schnittstellen zwischen den Sozialleistungssystemen soll es Unrundheiten und überbordenden Aufwand geben.

Was ist unter Entbürokratisierung in der Pflege zu verstehen?

Es geht darum
- überflüssige und veränderungsbedürftige Vorschriften auf der Ebene des Bundes und der Länder zu identifizieren,
- innerorganisatorische Optimierungspotenziale zu entdecken,
- Vorschläge zu einer effizienten Pflegeplanung und -dokumentation herauszuarbeiten sowie
- Verbesserungschancen hinsichtlich der Abstimmungsprobleme bei der

---

20 Bundeskonferenz für Qualitätssicherung im Gesundheits- und Pflegewesen e. V. (BUKO-QS) (2004), Forum Sozialstation 25/2004, sowie www.buko-qs.de.
21 Bieback (2004: 161-193).

Ausführung leistungs- und aufgabenrechtlicher Vorschriften der unterschiedlichen Instanzen zu identifizieren.

Beispiele

Die Entbürokratisierung hat betriebsinterne bürokratische Abläufe wie betriebsexterne Faktoren, also die rechtlichen Vorschriften und ihre praktische Umsetzung, im Auge. Allerdings muss man sich davor hüten, Bürokratie einfach abschaffen zu wollen. Der Begriff der Bürokratie ist hierzulande, manchmal leider nicht zu Unrecht, sehr negativ besetzt. Bürokratie ist aber eine der Voraussetzungen für das Funktionieren des Rechtsstaates. Dazu sollen einige Beispiele aus den verschiedenen Bereichen der Entbürokratisierungsdebatte genannt werden, damit die Komplexität deutlich wird:

- Die Aufsicht über die Einhaltung von Qualitätsstandards der stationären Altenpflege obliegt ordnungsrechtlich den Heimaufsichtsbehörden und leistungserbringungsrechtlich den Krankenkassen beziehungsweise dem MDK sowie den Sozialhilfeträgern. Dieses Zusammenspiel der Aufsichten soll nicht zu einer Verdoppelung der Aufsicht führen, deshalb sind Arbeitsgemeinschaften dieser Behörden gesetzlich vorgesehen (§ 20 Abs. 5 HeimG). Hier kann man sich erstens fragen, ob die Arbeitsgemeinschaft die richtige Form der Gewährleistung geringeren bürokratischen Aufwands bei der Aufsicht ist, und zweitens, wenn ja, ob diese Arbeitsgemeinschaften in der Praxis wirklich funktionieren. Man muss also unter Entbürokratisierungsaspekten sowohl nach dem Sinn und Zweck einer rechtlichen Vorschrift als auch nach ihrer praktischen Umsetzung fragen.
- Der Sinn und Zweck einer Vorschrift mag auch ein guter und richtiger sein. Das gilt zum Beispiel für die heimvertragliche Vorschrift, dass der Heimträger Entgelterhöhung nur vornehmen kann, wenn er die Leistungen und die Entgeltbestandteile genau beschreibt, für die sich Kostensteigerungen ergeben haben. Für das Verständnis von Juristen ist eine solche dem Transparenzgebot folgende Vorschrift sehr plausibel. Aus der Praxis wird aber berichtet, dass die Vorschrift unpraktikabel sei, zu einem enormen betriebsinternen bürokratischen Aufwand führe und dem Bewohner nicht nutze. Außerdem finde sich aus haftungsrechtlichen Gründen kaum ein Anwalt, der ein solches Erhöhungsschreiben abfassen wolle.

- Als drittes Beispiel sei die stets geführte Klage um den ständig steigenden Dokumentationsaufwand genannt. Dieser führe dazu, dass das pflegende Personal zum schreibenden Personal werde und seine eigentlichen Aufgaben dadurch zu kurz kämen. Bei dieser beliebten Klage darf nicht übersehen werden, dass eine gute Dokumentation das A und O jeder Qualitätssicherung ist. Aber sicherlich ist es schwierig, den richtigen Weg zwischen Belastung durch die Dokumentation und Effizienz zu finden.

Vorgehensweisen

Beim Problem der Entbürokratisierung wird man auf der Ebene der Rechtsvorschriften mit folgenden Fragestellungen arbeiten müssen:
- Was ist Sinn und Zweck einer Vorschrift (= Zwecksetzung der Vorschrift)?
- Ist die Vorschrift überhaupt geeignet, zur Erreichung des Zwecks beizutragen (= Geeignetheit der Vorschrift zur Zweckerreichung)?
- Geht es nicht anders, weniger zeitlich, finanziell oder sonstig belastend (= Erforderlichkeit – geringst mögliche Belastung)?
- Wenn eine Vorschrift geeignet und erforderlich ist: Stehen Zweckerreichung und Mitteleinsatz in einer angemessen Relation (= Angemessenheit)?

Finanzierbarkeit

Wirksame Kostenbegrenzungsmaßnahmen

Die Pflegeversicherung ist derjenige Sozialversicherungszweig, der die wirksamsten Kostenbegrenzungsmaßnahmen enthält. Oberstes Gebot ist die Beitragssatzstabilität. Anders als in der gesetzlichen Krankenversicherung haben die Pflegekassen keine eigenständige Befugnis, den Beitragssatz zu erhöhen. Die Pflegeversicherung verfügt daher nicht über ein ausgabenorientiertes Einnahmesystem. Die Einnahmen hängen vom erzielten Beitragsaufkommen aber insofern ab, als sie auf dem Arbeitsentgelt basieren. Geringere Arbeitsverdienste bedingen geringere Einnahmen. Auf der Ausgabenseite wirken die Kostenbegrenzungsmaßnahmen über die finanzielle Kappung und inhaltliche Begrenzung der Pflegeleistungen. Die Pflegeversicherung ist trotz dieser Kostenbegrenzungsmaßnahmen in ihrer Finanzierung einnahmen- wie ausgabenseitig von externen Faktoren abhängig, ausgabenseitig insbesondere von der Zahl der Leistungsbezieher, die auf jeden Fall aufgrund der demografischen Situation erheblich anwachsen wird.[22]

Finanzierungssituation und -entwicklung

Die jüngsten vorliegenden Daten beziehen sich auf die Situation im Jahr 2003. Es ist immerhin bekannt, dass die Reserven der Pflegeversicherung, die durch den Finanzierungsanschub vor Inkrafttreten der stationären Pflege angespart werden konnten, demnächst aufgebraucht sein werden.[23] Die Rürup-Kommission kommt aufgrund eigener Berechnungen zu dem Ergebnis, dass unter der Annahme einer Dynamisierung der Leistungen um 2,25 Prozent pro Jahr schon ab dem Jahr 2005 keine Ausgabendeckung mehr erzielt werden kann.[24] Auf der Einnahmenseite wird ab 2005 mit einer erweiterten Finanzierung zu rechnen sein, wenn das Urteil des Bundesverfassungsgerichts zum beitragsseitigen Familienleistungsausgleich umgesetzt wird, indem die kinderlosen Versicherten zu einem zusätzlichen Beitrag herangezogen werden.[25] Dies stellt eine verkappte Beitragserhöhung dar. Die Bundesregierung nutzt die Gunst der verfassungsrechtlichen Stunde. Das Urteil war wohl eher so zu verstehen, dass die kinderhabenden Personen im Vergleich zu den Kinderlosen entlastet werden sollen.

Die Finanzierungsdebatte in der Pflegeversicherung unterscheidet sich wohltuend von der Finanzierungsdebatte in der gesetzlichen Krankenversicherung. Dort werden zwar seit den siebziger Jahren die traditionellen Finanzsteuerungsinstrumente wie Erhöhung der Beiträge, Begrenzung der Ausgaben durch Leistungskürzungen, Schöpfung von Ressourcen bei den Leistungserbringern durch strukturelle, allerdings zu wenig durch wettbewerbliche Maßnahmen und durch neue Vergütungskonzepte (z. B. durch Fallpauschalen bei der Krankenhausbehandlung) ergriffen. Trotzdem scheint man sich auf diesem Gebiet dem Diktat des „Es muss mehr Geld ins System" nolens volens gebeugt zu haben. In der Pflegeversicherung mit ihren anders

---

22 Demographischer Wandel Deutscher Bundestag (2002).
23 S. auch Dritter Bericht über die Entwicklung der Pflegeversicherung (wie Anm. 6), S. 50 ff.
24 Bundesministerium für Gesundheit und soziale Sicherung (2003: 190).
25 Kinder-Berücksichtigungsgesetz (Anm. 15).

gearteten Finanzierungskonzepten sowohl auf der Ebene der Systemfinanzierung wie auch auf der Ebene der Finanzierung der Leistungserbringer und mit der gewollten finanziellen Inanspruchnahme der Privathaushalte ist die Finanzierungsproblematik übersichtlicher geblieben und damit auch konzeptuell leichter zu bewältigen.

Erkenntnisse aus der Finanzierungsdiskussion

Die Diskussion um die Finanzierung der Pflegeversicherung zeigt zunächst, dass auch ein auf Kostenbegrenzung angelegtes System sich auf Dauer den Realitäten der Preisentwicklung nicht versagen kann. Die Pflegeleistungen sind deshalb zu dynamisieren. Und vor der demografischen Entwicklung können gerade in der Pflegeversicherung die Augen nicht verschlossen bleiben.

In der Finanzierungsdebatte um die Pflegeversicherung wird besonders deutlich, dass in der Bundesrepublik Deutschland nach wie vor keine substanzielle Diskussion um die künftige Gestaltung des Sozialstaats geführt wird. In der Rürup-Kommission war diese Diskussion nicht breit angelegt. Es war allerdings auch nicht ihr Auftrag, sich solche grundlegenden Gedanken zu machen. Daran krankt der gesamte Kommissionsbericht. Immerhin ist zu vermerken, dass die Frage einer Umstellung der Pflegeversicherung auf ein steuerfinanziertes, bedarfsorientiertes System wenigstens angesprochen worden ist.[26] In Kenntnis aller gegenwärtigen Verwerfungen der Beitragsfinanzierung scheint aber ein breit angelegtes soziales Sicherungssystem den Notwendigkeiten mehr zu entsprechen als ein System, das nur die „wirklich Bedürftigen" schützt. Nur ein Gesichtspunkt soll aus diesem weiten Thema erwähnt werden: Wie würde eine sozialstaatliche Debatte in dieser Republik aussehen, wenn der Staat nur einen kleinen Teil der Bevölkerung sozial zu sichern hätte? Eine Antwort hierauf sei aus einer Bundesratsinitiative entnommen, die im September 2004 von Bayern gestartet worden ist. In einem Gesetzesantrag des Freistaates Bayern zu einem Entwurf eines Gesetzes zur Entlastung der Kommunen im sozialen Bereich (KEG)[27] heißt es, dass im Sozialhilferecht die Beseitigung der Verpflichtung zur Erfüllung von Wün-

---

26 S. oben Anm. 4. Der hinsichtlich der Pflegeversicherung verfolgte Ansatz wird auf die Arbeitslosenversicherung verbreitert, s. Stolterfoht (2004: 41-43).
27 Bundesrat, Drucksache 712/04 v. 17.9.04, Gesetzesantrag des Freistaates Bayern, Entwurf eines Gesetzes zur Entlastung der Kommunen im sozialen Bereich (KEG).

schen (Wahlrecht bei der Auswahl von Leistungsanbietern) abzuschaffen sei, wenn diese mit Mehrkosten verbunden sind. Das bedeutet nichts anderes, als dass individuellen Bedürfnissen des Sozialhilfeempfängers nicht mehr nachgekommen werden soll. Damit wird auch von einem allgemeinen Grundsatz, der für das gesamte Sozialleistungsrecht gilt, abgewichen.[28] Vielleicht sollten sich die Verfechter der bedarfsorientierten und steuerfinanzierten sozialen Sicherungssysteme einmal mit der Problematik auseinander setzen, welche Verwerfungen solche Systeme generieren, die – anders als Sozialversicherungssysteme – nicht breit in der Bevölkerung verankert sind.

Fehlende Effizienzdebatte/persönliche Budgets

In der Pflegeversicherung fehlt eine Debatte über die Möglichkeiten, interne Effizienzen bei der Leistungserbringung zu nutzen. In der Krankenversicherung wird diese Debatte wenigstens in Ansätzen geführt. Diese unterschiedliche Debattenkultur hat ihre Gründe: Die Pflegekassen interessieren sich wenig dafür, weil die Pflegeleistungen gedeckelt sind, und weil für den überstehenden Rest die pflegebedürftige Person selbst oder die Sozialhilfe zuständig ist. Die Sozialhilfe kann diese Debatte nicht auf breiter Front führen, weil sie die Ressourcen hierfür nicht hat. Vielmehr reagiert sie teilweise vor Ort mit einer schlichten Blockadepolitik, so zum Beispiel in Hamburg, oder auf breiterer Front, so in Bayern, mit deftigen Beschränkungen der Individualität der Hilfeempfänger. Die Modellversuche zu den persönlichen Budgets stehen für eine andere Seite dieser Medaille. Mit dieser nachfrage- und nicht mehr wie bisher angebotsorientierten Pflegeleistungspolitik könnten auch Markteffekte erreicht werden, die im bisherigen Einrichtungsfinanzierungssystem nicht oder nur mit Schwierigkeiten zu erzielen waren.

Anforderungen an die Pflegeversicherung

Bei einer Weiterentwicklung der Pflegeversicherung ist vor allem Folgendes zu beachten:
- Die Finanzierungsgrundlagen sind an die künftige Leistungsentwicklung anzupassen.

---

28 S. § 33 SGB I.

- Es ist zu vermeiden, dass der Leistungszuschnitt eine zunehmende Inanspruchnahme von Sozialhilfeleistungen bedingt.
- Es sind die Pflegeleistungen zur Ermöglichung individuell angepasster Pflegearrangements zu flexibilisieren, wozu auch Pflegebudgets gehören.
- Es sind Leistungsanreize zu vermeiden, die zu einer vorzeitigen Heimunterbringung führen.
- Der Vorrang von Prävention und medizinischer Rehabilitation ist umzusetzen.
- Es ist die Entwicklung und praktische Anwendung von Qualitätsniveaus zu fördern und insgesamt eine institutionelle Absicherung der Qualitätssicherung nach dem Vorbild des Instituts für Qualität und Wirtschaftlichkeit im Gesundheitswesen herbeizuführen, dies aber in einer unabhängigen Rechtsform und Finanzierungsweise.

Zwei Dinge sollten am Schluss nicht ohne Erwähnung bleiben: davon ist das eine mittlerweile sehr, das andere eher wenig bekannt:
1. Bekannt ist der runde Tisch Pflege. Erstaunlich ist dabei, dass sich *zwei* Ministerien hier zusammengetan haben, um *ein* Anliegen, das der Pflege und ihrer Qualität, zu befördern. Aber wird dieses Anliegen wirklich durch den runden Tisch Pflege gefördert? Handelt es sich um eine Reise ohne Ziel? Wussten die beteiligten Ministerien selbst nicht, wohin diese Reise gehen soll? Soll gar der Weg das Ziel sein? In der Arbeitsgruppe zur Erstellung einer Charta der hilfe- und pflegebedürftigen Menschen, deren Arbeiten schon ziemlich weit fortgeschritten sind, wird nach wie vor in Richtung auf die politisch Verantwortlichen debattiert, was ein solcher Text bewirken soll, damit er nicht nur lettre morte, toter Buchstabe, bleibt oder nur zur bloßen Absichtserklärung oder gar zur Informationsbroschüre verkümmert.
2. Ein ziemliches Missverhältnis zwischen öffentlicher, auch fachöffentlicher Wahrnehmung und politischer Brisanz besteht bei den Bestrebungen der Föderalismuskommission, die Gesetzgebungszuständigkeit für die öffentliche Fürsorge[29] ganz auf die Länder zu verlagern. Zum Verständnis: Bei dieser Gesetzgebungskompetenz handelt es sich um eine sog. konkurrierende Kompetenz, das heißt die Länder können auf diesem Gebiet

---

29 Art. 74 Abs. 1 Nr. 7 GG.

tätig werden, solange und soweit der Bund hier keine Gesetze schafft. Und: Unter öffentlicher Fürsorge wird nicht nur die Sozialhilfe, also die moderne Fürsorge, verstanden. Vielmehr ist hier wohl der weiteste Kompetenztitel für alle möglichen Sozialgesetze, vom Kindergeld über das Erziehungsgeld bis hin zum Heimgesetz, gegeben. Wenn dieser Kompetenztitel in Länderhoheit gegeben wird, bedeutet das nichts anderes, als dass man in der stationären Pflege sehr unterschiedliche Standards haben wird, und dass jedes Bundesland sich in der Standardbildung unterbieten kann.[30]

Ausblick: Das immer noch nicht wahrgenommene Recht der Teilhabe behinderter Menschen

Mit dem Inkrafttreten des Neunten Buches des Sozialgesetzbuchs – Rehabilitation und Teilhabe behinderter Menschen – zum 1. Juli 2001 ist für behinderte Menschen ein neues gesetzliches Leitmotiv geschaffen worden: Behinderte oder von Behinderung bedrohte Menschen erhalten Leistungen, um ihre Selbstbestimmung und gleichberechtigte Teilhabe am Leben in der Gesellschaft zu fördern, Benachteiligungen zu vermeiden oder ihnen entgegenzuwirken.[31] Dieses Leitmotiv gilt nicht für Pflegeleistungen, denn das SGB IX lässt die Leistungen der Pflegeversicherung nach dem SGB XI außen vor. Gleichwohl sind pflegebedürftige Menschen sehr häufig auch behinderte Menschen.[32] In dieser letzteren Eigenschaft unterstehen sie aber dem SGB IX. Das bedeutet, dass die Leistungen zur Teilhabe, die behinderte pflegebedürftige Menschen aus anderen Sozialversicherungszweigen beziehen, insgesamt nach dem SGB IX zu bewirken sind.

Wenn hier beklagt wird, dass das Recht der Teilhabe für pflegebedürftige Menschen ein noch nicht wahrgenommenes Recht ist, so bedeutet dies demnach zweierlei: Das Sozialrecht selbst schließt die pflegebedürftigen Menschen, zumindest dem Buchstaben des Gesetzes nach, von der Teilhabe aus, und die Sozialrechtspraxis nimmt nicht wahr, dass pflegebedürftige Menschen, sofern sie unter den Behinderungsbegriff des SGB IX fallen, sehr

---

30 Stellungnahme des Deutschen Vereins zu Überlegungen einer Neuordnung der Kompetenzen im Bereich Fürsorge, NDV 2004, S. 367–371.
31 § 1 Satz 1 SGB IX.
32 Zum Begriff der Behinderung s. § 2 SGB IX.

wohl für sonstige Teilhabeleistungen nach den Vorschriften des SGB IX zu behandeln sind. Darüber hinaus geht es aber vor allem um die Erkenntnis, dass der Teilhabegedanke als Zielsetzung jeglichen Handelns der Sozialleistungsträger wie der Leistungserbringer wirken muss. Dies bedeutet wesentlich mehr als nur eine verwahrende Pflege. Insofern hat auch schon das SGB XI wesentliche Elemente des Teilhabegedankens aufgenommen, wenn es von der Zielsetzung der Führung eines selbstbestimmten und selbstständigen Lebens spricht.[33] Dies allerdings muss mit Leben erfüllt werden.

Literaturnachweise

Bericht der Kommission „Soziale Sicherheit" zur Reform der sozialen Sicherungssysteme („Herzog-Kommission"), Berlin 29. September 2003

Bieback, K.-J. (2004): *Qualitätssicherung der Pflege im Sozialrecht. Rechtliche Möglichkeiten einer Institutionalisierung der Qualitätssicherung, hrsg. von der Bundeskonferenz für Qualitätssicherung im Gesundheits- und Pflegewesen e. V.* (BUKO-QS), Heidelberg: C. F. Müller Verlag

Bundeskonferenz für Qualitätssicherung im Gesundheits- und Pflegewesen e. V. (BUKO-QS): *Die BUKO-QS fordert ein Institut für Qualität in Pflege und Betreuung*, Berlin 2004 (www.buko-qs.de), Forum Sozialstation 25/2004.

Bundesministerium für Gesundheit und soziale Sicherung (2003): *Nachhaltigkeit in der Finanzierung der sozialen Sicherungssysteme: Bericht der Kommission („Rürup-Kommission")*, Berlin

Bundesrat (2004): Drucksache 712/04 v. 17.9.04: *Gesetzesantrag des Freistaates Bayern, Entwurf eines Gesetzes zur Entlastung der Kommunen im sozialen Bereich* (KEG)

Deutscher Bundestag (Hrsg.) (2002): *Enquete-Kommission Demographischer Wandel*, Zur Sache 3/2002, Berlin 2002

Deutscher Bundestag (2004): Drucksache 15/4375: *Dritter Bericht über die Entwicklung der Pflegeversicherung* (Oktober 2004)

Erster Bericht des MDS nach § 118 Abs. 4 SGB XI zur Qualität in der ambulanten und stationären Pflege, Essen, November 2004

Gerste, B./Schwinger, A./Rehbein, I. (2004): *Qualitätssiegel und Zertifikate für Pflegeeinrichtungen. Ein Marktüberblick*, Bonn: Wissenschaftliches Institut der Ortskrankenkassen

---

33 § 2 SGB XI.

Hilger, G. (2004): "Radikalkur für die Pflege?", in: *Gesundheit und Gesellschaft*, 11 (2004) 7, S. 18-19

Igl, G. (1999): "Die Pflegeversicherung hat die Welt der Pflege verändert – Skizzen zu einigen Grundfragen der Umsetzung der Pflegeversicherung", in: Naegele/Schütz (Hrsg.): *Soziale Gerontologie und Sozialpolitik für ältere Menschen. Gedenkschrift für Margret Dieck*, Opladen/Wiesbaden: Westdeutscher Verlag, S. 317-332

Klie, T. (2002 a): "Die jüngere Entwicklung der Qualitätsdiskussion in der Versorgung Pflegebedürftiger im Rahmen des SGB XI und in der häuslichen Krankenpflege". In: Igl, G./Schiemann, D./Gerste, B./Klose, J. (Hrsg.): *Qualität in der Pflege. Betreuung und Versorgung von pflegebedürftigen alten Menschen in der stationären und ambulanten Altenhilfe*. Stuttgart: Schattauer Verlag, S. 3-17

Klie, T. (2002 b): "Rechtlicher Rahmen der Qualitätssicherung in der stationären Pflege". In: Igl, G. (Hrsg.): *Recht und Realität der Qualitätssicherung im Gesundheitswesen: Rehabilitationseinrichtung – Krankenhaus – stationäre Pflegeeinrichtung*, Wiesbaden, S. 86-102

Klie, T. (2004): "Neuausrichtung der Pflegepolitik – Für eine bürgerschaftlich verankerte kommunale Altenpolitik". In: *Theorie und Praxis der sozialen Arbeit* Nr. 1/2004, S. 4-6

Leistner, K./Bublitz, T. (2004): "Geriatrische Rehabilitation in der Bundesrepublik Deutschland: Versorgungspolitische und strukturelle Aspekte aus der Sicht der gesetzlichen Krankenversicherung (GKV)". In: *Die Rehabilitation* 43 (2004) 5, S. 296-303

Roth, G./Rothgang, H. (2000): *Fünf Jahre Pflegeversicherung: Die Auswirkungen auf den Sozialhilfebezug*, Nürnberg

Ruland, F. (2001): "Das BVerfG und der Familienlastenausgleich in der Pflegeversicherung". In: *NJW*, S. 1673-1678

Stolterfoht, B. (2004): "Abkehr vom Sozialversicherungsstaat? Sozial- und armutspolitische Schlussfolgerungen aus Anlass von Hartz IV", in: *spw* 6/2004, S. 41-43

Wallrafen-Dreisow, H./Weigel, R. (Hrsg.) (2004): *EFQM in Einrichtungen der Altenhilfe*, Stuttgart: Verlag W. Kohlhammer

Bernhard Leipold, Claudia Schacke und Susanne Zank

Prädiktoren der Veränderung von Belastungen pflegender Angehöriger: Längsschnittliche Befunde der LEANDER[1]-Studie

Die Belastung pflegender Angehöriger wurde in vielfältigen Studien dokumentiert, zum Beispiel für Krebs- Schlaganfall- oder Parkinsonpatienten. Eine besondere Herausforderung liegt in der Pflege von demenziell Erkrankten, denn die außerordentlich hohe Belastung der pflegenden Angehörigen dieser Patienten konnte durch die zusammenfassende Auswertung vieler Studien in Metaanalysen zweifelsfrei belegt werden.[2] Diese Belastung wird zunächst durch die vielfältigen kognitiven (z. B. Gedächtnisstörungen, Reduktion intellektueller Fähigkeiten) und neuropsychiatrischen Symptome (z. B. Antriebs- und Affektstörungen, paranoide Symptome) der überwiegend progredient verlaufenden Demenzerkrankungen verursacht.[3] Lang andauernde Pflegeleistungen bedeuten eine chronische Stresssituation für die Pflegenden, die zu gesundheitlichen Beeinträchtigungen bis hin zu vorzeitiger Mortalität führen können.[4]

In *Abbildung 1* ist ein stresstheoretisches Modell gezeigt, das die pflegebedingte Belastung in primäre vs. sekundäre und objektive vs. subjektive Dimensionen einteilt. Primäre Stressoren sind Aufgaben und Anforderungen die unmittelbar aus der Erkrankung des Pflegebedürftigen resultieren. Dazu gehören konkrete Pflegeaufgaben sowie die Konfrontation mit demenzbedingten Verhaltensweisen. Sekundäre Stressoren wiederum ergeben sich aus den primären und entfalten ihre Wirkung in anderen Lebensbereichen der Pflegenden. Grob unterscheiden lassen sie sich in Rollen- und Bedürfnis-

---

1 LEANDER: Längsschnittstudie zur Belastung pflegender Angehöriger von demenziell Erkrankten. Finanziert vom Bundesministerium für Familie, Senioren, Frauen und Jugend.
2 Vgl. Pinquart/Sörensen (2003).
3 Vgl. Gutzmann/Zank (2005).
4 Vgl. Schulz/Beach (1999).

konflikte (Konflikte zwischen Pflege und beruflichen oder familiären Aufgaben; Konflikte zwischen Pflege und persönlichen Bedürfnissen). Sowohl für primäre als auch für sekundäre Stressoren wird zwischen der objektiv gegebenen Situation und deren subjektiver Bewertung unterschieden. Zum Kontext werden Variablen gerechnet, die prinzipiell außerhalb des Stressverarbeitungsgeschehens stehen, dieses jedoch potenziell beeinflussen. Beispiele dafür sind Alter, Geschlecht, Bildung, Berufstätigkeit oder Verfügbarkeit von Unterstützungsangeboten. Langfristige Konsequenzen für die Angehörigen können Einbußen in der Lebensqualität, der Gesundheit oder wachsende Aggressivität dem Pflegebedürftigen gegenüber sein. Möglicherweise hat der Pflegeprozess auch positive Konsequenzen wie persönliche Weiterentwicklung.[5] Die Wirkfaktoren werden durch verschiedene Variablen moderiert. So unterscheiden sich Menschen in ihren Stressbewältigungsstrategien (Coping) und in der sozialen Unterstützung, die sie durch Freunde oder durch die Familie erfahren. Aus Gründen der Übersicht wurde auf eine vollständige Darstellung aller potenziellen Wirkrichtungen verzichtet.

Das Modell macht die Vielschichtigkeit und Komplexität des Pflegeprozesses deutlich. Es ist als heuristischer, ordnungsgebender Rahmen zu sehen, der eine differenzierte Betrachtung einzelner Komponenten und Dimensionen im pflegebezogenen Stressverarbeitungsprozess ermöglicht.

In der vorliegenden Studie wurde dieses theoretische Modell verwendet, um ein differenziertes und veränderungssensitives Instrumentarium zur Erfassung der Belastung pflegender Angehöriger von demenziell Erkrankten zu entwickeln. Hierbei werden zwei Ziele verfolgt: Zum einen soll die Belastung verschiedener Gruppen pflegender Angehörigen (z. B. Ehepartner, Kinder, Männer, Frauen) über die Zeit differenziert erfasst und es sollen unterschiedliche Interventionserfordernisse identifiziert werden. Zum anderen werden verschiedene Entlastungsangebote (z. B. Tagespflegestätten, sozialpsychiatrische Dienste) mit diesem Instrument evaluiert.

---

5   Vgl. den Beitrag von Leipold/Schacke/Zank in diesem Band.

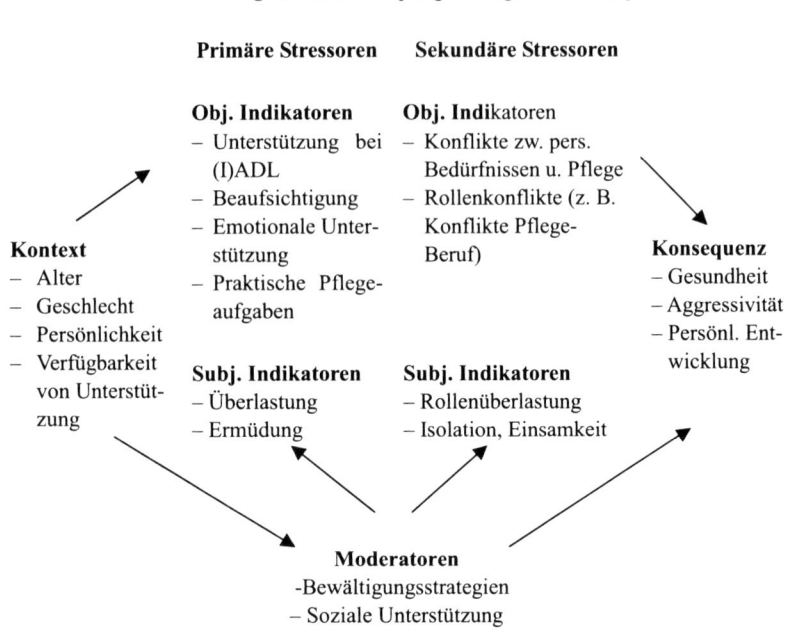

Abbildung 1: Modell zur pflegebedingten Belastung[6]

Primäre Stressoren

Kontext
- Alter
- Geschlecht
- Persönlichkeit
- Verfügbarkeit von Unterstützung

Obj. Indikatoren
- Unterstützung bei (I)ADL
- Beaufsichtigung
- Emotionale Unterstützung
- Praktische Pflegeaufgaben

Subj. Indikatoren
- Überlastung
- Ermüdung

Sekundäre Stressoren

Obj. Indikatoren
- Konflikte zw. pers. Bedürfnissen u. Pflege
- Rollenkonflikte (z. B. Konflikte Pflege-Beruf)

Subj. Indikatoren
- Rollenüberlastung
- Isolation, Einsamkeit

Konsequenz
- Gesundheit
- Aggressivität
- Persönl. Entwicklung

Moderatoren
- Bewältigungsstrategien
- Soziale Unterstützung

Methode

In der LEANDER-Studie wurden pflegende Angehörige von demenziell Erkrankten bundesweit über Annoncen rekrutiert. Die Erhebungen umfassen insgesamt 27 Monate, das heißt es werden vier Messzeitpunkte im Abstand von neun Monaten realisiert. Die folgenden Daten resultieren aus Ergebnissen des ersten und zweiten Messzeitpunktes. Zum ersten Messzeitpunkt nahmen 888 pflegende Angehörige an der Untersuchung teil, zum zweiten Messzeitpunkt waren es 594. Die Drop-out-Rate ist vergleichbar mit internationalen Studien, sie ist überwiegend durch den Tod der Demenzpatienten verursacht.

Die pflegenden Angehörigen wurden mit dem neu entwickelten Berliner Inventar zur Angehörigenbelastung-Demenz (BIZA-D) befragt, welches gute

---

6 Vgl. Pearlin/Mullan/Semple/Skaff (1990); Zarit (1992).

Tabelle 1: Dimensionen und Iteminhalte von BIZA-D

Dimensionen	Beispiel Iteminhalt
Praktische Betreuungsaufgaben	
1. Basale Betreuungsaufgaben	Körperpflege, Ankleiden
2. Erweiterte Betreuungsaufgaben	Kochen, Putzen, Medikamente
3. Anleiten und Motivieren	Erinnerung an Körperpflege
4. Emotionale Unterstützung	Aufmuntern
5. Unterstützung bei Kontaktpflege	Telefonate führen, Korrespondenz
6. Beaufsichtigung	Innerhalb u. außerhalb der Wohnung
Subjektive Belastung durch Verhaltensänderungen	
1. Spätsymptomatik	Ang. erkennt mich nicht mehr
2. Kognitive Einbußen	Ang. wiederholt sich ständig
3. Verwirrtes Verhalten	Ang. ist orientierungslos
4. Aggressivität u. Widerstand	Ang. wird handgreiflich
5. Depressivität	Ang. ist niedergeschlagen
6. Beziehungsverlust	Verlust d. Ang. als Partner
Subjektiv wahrgenommene Bedürfniskonflikte	
1. Persönliche Einschränkungen/Gesundheit	Zu wenig Zeit für Hobbys
2. Umgang mit Behörden	Kampf mit Behörden
3. Mangelnde soziale Anerkennung	Andere verstehen Situation nicht
4. Negative Bewertung der eigenen Pflegeleistung	Eigene Bemühungen fruchtlos
5. Finanzielle Einbußen	Wegen Pflege weniger Geld
6. Persönliche Weiterentwicklung	Durch Pflege reifer geworden
Rollenkonflikte	
1. Konflikte zw. berufl. Anforderungen u. Pflege	Weniger Energie für Beruf
2. Konflikte zw. familiären Erfordernissen u. Pflege	Weniger Zeit für eigene Familie

psychometrische Qualitäten aufweist.[7] Die verschiedenen Dimensionen sind in Tabelle 1 aufgeführt und anhand von Beispielitems erläutert. Darüber hinaus wurden weitere Skalen zum Beispiel zur Messung des subjektiven Wohlbefindens, zum Gesundheitszustand, zu Bewältigungsstrategien (Akzeptanz der Erkrankung), zur persönlichen Entwicklung und zur Aggressivität bei der Pflege[8] eingesetzt.

Die 594 pflegenden Angehörigen, die an beiden Messzeitpunkten teilnahmen, waren durchschnittlich 60 Jahre alt und pflegten bei der Ersterhebung seit 42 Monaten. 42 Prozent der Stichprobe waren Ehepartner (28 Prozent Ehefrauen und 14 Prozent Ehemänner). 38 Prozent der Pflegenden waren Töchter und 9 Prozent Schwiegertöchter.

Die Patienten waren zum ersten Erhebungszeitpunkt durchschnittlich 79 Jahre alt und 64 Prozent weiblichen Geschlechts. Die Schwere der Demenz nach der International Classification of Diseases (ICD-10) war bei 13 Prozent der Patienten leicht, bei 54 Prozent mittelschwer und bei 32 Prozent schwer. Zum zweiten Messzeitpunkt nach neun Monaten hatte sich der Zustand der Patienten erwartungsgemäß verschlechtert: 4 Prozent waren noch leicht demenziell erkrankt, 42 Prozent mittelschwer und 54 Prozent schwer.

Ergebnisse

In den folgenden Ergebnissen werden Daten vom ersten und zweiten Messzeitpunkt berichtet. Sie beziehen sich jeweils auf Veränderungen von Belastungsindikatoren in Abhängigkeit vom Demenzgrad, von Veränderungen im Pflegeverhalten und in den Bewältigungsstrategien.

In *Abbildung 2* sind die Veränderungen in einem sekundären Stressor, den persönlichen Einschränkungen, in Abhängigkeit vom Demenzschweregrad aufgeführt. Die Ergebnisse resultieren aus eine Kovarianzanalyse ($F = 3.016$, $P = .05$). Der linke (dunkle) Balken zeigt jeweils den Mittelwert der Belastung zum ersten, der rechte Balken die Belastung zum zweiten Messzeitpunkt. Diejenigen Angehörigen, die einen Patienten betreuten, der zum ersten Messzeitpunkt eine leichte Demenz hatte, berichten eine Erhöhung ihrer persönlichen Einschränkungen zum Messzeitpunkt 2. Bei den An-

---

7 Vgl. Zank/Schacke (2004).
8 Vgl. Thoma/Schacke/Zank (2004).

gehörigen, die einen Patienten mit mittlerer Schwere der Demenz zum ersten Erhebungszeitpunkt betreuen, bleibt die Belastung vom ersten zum zweiten Erhebungszeitpunkt etwa gleich. Eine Abnahme der Belastung berichten diejenigen Angehörigen, die einen schwer demenziell Erkrankten bereits zum ersten Messzeitpunkt betreuen. Diese Unterschiede zwischen den Gruppen sind signifikant.

Abbildung 2: Veränderung der persönlichen Einschränkungen in Abhängigkeit vom Demenzschweregrad

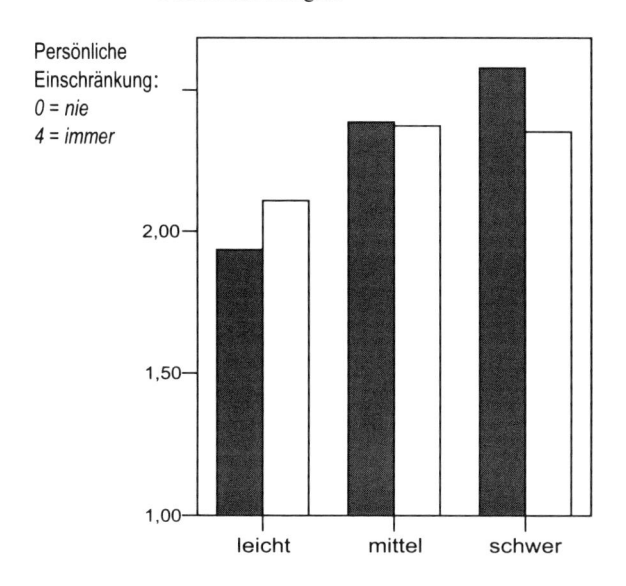

Persönliche
Einschränkung:
0 = nie
4 = immer

ICD-10 Gesamteinschätzung t1

Anmerkung: Abgebildet sind die Mittelwerte in den persönlichen Einschränkungen zu
t1 = ● und t2 = ○

Abbildung 3 zeigt die Veränderung der Belastung der Angehörigen durch die Depressivität des Patienten in Abhängigkeit vom Pflegeverhalten, speziell in der Veränderung im Anleiten und Motivieren. Diese Veränderungsmessung erfolgte regressionsanalytisch über die residualisierten Veränderungsscores (residual change scores). Pflegende Angehörige, die zum zweiten Erhebungszeitpunkt weniger anleiten und motivieren als zum ersten Messzeitpunkt, berichten von einer erheblichen Abnahme ihrer Belastung durch depressives Verhalten der Patienten. Zwar ist eine Verringerung der Belastung durch Depressivität des Patienten auch bei Angehörigen zu beobachten, deren Bemühungen im Bereich Anleiten und Motivieren gleich bleiben oder sich erhöhen, diese Veränderungen sind jedoch in beiden Gruppen signifikant geringer ausgeprägt (t = 3.460, P = .001).

Abbildung 3: Veränderungen der Belastung durch Depressivität der Patienten in Abhängigkeit von der Veränderung im Anleiten und Motivieren

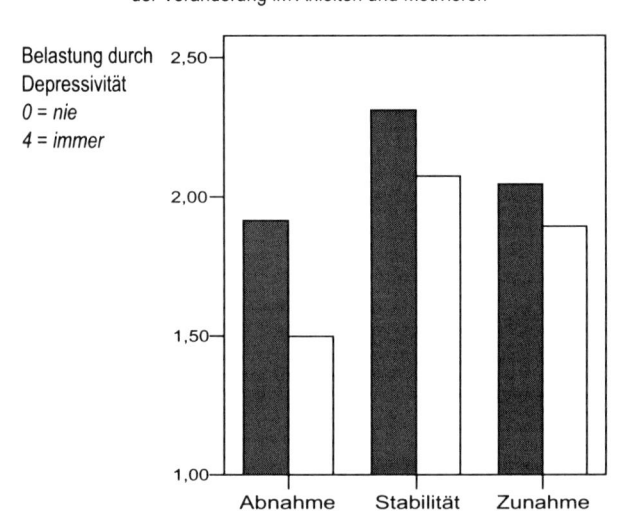

Belastung durch Depressivität
0 = nie
4 = immer

Veränderung im Anleiten und Motivieren

Anmerkung: Abgebildet sind die Mittelwerte zu t1 = ● und t2 = ○

Abbildung 4 zeigt die Veränderung einer Pflegekonsequenz, Aggressivität bei der Pflege, in Abhängigkeit vom Bewältigungsverhalten des Pflegenden, nämlich der Fähigkeit zur Akzeptanz der Erkrankung. Die Regressionsanalyse zeigte, dass die Aggressivität gegen den Gepflegten bei denjenigen Angehörigen steigt, die die Erkrankung im Verlauf der Pflege weniger akzeptieren können. Gleichbleibende oder zunehmende Akzeptanz der Erkrankung führt zu einer Reduktion der Aggressivität gegen den Gepflegten (T = -2.206;

p = .03). Allerdings ist die selbstberichtete Aggressivität gegen die Gepflegten insgesamt gering.

Abbildung 4: Veränderung in der Aggressivität gegen den Gepflegten in Abhängigkeit von Veränderungen in der Akzeptanz der Demenz

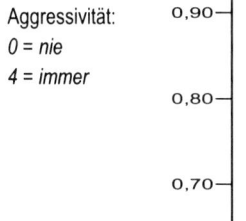

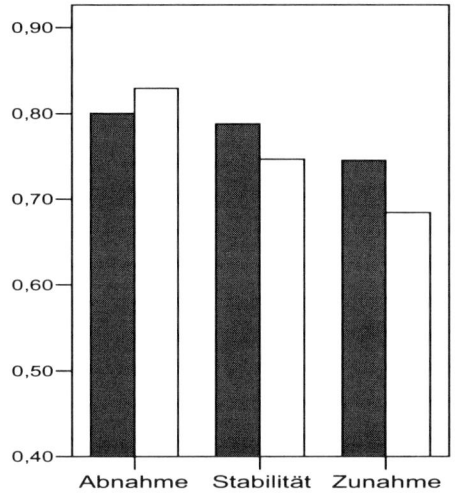

Aggressivität:
0 = nie
4 = immer

Veränderungen in der Akzeptanz der Demenz

Anmerkungen: Abgebildet sind die Mittelwerte zu t1 = ● und t2 = ○

Diskussion

In der vorliegenden Studie wird gezeigt, dass der Verlauf von demenziellen Erkrankungen mit unterschiedlichen Belastungen für die pflegenden Angehörigen einhergeht. So wird an einem Beispiel belegt, dass der wachsende Betreuungsumfang bei fortschreitender Demenz nicht gleichbedeutend ist mit der Erhöhung der subjektiven Belastung der Angehörigen. Dies ist vermutlich einerseits auf einen Adaptationsprozess der Angehörigen zurückzuführen, die sich an die Einschränkung ihrer Bedürfnisse gewöhnt haben und deshalb weniger darunter leiden. Andererseits können manche Betreuungsaufgaben bei Patienten mit schwerer Demenz wegfallen, wenn zum Beispiel Bettlägerigkeit eintritt und damit die Beaufsichtigung erleichtert wird.

Darüber hinaus wurde deutlich, dass Veränderungen im Pflegeverhalten mit Veränderungen in der subjektiv wahrgenommenen Belastung korrespondieren. So wird in diesem Kapitel exemplarisch dargelegt, dass eine Verminderung der Bemühungen im Bereich Anleiten, Erinnern, Motivieren mit einer im Zeitverlauf abnehmenden Belastung durch die Depressivität des Gepflegten einhergeht. Denkbar ist, dass hier die Akzeptanz der Grenzen des Pflegebedürftigen im Sinne eines weniger fordernden Pflegeverhaltens dessen depressive Symptomatik (Passivität, Antriebsmangel) besser erträglich macht.

Dies steht im Einklang mit den Befunden zum Bewältigungsverhalten. Die Zunahme akkommodativer Bewältigungsstrategien (Akzeptanz der Erkrankung) geht mit einer Abnahme an Aggressivität dem Gepflegten gegenüber einher. Bei einem chronisch progredienten Verlauf wie ihn die meisten demenziellen Erkrankungen aufweisen, ist die Akzeptanz des unwiederbringlichen Verlustes mitunter eine sehr schwere, aber unvermeidbare Aufgabe. Die kausale Wirkrichtung kann durch die vorliegenden Daten zwar nicht entschieden werden. Die Notwendigkeit einer differenziellen Betrachtung des Pflegeprozesses, einer Identifizierung spezifischer Belastungen und einer Entwicklung gezielter Interventionsmaßnahmen ist jedoch eindeutig. In den Entlastungsangeboten für Angehörige sollten theorie- und empiriegeleitete Konzepte Berücksichtigung finden, zum Beispiel die vielfältigen Befunde zur Rolle produktiver Bewältigungsstrategien, die in der psychologischen Stressforschung für viele Erkrankungen und Belastungssituationen bereits identifiziert werden konnten.

Literaturverzeichnis

Gutzmann, Hans/Zank, Susanne (2005): *Demenzen. Medizinische und psychosoziale Interventionsmöglichkeiten*, Stuttgart: Kohlhammer (Grundriss der Gerontologie, Band 17)

Leipold, Bernhard/Schacke, Claudia/Zank, Susanne: in diesem Band

Pearlin, Leonard/Mullan, Joseph/Semple, Shirley/Skaff, Marilyn (1990): „Caregiving and the stress process: An overview of concepts and their measures". In: *The Gerontologist*, 30, S. 583-594

Pinquart, Martin/Sörensen, Sonja (2003): „Differences between caregivers and non-caregivers in psychological health and physical health: A meta-analysis". In: *Psychology & Aging*, Vol. 18, S. 250-267

Schulz, Richard/Beach, Scott (1999): „Caregiving as a risk factor for mortality. The Caregiver Health Effects Study". In: *Journal of the American Medical Association*, Vol. 282 (23), S. 2215-2219

Thoma, Jens/Schacke, Claudia/Zank, Susanne (2004): „Gewalt gegen demenziell Erkrankte in der Familie: Datenerhebung in einem schwer zugänglichen Forschungsgebiet". In: *Zeitschrift für Gerontologie und Geriatrie*, Heft 37 (5), S. 349–350

Zank, Susanne/Schacke, Claudia (2004): *Die Entwicklung des Berliner Inventars zur Angehörigenbelastung – Demenz (BIZA-D). Abschlussbericht der Phase 1 der „Längsschnittstudie zur Angehörigenbelastung durch die Pflege demenziell Erkrankter" (LEANDER)*, Berlin: Bundesministerium für Familie, Senioren, Frauen und Jugend

Zarit, Steve (1992): „Measures in family caregiving research". In: Bauer, B. (Hrsg.): *Conceptual and methodological issues in family caregiving research. Proceedings of the invitational conference on family caregiving research*, Toronto: University of Toronto, S. 1-19

Dorothea Muthesius

Effekte psychotherapeutischer Behandlung gerontopsychiatrischer Patienten in ihrer häuslichen Umgebung am Beispiel von Musiktherapie

Mit Inkrafttreten der Pflegeversicherung hat die häusliche Versorgung alter Menschen Priorität von der stationären Betreuung erhalten – und inzwischen eine hohe Qualität entwickelt. Selbst in dem schwierigen Feld der Versorgung gerontopsychiatrischer Patienten gibt es Fortschritte zu verzeichnen. Eine große Lücke existiert allerdings im Zugang zu psychotherapeutischer Behandlung. Wie diese Lücke zu füllen sei, wurde beispielhaft im Modellprojekt „Musiktherapie in der häuslichen Betreuung gerontopsychiatrischer Patienten" erprobt.[1]

Grundlage der Evaluation des Modellprojekts sind detaillierte Therapieprotokolle dreier Musiktherapeutinnen, die 1 ½ Jahre lang insgesamt 40 Patient(inn)en von zwei Pflegestationen versorgten. Die Protokolle wurden mit der Pflegedokumentation abgeglichen und für Fragen der Prozessevaluation auf Verlauf, Methodik, Effekte und Indikationsfragen hin ausgewertet. Im Folgenden werden zunächst der versorgungspolitische Kontext und Erkenntnisse über psychische und psychosoziale Probleme häuslicher Versorgung alter Menschen diskutiert. Daran schließen exemplarische Einblicke in musiktherapeutische Interventionsmöglichkeiten, Ausführungen über die Struktur und den Umfang des Projekts sowie die Zusammenfassung der Ergebnisse an.

---

1 Träger des Projekts war die Deutsche Gesellschaft für Musiktherapie e. V.; die Pflegestation Meyer & Kratzsch und die Diakoniestation Weißensee waren Kooperationspartner, die auch mitfinanziert haben. 60 Prozent der Kosten trug die Stiftung Deutsches Hilfswerk, den Rest die Stiftung Bildung und Behindertenförderung sowie die Andreas Tobias Kind-Stiftung.

Der versorgungspolitische Kontext

Menschen mit gerontopsychiatrischen Erkrankungen haben nicht nur Probleme, weil die Erkrankung selbst Desorientierung und also mangelnde Fähigkeit der Alltagsbewältigung mit sich bringt. Es entsteht ein konfliktreiches Geflecht von psychischen und psychosozialen Sekundärproblematiken. Selbst die Versorgung nicht gerontopsychiatrisch erkrankter alter Menschen mit allgemeinen psychotherapeutischen Angeboten ist nachgewiesenermaßen stark defizitär. Beklagt wird bereits eine mangelnde Diagnostik. Gründe für die schlechte Diagnostik werden gesehen in:

- einem Altersbias oder Ageism: Ein bisschen Verwirrtheit oder ein bisschen schlechte Stimmung bringt das Alter einfach mit sich – da kann man nichts machen.[2] Radebold (1994) charakterisiert diese Zustände mit „Entpathologisierung", „Entdifferenzierung" und „therapeutischem Nihilismus"
- einer häufigen Fehldiagnostik, besonders bei depressiven Erkrankungen, die als demenzielle Erkrankungen missinterpretiert werden (Reimann/Reimann 1994), beziehungsweise umgekehrt einer fehlenden Diagnostik der depressiven Anteile bei demenziellen Erkrankungen (Niemann-Mirmehdi/Mahlberg 2003)
- einer allgemeinen (auch dem Ageism zuzuschreibenden) Fehleinschätzung rehabilitativer (Kleiner 2001) und präventiver Potenziale im Alter
- einer Furcht der verordnungsberechtigten Ärzte, das Budget zu überziehen (BMFSFJ 2001: 79)

Darüber hinaus kann konstatiert werden, dass sich für alte Menschen generell kaum ambulante psychotherapeutische Angebote finden lassen: Psychotherapeuten beginnen erst langsam, sich für die Probleme von Menschen in dieser Lebensphase zu öffnen (Radebold 2003). Für Menschen mit Demenz oder anderen gerontopsychiatrischen Erkrankungen haben die in der Regel ausschließlich verbal orientierten Psychotherapeuten allerdings gar keine Kon-

---

2 Diesem weit verbreiteten Vorurteil, dem sowohl die Mediziner als auch die Betroffenen selbst anhängen, wird inzwischen mit Aufklärungskampagnen z. B. in Nürnberg, die das Kompetenznetz Depression (www.kompetenznetz-depression.de) entwickelt hat, wirkungsvoll entgegengetreten. Die Aufklärung zur Demenz ist zwar bei Betroffenen und Fachärzten relativ weit gediehen, nicht aber bei Hausärzten.

zepte. Die Musiktherapie hingegen hat früh begonnen, ihre nicht-verbalen Zugangsmöglichkeiten für Menschen mit Demenz auszuarbeiten. Zudem haben ambulante Psychotherapeuten, die ja von ihren Klienten ein Aufsuchverhalten erwarten, auf die zunehmende Immobilität alter Menschen keine Antwort. In diesem Sinne betritt das Projekt, das zugehende Psychotherapie anbietet, versorgungsstrukturelles Neuland.

Psychische und psychosoziale Probleme häuslicher Versorgung alter Menschen

Eine chronische Erkrankung zieht eine Fülle von Bewältigungsaufgaben nach sich. Das Erleben von Verlust, Bedrohung oder Herausforderung ist zu verarbeiten, und dies bedarf Veränderungen der eigenen Person und Veränderungen der sozialen Umwelt (Schneider 1990). Der Begriff der Krankheitsbewältigung greift dabei zu kurz, denn es ist nicht nur die *Krankheit* (die Wahrnehmung der Symptome, die Informationsarbeit über ihre Behandelbarkeit, die Selektion und Akzeptanz von Behandlungsmethoden und Versorgungsinstanzen, der Umgang mit körperlichen Veränderungen, meist erheblichen Funktionseinschränkungen, Minderung der gewohnten Leistungsfähigkeit und Attraktivität, das Ertragen von und der Umgang mit Schmerzen), die bewältigt werden muss. Chronische Erkrankungen greifen stark in die Routinen des *Alltags* ein: Ständige Beschäftigung mit Symptomen kostet Zeit und Aufmerksamkeit, soziale Kontakte müssen umorganisiert oder für ihren Erhalt gekämpft werden, Aktivitäten ständig den labilen, abnehmenden körperlichen und seelischen Kräften angepasst werden. Schließlich tauchen *biografische* Fragen auf, die Lebensbilanzen und Sinnfragen herausfordern (Corbin/Strauß 1993; Karambadzakis/Muthesius 1997).

Sind diese Aufgaben in häuslicher Umgebung einfacher als in stationärer zu bewältigen, weil hier eine vertraute Umgebung Stabilität ermöglicht, den krankheitsbedingten Veränderungen also nicht noch zusätzliche Irritationen durch lebensweltliche Veränderungen hinzugefügt werden (Schneider 1990; Bergler 1993), so bleiben die grundlegenden Probleme doch bestehen und bedürfen nicht selten professioneller Hilfe.

Besondere psychische und psychosoziale Probleme in der häuslichen Versorgung alter Menschen sind in folgende Bereiche zu unterscheiden:

a) generelle Probleme
- Der Schutz, den die häusliche Welt bietet, kann zum Gefängniserleben werden, weil ein Bedarf nach halböffentlichem oder öffentlichem Leben nicht gedeckt werden kann (Jansen 1997).
- Der Pflegebedürftige muss eine doppelte Verletzung von Intimität ertragen: die tatsächliche Pflegehandlung und das Eindringen in seine Privatheit (Wohnung, Schlafzimmer) (Jansen 1997).
- Es existiert ein Mangel an sozialen Beziehungen, die nicht in Eigeninteressen (Angehörige) und nicht in die Durchbrechung der körperlichen Intimität (Pflege) verwickelt sind.
- Für die Betreuung und Behandlung psychischer Primärerkrankungen bestehen besondere Verständnisdefizite bei professionellen Helfern und Angehörigen (Jansen/Radebold 1997).

b) Probleme, wenn kein oder nur ein ungenügendes soziales Netz vorhanden ist
- Einsamkeit, Isolation.
- Das soziale Netz alter Menschen ist häufig sehr ausgedünnt. Die zum näheren Umfeld alter Menschen gehörenden Bezugspersonen sind selbst alt und potenziell hilfsbedürftig (Schaeffer 1992). Das Erleben des Pflegebedürftigen, die – wenigen – Bezugspersonen mit seiner Hilfsbedürftigkeit zu überfordern, erschwert seinen Gesundungs- oder Bewältigungsprozess (Muthesius/Schaeffer 1996).
- Je dünner das soziale Netz, desto mehr steigt die Unzufriedenheit mit dem Pflegedienst (Bergler 1993); die Reduzierung von Kontakten auf einzelne Pflegepersonen führt zum Erleben von Ausgeliefertsein und zu übergroßen Erwartungen an die Pflegepersonen.

c) Probleme, die mit dem sozialen Netz entstehen
- Krisen in den Beziehungen, Vertrauensverluste, denen der Pflegebedürftige sich nicht entziehen kann, weil sein Aktionsradius zu gering ist, führen zu starkem psychosozialen Stress (Zeman 1997).
- Der Pflegebedürftige tendiert dazu, seine psychischen und psychosozialen Probleme für sich zu behalten, um die labile Beziehungssituation zu seinen Betreuern nicht zusätzlich zu belasten (Muthesius/Schaeffer 1996).

Die Möglichkeiten musiktherapeutischer Interventionen

In der Gesundheitsversorgung alter Menschen gilt Musiktherapie inzwischen als allgemein anerkannter wichtiger Baustein. Besonders in der Behandlung von Menschen, die an der Alzheimer-Krankheit leiden, stellt sich Musik häufig als das Mittel der Wahl zur Kontaktaufnahme und Interaktion sowie zur Gestaltung einer Verstehens- und Verständigungsebene dar (Smeijsters 1997; Muthesius 2000; Aldridge 2003). Aber auch bei psychischen, psychosomatischen und funktionalen Störungen im Alter hat sich die Behandlung mit Musik als wirksam gezeigt (Jochims 1997; Grün u. a. 1997). Musiktherapeutische Arbeit wurde bislang vorwiegend im stationären und teilstationären Bereich geleistet (Grümme 1997). Aus diesen Bereichen heraus wurden die den unterschiedlichen Krankheitsbildern angemessenen Verfahren und Methoden entwickelt, wie sie sich beispielsweise im „Indikationskatalog Musiktherapie für chronisch und chronisch ältere und alte Menschen" (Muthesius/Beyer-Kellermann 1998) niedergeschlagen haben.

Eine Video-Szene aus der musiktherapeutischen Arbeit mit einer Alzheimer-Patientin in ihrem häuslichen Umfeld soll einen Eindruck geben:

Frau Flegel[3], 94 Jahre alt, wird seit mehreren Jahren in ihrer häuslichen Umgebung von einem Pflegedienst betreut. Ihre demenzielle Erkrankung ist bereits sehr weit fortgeschritten; sie hat zum Zeitpunkt der Aufnahmen eine 8-Stunden-Betreuung. Sie ist logorrhoeisch, verwickelt sich in Gedanken und Sprache in meist quälende Erinnerungen, kann nicht mehr sebstständig essen, erkennt ihre Pflegerinnen nicht mehr, ebenso oftmals nicht ihre eigene Wohnung.

In der Szene ist sie in angeregtem Kontakt mit der Musiktherapeutin zu sehen; Frau Flegel versucht, von ihrem Vater zu erzählen; die Musiktherapeutin hilft ihr verbal dabei und beginnt schließlich ein Lied zu singen: „Mein Vater war ein Wandersmann". Frau Flegel steigt ein, singt sichtlich engagiert und konstatiert am Ende des Lieds: „Da haste aber genau det Richtje ausjesucht. Ich bin mit dem Vater ja wirklich so viel gewandert." Dann möchte sie noch weitererzählen, beziehungsweise ihre aktivierte Emotionalität in Schwingung halten, findet dafür aber nicht die richtigen Wort

---

3   Frau Flegel, der Musiktherapeutin Claudia Steinert und der Amtsbetreuerin von Frau Flegel sei an dieser Stelle gedankt für die Genehmigung, diese Szene öffentlich zeigen zu dürfen.

und beginnt stattdessen, das Lied noch einmal zu singen; sie singt noch engagierter, vollzieht das Lied nun auch gestisch und mimisch mit, ergreift die Hand der Musiktherapeutin und konstatiert am Ende stark bewegt und gerührt und gleichzeitig in syntaktisch vollständig richtigen Sätzen und treffenden Begriffen, dass sie sich freue, dieses Lied in Gemeinschaft mit der Musiktherapeutin so schön „hingekriegt" zu haben.

Diese Szene vermittelt dem Zuschauer den Eindruck, dass Frau Flegel völlig gesund ist. In ihren emotionalen Kompetenzen ist sie das auch; ja, sie scheint quasi gesünder zu sein als „normale" Menschen, welche sich ja auf Grund der Einhaltungspflicht sozialer Normen meist sehr viel weniger trauen, ihre Emotionalität so unmittelbar mit anderen Menschen zu teilen.[4] Frau Flegel kann sich ihre emotionalen Zustände bzw. ihre Affekte aber nicht selbständig strukturieren. Musik hat für Menschen mit Demenz in diesem Sinne basale Funktionen: Sie kanalisiert Affekte, macht die Emotionalität handhabbar und „sinnvoll" – und sogar verbalisierbar.

Darüber hinaus: Musik repräsentiert Qualitäten vergangener psychischer und sozialer Befindlichkeiten (Muthesius 2001 und 2002; Muthesius/Ganß 2004). Bei Frau Flegel war beispielsweise herauszufinden, dass Erinnerungen an den Vater ihre aktuelle Befindlichkeit stabilisieren, Erinnerungen an die Mutter alte Erfahrungen des Überfordertseins, des Nie-genügen-Könnens aktivierten und beides sehr deutlich den unterschiedlichen Musiken und den unterschiedlichen Arten des Umgangs mit Musik zuzuordnen war.

Ergebnisse des Projekts[5]

Struktur und Umfang des Projekts

Drei Musiktherapeutinnen mit insgesamt 60 Wochenstunden versorgten 20 Monate lang 35 Patient(inn)en in ihrer häuslichen Umgebung. Zusätzlich wurde eine Gruppe von fünf Bewohnerinnen einer Wohngemeinschaft betreut.

---

4 Das ist die schöne Seite der demenziellen Erkrankung, die aber auch sehr dramatische Auswirkungen haben kann. Die „Abwehrschranken fallen" – so nennt es Wojnar (1999), wenn er Beschreibungen von Verhalten demenziell Erkrankter zusammenfasst, deren Kriegserlebnisse oder andere traumatische Erlebnisse unter der Erkrankung ungefiltert ans Tageslicht kommen.

5 Siehe ausführlich Muthesius 2004 und Steinert/Muthesius 2004.

Von den 35 Patient(inn)en waren 32 weiblichen und 3 männlichen Geschlechtes. (Die Gruppe der Wohngemeinschaftsbewohnerinnen bestand aus fünf Frauen.) Dieses Verhältnis von weniger als 10 Prozent Männern entspricht nicht der Verteilung der Gesamtklientel der Pflegedienste, die bei etwa 40 Prozent Männer zu 60 Prozent Frauen liegt. Zwei Gründe gibt es für die Verschiebung des Verhältnisses: die Diagnose und das Alter. Unter den von der Pflegestation Meyer & Kratzsch (deren Klientel sich schwerpunktmäßig aus psychiatrisch erkrankten Menschen bildet) versorgten Männern sind die Mehrzahl (ca. 60 Prozent) unter 65 Jahre alt, also nicht zur Zielgruppe des Projekts gehörig. (Von den Frauen sind ca. 30 Prozent unter 65 Jahre alt.) Von allen über 65-jährigen Patient(inn)en sind nur noch etwa ¼ männlichen Geschlechts. Bei den Diagnosen herrschen für die Männer Akoholabusus, bei den Frauen Demenz vor.

Ein letzter, schwer verifizierbarer, aber plausibler Grund für die verhältnismäßig hohe Anzahl von Frauen könnte in der Fokussierung des Themas Musik liegen. Musik ist (gesamtgesellschaftlich) eher mit dem weiblichen Geschlecht assoziiert als mit dem männlichen.

Etwa ¾ der Teilnehmer(innen) waren 80 Jahre alt und älter. In der Pflegestation Meyer & Kratzsch sind etwa ¼ der Klient(inn)en älter als 80 Jahre. Die Indikation beziehungsweise die „unbewussten" Auswahlkriterien der Pflege für Musiktherapie waren also auch Hochaltrigkeit (und Weiblichkeit).

23 Projektteilnehmer(innen) hatten die Diagnose Demenz, 12 Projektteilnehmer(innen) hatten andere Diagnosen, wie zum Beispiel Psychose, Depression, Aphasie ... Die Bewohnerinnen der Wohngemeinschaft litten alle an demenziellen Erkrankungen.

Von den Projektteilnehmer(innen) hatten sieben die Stufe 0 (20 Prozent), neun die Stufe 1 (26 Prozent), fünfzehn die Stufe 2 (43 Prozent) und vier die Stufe 3 (11 Prozent).[6]

Die Projektteilnehmer(innen) hatten in der Regel einmal pro Woche Musiktherapie. Bei Krisen oder wegen Fortschreitens der Erkrankung und erhöhtem Bedarf fand Musiktherapie auch zweimal pro Woche statt

---

6   Zum Vergleich: In Berlin leben 80 871 Pflegebedürftige, davon 47 % Pflegestufe 1, 39 % Pflegestufe 2, 13 % Pflegestufe 3. Die Projektteilnehmer(innen) verteilen sich (ohne die Pflegestufe 0) dagegen folgendermaßen: 32 % Pflegestufe 1, 53 % Pflegestufe 2, 14 % Pflegestufe 3 (Gesundheitsberichterstattung Berlin 2003).

Zur Dauer der Therapieeinheiten: Die durchschnittlich längste Zeit, die eine Musiktherapeutin bei einem Patienten/einer Patientin verbrachte betrug 104,5 Minuten. Einzelne Musiktherapieeinheiten dauerten häufig 120 Minuten, manches Mal auch mehr. Therapieeinheiten von 30 bis 45 Minuten waren meist bei Patient(inn)en vorzufinden, deren körperlich/seelischer Zustand relativ schwach war und die nicht in der Lage gewesen wären, sich über eine längere Zeit zu konzentrieren. Der Gesamtdurchschnitt liegt bei 72 Minuten. Der Modellstatus erlaubt diese Schwankungen ebenso wie die absolut lange Dauer.

Zu der Beendigung der Therapien: Neun Therapien endeten mit dem Projektende, neun Therapien wurden mit dem Wechsel des Versorgungsbereichs der Patientin/des Patienten beendet, fünf Therapien endeten durch den Tod, drei durch Ablehnung, zwei durch Abbruch, eine durch Wechsel des Versorgungsanbieters. Über das Projektende hinaus wurden drei Therapien mit Hilfe von Pflegeleistungsergänzungsgeldern und zusätzlicher Privatfinanzierung weitergeführt; zwei Therapien wurden als Privatzahler weitergeführt. Bei einer Therapie gelang es, über SGB V zu finanzieren. Die Wohngemeinschaft konnte allein mit den Geldern des Pflegeleistungsergänzungsgesetzes weitergeführt werden.

Zur Indikation

Die Mitarbeiter(innen) der Pflegedienste schlugen Patient(inn)en für die Musiktherapie vor. Sie hatten eine ausgesprochen sichere Hand in der Auswahl: Kaum eine Therapie wurde abgebrochen oder war eindeutig ohne Erfolg. Die wichtigsten – expliziten – Auswahlkriterien der Pflege waren der festgestellte hohe Bedarf an Zuwendung bzw. Sozialkontakten sowie „schwieriges Verhalten" des Patienten in der Beziehung zur Pflege. Der musikbezogene Hintergrund des Patienten spielte – zu Recht – eine relativ geringe Rolle.

Die Analyse der Fallverläufe ergab von Seiten der Musiktherapie weitere Detaillierungen zur Indikation: Am hilfreichsten hat sich die Musiktherapie für Menschen mit relativ fortgeschrittenem Grad der Demenz-Erkrankung vom Alzheimertyp erwiesen. Bei Menschen am Beginn der Demenz ist das Medium Musik etwas weniger hilfreich, da es Komplikationen bei der Erfahrung des Kompetenz- und Kontrollverlustes geben kann. Therapeutische Begleitung – unter Umständen unter Zurücknahme musikalischer Elemente

– war dennoch angezeigt und hilfreich. Menschen mit anderen Formen der Demenz, wie zum Beispiel Korsakow-Demenz, und mit anderen gerontopsychiatrischen Erkrankungen profitierten weniger deutlich.
Zusätzlich zu der Dimension des Fortschritts der Erkrankung und der Art der Erkrankung können andere Dimensionen wichtig werden:

- wenn Krisen, wie zum Beispiel Verluste von Beziehungen oder Fähigkeiten, bearbeitet werden müssen;
- das Vorhandensein konfliktreicher Beziehungen zu pflegenden Angehörigen;
- Übergänge: wenn Wechsel zwischen den Versorgungsbereichen zu verarbeiten sind;
- die Phase der Versorgung (ein musiktherapeutischer Einsatz kann zu früh oder zu spät sein);
- die Lebensphase: wachsende Nähe zum Tod weckt das Verlangen nach Trost und Transzendenz, das von Musik gut gestillt werden kann;
- die musikbiographische Erfahrung (wobei gerade professionelle oder ausgeprägt amateurhafte Erfahrung nicht förderlich ist, denn sie verliert sich bei Demenz schnell und weckt eher Verlusttrauer).

Effekte für den Patienten

In den Zielen des Projekts war von allgemeintherapeutischen Notwendigkeiten für gerontopsychiatrische Patienten die Rede, die *am Beispiel* des Einsatzes von Musiktherapie exploriert werden sollten. Das erfordert die Trennung von musiktherapiespezifischen und musiktherapieunspezifischen Dimensionen der Effekte. Viele deutlich am Medium der Musik fest zu machenden Effekte, die aus der stationären Betreuung bekannt sind, waren auch im häuslichen Bereich zu finden:

- Vitalisierung durch emotionale Anregung;
- Orientierungsverbesserung durch Strukturierung und Wiedererkennung von Vertrautem;
- Reaktivierung biografischer Erfahrungen, Identitätserhalt durch Erinnerungen; Steigerung der Verbalisierungsfähigkeit;
- Entängstigung und Entspannung, Genussfähigkeit;
- die musiktherapeutische Begegnung bleibt länger frei von Kompetenzverlusten im Alltag und bietet damit Erholungszeiten.

Einige musiktherapiespezifsche Effekte wurden darüber hinaus erst im Kontext der Häuslichkeit besonders sichtbar:
- Misstrauen verringert sich, die Möglichkeit des Erkennens der Person des Therapeuten wird erleichtert (z. B. dadurch, dass er immer ein Instrument mit sich trägt);
- das Erleben des Gefühls beschenkt zu werden, löst Dankbarkeit und Genugtuung aus;
- die Motivation, ein Hörgerät zu benutzen, steigt.

Nicht-musiktherapiespezische Effekte traten sowohl in Kombination mit den musiktherapiespezifischen als auch dann auf, wenn das Medium Musik sich bei einigen Patienten nicht als das Mittel der Wahl herausstellte:
- die Therapie als „Sonderbeziehung" mit Thematisierungsmöglichkeiten für Bereiche, die in der Alltagsbeziehung zur Pflege nicht möglich sind: Lebensbilanzierung, der Wunsch zu sterben, Autonomieerhalt;
- (Musik-)Therapeuten haben mehr Zeit als die Pflege; die Patienten können in tiefere Schichten ihrer Sorgen und Befindlichkeiten vordringen oder einfach nur ihr Mitteilungsbedürfnis ausleben;
- der Therapeut wird zum Träger von persönlichen Informationen, die für den Patienten eine Art externes Gedächtnis bieten;
- personelle Kontinuität bei Übergängen in andere Versorgungsbereiche (Krankenhaus, Heim, Kurzzeitpflege).

Effekte auf den Versorgungskontext

Nicht unmittelbare Effekte für den Patienten, aber indirekt wieder für ihn nutzbare Effekte können folgendermaßen zusammengefasst werden:
- Erlangung von detaillierten Kenntnissen über die Biografie des Patienten;
- Beiträge zur Differenzialdiagnostik;
- Bedarfsplanung wird substanziert (Wünsche des Patienten können intensiver erforscht werden);
- Sensibilisierung der Pflege und der Angehörigen für eine „musikalische" Umwelt und für unentdeckte Ressourcen der Patienten;
- Entlastung Angehöriger von Exklusivbeziehungen;
- das Leid der Pflege, hilflos der zunehmenden Vereinsamung ihrer Klienten zusehen zu müssen, nimmt ab.

Implementierung von Musiktherapie im häuslichen Bereich

Musiktherapie als ein von Krankenkassen nicht anerkanntes Verfahren zeigt im Bereich gerontopsychiatrischer Versorgung sehr deutliche Effekte, die nicht ungenutzt bleiben sollten. Im Projektzeitraum in Kraft getretene Sozial- und Gesundheitsgesetze wurden auf ihre Griffigkeit für Musiktherapie hin geprüft. Das Pflegeleistungsergänzungsgesetz (§ 45 SGB XI) kann genutzt werden.

Musiktherapie kann formal in die Reihe der „zusätzlichen qualitätsgesicherten Betreuungsleistungen" (§ 45 b) eingegliedert werden. Der Patient muss diese zusätzlichen Betreuungsleistungen vorfinanzieren und erhält sie bei Einreichung des Belegs von der Pflegekasse zurück. Für die Pflegekasse muss dafür die Qualität des zusätzlichen Betreuungsangebots gesichert sein. Dies ist entweder dann der Fall, wenn ein zugelassener Pflegedienst die Leistungen anbietet, oder wenn die Leistung in einem nach Landesrecht aufgestellten Katalog aufgenommen wurde. Beide Möglichkeiten wurden im Rahmen des Projekts auf den Weg gebracht.

Der Umfang der zur Verfügung stehenden Gelder (460,00 Euro/Jahr/Erkranktem) kann allerdings die Kosten eines musiktherapeutischen Einsatzes nicht decken. Deshalb gründete die Deutsche Gesellschaft für Musiktherapie e. V. bei der Abschlusstagung des Projekts den „Förderfonds Demenz und Musiktherapie".

Literatur:

Aldridge, D. (Hrsg.) (2003): *Music Therapy World. Musiktherapie in der Behandlung von Demenz*, Norderstedt: Books on Demand

Bergler, R. (1993): „Untersuchungen zur psychologischen Situation von Home care – Patienten in der Bundesrepublik Deutschland". In: *Zentralblatt für Hygiene und Umweltmedizin*, Bd. 194, S. 33-79

BMFSFJ (2001): *Dritter Bericht zur Lage der älteren Generation*, Berlin

Corbin, J. M./Strauß, A. L. (1993): *Weiterleben lernen. Chronisch Kranke in der Familie*, München: Piper

Grümme, R. (1998): *Situation und Perspektive der Musiktherapie mit dementiell Erkrankten*, Regensburg: Transfer Verlag (Deutsches Zentrum für Altersfragen e. V.: Beiträge zur Gerontologie, Sozialpolitik und Versorgungsforschung, Bd. 2)

Grün, M./Dill-Schmölders C./Greulich, W. (1997): „Morbus Parkinson. Schöpferische Musiktherapie", In: *TW Neurologie Psychiatrie* 11, Heft 6, S. 347-349

Jansen, B. (1997): „Lebensweltorientierung und Häuslichkeit", In: Braun, U./Schmidt, R. (Hrsg): *Entwicklung einer lebensweltlichen Pflegekultur*, Regensburg: Transfer Verlag (Deutsches Zentrum für Altersfragen e.V.: Beiträge zur Gerontologie, Sozialpolitik und Versorgungsforschung, Bd. 1), S. 77-96

Jansen, B./Radebold, H. (1997): „Mobile soziale Arbeit und Ergotherapie. Ambulante Unterstützungs- und Entlastungsmaßnahmen pflegender Familien", In: *Kuratorium Deutsche Altershilfe*, Thema 122.

Jochims, S. (1997): „Depression im Alter. Ein Beitrag der Musiktherapie zur Trauerarbeit", In: *Zeitschrift für Gerontologie und Geriatrie* 25 (6), S. 391-396

Karambadzakis, D./Muthesius, D. (1997): „Bewältigung lebensbedrohlicher Krankheiten am Beispiel einer ambulanten Musiktherapie mit einer Krebspatientin", In: *Musiktherapeutische Umschau*, Heft 4, S. 297-307

Kleiner, G. (2001): *Ambulante Rehabilitation im Alter. Der Stellenwert psychosozialer Orientierungen*, Frankfurt: Mabuse Verlag.

Muthesius, D. (2000): „Gefühle altern nicht: Musiktherapie mit dementen Patienten", In: *Fortschritte und Defizite im Problemfeld Demenz*. Referate auf dem 2. Kongreß der Deutschen Alzheimer Gesellschaft, 9.–11. September 1999, Berlin (Tagungsreihe der Deutschen Alzheimer Gesellschaft e. V.), S. 167-179

Muthesius, D. (Hrsg) (2001): *„Schade um all die Stimmen ..." Erinnerungen an Musik im Alltagsleben*, Wien: Böhlau Verlag (Reihe: Damit es nicht verloren geht ..., Bd. 46, Hrsg: M. Mitterauer/P. P. Kloß)

Muthesius, D. (2002): *Musikerfahrungen im Lebenslauf alter Menschen: eine Metaphorik sozialer Selbstverortung*, Münster: LIT-Verlag

Muthesius, D. (2004): *Balsam für die Seele. Häusliche Musiktherapie für gerontopsychiatrische Patienten. Abschlussbericht*. Hrsg.: Deutsche Gesellschaft für Musiktherapie, www.musiktherapie.de.

Muthesius, D./Beyer-Kellermann, H. et al. (1998): *Indikationskatalog Musiktherapie für chronisch und chronisch-psychisch erkrankte ältere und alte Menschen* (Hrsg.: Deutsche Gesellschaft für Musiktherapie, Reihe: Beiträge zur Musiktherapie Nr. 450)

Muthesius, D./Ganß, M. (2004): „Kreativitätsorientierte Interventions- und Kommunikationsformen". In: Wißmann, P. (Hrsg.): *Werkstatt Demenz*, Hannover: Vincentz-Verlag, S. 129-154

Muthesius, D./Schaeffer, D. (1996): „Krankheits- und Versorgungsverläufe aidserkrankter Frauen. Biographische und soziale Probleme der Bewältigung chronisch letaler Krankheit", Berlin: Veröffentlichungsreihe der Arbeitsgruppe Public Health im Wissenschaftszentrum Berlin für Sozialforschung, P96-210

Niemann-Mirmehdi, M./Mahlberg, R. (2003): *Alzheimer – Was tun, wenn die Krankheit beginnt?* Stuttgart: Trias Verlag

Radebold, H. (1994): „Psychische Erkrankungen und ihre Behandlungsmöglichkeiten". In: Reimann, H./Reimann, R. (Hrsg.): *Das Alter*, Stuttgart: Enke, S. 255-281

Radebold, H. (2003): „Editorial". In: *Psychosozial*, Jg. 26, Nr. 92, Heft II, Schwerpunktthema: Kindheit im II. Weltkrieg und ihre Folgen, S. 6-7

Reimann, H./Reimann, R. (Hrsg.) (1994): *Das Alter*. Stuttgart: Enke

Schaeffer, D. (1992): *Grenzen ambulanter Pflege*, Berlin: Veröffentlichungsreihe der Arbeitsgruppe Public Health im Wissenschaftszentrum Berlin für Sozialforschung, S. 92–210.

Schneider, H.-D. (1990): „Psychologische Aspekte der Spitex", In: Eschmann, P. (Hrsg): *Ambulante Krankenpflege, Spitex-Handbuch*, Bern: Huber, S. 166-172

Smeijsters, H. (1997): „Musiktherapie bei Alzheimerpatienten. Eine Meta-Analyse von Forschungsergebnissen". In: *Musiktherapeutische Umschau*, Bd. 18, Heft 4, S. 268-283

Steinert, C./Muthesius, D. (2004): *Am Ende des Lebens von Anni Reiber. Protokoll einer musiktherapeutischen Sterbebegleitung*. Hrsg.: Deutsche Gesellschaft für Musiktherapie, Reihe: Beiträge zur Musiktherapie Nr. 454.

Wojnar, J. (1999): „Wenn die Abwehrschranken fallen. Erinnerung, Demenz und Nazizeit im Pflegeheim". In: Schulz-Jander, E. u. a. (Hrsg.): *Erinnern und Erben in Deutschland*. Kassel: Euregio-Verlag, S. 139-144

Zeman, P. (1997): „Häusliche Pflegearrangements. Interaktionsprobleme und Kooperationsperspektiven von lebensweltlichen und professionellen Hilfesystemen". In: Braun, U./Schmidt, R. (Hrsg): *Entwicklung einer lebensweltlichen Pflegekultur*, Regensburg: Transfer Verlag (Deutsches Zentrum für Altersfragen e.V.: Beiträge zur Gerontologie, Sozialpolitik und Versorgungsforschung, Bd. 1), S. 97-112

Dietmar Köster

Bildung im Alter ...
die Sicht der kritischen Sozialwissenschaften

Vorbemerkung

Die Geragogik aus Sicht der kritischen Sozialwissenschaften in dieser gebotenen Kürze begründen zu wollen, erscheint vielleicht als anmaßend. Daher kann es hier weder um Vollständigkeit gehen, noch um eine Darlegung einer abgeschlossenen und theoretisch begründeten Herleitung. Im Folgenden stelle ich einige Aspekte in Form von erläuterten Thesen dar, deren Explizierung für eine gehaltvolle und systematische Durchdringung des Themas „Bildung im Alter" aus Sicht der kritischen Sozialwissenschaften notwendig ist.

These 1: *Bildung im Alter ist in den Kontext des Widerspruchs zwischen Alter und Gesellschaft einzuordnen. Zur Überwindung des Altersparadoxes – gesellschaftliche Ermöglichungsstrukturen bleiben hinter der neuen Vitalität, den Ressourcen im Alter zurück – erhält Bildung im Alter eine strategische Schlüsselstellung. Altersbildung ist eine zentrale Bedingung für den Ausbau zivilgesellschaftlichen Engagements. Altersbildung und zivilgesellschaftliches Engagement führen nicht nur zur Ausweitung demokratischer Teilhabe, sondern auch zur Fortentwicklung der Identitätsentfaltung.*

Diese Hauptthese werde ich im Folgenden erläutern. Doch zunächst skizziere ich die kritische Dimension der Sozialwissenschaften.

Zur kritischen Dimension der Sozialwissenschaften

These 2: *Kritische Sozialwissenschaften betrachten „Alter(n)" in seiner relationalen, gesellschaftlichen und historischen Bedingtheit. In dieser Betrachtung bleibt das „Alter(n)" durch Widersprüchlichkeiten gekennzeichnet. Es bleibt ambivalent mit Chancen und Risiken für Einzelne und Gesell-*

schaft. Ich ordne die kritischen Sozialwissenschaften mit Bourdieu einem praxeologischen[1] Theorieverständnis zu, das sich an der Humanisierung der Gesellschaft orientiert.

Kritik in den Sozialwissenschaften bedeutet bei Adorno Folgendes: „Wenig übertreibt, wer den neuzeitlichen Begriff der Vernunft mit Kritik gleichsetzt."[2] Marx verwirft „jede Art von Kritik, welche die Gegenwart zu be- und verurteilen, aber nicht zu begreifen weiß"[3]. Das Ziel besteht also darin, gesellschaftliche Verhältnisse zu verstehen.

Im Prinzip stehen sich seit Mitte des 19. Jahrhunderts zwei soziologische Denkrichtungen gegenüber. Erstens: Soziologie wird zur „Ordnungswissenschaft"[4] (gesellschaftliche Selbstbeobachtung nach Luhmann), in der das Erkenntnisobjekt mittels des Fortschritts empirischer Methoden beschrieben wird. Zweitens: Soziologie als kritische Gesellschaftstheorie hält an der philosophischen „Anmaßung des Ganzen" (normativer Universalismus nach Habermas) fest.

An der Philosophie des „Ganzen" festzuhalten, bedeutet „Alter(n)" in seinen relationalen, historischen und gesellschaftlichen Bezügen zu verstehen. In der relationalen Sichtweise ist Alter(n) immer in Bezug auf Aufgabenstellungen zu beziehen. Die 30-jährige Leistungsschwimmerin ist zu alt für die olympischen Spiele. Und die 80-Jährige fühlt sich zu jung für das Altersheim.

In der historischen und gesellschaftlichen Betrachtung wird deutlich: Das Alter der Antike ist ein anderes als das der Moderne. Bei Backes[5] ist „Alter(n)" in der vorindustriellen Zeit in erster Linie ein individuelles Problem, das innerhalb von Familienstrukturen zu lösen war. Mit Beginn der Industrialisierung wird es zu einem sozialen Problem und findet seine Entsprechung

---

1 Die Theoriewirksamkeit hat sich an ihrer praktischen gesellschaftlichen Problemlösungskompetenz zu erweisen. Wissenschaft ist problemlösende intellektuelle Tätigkeit. Der Wahrheitsgehalt der Theorie erweist sich in der Praxis. So gibt es für Bourdieu nicht eine enge Wechselbeziehung zwischen Theorie und Empirie, sondern nur ihre „völlige wechselseitige Durchdringung", die zu einer „Verschmelzung von theoretischer Konstruktion und praktischer Forschungsoperationen" führt (Wacquant 1996 b: 60).
2 Zit. n. Haug (2001: 153).
3 MEW Band 23: 528.
4 Negt (1999: 12).
5 Backes (1997).

in der Einführung der gesetzlichen Rentenversicherungen. In der heutigen Modernisierungsphase ist Alter zu einem gesellschaftlichen Problem geworden. Die negative Konnotation mit dem Begriff „Alter" ist darin begründet, dass „Alter(n)" nicht in einen systematischen gesellschaftlichen Kontext gestellt, sondern lediglich als soziales Problem gefasst wird. Dies findet seinen Niederschlag in dem Diskurs über die angeblichen Notwendigkeiten des Sozialstaatsabbaus aufgrund des demografischen Wandels oder auch in einem negativen Altersbild, wie es zuletzt zum Beispiel Schirrmacher[6] kritisierte, indem er auf die Gefahren hinwies, die mit einer Ausgrenzung Älterer aus der Gesellschaft verbunden sind.

Diese Betrachtung des Alter(n)s in seiner gesellschaftlichen und historischen Bedingtheit ermöglicht es auch, Alter nicht in der Bipolarität zwischen Ressourcen- und Problemparadigma zu belassen. Risiken und Chancen durchdringen die Lebensspanne Alter in ganz unterschiedlicher Weise. Das „Reich der Freiheit" nach Rosenmayr und die Risiken der sozialen Disziplinierungen, (ob in Form gekürzter gesetzlicher Renten oder der „Wiederverpflichtung im Alter") markieren die ganze Widersprüchlichkeit.

In den kritischen Sozialwissenschaften nach Negt dient der Erkenntnisfortschritt also nicht nur dem Sammeln neuer Ordnungsbegriffe und dem Abstecken eines neuen Teilgebiets der Soziologie, sondern der Veränderung der Gesellschaft zu einer humanitäreren Ordnung. Die Frage des „Cui bono?" ist hier das wesentliche Paradigma. Die Fragen nach der guten Gesellschaft haben sich die Soziologen zu stellen.[7] Das bedeutet, dass Wissenschaften mit ihren Erkenntnissen nicht folgenlos bleiben. Dies entspricht einem praxeologischen Theorieverständnis. Theorie hat Widersprüche aufzuzeigen und Wege ihrer Überwindung zu ermöglichen. Der Praxisbezug ist unverzichtbar. Ebenso gilt es, empirische Daten in eine Theorie einzuordnen.

Diese Haltung darf nicht dazu führen, dem Untersuchungsgegenstand mit einer vorgenommenen Haltung gegenüberzutreten. Im Sinn von Max Weber ist dem Untersuchungsgegenstand gegenüber wertfrei aufzutreten. Allerdings sind die Auswahl des Forschungsgegenstands und die Interpretation der Ergebnisse natürlich auf Werte des Forschers zu beziehen. Das bedeutet zum Beispiel für unser Thema: Es geht also nicht so sehr um das Ver-

---

6 Schirrmacher (2004).
7 Käsler (1996).

urteilen negativer Altersbilder. Vielmehr ist es Aufgabe der Wissenschaft, gesellschaftliche Verhältnisse offen zu legen, die dazu führen, dass nach wie vor ein gesellschaftlich vorherrschendes negatives Altersbild existiert. Und das zum Gegenstand des Reflektierens zu machen, ist eine wichtige Aufgabe von Bildung im Alter.

Zum gerontologischen Begründungszusammenhang

These 3: *Komplexer werdende gesellschaftliche Strukturen, die zum Beispiel im Individualisierungsprozess erkenntlich werden, bewirken eine Ausdifferenzierung des Alters mit seinen Facetten der Feminisierung, Entberuflichung, Singularisierung, Hochaltrigkeit und führen zu gestiegenen Lern- und Bildungsaufgaben in der nachberuflichen Lebensphase. Der gerontologische Paradigmenwechsel über das Alter, der durch den Wandel vom Disengagement zur wachsenden gesellschaftlichen Teilhabe zu beschreiben ist, führt zu einer Aufwertung der Bildung im Alter.*

Lernen ist existenzielle Bedingung für menschliche Fortentwicklung, auch über das Ende des Berufslebens hinaus. Leider kann man sich nicht des Eindrucks erwehren, dass in der Debatte über das lebenslange Lernen nicht die ganze Lebensspanne gemeint ist. Vielmehr geht es nur um die Förderung der Weiterbildung während der Erwerbsbiografie. Bildung im Alter hat die Frage zu beantworten, was der ältere Mensch zu lernen hat, um in diesen modernen Zeiten der Unübersichtlichkeiten zurechtzukommen. Da der Altersstrukturwandel die Unterschiedlichkeiten im Alter hervorhebt, ergeben sich hier auch ganz verschiedene Lernherausforderungen. So wird der ältere Migrant andere Lernherausforderungen zu bewältigen haben als die Hochbetagte, deren Mobilität eingeschränkt ist. Ebenso wird der gerade aus dem Berufsleben Ausgeschiedene andere geistige Aneignungsprozesse realisieren müssen als die 65-jährige Frau, die Witwe geworden ist. Somit wird deutlich, dass mit dem Altersstrukturwandel die Aufgaben komplexer werden, die Ältere lernend zu bewältigen haben, um die Lebensphase Alter gestalten zu können.

Die Entdeckung der Potenziale Älterer im Kontext des sich wandelnden Sozialstaats führt schließlich zu einem Paradigmenwechsel[8] in der geronto-

---

8 Bröscher/Naegele/Rohleder (2000).

logischen Betrachtung des Alters: Die Theorie des Disengagements ist offensichtlich mit dem beschriebenen gesellschaftlichen Wandel nicht mehr in Übereinstimmung zu bringen. Statt des sozialen Rückzugs steht die wachsende gesellschaftliche Teilhabe Älterer auf der Agenda. Das bürgerschaftliche Engagement hat nach Kohli und Künemund[9] nicht nur positive psychische und gesellschaftliche Effekte. Es ist auch ökonomisch bedeutsam. Für die Bildung im Alter bedeutet dies: Die These der Ausweitung der gesellschaftlichen Teilhabe im Alter impliziert notwendigerweise eine Aufwertung der Altersbildung. Bildung im Alter ist ein wesentlicher Prädiktor für zivilgesellschaftliches Engagement.

Zum soziologischen Begründungszusammenhang

These 4: *Bildung im Alter ist Teil einer soziologisch begründeten Strategie zur Bewältigung des Widerspruchs von Alter und Gesellschaft. Das neue Vergesellschaftungsmodell „Alter" bezieht sich auf die bisherigen, aber zu modifizierenden Elemente „Ruhestand" und „materielle Absicherung durch die Rente". Hinzu kommt als qualitativ neues Element die zielgerichtete soziale und selbstbestimmte Tätigkeit. Lernen, Bildung ist dabei eine ideelle Form der Tätigkeit. Dadurch erhalten die Systeme Alter und Gesellschaft ihre Anschlussfähigkeit. Der Einzelne besitzt durch das Lernen im Alter die Chance seine Identität fortzuentwickeln.*

Ich beziehe mich im Folgenden auf Backes' Vergesellschaftungsansatz[10] und Veelkens tertiäre Sozialisationstheorie[11]. Besonders expliziere ich den Vergesellschaftungsansatz von Backes.

Nach Backes beruht die negative Konnotation von Alter auf einer Diskrepanz zwischen Alter und Gesellschaft. Der Grund hierfür liegt in dem Altersparadox, wonach der gestiegenen Vitalität im Alter keine entsprechenden gesellschaftlichen Ressourcen bereitgestellt werden. Kade spricht von einer Vergesellschaftungslücke für das Alter, die Ältere „systematisch von allen relevanten Handlungsbereichen ausschließt und Gelegenheiten zu einer Anwendung ihrer Kompetenzen im Alter vorenthält"[12].

---

9 Kohli/Künemund (2003).
10 Backes (1997).
11 Veelken (1990).
12 Kade (2001: 27).

Das verbreitete negative Altersbild ist ebenfalls auf den Widerspruch zwischen Alter und Gesellschaft zurückzuführen. Schirrmacher formuliert dies zugespitzt: „Gelingt es uns nicht, das Altern des Menschen neu zu definieren, und zwar als eines der einzigartigen zivilisatorischen Ereignisse, die Menschen überhaupt beschieden sind, werden wir in eine Zivilisation der Euthanasie eintreten." „Unsere Gesellschaften können nicht überleben, wenn ihre künftigen Mehrheiten als störend, verbraucht, vergesslich und als Boten des Todes denunziert werden."[13]

Nach Backes ist nicht das Alter, der demografische Wandel etc. das Problem. Die Frage müsste vielmehr lauten: Unter welchen gesellschaftlichen Bedingungen wird Alter zu einem Problem. Am Beispiel der gesetzlichen Rentenversicherungen verdeutlicht sie, dass nicht die kommende steigende Zahl der Älteren an der Gesamtbevölkerung das Problem ist, sondern die hohe Arbeitslosigkeit, die zu Einnahmeschwierigkeiten in den Kassen der Versicherungsträger führt.

Der Widerspruch zwischen Alter und Gesellschaft manifestiert sich in einem Vergesellschaftungsmodell Alter, das den Anforderungen einer modernisierten Gesellschaft nicht gerecht wird. Das bislang gängige Vergesellschaftungsmodell Alter, das im sog. Ruhestand und der materiellen Absicherung entsprechend der im Berufsleben erworbenen Ansprüche besteht, bleibt hinter den Anforderungen, die Senioren an ihr Leben stellen, zurück. Das anachronistische Vergesellschaftungsmodell gerät in einem komplexen Wirkungszusammenhang mit den gesellschaftlichen Umbrüchen unter zunehmenden Druck. Die Vitalität und die Ressourcen der heutigen Senioren besitzen eine Dynamik, die nicht mehr mit dem „Ruhestand" in Einklang zu bringen ist.

So kommt es zu einer Paradoxie des Alter(n)s „zwischen Längerleben, besserer Lebensqualität im Alter, mehr Ressourcen älterer und alter Menschen auf der einen Seite und dem weiter bestehenden gesellschaftlichen Strukturkonzept (Arbeitsteilung, Funktionszuschreibung etc.), indem sie nicht gebraucht werden, indem Gesellschaft keine Verwendung für sie hat auf der anderen Seite. Diese Paradoxie spitzt sich zu und äußert sich als Problem der Gesellschaft."[14]

---

13 Schirrmacher (2004: 63).
14 Backes (1997:28).

„Zurzeit liegt eine weitgehende normative (im Hinblick auf die Ziele) und instrumentelle (im Hinblick auf die Mittel) Unbestimmtheit und Unsicherheit der Gesellschaft und der Individuen hinsichtlich einer adäquaten Vergesellschaftung des Alter(n)s vor."[15]

Dieser Ziel-Mittel-Konflikt im Vergesellschaftungsprozess von Alter kann sich nach Backes' Theorie „mittlerer Reichweite" zu einem „anomieähnlichen Zustand"[16] entwickeln. Werden nicht die entsprechenden Mittel für ein neues Vergesellschaftungsmodell Alter bereitgestellt, droht nach Backes eine Systemgefährdung, es drohen Konflikte mit unkalkulierbaren Risiken.

Meine Annahme ist: Eine neoliberale Politik wird den Widerspruch zwischen Alter und Gesellschaft verschärfen und Ältere zunehmend an den Rand der Gesellschaft drängen.[17]

Dementsprechend knüpft Bildung im Alter nicht nur an den unterschiedlichen Lebenslagen im Alter an, sondern besonders an dem Altersparadox der gestiegenen Vitalität im Alter und den dahinter zurückbleibenden gesellschaftlich bereitgestellten Ressourcen. Bildung im Alter kann dazu beitragen, den Ziel-Mittel-Konflikt zwischen Alter und Gesellschaft zu beseitigen. Über Bildung und Lernen ist das Ziel des selbstbestimmten Alters zu erreichen.

Lernen im Alter gewährleistet, dass Ältere nicht von der gesellschaftlichen Entwicklung abgekoppelt werden. In der künftigen Wissens- und Bildungsgesellschaft einem Drittel der Bevölkerung den Zugang zu systematischem Lernen zu verwehren, nur weil sie älter als 60 Jahre sind, scheint offensichtlich sowohl für den einzelnen Älteren als auch für die gesellschaftliche Fortentwicklung wenig gedeihlich. Denn die These von der Ausweitung der Teilhabe Älterer an der Gesellschaft führt zwingend zur Bildung im Alter. Bildung im Alter kann dazu beitragen, das Verhältnis von Alter und Gesellschaft in einen gleichgewichtsregulierenden Zustand zu bringen.

In dieser Zeit der gesellschaftlichen Umbrüche, der Suche nach neuen Orientierungen erneuert sich der Vergesellschaftungsprozess im Alter. Dieser besteht aus den bisherigen, aber zu modifizierenden Elementen der materiellen Absicherung im Alter und des „Ruhestands". Das qualitative neue

---

15 Backes (2000 b: 357).
16 Backes (2000 c: 146).
17 Vgl. Butterwegge (2004); Bäcker u. a. (2000).

Element ist die zielgerichtete und bewusste und soziale Tätigkeit.[18] Diese tertiären Sozialisationsprozesse erlauben die Subjektentwicklung im Alter. Veelkens Ansatz sieht Bildung im Alter als Teil tertiärer Sozialisation. Danach gewährleistet Lernen im Alter die Identitätsentfaltung des Einzelnen zwischen dem Dreieck Individuum, Gesellschaft und Kultur. Dieser Ansatz schafft die Voraussetzung dafür, dass Bildung im Alter den Subjektbezug in den Vordergrund stellt.

Zum erziehungswissenschaftlichen Begründungszusammenhang

These 5: *Bildung im Alter ist Teil eines neuen Lernzyklus[19], der sich aus den gesellschaftlichen Umbrüchen ergibt. Danach stellen sich die Menschen in der Geschichte bestimmten Lernaufgaben, um anstehende gesellschaftliche Probleme zu bewältigen. In der Weiterbildung sollen Schlüsselqualifikationen (SQ) vermittelt werden, um die Teilnehmer zu befähigen, Orientierungen in unübersichtlichen Zeiten zu gewinnen, die ihre individuelle und gesellschaftliche Handlungsfähigkeit stärken. Für das Alter besitzen besonders die SQ Identitäts- und Utopiekompetenz zentrale Bedeutung.*

Gesellschaftliche Umbrüche führen historisch zu unterschiedlichen Lernherausforderungen, die sich in einem Lernzyklus verdichten. Zu dem neuen Lernzyklus gehört auch Bildung im Alter, eine Aufgabe, die in vorangegangenen geschichtlichen Phasen zu vernachlässigen war. Schirrmacher deutet dies an: „Wir müssen in den nächsten 30 Jahren ganz neu lernen zu altern, oder jeder Einzelne der Gesellschaft wird finanziell, sozial und seelisch gestraft."[20] Auch wenn Schirrmacher diesen interessanten Gedankengang nicht weiter expliziert, scheint hier der bedeutsame Zusammenhang zwischen Alter und Lernen auf.

Zu diesem neuen Lernzyklus gehört das Erfahrungslernen, das als eine Form von Bildung im Alter dazu beitragen kann, der Zerstörung der Vergangenheit[21] entgegenzuwirken. In einer sich beschleunigenden Entwicklungsdynamik zählt nur noch die Gegenwartsorientierung, in der die Verbin-

---

18 Köster (2002).
19 Negt (2000).
20 Schirrmacher (2004: 12).
21 Hobsbawm (1995).

dung zur Geschichte verloren geht. Das lebensbiografische Lernen im historischen Kontext ermöglicht Vergangenes zu reflektieren, um daraus Schlussfolgerungen für die Gestaltung einer humanen Zukunft zu ziehen, die eine visionäre Lebensführung im Alter ermöglicht. Dies kann als Utopiekompetenz bezeichnet werden.

Eine weitere Herausforderung im Alter besteht darin, sich in einer erwerbszentrierten Gesellschaft jenseits der Berufstätigkeit neue Ziele zu setzen. Zum Erhalt und zur Förderung der Identität und des individuellen Wachstums bedarf es einer Weiterbildung im Alter, die der Frage nachgeht, was das Sinnvolle im Alter sein kann. Dies ist die SQ der Identitätskompetenz. Dabei gilt der Grundsatz: Je entfremdeter die Berufstätigkeit war, umso mehr bedarf es der Bildung, um neue sinnvolle Tätigkeitsfelder zu entdecken.

Zum wissenschaftshistorischen Begründungszusammenhang

These 6: *Bildung im Alter bedarf einer eigenen wissenschaftlichen Fundierung und ist zu einer eigenständigen Disziplin fortzuentwickeln. Geragogik ist wissenschaftshistorisch der Ausdruck einer sich weiter ausdifferenzierenden Gerontologie. Bildung im Alter und ihre Wissenschaft, die Geragogik, leisten einen wichtigen Beitrag zur Fortentwicklung der Gesellschaft.*

Die wissenschaftshistorische Begründung blickt auf Wissenschaft als ein soziales System, das selbst auf historische Veränderungen reagiert. Wissenschaft hat hier die Funktion der Reproduktion und Weiterentwicklung der Gesellschaft und ist selbst Bestandteil des historischen Prozesses.

Die Gerontologie ist Ergebnis eines wissenschaftshistorischen Wandlungsprozesses. So kam historisch zur Geriatrie die Soziale Gerontologie mit den Teilbereichen der Gerontopsychologie, Gerontosoziologie und der Sozialpolitikwissenschaft im Alter hinzu. Eine wachsende gesellschaftliche Komplexität führte zu einer Differenzierung der Gerontologie. Leopold von Wiese[22] war 1954 noch der Auffassung, dass die soziologische Beschäftigung mit Fragen des Alters eine Modeerscheinung sei und keine Perspektive habe. Fünf Jahre später schon war Schelsky der Meinung, dass mit der Entstehung einer neuen Sozialstruktur eine „Alterswissenschaft" und eine „spe-

---

22 Zit. n. Schroeter (2003: 49).

zielle Soziologie des Alters" notwendig wären. Heute ist die Soziale Gerontologie mit ihren detailfreudigen empirischen Bestandsaufnahmen eine nicht mehr wegzudenkende Wissenschaftsdisziplin.

Wir befinden uns in einer Zeit, in der Altersbildung sowohl in der gerontologischen Wissenschaft als auch in der Praxis von Altenpolitik und -arbeit zu einem ganz zentralen Forschungs- und Arbeitsgebiet geworden ist. Die Ausdifferenzierung der Gesellschaft führt zur Notwendigkeit der weiteren Ausdifferenzierung der Gerontologie: zur Geragogik.

Aus Sicht der kritischen Sozialwissenschaften

These 7: *Aus einer kritischen sozialwissenschaftlichen Sicht heraus soll Bildung im Alter Ältere befähigen, ihre Lebensumstände zu begreifen und daraus Handlungskompetenzen abzuleiten, die zu einer Verbesserung ihrer Lebensverhältnisse führen, die allen Generationen zugute kommt. Dazu zählt die Infragestellung neoliberaler Leitbilder wie auch die Freilegung von Emanzipationspotenzialen.*

Anknüpfend an Kants Diktum, wonach Aufklärung als Ausgang aus selbst verschuldeter Unmündigkeit begriffen wird, beschreibt Breloer[23] in seinem Artikel über Altenbildung die kritische Dimension der Bildung: Es geht um Mündigkeit, Freiheit und Emanzipation. Bildung wird zu einem Medium der Befreiung von Bevormundung. Die Voraussetzung dafür zu schaffen, den eigenen Verstand zu nutzen, gesellschafts-politische Prozesse transparenter zu machen und daraus abgeleitete Anforderungen handlungsorientiert umzusetzen, ist ein zentrales Anliegen kritischer Bildung im Alter. Dazu gehört die echte Ausübung demokratischer Rechte, wofür nach Bourdieu Bildung die Hauptvoraussetzung ist.[24]

In diesem Kontext muss auch die politische Bildung im Alter zu ihrem Recht kommen. Dabei wird besonders die verbreitete Annahme zu überprüfen sein, der Sozialstaat wäre aufgrund des demografischen Wandels nicht mehr finanzierbar. Alter als gesellschaftliches Problem zu behandeln, bedeutet, es in einem Zusammenhang mit neoliberalen Politikmustern zu analysieren. Was bedeutet es für Ältere, wenn der Sozialstaat zurückgedrängt wird

---

23 Breloer (2000).
24 Bourdieu (1996: 68).

und die Marktkräfte entfesselt werden sollen? In einer Welt der individuellen Vorsorge statt des Solidarausgleichs, der Privatversicherung statt der Sozialversicherung haben es jene besonders schwer, die den Rentabilitätserwartungen der kapitalistischen Marktwirtschaft nicht gerecht werden können. Solange Alter hauptsächlich als Kostenfaktor der Sozialversicherungssysteme behandelt wird, ist eine durchgreifende Veränderung des Altersbildes kaum möglich.

Darüber hinaus müsste kritische Bildung im Alter die Emanzipationspotenziale des Alters fördern. Alter ist vor dem Hintergrund der Krise der Erwerbsarbeit zu sehen. Immer größerer volkswirtschaftlicher Reichtum wird mit weniger Arbeitszeit erbracht. Alter der Moderne hat mit wachsender Zeitsouveränität des Einzelnen zu tun, was in der These von der Verjüngung und der Entberuflichung des Alters zum Ausdruck kommt. Im Durchschnitt verbringt heute jeder 37 Jahre seines Lebenszeit mit Erwerbsarbeit. Und dieser Prozess der Verkürzung der Lebensarbeitszeit wird auf der Basis der Produktivitätsentwicklung voranschreiten. Das ist auch der Hintergrund der Beck'schen These des Übergangs von der Erwerbsarbeitsgesellschaft zur Tätigkeitsgesellschaft. Gorz[25] vertritt die These von einer weltweiten Kulturgesellschaft, die die allseitige freie Entfaltung der Individualitäten durch adäquate öffentliche Einrichtungen und Institutionen fördert. Es wird deutlich, dass wir bei einem solchen Verständnis von kritischer Bildung im Alter über das Thema „Alter" weit hinausgehen. Aber dies eröffnet dem einzelnen Älteren die Chance, den Wiederzugang zu handlungsrelevanten Entscheidungszusammenhängen zu erreichen, von denen er in der Regel mit dem Ausscheiden aus dem Erwerbsleben ausgeschlossen ist.

Kritische Bildung im Alter fördert individuelle Identitätsentfaltung und gesellschaftliche Teilhabe, dies nicht in einem additiven Sinn. Vielmehr wäre die Subjektentwicklung des Älteren abhängig von der individuellen Erweiterung der Verfügung über die eigenen Lebensbedingungen, wie es Holzkamp formuliert. Welt- und Selbstsicht gehören untrennbar zusammen. Bildung im Alter funktioniert nicht als von außen aufgesetzte Anforderung. Sie ist als eine „allgemeine Menschenmöglichkeit"[26] zurückzugewinnen. Es geht nicht um repressives Lernen, das an Belehrung und Zwang geknüpft ist. Lernen im Alter muss die Chance dazu eröffnen, die Lebensqualität zu erhöhen. Da-

---

25 Gorz (2000).
26 Holzkamp (1993).

zu sind nach Bubolz-Lutz[27] Konzepte des selbstbestimmten Lernens heranzuziehen, die Bestandteil der Selbstorganisation im Alter sind. Dabei gilt der Grundsatz: Allen alles unterrichten.[28] Dies bedeutet, die These von der Polarisierung im Alter[29] aufzugreifen. Es ist absehbar, dass mit dem neoliberalen Umbau des Sozialstaats die Polarisierung zunehmen wird. Das heißt Kritische Bildung im Alter überwindet das Mittelschichtbias, das oft mit Bildung und Weiterbildung verknüpft wird. Inzwischen gibt es vielfältige Beispiele aus der Praxis (ZWAR, gewerkschaftliche Altenbildung etc.), bei der so genannten Bildungsungewohnte Zielgruppen erreicht werden.

Empirische Befunde und konzeptionelle Überlegungen

These 8: *Kritische Bildung im Alter muss zielorientiert sein und die Übernahme bedeutsamer Aufgaben ermöglichen. Bildung im Alter findet in einem größeren Ausmaß in selbstorganisierten Senioreninitiativen statt. Hier wird innovative Altersbildung praktiziert, die an einem neuen Altersbild und einem gewandelten Verständnis von bürgerschaftlichem Engagement anknüpft.*

Die Zunahme des bürgerschaftlichen Engagements im Alter in den letzten 10 bis 20 Jahren ist ein deutlicher Hinweis darauf, dass die zielbewusste, soziale und selbstbestimmte Tätigkeit ein neues Element eines modernen Vergesellschaftungsmodells ist. Darüber hinaus ist anzunehmen, dass aufgrund einer besseren Bildung, eines guten Gesundheitszustandes die kommenden Generationen der Älteren sich in größerem Umfang bürgerschaftlich engagieren werden. Vor diesem Hintergrund wird Bildung nicht ziellos und folgenlos für die Praxis. Mit dem zivilgesellschaftlichen Engagement kann die Übernahme bedeutsamer Aufgaben verbunden sein.

Nach Staudinger[30] wird Bildung für das Alter ein gesellschaftlicher Auftrag, der institutionell und curricular abzusichern ist.

Wichtige empirische Hinweise liefern Kades Untersuchungen über den Zusammenhang zwischen Selbstorganisation und Lernen im Alter.[31] Kades

---

27 Bubolz-Lutz/Rüffin (2001).
28 Bourdieu (2001).
29 Naegele (1998).
30 Staudinger (2003).
31 Kade (2001).

Studien über Altersbildung weisen vor allem nach, dass Lernen und Bildung im Alter ihren Stellenwert im Rahmen von Selbstorganisation haben. Auch das ist ein wichtiger Hinweis darauf, dass das neue Vergesellschaftungsmodell mit dem Element der selbstbestimmten Tätigkeit sich zunehmend durchsetzt. Selbstorganisation im Alter ist Ausdruck eines neuen Vergesellschaftungsmodells. Und weiter heißt es bei ihr: Selbstorganisierte Initiativen im Alter sind Bildungsinitiativen. Und hier wird innovative Altersbildung praktiziert, die in den Institutionen der Erwachsenenbildung nicht stattfindet. Diese Altersbildung bleibt nicht folgenlos für die Praxis. Sie ist Teil eines Prozesses, in dem Senioren sich entscheidungsrelevante Handlungsfelder zurückerobern.

In exemplarischen Fallstudien kann gezeigt werden, dass selbstorganisierte Senioreninitiativen ein hohes Potenzial besitzen, Lebensumstände gestalterisch zu verändern. Senioreninitiativen, die die Handlungsanforderungen ihrer Arbeit unter veränderten Modernisierungsprozessen reflektieren, eröffnen sich Chancen, Zugang zu Bildung zu finden. Dies geschieht meist in einem Zusammenhang mit reflexiven Milieus, das heißt Ältere finden sich aufgrund gemeinsamer Ziele und Regeln zu einer Wahlgemeinschaft zusammen, die einen Vergesellschaftungstypus bildet.

Es ist eine offene Frage, ob Bildung im Alter in Zukunft den notwendigen Stellenwert erhält, um den Widerspruch zwischen Alter und Gesellschaft überwinden zu können. Eine Conditio sine qua non ist die Fundierung in Theorie und Praxis aus der Sicht unterschiedlicher Wissenschaftsdisziplinen.

Literatur

Backes, G. (1997): *Altern als Gesellschaftliches Problem*, Opladen

Backes, G. (Hrsg.) (2000 a): *Soziologie und Altern*, Opladen

Backes, G. (2000 b): „Vergesellschaftung des Alter(n)s". In: Becker, S./Veelken, L./ Wallraven, K.-P. (2000), Opladen, S. 351–365

Backes, G. (2000 c): „Alter(n) aus der Perspektive ‚mittlerer Reichweite' und anomietheoretischer Sicht – ein Beitrag zur Analyse des Verhältnisses von Alter(n) und Gesellschaft". In: Ders. (2000 a), S. 139–156

Bäcker, G./Bispinck, R./Hofemann, K./Naegele, G. (2000): *Sozialpolitik und soziale Lage in Deutschland*, Wiesbaden (Band 1 und 2; 3. Auflage)

Bourdieu, P. (1996): „Die Praxis der reflexiven Anthropologie". In: Bourdieu, P./ Wacquant, L. D. J.: *Reflexive Anthropologie*, Frankfurt am Main, S. 251–294

Bourdieu, P. (2001): *Wie die Kultur zum Bauern kommt. Über Bildung, Schule und Politik*, Hamburg.

Bourdieu, P./Wacquant, L. D. J. (1996): *Reflexive Anthropologie*. Frankfurt am Main

Breloer, G. (2000): „Altenbildung und Bildungsbegriff". In: Becker, S./Veelken, L./ Wallraven, K.-P. (2000), Opladen, S. 38–49

Bröscher, P./Naegele, G./Rohleder, Chr. (2000): „Freie Zeit im Alter als gesellschaftliche Gestaltungsaufgabe". In: *Aus Politik und Zeitgeschichte*, B 35–36/2000; S. 30–38

Bubolz-Lutz, E./Rüffin, H.-P. (2001): *Ehrenamt – eine starke Sache. Selbstbestimmtes Lernen Älterer für ein selbstgewähltes ehrenamtliches Engagement*, Montabaur

Kade, S. (2001): *Selbstorganisiertes Alter*, Bielefeld

Butterwegge, Chr. (2004): „Sozialreform, demografischer Wandel und Generationengerechtigkeit". In: *Neue Sammlung. Vierteljahres-Zeitschrift für Erziehung und Gesellschaft*. 3/2004; S. 259–282

Gorz, A. (2000): „Eine ganz andere Weltzivilisation denken". In: *Blätter für deutsche und internationale Politik*. Nummer 5/2000; S. 607–617

Haug, W. F. (2001): „… es kömmt darauf an sie zu verändern". In: *Das Argument*, 43. Jahrgang. Heft 2/2001; S. 153–167

Hobsbawm, E. (1995): *Das Zeitalter der Extreme. Weltgeschichte des 20. Jahrhunderts*, München/Wien

Holzkamp (1993): *Lernen – Subjektwissenschaftliche Grundlegung*, Frankfurt am Main

Käsler, D. (1996): „Suche nach der guten Gesellschaft". In: Fritz-Vannahme, J. (1996): *Wozu heute noch Soziologie?*, Opladen, S. 21–30

Köster, D. (2002): *Kritische Geragogik: Aspekte einer theoretischen Begründung und praxeologische Konklusionen anhand gewerkschaftlich orientierter Bildungsarbeit* (Dissertation).

Köster, D. (2003): „Interview". In: Nun reden wir. Mitteilungen der Landesseniorenvertretung NRW, Ausgabe 43

Kohli, M./Künemund, H. (2003): „Der Alters-Survey: Die zweite Lebenshälfte im Spiegel repräsentativer Daten". In: *Aus Politik und Zeitgeschichte* B 20/2003; S. 18–25

Naegele, G. (1998): „Lebenslagen älterer Menschen". In: Kruse, A. (Hrsg.): *Psychosoziale Gerontologie*, Göttingen, S. 106–128

Negt, O. (1999): „Globalisierung und das Problem menschlicher Risiken. Ideologiekritische Anmerkungen zu den Modernisierungstheorien von Ulrich Beck und Anthony Giddens". In: *Kritische Interventionen 3. Realitätsverleugnung durch Wissenschaft. Die Illusion der neuen Freiheit*.

Negt, O. (2000) [DGB Bildungswerk NRW (Hrsg.)]: *Politische Bildung und gesellschaftliche Orientierung – Zur Diskussion um Schlüsselqualifikationen und Kompetenzen*, Düsseldorf

Ritsert, J. (1996): *Einführung in die Logik der Sozialwissenschaften*, Münster

Schirrmacher, F. (2004): *Das Methusalem-Komplott*, München

Schramek, R./Bubolz-Lutz, E. (2002): „Geragogik – Standortbestimmung einer wissenschaftlichen Disziplin". In: *forum EB* Nr. 2/2002, S. 10–13

Schroeter, K. R. (2003): „Soziologie des Alterns: Eine Standortbestimmung aus der Theorieperspektive". In: Orth u. a. (Hrsg.) *Soziologische Forschung: Stand und Perspektiven. Ein Handbuch*, Opladen, S. 49–65

Schwingel, M. (1995): *Pierre Bourdieu zur Einführung*, Hamburg (2. Auflage 1998)

Staudinger, U. M. (2003): *Das Alter(n): Gestalterische Verantwortung für den Einzelnen und die Gesellschaft*

Veelken, L. (1990): *Neues Lernen im Alter*, Heidelberg

Wacquant, L. D. J. (1996 a): „Vorwort". In: Bourdieu, P./Wacquant, L. D. J.: *Reflexive Anthropologie*, Frankfurt am Main, S. 10–15

Wacquant, L. D. J. (1996 b): „Auf dem Wege zu einer Sozialpraxeologie". In: Bourdieu, P./Wacquant, L. D. J.: *Reflexive Anthropologie*, Frankfurt am Main, S. 17–94

Frank Schulz-Nieswandt

Rationierung in der Gesundheitsversorgung zwischen Ethik und Ökonomik

Die Abhandlung gliedert sich in drei große Schritte. Erstens sollen zunächst einige epistemische Basisüberlegungen zum Thema „Ökonomik der Effizienz und Ethik" angestellt werden. Zweitens werden typologische Destillate erfahrungswissenschaftlicher Forschung zu (den Formen) der Rationierung im Gesundheitswesen vorgestellt. Drittens werden einige anthropologisch-rechtsphilosophische Argumentationen zu einer sowohl effizienten als auch fairen Sozialordnung formuliert. Letztendlich ist folgende Kernfragestellung einer jeden komparativen Gesundheitssystemforschung einer Beantwortung zuzuführen: Wer bekommt was, wie und warum?

Epistemische Basisüberlegungen zum Thema „Ökonomik der Effizienz und Ethik"

Die Ökonomik beschäftigt sich mit dem Problem der effizienten Allokation knapper Ressourcen. Das ist, theoriegeschichtlich seit der neoklassischen Revolution verbürgt, ihr konstitutives Erkenntnisinteresse. Die Klassik in ihren internationalen Spielraten war noch kulturell und historisch eingebundene Ökonomik oder stand in Verbindung zur Moralphilosophie.

Beantworten kann man Fragen nach der optimalen Allokation aber nur, wenn zuvor die Ziele der Ressourcensteuerung geklärt sind. Bezieht man die Allokationsproblematik nun nicht nur auf Märkte, die Konsumgüterbedürfnisse privater Natur befriedigen, sondern auf Güter mit hohem Öffentlichkeitsgrad, die sich also durch gesellschaftliche Externalitäten auszeichnen, dann müssen Ziele politisch festgelegt werden im prozeduralen Kontext der Gesellschaft als diskursives Gemeinwesen. Der soziale Tatbestand der Externalitätszusammenhänge der menschlichen Daseinsweise rückt den *homo reciprocus* [Forschungsüberblicke zur Reziprozität in Wagner-Hasel (2000); Busch (2004) und Stegbauer (2002)] in den – letztendlich antiken – Betrachtungshorizont der politischen Verfasstheit jeder Gesellschaft. Die Notwendigkeit einer politischen Definition der Allokationsziele in Quasi-Märkten mit hohem Öffentlichkeitsgrad resultiert daraus, dass die institutionelle Arrangements der Allokation selbst sowie die distributiven Regeln Gegenstände der Präferenzbildung sind. Zwar sind alle Präferenzen akteursgetragen, aber die Präferenzen können sich auf eher private oder eher soziale Themen beziehen. Auch gibt es Metapräferenzen, die aus der verrechtlichten oder vorrechtlich-traditionellen generativen Tiefengrammatik der Gesellschaft als Generationengefüge mit kollektivem Gedächtnis kollektiv geteilter Normen und Werte stammen und wirken.

Aus diesen Grundüberlegungen resultiert nun eine wichtige Konsequenz. Es bestehen im Gesundheitswesen Zielkonflikte, die aber nicht a priori als Trade-off zwischen Effizienz an sich und sozialer Gerechtigkeit zu verstehen sind, da sich die Effizienz auch auf die Berücksichtigung der Präferenzen über Institutionen und über Distributionsregeln relationieren lassen muss. Verfassungsrechtstheoretisch (etwa im Lichte des neueren EU-Verfassungsverbundrechts) resultiert dies aus der grundrechtlich gefassten unionsbürgerschaftlichen Trinitaritätsnorm des Bürgers als Staatsbürger, Wirtschaftsbürger und Sozialbürger. Dazu aber später mehr (Schulz-Nieswandt 2005 a). Zielkonflikte resultieren dann aus der Zielkonstellation Ethik versus knappe Ressourcen, aber nicht aus der Konstellation Ethik versus Effizienz an sich. Diese Vorstellung eines Trade-offs zwischen Effizienzzielen und sozialen Zielen ist epistemisch eine überholte Denkblockade der älteren Ökonomik, die die *oeconomica pura* des reines Marktes – binär codierend – der Politik des Staates gegenüberstellt. Dieser binäre Code reproduziert aber einen Anachronismus, der ebenfalls dual geordneter Art ist: den zwischen Privatheit und Öffentlichkeit (Schulz-Nieswandt 2004, am Beispiel der Familien- und Geschlechterpolitik) als dichotomisch getrennte Sphären. Politik des Staates ist dann immer Intervention im Sinne einer Verschmutzung des reinen Marktes der privaten Glückswelten der Menschen. Die Normierungen der Marktpräferenzen aber als alleinige Basis von Allokationsentscheidungen zu nehmen, käme einem Ökonomismus, einem Essenzialismus des Marktes gleich. Diese werthaltige Entscheidungsbasis wäre, wissenschaftstheoretisch gesprochen, zugleich ein naturalistischer Fehlschluss, kann doch von empirischen (wahrheitsfähigen) „Es-gibt-Befunden" nicht auf normative (geltungsfähige) „Es-soll-Sätze" geschlossen werden.

Eine zentrale Schlussfolgerung kann gezogen werden. Geht man davon aus, dass die Frage der Steuerung der Ressourcen im Gesundheitswesen auch ein politisches Gemeinwesenthema ist, da die Frage der Gesundheitsversorgung in ihrer Existenzialität nicht vom Charakter des Menschen getrennt werden kann, dass sie eingebettet ist in die Reziprozitätsbeziehungen der Moralökonomik der menschlichen Daseinsweise zwischen Eigensinn und Gemeinsinn, dann ist die epistemische These, Effizienzfragen ließen sich von distributiven Fragen oder gar von Fragen gerechter Ordnung analytisch trennen, überholt. Ihr Anachronismus hebt die an ihr festhaltende Ökonomik in den Status eines institutionalisierten diskursiven Regimes der Macht über die Lebensweise der Menschen. Doch die „epistemic community" der Ökonomik bröckelt seit einiger Zeit. Das Verständnis für die kulturelle Einbettung einer jeden Wirtschaft wächst (wieder); neue (wenn auch noch oftmals „unechte") Inter-Disziplinaritäten bahnen sich an; Lösungen werden gesucht, die zumindest *uno actu* effiziente und faire Arrangements darstellen.

Typologische Destillate erfahrungswissenschaftlicher Forschung über (Formen der) Rationierung im Gesundheitswesen

Diese abstrakten, da epistemischen Vorüberlegungen sind notwendig gewesen, um sich auf dieser Basis dem Problem der Rationierung zu stellen. Dabei ist es nicht damit getan, im Lichte sozialer Gerechtigkeitserwägungen ein Rationierungsverbot zu postulieren. Erstens ist jede Ethik hinsichtlich ihrer sozialen Verwirklichung an die Optionen und Opportunitäten der historischen Zeit und des sozialen Raumes gebunden. Das ist auch verfassungsrechtlich so zu sehen. Zweitens wird man verschiedene Formen von Rationierung differenzieren müssen, wodurch die Konfliktformationen zwischen Ethik und Ökonomik ungleich komplizierter werden.

Drei Formen der Rationierung sind zu unterscheiden. Erstens die Form eines nachhaltigkeitsbedingten Rationierungsdrucks. Zweitens die Form eines steuerungsbedingten systemischen Rationierungsdrucks. Drittens die Form eines medizinendogenen Rationierungsdrucks. Schließlich kommt – nicht als vierte Form, aber als Effekt – das Phänomen der interaktiven Formverstärkungen hinzu. Die verschiedenen Formen können sich verschachteln, also in dieser Überlagerung gleichzeitig auftreten und die Wirkungen entsprechend verstärken. Ein notwendiges differenzielles Denken wird hier die Problematik in ihre verschiedenen formabhängigen Komponenten zerlegen müssen. Normativ-rechtlicher Ausgangsbefund der erforderlichen erfahrungswissenschaftlichen Analyse der Rationierungsproblematik im Gesundheitswesen ist zunächst die GKV-Logik der bedarfsgerechten Versorgung (Schulz-Nieswandt 2002). Nahe an einem Syllogismus ist die Schlussfolgerung, dass aus dieser Sicht eine Rationierung nach sozio-demographischen und sozio-ökonomischen Merkmalen (Einkommen, Alter, Geschlecht etc.) grundsätzlich zu verwerfen wäre.

Doch im Lichte der Differenzierung der Rationierungsformen sind die Zusammenhänge komplizierter.

Die erste Form bezieht sich auf die Problematik der Nachhaltigkeit sozialer Systeme sozialer Sicherung. Unter Nachhaltigkeit ist die langfristige finanzielle Stabilität, aber auch die naturalwirtschaftliche Reproduktionsfähigkeit speziell (aber nicht nur) der umlagefinanzierten Sozialversicherungssysteme gemeint. Die weitgehende sozialrechtliche Kodifizierung im SGB und auch die EU-rechtliche Anerkennung des Zieles der Nachhaltigkeit (etwa im Rahmen des Policy-Makings durch die Offene Methode der Koordinierung: Schulz-Nieswandt 2005 b), werfen angesichts ungünstiger makroökonomischer Bedingungen (Erosion der Grundlohnsummen durch die Arbeitslosigkeit) und durch den radikalen sozio-demographischen Wandel gravierende Probleme in der Erreichung der rechtlich kodifizierten Beitragssatzstabilität auf. Die Axiomatisierung der Beitragssatzstabilität als Gut eigener Art wirft c. t. *nachhaltigkeitsbedingten Rationierungsdruck* auf. Sollte es nicht gelingen, die fiskalischen Rahmenbedingungen hinreichend zu re-generieren, so ist Rationierung unvermeidlich. In diesem Lichte kristallisiert sich der systematische Stellenwert, den die augenblicklichen Debatten zur Reform der Außenfinanzierung des Gesundheitswesens einnehmen.

Die Suche nach Wirtschaftlichkeitsreserven (Rationalisierung vor Rationierung – etwa durch Prozessinnovationen zur Steigerung der Kosteneffektivität (z. B. in Form der transsektoralen Integrationsversorgung: Schulz-Nieswandt & Kurscheid 2004) – leitet bereits zur zweiten Form der Rationierung über.

Die zweite Form des *steuerungsbedingten systemischen Rationierungsdrucks* resultiert aus Vorgängen der Risikoselektion auch unter der Bedingung geltenden Solidarrechts. Risikoselektion kann auf der Ebene des Kassenwettbewerbs um die Versicherten stattfinden. Diese *Ex-ante*-Ebene der Risikoselektion im institutionellen Geflecht von Kassenwahlfreiheit, Versicherungszwang und kassenseitigem Kontrahierungszwang (die GKV-PKV-Problematik außer Acht lassend), soll durch den RSA unterbleiben. Der RSA soll zu Zwecken der Optimierung weiterentwickelt werden in Richtung auf einen direkten Morbiditätsausgleich. Das Problem prozessualer „*Within*"-Selektionen bleibt aber bestehen. Vor allem das sektoral weiterhin stark fragmentierte Gesundheitswesen unter der Bedingung zunehmend pauschaler Vergütungsformen (z. B. das DRG-Regime) wirft Fragen nach Risikoselektionen auf. Antworten werden im Bereich des transsektoralen Versorgungsmanagements und der Qualitätssicherstellung gesucht (Schulz-Nieswandt & Kurscheid 2004). Vor allem der ältere/alte, also der geriatrische Patient, aber auch der chronisch kranke Mensch schlechthin sind von diesen Problemen betroffen (Schulz-Nieswandt 2004 b). Grundlegende Fragen der Medizinkultur, der institutionell gelebten Medizinanthropologie sind damit angesprochen (Schulz-Nieswandt 2004 a).

Die dritte Form besteht in einem *medizinendogenen Rationierungsdruck*. Aus der Medizinethnologie ist der Befund transportiert worden, dass Krankheit ein soziales Konstrukt ist. In Verbindung mit der Dynamik des medizinisch-technischen Fortschritts und unter der Bedingung der Anbieterdominanz auf Grundlage der asymmetrischen Informationsverteilung und anbieterseitiger echter Unsicherheit im diagnostischen Alltag resultiert hieraus, aber auch mitbedingt durch die Einkommenserzielungsinteressen der Anbietersysteme die Tendenz zur latenten Überproduktion. In dem nun in Zeiten fiskalischer Restriktion (Form 1) auftretenden gesundheitspolitischen Bemühungen um einen Abbau der Überproduktion kann es (etwa infolge der angeführten Orientierung auf pauschalvergütende Finanzierungsregime) schnell zu Umkipp-Effekten in Richtung auf eine Unterversorgung kommen (Form 2).

Das Problem der medizinisch-technischen Überversorgung bleibt aber im Auge zu behalten. Hier kommt der Setzung ökonomischer Anreizstrukturen eine berechtigte Bedeutung zu. Die Frage der Überversorgung (man denke etwa an die Debatte um die Antibiotikaresistenz, die sich zum Beispiel an der vorschnellen Verschreibung im Bereich der Mittelohrentzündungen bei Kindern festmacht) ist aber oftmals Ausdruck einer unsicherheitsbedingten Inkongruenz populationsbezogener epidemiologischer Argumentationsebene einerseits und der diagnostischen Individualebene des Einzelfalls andererseits. Entscheidungslogisch handelt es sich um ein Problem des Alpha- und Beta-Fehlers in der Diagnostik. Medizinendogen besteht also eine Art von struktureller Unersättlichkeit. Machbar ist immer mehr (diagnostisch wie therapeutisch) möglich. Was aber soll umgesetzt, in der Behandlungs- und Versorgungspraxis gelebt und schließlich solidarisch finanziert werden? Beispielsweise wird im (nicht nur feministischen) Biopolitikdiskurs der institutionelle wie diskursive Herrschaftsanspruch der Medizin über den weiblichen Körper (etwa in der pränatalen Diagnostik) kritisch erörtert. Auch die zunehmende Medialisierung der Schulkinder ist ein Thema. Sozialversicherungsrechtlich konkretisiert sich dieses Problem als politische Entscheidung über den (evidenz-gestützten) Leistungskatalog. Was soll aufgenommen, was soll ausgeschlossen bleiben? Es handelt sich um einen im Kontext des technischen Fortschritts immer wieder neu zu treffenden Entscheidungsbedarf im binär codierten Mechanismus von Inklusion und Exklusion. Und die Definition des Leistungskataloges hat distributive Wirkungen. Denn die Indikationen sind epidemiologisch letztendlich leib- und somit personengebunden: Wer bekommt also was und wie? Unter der Bedingung der Form 1 der Rationierung wirft die Form 3 also einen gravierenden Selektionsdruck auf. Was soll an Optionen gesellschaftlich ausgeschlossen werden? Wen wird es dann wie treffen? Wie ist das zu begründen?

Anthropologisch muss allerdings beachtet werden, dass es immer anstehenden Regulierungsbedarf hinsichtlich Innen und Außen, Inklusion und Exklusion gibt. Knappheitsmanagement ist eine existenziale Daseinsaufgabe des Menschen. Gerade deshalb ist ja Ethik ebenso eine *Conditio humana*. Ohne gesellschaftlich anerkannte Regeln ist ein sozial akzeptables und ein sozial befriedetes Zusammenleben von Menschen unter Knappheitsbedingungen in der Ressourcensituation nachhaltig nicht möglich.

Die Forminteraktionen sind bereits angedeutet worden. Exogene Restriktionen fiskalischer Art, endogener Bedarfsdruck (epidemiologisch und demografischer Art), Expansion der diagnostisch-therapeutischen Möglichkeitsräume und auch der Patientenerwartungen und schließlich Steuerungsdefizite im System spielen zusammen, kumulieren und verschachteln sich.

Real ist in diesem Lichte mit einem zunehmenden Rationierungsdruck zu rechnen.

Anthropologisch-rechtsphilosophische Argumentationen zu einer sowohl effizienten als auch fairen Sozialordnung

Ausgangsbasis ist eine grundrechtliche Argumentation (vgl. auch Schulz-Nieswandt 2005, die Argumentation von Schulz-Nieswandt 2004, fortführend). Sozialpolitikwissenschaftlich geht diese grundrechtstheoretische Argumentation ein in die Konzeption von Sozialpolitik (ausführlich Schulz-Nieswandt 2005 c), wonach Sozialpolitik definiert wird als Intervention in Lebenslagen im Lebenslauf. Lebenslage wird dabei ressourcentheoretisch auf der Grundlage eines transaktionalistischen Verständnisses (der Wechselwirkung) von Person und Umwelt verstanden. Sozialpolitik dient dabei der ressourcenabhängigen Chance der Person, den Entwicklungsaufgaben der menschlichen Persönlichkeit im Lebenszyklus gerecht zu werden, also die An- und Herausforderungen im Lebenslauf zu bewältigen.

Die anthropologischen Vorüberlegungen gehen also von einer komplexen Stellung des Menschen zwischen den Anforderungen der Selbständigkeit, der Selbstverantwortlichkeit, der sozialen Mitverantwortlichkeit und der gesellschaftlichen Ressourcenabhängigkeit aus (Schulz-Nieswandt 2005c). Die grundrechtstheoretische und somit rechtsphilosophische Grundlegung dieser Sozialpolitiktheorie resultiert aus der Annahme des sozialen Grundrechts einer Chance zu einer freien Entfaltung der menschlichen Persönlichkeit (Schulz-Nieswandt 2005).

Eine tiefere Explikation der grundrechtstheoretischen Fundierung einer solchen ontogenetisch orientierten sozialpolitischen Interventionslehre in ihrer personenzentrierten und lebenslauforientierten Lebenslagenbezüglichkeit kann im Rückgriff auf Ladwig (1999) erfolgen, der im Rekurs auf die rechtsphilosophischen Entwürfe von Dworkin und Rawls ein eigenständiges Argumentationsgebäude entwickelt hat (ausführlicher in Schulz-Nieswandt 2005 c).

Ladwig argumentiert zunächst im Rahmen einer idealen Theorie distributiver Gerechtigkeit, die er als zwingende Entfaltung des Personalitätsstatus des Menschen versteht. Es geht um die Selbstentfaltungschancen des Menschen im Lebenslauf, die er selbstverantwortlich zu realisieren hat, die aber als Chancenstruktur den Menschen zurückverweist auf die Notwendigkeit einer egalitären Ausgangsverteilung der relevanten Ressourcen. Diese egalitäre Ausgangsverteilung kann sich nicht nur auf marktrelevantes Einkommen beziehen (wie bei Dworkin), sondern zieht einen ganzen Katalog an Grundrechten nach sich (dessen Bestimmung in der Rawls-Exegese umstritten ist). Ladwig definiert diesen Katalog im Rückgriff auf ein Ressourcenkonzept (das der vom Verfasser vertretenden Lebenslagentheorie nahe steht), das personale Kompetenzen ebenso berücksichtigt wie Zugangschancen zur sozialen Infrastruktur.

Wäre die Ausgangsverteilung egalitär gestaltet, wäre die soziale Differenzierung in der Gesellschaft „Neid-Test-robrust" und insofern unproblematisch. Allerdings bleibt das Problem des Mitleids mit selbstverschuldeten prekären Lebenslagen bestehen, ein Problem, das Ladwig durch einen empathiegesteuerten „Selbstüberheblichkeitstest" gelöst sehen will: „Könnte mir das gleiche Fehlverhalten nicht auch passieren?" Dieses Problem verweist anthropologisch auf Grundfragen eines universalistischen und unbedingten Mitleids als archetypische Basis einer jeden Gesellschaft (Schulz-Nieswandt 2003 z. B. erläutert dies an der Figuration der frühchristlich-paulinischen Gemeinde).

Nun ist aber eine egalitäre Ausgangsverteilung (aus vielerlei, hier nicht darzulegenden Gründen) real kaum möglich. Ladwig argumentiert daher, dass es in der sozialen Wirklichkeit zu einem Mischungsverhältnis von anzustrebender Chancengleichheit (distributive Gerechtigkeit) und korrigierender Umverteilung im Lebenslauf (re-distributiver Gerechtigkeit) kommen muss. Zu den re-distributiven Mechanismen gehört das Steuersystem (mit seinen Steuerarten und Tarifverläufen) und das Sozialversicherungswesen, das im Fall der deutschen GKV innerhalb von Grenzen (Pflichtversicherungsgrenze, Bruttolohnbezogenheit der Beitragsbemessung etc.) umverteilungsintensiv ausfällt (Schulz-Nieswandt 2002).

In einer realen unvollkommenen Welt muss es also Korrekturen gesellschaftlich nicht akzeptierter Ausmaße und Formen sozialer Ungleichheit geben, da diese Muster abweichen von jenen Formen sozialer Differenzierung, die unter den Bedingungen perfekter distributiver Gerechtigkeit (Egalität der Ausgangsverteilung der Chancen). Aber: Die Nichtbenachteiligten dürfen nicht so belastet werden, dass deren eigene Selbstentfaltung gefährdet wird.

Diese – hier nur grob skizzierte – Theorie sozialer Gerechtigkeit ist nicht nur höchst passungsfähig hinsichtlich der Debatte um die Notwendigkeit einer solidarischen Krankenversicherung. Die Überlegungen arbeiten der Theorie einer sowohl effizienten als auch fairen Sozialordnung zu.

Neuere EU-rechtliche und EU-politische Entwicklungen in Beziehung zum deutschen Recht

Knapp sollen noch neuere EU-rechtliche und EU-politische Entwicklungen (Schulz-Nieswandt 2005 b) angesprochen werden. Im Zentrum steht die Beobachtung, dass die EU-Verfassung mit der Aufnahme der Grundrechtscharta von Nizza einen Schub der sozialen Vergrundrechtlichung auslösen kann, in dem wohl auch dem EuGH wiederum eine dynamische Rolle zukommen wird (vgl. insgesamt Schulz-Nieswandt u. a. 2005). Die Sicherstellung der sozialen Zugangschancen zu den Systemen sozialer Sicherung und der sozialen Dienstleistungen (zur Daseinsvorsorge vgl. Schulz-Nieswandt 2005 a), wie sie auch im Komplex der Ziele der Nachhaltigkeit, der Qualitätssicherung und der sozialen Zugangschancen im Rahmen der Offenen Methode der Koordinierung thematisiert wird, wird ein zentraler Gesichtspunkt in der Genese eines europäischen Sozialmodells darstellen.

Struktureller Hintergrund im EU-Mehr-Ebenen-System ist der Tatbestand des europäischen Verfassungsverbundes, dem sozialarchitektonisch das Modell eines kooperativen Föderalismus entspricht.

Das deutsche GG kennt, anders als einige Länderverfassungen, keine sozialen Grundrechte. Aber das GG – insbesondere der Art. 20 GG in Verbindung mit Art. 2 GG im Lichte des Art 1 GG – ist heute zwingend im Lichte einer Hermeneutik der Wechselwirkung zur 60-jährigen Sozialpolitikentwicklung in Deutschland so zu lesen, als ob es soziale Grundrechte gäbe (Schulz-Nieswandt 2005): Vgl. etwa § 1 SGB I. Der ältere dogmatische Streit über die Unvereinbarkeit von Rechtsstaats- und Sozialstaatsprinzip ist überholt. Schutzrechte und Förderrechte gehören zusammen. Das Grundrecht auf freie Entfaltung der Persönlichkeit bedarf einer materialen Sozialpolitik der Förderung. Dieses grundrechtliche Denken ist passungsfähig zur oben knapp skizzierten Auffassung von der Sozialpolitik als ressourcentheoretisch orientierte, lebenslagenbezogene Intervention im Lebenslauf zur Förderung der Bewältigungschancen der Person in Bezug auf die An- und Herausforderungen im Lebenszyklus (Schulz-Nieswandt 2005 c). Die rechtsphilosophische Argumentation und der ontogenetische Zugang zur Sozialpolitik wirken also komplementär und gehen letztendlich eine Synthese als Argumentationsgebäude ein.

Fazit

Es gibt keine wissenschaftliche Lösung des Rationierungsproblems. In einer Welt der Knappheiten kann es trotz kollektiv geteilter ethischer Systeme zu Zielkonflikten kommen. Form 2 des Rationierungsdrucks muss solidarsystemkonform reduziert werden. Das ist die – nicht einfache – Aufgabe der Gesundheitspolitik als Steuerungspolitik, vor allem im Lichte der Wirksamkeit der Form 1. Die Form 3 – die endogene Dynamik der Medizinentwicklung – wird immer ein systemtheoretisches Problem bleiben: Um eine gesellschaftliche Definition der Demarkationslinie, durch die die Inklusions-Exklusions-Problematik „Was ist sozialversicherungsfähig?" einer Entscheidung, keiner (endgültigen) Lösung zugeführt wird, wird keine Gesellschaft zu keinem historischen Zeitpunkt herumkommen.

Das Problem der Überversorgung im Medizinsystem wirft ein Licht auf die Politische Ökonomie des systemischen Geschehens: Immer dann, wenn die endogene Medizindynamik auch ökonomisch von Interessen getragen wird (Medizinsektor als Arbeitsmarkt, als Wachstumsbranche, als Sektor der Einkommensgenerierung), ist ein Aufbrechen der Strukturen schwierig. Epidemiologisch ist bekannt, dass die Lebensqualität, auch die Lebenserwartung immer mehr in stärkerer Weise vom Charakter des menschlichen Zusammenlebens abhängen. Die Theorie des Sozialkapitals besagt, dass das Leben in Reziprozitätsbeziehungen, das Erleben eines Vertrauensklimas und die vernetzte Lebensführung salutogenetisch wirken.

Die neuere EU-rechtliche Entwicklung wird die Relevanz des Prinzips der Sicherstellung sozialer Zugangschancen zu rationierungsgefährdeten Bereichen sozialer Leistungen und Diensten stärken helfen. Doch allein schon aus der eigenen deutschen Verfassungsauslegung ist das Argument bekannt, dass die verfassungsrechtliche Verankerung sozialer Grundrechte nicht die Höhe der sozialen Leistungen und auch nicht die Formen der Leistungserstellung determinieren kann. Grundrechte stellen nur einen Vektor in der Architektonik der Sozialsysteme dar; zu den anderen Vektoren zählen der der ökonomischen Machbarkeit und der der politischen Durchsetzungsfähigkeit. Ressourcenknappheiten und Interessenskonstellationen sind aber historische Variablen im sozialen Raum. Hinzu kommt noch eine Pfadabhängigkeit der Entwicklungen. Letztendlich muss jede politisch verfasste Gesellschaft des Spektrums demokratischer Regimetypen die Konflikte und

Spannungen leben; eliminieren kann man sie nicht. Über die historischen Möglichkeiten und sozialen Kräftefelder kann aber kein Verfassungsrecht verfügen. Aber neben Interessen wirken auch Ideen auf die Geschichte der Gesellschaft. Die Solidaridee gehört bleibend zu diesem Potenzial kognitiver Deutungsmuster der Menschheitsgeschichte (Schulz-Nieswandt 2003).

Allein die steigende Lebenserwartung wird historisch ganz neuartige Daseinsaufgaben moderner Gesellschaften aufwerfen. Die anstehenden medizinethischen, auch pflegeethischen Fragen stehen erst am Anfang ihrer Elaborierung. Antworten hat die Gesellschaft noch lange nicht gefunden. Gefunden werden müssen kollektiv geteilte Regeln im Umgang mit Knappheiten. Dann wird Ethik optimal gelebt – unter den Restriktionen der Geschichte, zu denen anthropologisch die (psychomythologisch von Anbeginn überlieferte) Fehlbarkeit und die Unvollkommenheit des Menschen zählen.

Literaturnachweis

Busch, Kathrin (2004): *Geschickte Gaben*, München: Fink

Ladwig, B. (1999): „Erweiterte Chancengleichheit". In: Münkler, H./Llanque, M. (Hrsg.): *Konzeptionen der Gerechtigkeit*, Baden-Baden: Nomos, S. 365–394

Schulz-Nieswandt, Frank (2002): *Zur Genossenschaftsartigkeit der Gesetzlichen Krankenversicherung*, Weiden-Regensburg: Eurotrans Verlag

Schulz-Nieswandt, Frank (2003): *Herrschaft und Genossenschaft*, Berlin, Duncker & Humblot

Schulz-Nieswandt, Frank (2004). *Geschlechterverhältnisse, die Rechte der Kinder und Familienpolitik in der Erwerbsarbeitsgesellschaft*, Münster, Lit

Schulz-Nieswandt, F. (2004 a): „Neue Vertragsstrukturen: Beitrag zu einer effizienten Medizinkultur". In: *Die Krankenversicherung* 56 (10), S. 251–255

Schulz-Nieswandt, Frank (2004 b): „Die Zukunft der gesundheitlichen Versorgung von alten Menschen". In: *Sozialer Fortschritt* 53 (11+12)

Schulz-Nieswandt, Frank (2005): *Auf dem Weg zu einem Europäischen Familien(politik-)-leitbild? Thesen zum komplexen Wandlungsprozess der Überwindung eines arbeitnehmerzentrierten koordinierenden EU-Arbeits- und Sozialrechts* (i. D.)

Schulz-Nieswandt, Frank. (2005 a): „Daseinsvorsorge in der EU". In: Linzbach, Christoph u. a. (Hrsg.): *Die Zukunft der sozialen Dienste vor der Europäischen Herausforderung*, Baden-Baden, Nomos (i. D.)

Schulz-Nieswandt, Frank (2005b): „Dienstleistungen von allgemeinem Interesse, die Offene Methode der Koordinierung und die EU-Verfassung". In: *Sozialer Fortschritt* (i. V.)

Schulz-Nieswandt, Frank (2005 c): *Sozialpolitik und Alter*, Stuttgart: Kohlhammer (Grundriss Gerontologie, Bd. 5) (i. V.)

Schulz-Nieswandt, Frank/Kurscheid, Clarissa (2004): *Integrationsversorgung*, Münster: Lit

Schulz-Nieswandt, Frank u. a. (2005): *Die Genese des europäischen Sozialbürgers im Lichte der neueren EU-Rechtsentwicklungen*, Münster, Lit (i. V.)

Stegbauer, Chr. (2002): *Reziprozität*, Opladen: Westdeutscher Verlag

Wagner-Hasel, Beate (2000): *Der Stoff der Gaben*, Frankfurt am Main/New York: Campus

Ulrike Schulze

Selbstbestimmt in der letzten Lebensphase – im Spannungsfeld zwischen Autonomie und Fürsorge.
Ergebnisse aus dem kommunalen Forschungsprojekt *LIMITS* Münster[1]

Einleitung

Trotz zukunftsweisender Ansätze in der Sterbebegleitung fehlen bisher strukturell abgesicherte und damit verlässliche Lösungen zur Vermeidung inhumaner Sterbeverläufe. Vor allem in Notfall- und damit in akuten Entscheidungssituationen stehen Angehörige und professionelle Helferinnen und Helfer oftmals vor der Frage nach dem Willen der Betroffenen. Um Würde und Selbstbestimmung in der letzten Lebensphase sicherzustellen – insbesondere, wenn Menschen nicht mehr einwilligungsfähig sind – müssen die bisher noch „insulären" Anstrengungen in unterschiedlichen Organisationen und von verschiedenen Professionen zusammengeführt und miteinander abgestimmt werden.

Das Modellprojekt *LIMITS* in Münster hatte zum Ziel, Anliegen und Probleme aufzuzeigen, die im Hinblick auf die Selbstbestimmung von Menschen an ihrem Lebensende entstehen, und zwar aus der Perspektive von
- alten Menschen – zu Hause wie auch in Altenheimen lebend,
- Angehörigen und
- professionellen Helfern: von Hausärzten, Pflegenden in der stationären Altenpflege und in ambulanten Diensten.

Aus dieser Zusammenschau und ergänzt durch Experteninterviews mit
- Ärzten, Pflegenden und Seelsorgern aus Akutkrankenhäusern

---

1 Das Projekt stand unter der Trägerschaft der Forschungsgruppe Pflege und Gesundheit e. V. Es wurde gefördert von der Stiftung des Landes NRW für Wohlfahrtspflege, dem Ministerium für Arbeit und Soziales, Qualifikation und Technologie des Landes NRW, der F. u. I. Buschmann-Stiftung Münster, der Stadt Münster.

wurden Konzepte abgeleitet, die dazu beitragen, Selbstbestimmung zum Leitwert der Sterbebegleitung zu erheben. Sie zielen sowohl auf eine Vorsorge für die letzte Lebensphase ab, als auch auf die Sterbephase.

Der Artikel gibt einen Überblick über die Ergebnisse, die aus quantitativen wie qualitativen Befragungen der Beteiligten gewonnen werden konnten und stellt daraus abgeleitete Instrumente und Konzepte vor. Sie richten sich an den einzelnen Bürger, an professionelle Helfer(innen) in Organisationen, aber auch an die Kommune und zeigen Wege zu verbesserter Kommunikation und Konsensfindung auf. Hierbei wird ausblickend auf das Verhältnis von Autonomie und Fürsorge verwiesen, das sich in der Arbeit des Modellprojektes als wesentliches Thema gezeigt hat.

Problem- und Bedarfsanalyse

Ein erstes Ziel bestand darin, die Probleme und Anliegen aller – die letzte Lebensphase Erlebenden wie Begleitenden – aufzuzeigen und zusammenführend zu betrachten.

Befragt wurden Pflegende in Seniorenheimen (n = 109) und ambulanten Pflegediensten (n = 102). Die Untersuchungen erfolgten mittels standardisierter Fragebogenerhebungen, denen Experteninterviews vorausgegangen waren. Eine Befragung von niedergelassenen Allgemeinmedizinern/Internisten (n = 59) ist ebenso standardisiert und nach einer vorherigen explorativen Phase durchgeführt worden. Darüber hinaus wurden Daten erhoben von Bewohnern in Seniorenheimen[2] (n = 47) und alten Menschen, die selbstständig leben und keinen Pflegebedarf haben.[3] Letztere Erhebung wurde zusammen mit Seniorenstudierenden der Universität Münster durchgeführt und wurde aufgrund dessen zu einer intragenerationellen Befragung (n = 19). Diese Untersuchungen erfolgten qualitativ, gestützt durch Interviewleitfäden.

Darüber hinaus sind narrative Interviews mit Personen (n = 13) geführt worden, die in einer akuten Notsituation stellvertretend für einen Angehörigen entschieden hatten. In Krankenhäusern wurden ergänzend Ärzte und Pflegende der Inneren Medizin, der Intensivmedizin und der Geriatrie wie auch Seelsorger interviewt.

---

2 Diese Untersuchung erfolgte in Kooperation mit Fr. Prof. Dr. Ch. Rohleder und Studierenden vom Fachbereich Sozialwesen der Kath. Fachhochschule Münster.
3 Alle Untersuchungsergebnisse sind – unter unterschiedlicher Autorenschaft – dokumentiert in: Schulze/Niewohner (2004).

Die wesentlichen Ergebnisse werden nachfolgend in einem komprimierten, vergleichenden Überblick vorgestellt.

Die Ärztinnen und Ärzte

Vor allem Pflegende beklagten die Nicht-Erreichbarkeit der Ärzte – gerade mittwochs und an Wochenenden. Sie führe oftmals zu unnötigen Krankenhauseinweisungen Sterbender. Alle – auch die Ärzte selbst – sagten: Ärzte haben zu wenig Kenntnisse in der Palliativmedizin, und insbesondere der Schmerztherapie. Somit ist weiterhin Kuration oftmals alleiniges Ziel ärztlichen Handelns. Pflegende erleben sich immer wieder als zu wenig einbezogen in akute Entscheidungssituationen: „Uns hört ja keiner" ist eine typische Aussage und eine Forderung lautete daher: „Würdiges Sterben ohne Schmerzen sollte im Vordergrund stehen und muss vor allem von Ärzten erkannt und umgesetzt werden."

Die Pflegenden

Der Zeit- und Fachkräftemangel steht im Vordergrund pflegerischer Defizite; in der ambulanten Pflege wirkt sich zudem der häufige Personalwechsel negativ aus. Ärzte bemängeln jedoch auch die ungenügenden Konsens- und Zielabsprachen mit Pflegenden. Maßgeblich entscheidend für Krankenhauseinweisungen sind ethische und juristische Unsicherheiten Pflegender; so verweisen diese immer wieder auf Probleme bezüglich der Ernährung, häufiger aber hinsichtlich der Flüssigkeitszufuhr bei Sterbenden: „Wir können sie ja nicht verdursten lassen" so eine stets wiederkehrende Aussage. Hier sind vor allem die Kenntnisse in Palliative Care noch zu wenig in den Arbeitsalltag integriert.

Die Angehörigen

Angehörige haben Angst vor Verantwortung bei der Pflege Sterbender und reagieren in Akutsituationen oft panisch. Sie fühlen sich von der Pflege gerade in diesen Situationen oftmals überfordert. Vor allem Ärzte zeigten zudem auf, dass das so genannte Töchterpflegepotenzial in der Kommune spürbar abgenommen hat, die zumeist weiblichen pflegenden Angehörigen stehen nicht mehr in dem Umfang zur Verfügung, wie das noch in früheren Generationen der Fall war.

Alte Menschen

Alte Menschen hoffen vor allem auf Schmerzfreiheit und haben diesbezüglich hohe Erwartungen an den Arzt. Sie kommunizieren ihren Willen jedoch selten. Eine typische Aussage einer Heimbewohnerin lautete: „Ich würde mich da nach dem Arzt richten. Gar nicht viele Ansprüche machen. Ich würde dem Arzt meinen Zustand sagen, wenn ich das noch könnte und sonst so nehmen wie der das verfügt."[4]

Lebenswelt und Alltagshandeln

Die konzeptionelle Arbeit von *LIMITS* erfolgte auf der theoretischen Basis des von Schütz/Luckmann entwickelten Lebensweltansatzes: „Unter alltäglicher Lebenswelt soll jener Wirklichkeitsbereich verstanden werden, den der wache und normale Erwachsene in der Einstellung des gesunden

Menschenverstandes als schlicht gegeben vorfindet." (Schütz/Luckmann 1979: 25) Die Begriffe „Lebenswelt" und „Alltagshandeln" sind eng miteinander verbunden. Die Lebenswelt ist öffentliche Welt, das heißt uns allen gemeinsame, „intersubjektive" Welt (Schütz 1993: 25). Mitmenschen können miteinander handeln, weil sie den Symbolen die gleiche Bedeutung zuschreiben. Alltagswelt als soziale Welt versteht sich unter dem Phänomen des Typisierens. Die jeweilige Art der Typisierung wird vom Standpunkt der sozialen Gruppe bestimmt. Die Typisierung wechselt also von Gruppe zu Gruppe und innerhalb derer im Laufe der Geschichte. Typisierung, auch „verfügbarer Wissensvorrat" (ebd.) genannt, bildet den Orientierungsrahmen für das Leben in der Alltagswelt.[5]

So konnten folgende Lebenswelten, mit den jeweiligen, an der Sterbebegleitung beteiligten Akteuren sowie ihren spezifischen Problemlagen skizziert werden:
- Lebenswelt selbstständig lebender Menschen,
- Lebenswelt Altenheim,

---

4 Rohleder (2004: 80).
5 Es sei an dieser Stelle darauf verwiesen, dass die Nutzung des Konzeptes im Hinblick auf die Operationalisierung von Relevanzstrukturen des Handelns im Rahmen eines Projektes zur Förderung kommunikativer Kompetenz an der Universität Osnabrück erfolgte. Vgl. Dornheim u. a. (2003).

- Lebenswelt ambulant versorgter Menschen,
- Lebenswelt Krankenhaus.

Nachfolgend wird die komplexe Problemlage, die sich abzeichnet, wenn alle Akteure und ihre Anliegen in Beziehung zueinander gesetzt werden, beispielhaft an der „Lebenswelt Altenheim" aufgezeigt:

Altenheimbewohner haben vor allem Angst vor langem Siechtum und stellen in diesem Zusammenhang hohe Erwartungen an den Arzt. Sie halten ihre jeweiligen Ärzte für kompetent, schreiben ihnen ausreichende Fähigkeiten in der Schmerztherapie zu und verlassen sich darauf, dass sie im Notfall in ihrem Sinne sorgen werden. Es besteht eine große Angst vor Krankenhauseinweisung und lebensverlängernden Maßnahmen: „Ich möchte nicht an Schläuche angeschlossen werden." Aber nur eine Minderheit der Altenheimbewohner verfügt über ein Dokument, das Auskunft über ihren Willen gibt, wie beispielsweise eine Patientenverfügung. Insbesondere fehlen Hinweise zum Willen nicht-einwilligungsfähiger Bewohner. Im Hinblick auf die Ärzte steht die Nicht-Erreichbarkeit im Vordergrund, das heißt die hohen Bewohnererwartungen scheitern schon im Ansatz. Der Vertretungsarzt oder auch der Notarzt kennt den Bewohner nicht gut genug, um seinen Willen ermitteln zu können. In Notfällen verhindert der Handlungsdruck des Notarztes eine Ermittlung des Bewohnerwillens.

Ihre Kenntnisse in Schmerztherapie und Palliativversorgung bewerten die Ärzte selbst als unzureichend. Darüber hinaus zeichnet sich ärztliches Handeln noch immer durch ein mangelndes Einbeziehen der pflegerischen Kompetenz in die Entscheidungsfindung aus.

Somit wird deutlich, dass vorhandene, aber nicht, (insbesondere auch schriftlich) übermittelte Bewohnerwünsche und -ängste auf unzureichende strukturelle wie fachliche Ressourcen seitens der Hausärzte treffen.

Angehörige wiederum sind gerade in Notfällen überfordert. Ihnen fällt es schwer, im Sinne ihrer Verwandten zu entscheiden, besonders wenn mehrere Angehörige beteiligt sind. Oftmals kommt es zu Uneinigkeiten, vor allem wenn der Bewohnerwille dem Denken Angehöriger entgegensteht.

Pflegende haben offensichtlich einen hohen Einfluss auf die Einweisung schwerstkranker und sterbender Menschen in Krankenhäuser. Hierfür sind vor allem rechtliche und ethische Unsicherheiten verantwortlich: „Wir können ihn/sie doch nicht verhungern/verdursten lassen." Zudem werden diese

Unsicherheiten und daraus resultierende schwierige ethische Entscheidungssituationen selten kommuniziert. Pflegende beklagen darüber hinaus ihren eigenen Mangel an Fachkompetenz im Umgang mit sterbenden Menschen. Es wird deutlich, wie sehr hohen – jedoch selten geäußerten und somit unbekannten – Bewohnererwartungen unzureichende Fähigkeiten wie Möglichkeiten der anderen Beteiligten gegenüberstehen, die zudem durch mangelnde Gesprächs- und Verhandlungsbereitschaft der Professionellen verstärkt werden.

Aus dieser Gesamtschau wurden als *ein* Instrument Agenden für die einzelnen Lebenswelten entwickelt bzw. gemeinsam mit den jeweiligen Institutionen erarbeitet.

Agenda „Altenheim"

Formuliert wurde also: Was zu tun ist, und zwar wiederum an den beteiligten Gruppen orientiert. Das bedeutet für die:

Bewohner

1. Stärkung der Selbstverantwortung für die Gestaltung des Lebensendes
2. Vermeidung von Krankenhauseinweisungen durch Vorsorge (gezielte Absprachen, Patientenverfügungen)
3. Enttabuisierung von Tod und Sterben (Rituale)
4. Entwicklung eines Leitfadens zum Vorgehen bei der Ermittlung des mutmaßlichen Willens, (der noch sehr selten ermittelt wird)

Angehörigen

1. Vorbereitung der Angehörigen auf Notsituationen und Unterstützung durch professionelle Helfer (insb. in Entscheidungssituationen)
2. Verbesserte Kommunikation/Kooperation mit Angehörigen: gezielte Absprachen *zum erwartbaren Krankheitsverlauf* (der erwartbare Verlauf wird selten thematisiert)

Pflegekräfte

1. Zielabsprachen mit den Beteiligten fördern/Verantwortung teilen
2. Vorbereitung der Pflegekräfte auf Notsituationen (das bedeutet sowohl Selbstreflexion als auch Training von Fertigkeiten, die in Akutsituationen zu konkreten Handlungen befähigen)
3. Förderung der Fachkompetenz durch Fort- und Weiterbildung (insb. in Palliative Care)

Ärzte

1. Erreichbarkeit der Ärzte erhöhen, zum Beispiel durch kommunale Versorgungsnetze (in einigen Städten sind inzwischen so genannte Ringdienste gegründet worden, innerhalb derer Hausärzte sich im Stadtteil kollegial vertreten)
2. Zielabsprachen mit den Beteiligten fördern/Verantwortung teilen
3. Fort- und Weiterbildung der Ärzte in Palliativmedizin; insbesondere Schmerztherapie

Förderung palliativer Kultur

Zur Förderung einer palliativen Kultur, was letztendliches Ziel des Projektes war, mussten Maßnahmen und Instrumente entwickelt werden, die einzelne Personen ansprechen. Solche, die sich an Organisationen (wie Krankenhäuser, Altenheime, ambulante Dienste) richten sowie Maßnahmen, die auf die Kommune (bzw. den Stadtteil) abzielen.

Neben der Entwicklung von und der Arbeit mit Agenden, entwickelte *LIMITS* ein Beratungskonzept im Hinblick auf die Stärkung der Selbstverantwortung (u. a. durch Patientenverfügungen)[6]. Des Weiteren entstand eine Matrix, die bei der Entscheidung für oder gegen künstliche Ernährung[7] unterstützen kann. Die Methode der ethischen Fallbesprechungen wurde problemspezifisch modifiziert[8].

---

6 Vgl. Niewohner (2004).
7 Vgl. Uhländer-Masiak/Niewohner (2004).
8 Vgl. Ebd.

Ein wichtiger Schritt gelang durch die Entwicklung eines Notfallbogens[9], einer verkürzten Patientenverfügung, der den Pflegenden als Beleg des Bewohner- beziehungsweise Patientenwillens dient. Dieser Notfallbogen wird vom Hausarzt in vorwegnehmender Gewährsträgerschaft und ebenso von der leitenden Pflegekraft unterschrieben. Der Notfallbogen kann vom Notarzt in zehn Sekunden gelesen werden und somit in aller Kürze den Patientenwillen dokumentieren. Er ist von der Website der Ärztekammer Westfalen Lippe (www.aekwl.de) abrufbar.

Nicht zuletzt ist die Entwicklung und Durchführung einer spezifischen 20-stündigen Fortbildung zu Palliativmedizin/Palliative Care[10] von Bedeutung. Deren besondere Merkmale waren, dass sie
- disziplin- wie auch
- institutionenübergreifend und
- kommunal ausgerichtet war.

So nahmen Ärzte, Kranken-, Kinderkrankenschwestern und Altenpflegekräfte teil. Sie sind in Krankenhäusern – und dort in unterschiedlichen Disziplinen –, in Altenheimen wie auch in ambulanten Diensten tätig, sie arbeiten zum Teil im Angestelltenverhältnis, teils selbstständig. Zudem leben beziehungsweise arbeiten alle in einer Stadt, was einen informellen Austausch und vor allem die Entwicklung kommunaler Netze entschieden förderte.

Abschließende Betrachtung und Folgerungen

Eine Enttabuisierung des Sterbens und damit die Förderung des Bewusstseins der eigenen (Mit-)Verantwortung für lebenswichtige Entscheidungen in der letzten Lebensphase stellt eine – auch gesellschaftlich – bedeutsame Aufgabe dar. Die selbstverantwortliche Beschäftigung jedes Einzelnen mit Fragen der Lebens- und Therapiegrenzen sollte Ziel sein und impliziert unter anderem die Auseinandersetzung mit vorsorgenden Verfügungen (Patienten-, Betreuungsverfügung, Vorsorgevollmacht).

Die *Qualität von Entscheidungen* in Akut- beziehungsweise Notfallsituationen wird maßgeblich beeinflusst durch:

---

9 Vgl. Zeller (2004).
10 Vgl. Schulze (2004).

1. Kommunikation, Kompetenz und Konsens: So ist vor allem Entscheidungskompetenz im Sinne von „shared-decision-making" zu fördern.
2. Antizipation von und der Vorsorge für Notfallsituationen. Hierauf müssen alle Beteiligten vorbereitet werden.

Wenn Pflegende häufig darauf hinweisen „nicht gehört" oder von „Entscheidungen ausgeschlossen" zu werden, Ärzte jedoch die Ermittlung des Patientenwillens als schwierig erleben, so werden hier Diskrepanzen deutlich, die eine Verbesserung von Kommunikations- und Kooperationsstrukturen unverzichtbar machen. Ärzte wie auch Pflegende – und zwar sowohl in häuslicher als auch in stationärer Pflege – wünschen sich eine Förderung der Kommunikation aller Beteiligten und beklagen mangelnde Zielabsprachen. Ärzte erwarten von Pflegenden eigenständige, differenzierte Rückmeldung und wünschen – insbesondere im ambulanten Bereich – „Face-to-face-Kontakt". Eine Förderung der Kommunikation ist vor allem im Rahmen ethisch schwieriger Entscheidungen von großer Bedeutung.

Grundsätzlich muss der Zusammenhang zwischen personaler Autonomie und institutionellem Zwang diskutiert werden. Wenn der personalen Autonomie eine systemische Unfreiheit entgegenwirkt, kann die Selbstbestimmung immer nur so groß sein, wie es das System zulässt. Dieses wirft die Frage auf, welche Bedeutung der Autonomie in stationären Kontexten überhaupt zukommen kann.

Selbstbestimmung wird gefördert, indem

1. Wünsche und Ängste bezüglich der letzten Lebensphase artikuliert werden,
2. professionell Beteiligte eine dahingehende Unterstützung ihrer Klientel als originären Arbeitsauftrag verstehen lernen. (Das gilt u. a. für Pflegende.)

Vor dem Hintergrund der Forschungsergebnisse fällt auf, dass alte Menschen in Institutionen der stationären Altenhilfe zwar durchaus Wünsche im Hinblick auf ihre letzte Lebensphase äußern – wie Schmerzfreiheit, keine Krankenhauseinweisung – diese jedoch selten schriftlich verfügt haben. Neben einem „Vertrauensvorschuss" alter Menschen an die Institutionen scheint eine eher fatalistische Haltung vorherrschend zu sein, im Sinne von „... man muss sich dem Schicksal fügen". Begleitet wird sie von der Hoffnung, dass andere, wie beispielsweise Angehörige oder der Hausarzt, schon sorgen werden. Die-

se Hoffnungen und Ängste werden von den alten Menschen jedoch selten kommuniziert. Die Bedeutung des Wissens um Einstellungen/Haltungen und Wünsche Sterbender hoben auch die befragten Angehörigen hervor: „Kommunikation in der Familie/im Freundeskreis über Abschiednehmen, Sterben und Tod bildet die Voraussetzung dafür, dass ein ‚Loslassen' möglich wird und eine Entscheidung im Sinne des Schwerkranken getroffen werden kann."
Autonomie muss
1. konzeptionell und strukturell in den Institutionen des Gesundheitswesens verankert werden: stets als Option und nie als Verpflichtung!
2. Gesellschaftlich geforderter Autonomie muss Fürsorge zur Seite gestellt werden.

Die letzte Lebensphase ist bedroht von zunehmender Abhängigkeit. Somit ist höchstmögliche Selbstbestimmung wünschenswert und sie gilt es im Hinblick auf das Lebensende abzusichern. Selbstbestimmung kann in der „Risikogesellschaft" jedoch noch eine andere Bedeutung erhalten: Sie wird möglicherweise zur Selbstverpflichtung. Staatliche Unterstützungssysteme greifen immer weniger, Lebensläufe werden zunehmend diskontinuierlich (Scheidungen/Familienwechsel; Arbeitsplatzwechsel/berufliche Mobilität) und soziale Netze werden brüchiger.

In ihrer negativsten Konsequenz kann Autonomie als gesellschaftliche Ausgrenzung verstanden und wirksam werden. Wenn sich eine Gesellschaft Fürsorge nicht mehr leisten kann oder will, werden ihre hilfebedürftigen Mitglieder zur Selbstbestimmung verpflichtet. Es ist fraglich, inwieweit Selbstbestimmung als Leitwert absolut gesetzt werden darf beziehungsweise inwieweit dieser gesellschaftlich geforderten Autonomie Fürsorge zur Seite gestellt werden muss.

Daher ist Autonomie nicht als isolierte und feststehende Begrifflichkeit zu diskutieren. Selbstbestimmung geschieht immer in einem konkreten, sie bestimmenden situativen Zusammenhang, das heißt sie ist kontextgebunden. Sie ist unter anderem abhängig vom Bildungs- wie auch aktuellen Informationsstand der Beteiligten, von der Krankheitsperspektive und vom Vorhandensein und der Ausprägung sozialer Netze.

Autonomie steht nicht allein, sie bedarf stets der Fürsorge anderer. Und zwar in Form von Gesprächen und Information anderer über den eigenen Willen, durch das Versprechen, in existenziell gefährlichen Situationen für die Umsetzung des Willens des Sterbenden zu sorgen sowie in Form von aktiver Sorge in Notsituationen.

Literatur[11]

Dornheim, J./Busch, J./Schulze, U./Silberzahn-Jandt. G. (2003): „Ein empirisch begründetes Bildungsmodell zur Förderung der kommunikativen Kompetenz in der Pflege". In: *PR-INTERNET* 3/2003, S. 108–123

Niewohner, S.* (2004): „Individuelle Beratung bei der Erstellung einer Patientenverfügung. Ein Konzept"

Niewohner, S./Uhländer-Masiak, E. (2004)*: „Ethische Fallbesprechungen – Entscheidungsfindung und Kompetenzentwicklung"

Rohleder, Ch. (2004)*: „,Das Sterben ist nicht so schlimm, aber das wie!' – Wünsche und Bedürfnisse von Bewohnerinnen und Bewohnern von Altenpflegeheimen für ihre letzte Lebensphase"

Schulze, U. (1997): *Handlungslernen im Feld geriatrischer Pflege. Ein Konzept zur Initiierung von Lernprozessen*, Oberhausen

Schulze, U. (1999): „Praxissemester – Moratorium oder Berufseinstieg? Ergebnisse der Evaluation". In: Bock-Rosenthal, E. (Hrsg.): *Professionalisierung zwischen Praxis und Politik. Der Modellstudiengang Pflegemanagement an der Fachhochschule Münster*, Bern, S. 240–256

Schulze, U. (2001): „Öffnen sich bundesdeutsche Berufsschulen der Pflegewissenschaft? Eine Untersuchung zu beruflichen Perspektiven für Lehrerinnen und Lehrer an berufsbildenden Schulen mit der beruflichen Fachrichtung ‚Pflege'". In: *PR-INTERNET* 9/2001, S. 172–181

Schulze, U. (2004)*: „Interdisziplinäre Fortbildung ‚Palliative Care/Palliativmedizin'"

Schulze, U./Niewohner, S. (Hrsg.) (2004): *Selbstbestimmt in der letzten Lebensphase. Zwischen Autonomie und Fürsorge. Impulse aus dem Modellprojekt LIMITS Münster*, Münster.

Schütz, A. (1993): *Der sinnhafte Aufbau der sozialen Welt*, Frankfurt am Main

Schütz, A./Luckmann, Th. (1979): *Strukturen der Lebenswelt*. Bd. 1, Frankfurt am Main

Uhländer-Masiak, E./Niewohner, S. * (2004): „Künstliche Ernährung am Lebensende"

Zeller, E.* (2004): „Der Notfallbogen als komprimierte Patientenverfügung"

---

11 Alle mit einem * gekennzeichneten Aufsätze sind enthalten in: Schulze/Niewohner (2004).

Petra Schönemann-Gieck, Birgit Haas, Johannes Weber

Beurteilung geriatrischer Rehabilitationsbedarfe und -potenziale durch Hausärzte

Theoretischer Hintergrund

Hausärzte besitzen im ambulanten medizinischen Versorgungssystem eine zentrale Rolle. Grund hierfür ist unter anderem die alleinige Verordnungshoheit medikamentöser und therapeutischer Heilmittel und Hilfsmittel. Bezüglich der älteren Patienten wird zunehmend der Einsatz präventiver und rehabilitativer Maßnahmen durch Hausärzte gefordert (Schwartz 1991).

In Hessen[1] – und so auch in Wiesbaden – ist die Geriatrie im Planbettenbereich nach § 108 SGB V angesiedelt, da sie sowohl kurativ-medizinische als auch rehabilitative Aufgaben umfasst. Aus diesem Grund sind Direkteinweisungen in die beiden geriatrischen Fachkliniken Wiesbadens durch niedergelassene Ärzte möglich, ohne dass vorher ein Antrag auf Kostenübernahme beim zuständigen Kostenträger gestellt werden müsste (Fachausschuss „Qualitätssicherung in der Geriatrie" 2003). Dies bedeutet, dass die Hausärzte Wiesbadens neben der ambulanten medizinischen Versorgung auch die Entscheidung über die Einleitung voll- und teilstationärer geriatrischer Behandlung und Rehabilitation[2] in den Fachkliniken treffen. Der niedergelassene Arzt besitzt somit die Schlüsselstellung bei der Zuweisung seiner Patienten in die geriatrische Fachklinik.

Diese Steuerungsfunktion beinhaltet zum einen die Entscheidung über den Rehabilitationsbedarf und das -potenzial seines Patienten. Die Beurteilung eines Rehabilitationsbedarfes ist jedoch bei geriatrischen Patienten eine

---

1 Die Zugehörigkeit der Geriatrien ist von Klinik zu Klinik unterschiedlich geregelt. In Hessen gehört die Geriatrie bis auf zwei Ausnahmen zum Planbettenbereich § 108 SGB V.
2 Die korrekte Bezeichnung geriatrischer Interventionen im Akutbettenbereich lautet: „Geriatrische Behandlung und Rehabilitation". Um ein flüssigeres Lesen zu gewährleisten wird sie im Folgenden jedoch nur als „geriatrische Rehabilitation" bezeichnet.

besonders komplexe Aufgabe. Denn neben den körperlichen Faktoren spielen ebenso die psychische und die soziale Situation des alten Menschen eine ausschlaggebende Rolle für einen Rehabilitationserfolg. Zum anderen ist es die Aufgabe des Hausarztes, seinen rehabilitationsbedürftigen Patienten zur Inanspruchnahme einer Rehabilitationsmaßnahme zu motivieren (Brandt 1989).

Das Projekt

Von 2000 bis 2003 wurde durch eine Finanzierungskooperation von Bund, Land und Kommune das „Wiesbadener Netzwerk für Geriatrische Rehabilitation – GeReNet.Wi"[3] aufgebaut (Schönemann-Gieck/Haas/Weber 2003). Ziel des Projektes war die Sicherung der Selbständigkeit und Lebensqualität zu Hause lebender älterer Menschen durch die Vernetzung bereits bestehender kommunaler Versorgungsstrukturen in Altenhilfe und Gesundheitswesen. Hierfür wurde ein Verfahren entwickelt, mit dem Hausärzte in Kooperation mit den kommunalen Beratungsstellen für selbständiges Leben im Alter[4] (Weber 2002) Personen in ihrem häuslichen Umfeld identifizierten, deren Selbständigkeit akut bedroht war und die einen Bedarf an Heil- beziehungsweise Hilfsmitteln oder voll- beziehungsweise teilstationärer geriatrischer Rehabilitation hatten.

Das Verfahren

Im November 2001 wurde ein dreistufiges Verfahren in die bereits bestehenden Versorgungsstrukturen für ältere, selbstständig lebende, jedoch stark gesundheitlich eingeschränkte Personen in Wiesbaden implementiert (*Abb. 1*):
1. Identifizierung der Risikopersonen durch die Beratungsstellen und die ambulanten Pflegedienste anhand definierter Auswahlkriterien.
2. Planung der Interventionsmaßnahmen durch den betreffenden Hausarzt.

---

3 Das „Wiesbadener Netzwerk für Geriatrische Rehabilitation – GeReNet.Wi" war ein Projekt im Rahmen des Bundesmodellprogramms „Altenhilfestrukturen der Zukunft". Träger war die Abteilung Altenarbeit im Amt für Soziale Arbeit der Landeshauptstadt Wiesbaden. Gefördert wurde das Netzwerk von 2000 bis 2003 durch das BMFSFJ, das Hessische Sozialministerium sowie durch kommunale Mittel Wiesbadens.

4 Die Einrichtungen der „Beratungsstellen für Selbständiges Leben im Alter" werden zur besseren Lesbarkeit im Folgenden als „Beratungsstellen" bezeichnet.

Im Rahmen des Projektes wurde für Hausärzte erstmals die Möglichkeit geschaffen, ein so genanntes „Geriatrisches Konsil", also eine eingehendere Untersuchung durch einen Facharzt der Altersmedizin zu veranlassen und so im Bedarfsfall eine weitere Entscheidungshilfe bei der Erstellung eines individuellen Therapieplans zu bekommen.

3. Einleitung der Therapie/Maßnahmen. Gegebenenfalls nach Rücksprache mit dem Geriater trifft letztendlich der niedergelassene Arzt die Entscheidung über die einzuleitenden Maßnahmen für seine Patienten: die Einweisung in eine voll-/ oder teilstationäre Rehabilitation oder die Verordnung von Heil- oder Hilfsmitteln.

Abbildung 1: Verfahren

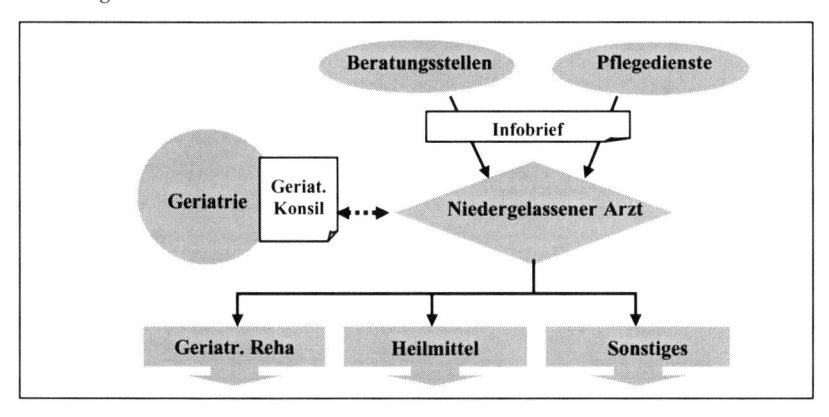

Innerhalb von etwa 18 Monaten identifizierten Beratungsstellen und Pflegedienste 106 Personen mit bestehendem Rehabilitations- beziehungsweise Interventionsbedarf identifiziert. 25 Personen lehnten eine Teilnahme an dem Projekt und damit eine Intervention ab. Insgesamt 17 Personen schieden im Laufe des Verfahrens aus unterschiedlichen Gründen (z. B. Eintritt eines gesundheitlichen Akutereignisses) aus, bei 64 Personen wurde der Hausarzt eingeschaltet und begann die Planung der erforderlichen Maßnahmenschritte.

Das Angebot der fachärztlichen Zusatzuntersuchung nahmen die Hausärzte gut an. So wurde in mehr als jedem zweiten Verfahren ein „Geriatrisches Konsil" eingeleitet. Im überwiegenden Teil (65,5 %) wurde dann eine Einweisung in teil- oder vollstationäre geriatrische Rehabilitation vorgenommen, je sechs Personen (9,4 %) bekamen Heil- beziehungsweise Hilfsmittel verordnet und zehn Personen (15,6 %) erhielten keine weiteren Maßnahmen, da hier vom Hausarzt entweder kein Bedarf oder kein Potenzial gesehen wurde.

Fragestellungen

In vorliegender Untersuchung soll der Frage nachgegangen werden, nach welchen Kriterien die Hausärzte über eine Verordnung zur geriatrischen Rehabilitation entschieden. Hierbei soll explizit analysiert werden, welche Rolle die Merkmale des Patienten und seiner Umwelt (d. h. der Kontextfaktoren) bei der Entscheidung spielten (Fragestellung A) und inwieweit die Einstellung des Hausarztes gegenüber geriatrischer Rehabilitation sein Verordnungsverhalten beeinflusste (Fragestellung B).

Methodisches Vorgehen

Zur Untersuchung des Einflusses patientenbezogener Variablen auf die Entscheidung des Hausarztes (Fragestellung A) wurden zunächst zwei Gruppen von Patienten gebildet: Erstens die 42 Personen, bei denen der Hausarzt eine voll- oder teilstationäre geriatrische Rehabilitation angeregt hatte und zweitens die Gruppe der 22 Teilnehmer, bei denen er keine oder eine ambulante Maßnahme verordnet hatte (siehe *Abbildung 2*).

In einem zweiten Schritt wurde untersucht, wie sich die beiden Gruppen hinsichtlich ihrer Strukturdaten sowie ihrer gesundheitlichen, mentalen und sozialen Situation unterschieden.[5] Als Variablen zum Gesundheitszustand gingen der Pflegebedarf nach SGB XI, die subjektive Gesundheit (eingeschätzt durch den Patienten selbst anhand von Schulnoten), Schmerzen und Alltagsaktivitäten in die Analyse ein. Die Rehabilitationsmotivation sowie die Einschätzung der psychischen Situation (Depressivität, Verhaltensstörung) repräsentierten die mentale Situation des Patienten. Die soziale Situation wurde durch die Fragen nach regelmäßigem Kontakt zu eigenen Kindern, der Wohnsituation (alleine, mit hilfsbedürftigem oder rüstigem Partner) und der Einschätzung sozialer Probleme im Sinne von Kontaktschwierigkeiten erhoben.

---

5 Je nach Skalierungs- und Verteilungsgrad der Variablen wurde die Signifikanz der Ergebnisse durch Wilcoxon Npar1way oder T-Tests überprüft.

Abbildung. 2 (Vergleichsgruppen)

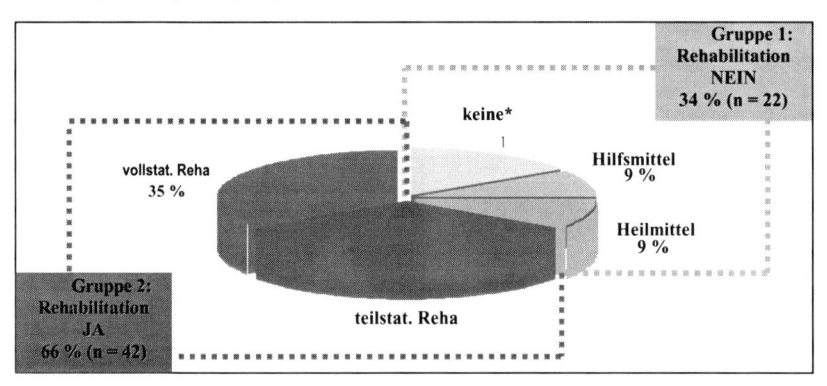

[Kreisdiagramm mit folgenden Angaben:
- Gruppe 1: Rehabilitation NEIN 34 % (n = 22)
  - keine*
  - Hilfsmittel 9 %
  - Heilmittel 9 %
- Gruppe 2: Rehabilitation JA 66 % (n = 42)
  - vollstat. Reha 35 %
  - teilstat. Reha]

Die Rolle der Einstellung des niedergelassenen Arztes im Hinblick auf sein Verordnungsverhalten (Fragestellung B) wurde anhand von Daten untersucht, die im Rahmen einer Nachbefragung der im Netzwerk beteiligten Kooperationspartner erhoben wurden (Dudenhöffer 2003). In den leitfadengestützten standardisierten Telefoninterviews konnten 29 (54 %) der im Netzwerk eingebundenen Hausärzte nach Einführung des Kooperationsverfahrens zu dem Vorgehen selbst, zu den Kooperationsbedingungen und zu geriatrischer Rehabilitation allgemein befragt werden. Zur Analyse des Zusammenhangs zwischen dem Verordnungsverhalten und den Angaben des Hausarztes wurden die beiden Datensätze durch die Identifikationsnummer des Patienten miteinander verknüpft.[6]

Ergebnisse Gruppenvergleich (Fragestellung A)

Der Gruppenvergleich zwischen den Personen mit vs. ohne Rehaverordnung zeigt ein überraschendes Bild (vgl. *Tab. 1*): Die Gruppen unterscheiden sich weder hinsichtlich ihrer Gesundheitsvariablen, noch bezüglich ihrer sozialen und wohnräumlichen Umwelt signifikant voneinander. Auch im Hinblick auf das Alter der Teilnehmer zeigt sich keine Differenz zwischen den beiden

---

6 Einschränkend muss hier erwähnt werden, dass durch das gewählte Verfahren die Aussagen derjenigen Hausärzte, die mehrere Patienten im Verfahren betreut hatten, dementsprechend mehrfach gewertet wurden.

Gruppen. Der einzige signifikante Unterschied besteht im Hinblick auf das Geschlecht: Unter den Rehabilitanden finden sich signifikant weniger Frauen als unter der Gruppe mit lediglich ambulanten oder gar keinen therapeutischen Maßnahmen.

Tabelle 1: Ergebnisse des Gruppenvergleichs

	Rehabilitation NEIN (n=22)	Rehabilitation JA (n=42)	Signifikanz
Alter			
M ± SD	80,5± 6,6	82,7± 6,8	n. s.
Geschlecht			
männlich	71 %	90 %	
weiblich	29 %	10 %	P=0,059
Familienstand			
verheiratet	14 %	23 %	
verwitwet	48 %	58 %	
geschieden	28 %	10 %	
ledig	10 %	10 %	n. s.
Pflegebedarf			
nach SGB XI	35 %	40 %	n. s.
Subj. Gesundheit (Schulnoten)			
mindestens ausreichend	51 %	51 %	n. s.
Schmerzen			
chronisch	82 %	88 %	n. s.
Probleme Alltagsaktivitäten			
Summenwert (M±SD)	21,0 ± 10,2	24,2 ± 8,7	n. s.
Motivation zur Rehabilitation			
hoch	71 %	73 %	n. s.
Psychische Probleme,			
Depressivität	28 %	44 %	n. s.
Regelmäßiger Kontakt			
zu den Kindern	79 %	78 %	n. s.
Kontaktprobleme			
keine	35 %	35 %	
leicht/mittel	35 %	40 %	
groß/vollständig	30 %	25 %	n. s.
Wohnsituation			
allein lebend	72 %	66 %	
mit hilfsbedürftiger Person	17 %	17 %	
mit rüstiger Person	10 %	17 %	n. s.

Um Interaktionseffekte berücksichtigen zu können und eine Aussage über den Vorhersagewert der verschiedenen Einflussvariablen treffen zu können, wurde daraufhin eine binäre logistische Regressionsanalyse mit der Zielvariablen „Gruppenzugehörigkeit" gerechnet. Hier bestätigte sich der Einfluss des Geschlechts auf das Verordnungsverhalten des Hausarztes und die gleichzeitige Unabhängigkeit gesundheitlicher und sozialer Faktoren auf dessen Entscheidung.

Ergebnisse Hausarztbefragung (Fragestellung B)

Die Hausärzte wurden gefragt, ob sie den Einsatz von Rehabilitationsmaßnahmen bei geriatrischen Patienten für sinnvoll erachteten. Hier antworteten 85 % der Befragten mit „Ja" – 15 % lehnten eine Rehabilitationsmaßnahme bei der Zielgruppe ab.[7] Eine korrelationsanalytische Überprüfung des Zusammenhangs zwischen der Einstellung des Hausarztes zu geriatrischen Rehabilitationsmaßnahmen und den Verordnungen, die er bei seinen Patienten eingeleitet hatte, zeigte jedoch keinen signifikanten Zusammenhang.

Dies traf ebenso auf die Frage zu, inwieweit die Hausärzte die Identifikation der Personen mit möglichem Rehabilitationsbedarf durch die Beratungsstellen als Unterstützung wahrnahmen.[8] Über 70 % der Ärzte bejahten diese Frage, es stellte sich jedoch kein Zusammenhang zu den dann von ihnen eingeleiteten Maßnahmen dar.

Anders stellte sich die Situation bei der Frage dar, ob die Hausärzte die Option des Geriatrischen Konsils als hilfreich wahrnahmen. Hier zeigt sich ein hoch signifikanter Zusammenhang ($p = 0,009$) zwischen der Wertschätzung der Konsiliaruntersuchung und der Entscheidung zur Verordnung einer geriatrischen Rehabilitationsmaßnahme (*Abbildung 3*).

Das heißt: Schätzt ein Hausarzt das Geriatrische Konsil als hilfreich ein, hat sein Patient eine höhere Wahrscheinlichkeit, von ihm eine teil- oder vollstationäre Rehabilitationsverordnung zu erhalten.

---

7 Aussagen, die eine ablehnende Haltung dokumentieren, waren zum Beispiel: „Die Reha-Wirtschaft ist zum großen Teil überholt. Für relativ geringfügige Probleme wird Reha beantragt. Reha bei älteren Menschen bringt nichts, außer bei Krankheiten wie Apoplex" oder „Eher die Versorgung muss gestärkt werden. Ich glaube nicht, dass sie fitter werden. Sie sind depressiv, da sie alleine sind."

8 Hier waren zwei repräsentative Aussagen der Hausärzte: „Der Patient kommt nicht mehr selbst auf den Doktor zu – ich sehe die Patienten nicht und kann so nichts machen!" und „Sie (die Beratungsstellen, Anm. des Autors) schließen Lücken. Ich habe keine Zeit und kein Interesse, mich um diese Dinge zu kümmern."

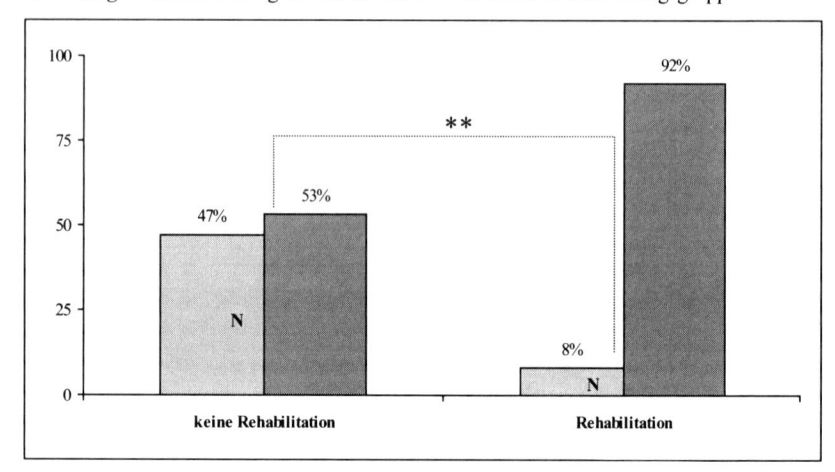

Abbildung 3: Wertschätzung des Geriatrischen Konsils nach Verordnungsgruppe

Zusammenfassung der Ergebnisse

Die Untersuchung hatte zum Ziel, Kriterien herauszufinden, die entscheidend sind für die Verordnung teilstationärer und stationärer geriatrischer Rehabilitationsmaßnahmen durch Hausärzte.

Die Überprüfung des Einflusses der Patientenmerkmale (Fragestellung A) ergab, dass Einweisungen in teil- beziehungsweise vollstationäre Rehabilitation weitgehend unabhängig von den Kontextfaktoren (also Gegebenheiten die den Patienten und seine Umwelt betreffen) vorgenommen werden. Weder der Gesundheitszustand des Patienten noch seine Wohnsituation oder seine soziale Unterstützung weisen einen direkten Zusammenhang mit der Verordnung des Hausarztes auf.

Als einzige Ausnahme ist hier das Geschlecht des Patienten als Einflussfaktor auf das Verordnungsverhalten des betreuenden Hausarztes zu betonen. Die Wahrscheinlichkeit, dass eine Frau in eine geriatrische Rehabilitation kommt, ist geringer als die eines Mannes.[9] Geschlechtsspezifische Unterschiede in der Gesundheitsversorgung werden in den letzten Jahren zunehmend problematisiert. Obwohl die Untersuchungsergebnisse ambivalent sind, häufen sich in der Literatur Hinweise auf eine geringere Inspruch-

---

9 Zu den Ergebnissen siehe Schönemann-Gieck, Cofie-Nunoo & Ehlert (2003).

nahme rehabilitativer Maßnahmen durch weibliche Patienten (Ades/Waldmann/Polk/Coflesky 1992). Dieser geschlechtsspezifische Unterschied ist medizinisch jedoch nicht begründet, da Frauen ebenso von Interventionsmaßnahmen profitieren wie Männer (Martin u. a. 2000). Vielmehr werden Erklärungen wie beispielsweise familiäre Verpflichtungen, ungünstige und wenig flexible Termingestaltung oder die fehlende Unterstützung durch den Partner diskutiert (Carhart/Ades 1998).

Da trotz der insgesamt hohen Unabhängigkeit der ärztlichen Verordnungen von den Kontextfaktoren nicht davon ausgegangen werden kann, dass die Entscheidungen unsystematisch getroffen werden, müssen weitere Analysen klären, ob bestimmte Risikokonstellationen auf Seiten des Patienten (z. B. hilfsbedürftiger Partner und fehlende Unterstützung durch weitere Pflegepersonen) eine Erklärung für die Entscheidung des niedergelassenen Arztes bieten können.

Aus diesem Grunde wurde der Zusammenhang zwischen der Einstellung des Hausarztes und seinen Verordnungen überprüft (Fragestellung B), es wurden jedoch wenige signifikante Zusammenhänge gefunden. Insgesamt entspricht dieses Ergebnis aber anderen Studien, in denen eine Unabhängigkeit zwischen der Einstellung zur medizinischen Rehabilitation beziehungsweise deren Wertschätzung zu der individuellen Rehabilitationsrate der niedergelassenen Ärzte konstatiert wird (z. B. Brandt 1989).

In der Untersuchung zeigte sich jedoch deutlich, dass die Wertschätzung einer geriatrischen Fachkompetenz in Form des Geriatrischen Konsils sehr wohl mit dem Verordnungsverhalten der Hausärzte zusammenhängt: Diejenigen Hausärzte, die das Geriatrische Konsil als hilfreich wahrnahmen, verordneten signifikant häufiger eine Rehabilitationsmaßnahme. Die Einschätzung des Interventionsbedarfes bei geriatrischen Patienten ist eine hochkomplexe Angelegenheit. Häufig müssen Risikokonstellationen identifiziert werden, wozu es neben der körperlichen und psychischen Diagnostik auch eines genauen Einblicks in die sozialräumliche Umwelt und deren Unterstützungsgrad bedarf. Der zunehmende Arbeits- und Zeitdruck in den hausärztlichen Praxen stehen aber einer genauen Analyse im Wege.

Im Wiesbadener Modell erhalten die Hausärzte auch nach Ende der Projektlaufzeit im Rahmen des geriatrischen Netzwerkes zusätzliche Unterstützung bei der Versorgung rehabilitationsbedürftiger alter Menschen: Zum einen identifizieren die kommunalen Beratungsstellen Personen in prekären Situationen – und stellen den Kontakt zum Hausarzt sicher. Sie unterstützen den Hausarzt damit in der „Überwachung" seiner gefährdeten Patienten.

Zum anderen hat der Hausarzt durch das Angebot des Geriatrischen Konsils die Möglichkeit, die Unterstützung und Kompetenz eines Berufskollegen zu nutzen und so seine Behandlungsplanung zu optimieren. Der Hausarzt kann also die geriatrische Fachkompetenz für seine Therapieplanung abrufen. Die Einleitung des Geriatrischen Konsils erfordert wenig Aufwand. Der Klinikgeriater führt die Untersuchung sowie ein funktionelles Assessment durch, deren Ergebnisse den Hausarzt in seiner Empfehlung zum weiteren Vorgehen stützen. Beide Elemente tragen dazu bei, dass das Wiesbadener Netzwerk nicht nur durch die Anzahl seiner aktiv mitarbeitenden Hausärzte als erfolgreich und Erfolg versprechend gewertet werden muss, sondern auch ausdrücklich durch den lokalen Hausärzteausschuss sowie die Kassenärztliche Vereinigung Hessens. Da die Beurteilung des Rehabilitationsbedarfs bei geriatrischen Patienten komplex ist und die Identifikation von Problemkonstellationen voraussetzt, wird ein multiprofessionelles Vorgehen (Hausarzt, Sozialarbeit, Geriatrie) wie in Wiesbaden auch von ärztlicher Seite als erfolgreicher Weg wahrgenommen.

Diskussion und Ausblick

Der gemeinsame Bundesausschuss der Ärzte und Krankenkassen hat eine Rehabilitationsrichtlinie nach § 92 Abs. 1 Satz 2 Nr. 8 SGBV erarbeitet und 2004 eingeführt. Ziel ist die Gewährleistung einer medizinisch notwendigen, ausreichenden, zweckmäßigen und wirtschaftlichen Versorgung des Versicherten. Die Richtlinie des Bundesausschusses der Ärzte und Krankenkassen über Leistungen zur medizinischen Rehabilitation orientiert sich an der Internationalen Klassifikation der Funktionsfähigkeit, Behinderung und Gesundheit (ICF) der WHO und bezieht die so genannten Kontextfaktoren mit ein, das heißt es wird ein besonderer Schwerpunkt auf den Lebenshintergrund eines Menschen gelegt. Sowohl personen- als auch umweltbezogene Faktoren werden in die Beurteilung des Rehabilitationsbedarfs und des -potenzials einer Person miteinbezogen. Aus diesem Grunde ist die Einführung der neuen Rehabilitationsrichtlinien als einheitliche Entscheidungsgrundlage ebenso zu begrüßen wie die darin für 2005 vorgesehene Qualifizierung von Vertragsärzten, zu Ärzten mit der Gebietsbezeichnung „Physikalische und

Rehabilitative Medizin" oder den Zusatzbezeichnungen „Sozialmedizin" beziehungsweise „Rehabilitationswesen". Auch die fakultative Weiterbildung „Klinische Geriatrie" ist eine Qualifikationsmöglichkeit des Vertragsarztes, damit er ab Mai 2005 Rehabilitationsmaßnahmen verordnen kann. Die Festlegung, dass nur entsprechend qualifizierte Ärzte Rehabilitationsleistungen einleiten können, dürfte ein wesentlicher Beitrag dazu sein, dass rehabilitative Maßnahmen in Zukunft gezielter zugewiesen und Kontextfaktoren stärkere Beachtung finden werden.

Literatur

Ades, P. H./Waldmann, M. L./Polk, D. M./Coflesky, J. T (1992): „Referral patterns and exercise response in the rehabilitation of female coronary patients aged ≥ 62 years." In: *American Journal of Cardiology*; 69; S. 1422–1425

Brandt, Chr. (1989). „Die medizinische Rehabilitation aus der Sicht des niedergelassenen Arztes". In: *Rehabilitation* 28, Georg Thieme Verlag, New York, S. 67–73

Carhart, R. L./Ades, P. A. (1998): „Gender differences in cardiac rehabilitation". In: *Cardiology Clinics*; 16, S. 37–43

Dudenhöffer, B. (2003): *Netzwerkbildung als Strategie zur Überwindung von Kooperationsbarrieren in der Altenhilfe. Eine Fallstudie.* Heidelberg (Unveröffentlichte Diplomarbeit)

Fachausschuss „Qualitätssicherung in der Geriatrie" (2003): „Empfehlungen für die Patientenüberleitung zur klinisch-geriatrischen Behandlung in Hessen". Online im Internet: http://www.gqhnet.de/files/geri/Empfehlungen_neu.pdf

Schönemann-Gieck, P./Cofie-Nunoo, D./Ehlert, C. (2003, Oktober): *Untersuchung geschlechtsspezifischer Unterschiede im Zugang, der Inanspruchnahme und der Effektivität geriatrischer Rehabilitation.* Poster präsentiert auf der Jahrestagung der Sektion III der Deutschen Gesellschaft für Gerontologie und Geriatrie (DGGG) in Berlin.

Schönemann-Gieck, P./Haas, B./Weber, H. (2004): „Wiesbadener Netzwerk für Geriatrische Rehabilitation – Abschließender Sachbericht". Online im Internet: http://www.altenhilfestrukturen.de/downloads/SD-GeReNet-Wiesbaden.pdf

Schwartz, F. (1991): *Geriatrische Medizin – eine Herausforderung.* 1. Fortbildungs-Tagung für Ärzte im MDK Baden-Württemberg. 1.–2. Juli, Karlsruhe.

Weber, J. (2002): „Case-Management im Wiesbadener Netzwerk für geriatrische Rehabilitation — GeReNet.Wi". In: BMFSFJ (Hrsg.): *Sonderheft des Forums Altenhilfe. „Altenhilfestrukturen der Zukunft" – Eine Zwischenbilanz,* S. 52–59

Brigitte Jenull-Schiefer

Aktivität und Selbstbestimmung im Pflegeheimalltag (Ergebnisse aus dem Projekt „Geri-Aktiv")

Die Vergreisung unserer Gesellschaft, die mit erhöhter Hilfe- und Pflegebedürftigkeit einhergeht, führt zu einer zunehmenden Institutionalisierung alter Menschen. Pflegeheime übernehmen die Aufgabe der Versorgung und werden aufgrund mangelnder finanzieller und personeller Ressourcen der Aufgabe, würdiges und aktives Altern zu ermöglichen, nicht immer gerecht. Das Projekt „Geri-Aktiv" richtet den Blick auf die Lebenssituation Alter und sie betreuenden Menschen im institutionellen Umfeld. Vorrangiges Ziel ist es herauszufinden, wie eine bedürfnisorientierte Aktivierung alter Menschen erreicht werden kann.

Aktivität steht in engem Zusammenhang mit subjektivem und objektivem Wohlbefinden und kann gerade bei Heimbewohner(innen) mit fortschreitenden Beeinträchtigungen zu einer besseren Alltagsbewältigung und einer Steigerung der Lebensqualität beitragen. Um ein Heimumfeld zu gestalten, das Aktivsein und Selbstbestimmung ermöglicht, werden im Rahmen von „Geri-Aktiv" auch die Aufgaben- und Problemfelder der in der Altenpflege tätigen Berufsgruppen erhoben. Aus dem Projekt werden drei Studien, die in österreichischen Pflegeheimen durchgeführt wurden, vorgestellt, aus denen Aktionspotenziale für einen veränderten Heimalltag abgeleitet werden können. In einer ganzheitlichen Betrachtensweise sollen positive Veränderungen über die Stärkung individueller Ressourcen sowohl auf der Seite der Heimbewohner(innen) als auch auf der des Pflegepersonals erreicht werden, um längerfristig Stressoren in Ressourcen umzuleiten.

Demografische Alterung

Die fortschreitende Veränderung in der Altersstruktur basiert auf dem medizinischen Fortschritt des 20. Jahrhunderts, der zu einer Verringerung der Säuglings- und Alterssterblichkeitsrate führte sowie eine Geburtenkontrolle erlaubte. Die Folge davon ist eine „Vergreisung" oder „Ver- bzw. Überalterung" unserer Gesellschaft (Backes/Clemens 1998; Kytir/Münz 1992; Stosberg 1994). Demografische Alterung betrifft sowohl Industrie- als auch Entwicklungsländer. Simulationsberechnungen ergeben, dass sich dieser Trend auch bis zur Mitte des 21. Jahrhunderts fortsetzten wird, es sei denn, es käme zu einem starken und dauerhaften Wiederanstieg der Geburtenraten in den nächsten zwei Generationen (Birg/Flöthmann, 2002). Bemerkenswert an der Vergreisung unserer Gesellschaft ist, dass es zu einer so genannten „doppelten Alterung" kommt, das heißt, dass der Anteil der hoch- und höchstbetagten Menschen (Personen über 85 Jahre) am stärksten ansteigt (Baltes 1999).

Bei der Angabe demografischer Fakten wird in der Literatur auf die Feminisierung des Alters, insbesondere bei den über 80-Jährigen hingewiesen. Dies resultiert einerseits aus den Folgen der beiden Weltkriege und andererseits aus der höheren Lebenserwartung der Frauen (Frauen 80,9 und Männer 74,6 Jahre). Derzeit gibt es bei den über 85-Jährigen dreimal so viele Frauen als Männer. Neben dem objektiven Vorteil eines längeren Lebens, erleben Frauen häufiger Verluste, leiden vermehrt an chronischen Erkrankungen und sind wesentlich häufiger von dem kritischen Lebensereignis einer Heimübersiedelung betroffen (Kytir/Münz 2000). Die Ursachen der höheren Lebenserwartung von Frauen und Männern sind bis heute noch ungeklärt. Es werden biologische, verhaltens- sowie umweltorientierte Ansätze zur Erklärung herangezogen (Dinkel/Luy 1999).

Die Ergebnisse der in Österreich durchgeführten SERMO-Studie (self-reported Morbidity) (Schmeiser-Rieder 1997, zit. nach Kytir/Schmeiser-Rieder/Böhmer/Langgassner/Panuschka 2000) belegten, dass die Leistungen im Gesundheitsbereich zum Großteil von älteren Menschen und hier wiederum insbesondere von älteren Frauen in Anspruch genommen werden (Hessel/Gunzelmann/Geyer/Brähler 2001).

Generell sind Diagnosestellung und Behandlung vorwiegend auf die Linderung somatischer Beschwerden ausgerichtet. Körperliche Krankheiten werden auch von den alten Menschen selbst sowohl objektiv als auch subjektiv höher bewertet (Maercker 2002). Die steigende Zahl von psychischen Leiden und psychiatrischen Erkrankungen, vor allem ihre Wechselwirkungen, gewinnen jedoch zunehmend an Behandlungsbedeutung. Dass der alte Mensch nicht an seinen Befunden, sondern an seiner Befindlichkeit leidet, wusste Lehr bereits im Jahr 1972 sehr treffend zu formulieren. Dies erklärt die Diskrepanz zwischen objektiv diagnostizierten Krankheiten und subjektiv erlebtem Krankheitsgefühl (Lehr 1991, 1997).

Aktivität und Wohlbefinden im Alter

Gerade vor dem Hintergrund von Krankheit und Beeinträchtigung kommt dem Aktivsein große Bedeutung zu. Mitte des vorigen Jahrhunderts belegten gerontopsychologische Studien, dass sowohl das subjektive als auch das objektive Wohlbefinden mittels Aktivität positiv beeinflusst werden kann. Die Aufrechterhaltung der gewohnten Aktivitäten bzw. ihre Adaption werden als zentrale Faktoren beschrieben, die trotz Alter und Beeinträchtigung ein erfolgreiches Altern ermöglichen können, wobei unter erfolgreicher Alterung die gelungene Anpassung an den Alterungsprozess zu verstehen ist (Cavan/ Burgess/Havighurst/Goldhamer 1949; Havighurst/Albrecht 1953; Havighurst 1957, 1961; Lawton 1989). Selbst das sehr hohe Alter erlaubt die Ausdehnung und Aufrechterhaltung von sozialer Aktivität wie die Ergebnisse der Bonner gerontologischen Längsschnittstudie (BOLSA) zeigten (Lehr/Thomae 1987). Allerdings liegt die Besonderheit von Aktivität bei Heimbewohner(innen) darin, dass sie von Menschen ausgeführt wird, die aufgrund des Gesundheitszustandes unterschiedlich große Defizite in der Bewältigung ihrer Alltagstätigkeiten aufweisen und Unterstützung bedürfen. Vom pflegewissenschaftlichen Standpunkt her ist es wichtig, dass hilfe- und pflegebedürftige Personen (re-)aktiviert beziehungsweise rehabilitiert werden, um größtmögliche Selbstständigkeit in der Bewältigung der Alltagsaktivitäten zu erreichen (Orem/Taylor 1997). Personalmangel sowie fehlende Rahmenbedingungen der Institution be- oder verhindern eine optimale (Re-) Aktivierung beziehungsweise Rehabilitation. Sehr oft wird diesen beiden Bereichen im Gegensatz zu Pflegehandlungen ein zu geringer Stellenwert eingeräumt und als Möglichkeit der Wohlbefindenssteigerung bei den alten Menschen und zur Reduzierung eigener Arbeitsbelastung kaum erkannt. Es zeigte sich jedoch, dass erste Universitätslehrgänge Forschungsimpulse in diesem Bereich ins Rollen brachten (Kozon 2001) und das mit Wintersemester 2004/05 eingeführte Studium der Pflegewissenschaften in zwei Bundesländern Österreichs lässt eine weitere Forcierung erwarten. Aus ergotherapeutischer Sicht ist Aktivität beziehungsweise Beschäftigung ein menschliches Grundbedürfnis (Dunkhorst 2001; Kielhofner 2002; Ledgerd/Roberts 1999; Schmidt-Hackenberg 1996). Es geht dabei um das Ausführen gezielter Fertigkeiten wie Handarbeiten, Basteln und Malen und um die Teilnahme an Gruppentätigkeiten wie Singen, Gymnastik oder Gedächtnistrainings. Allen drei Wissenschaftsdisziplinen ist gemeinsam, dass durch Aktivität das subjektive Wohlbefinden positiv beeinflusst wird und damit auch das objektive Wohlbefinden verbessert werden kann, gemäß der Interdependenz von physischen, psychischen und sozialen Faktoren (Nühlen-Graab 1990).

Infolge der eigenen Hilfe- und Pflegebedürftigkeit und des Unvermögens einer selbstständigen Lebensweise sehen viele alte Menschen für sich keine Möglichkeit mehr, aktiv zu sein, da Aktivität im früheren Sinne nicht mehr realisiert werden kann. Daraus resultiert Inaktivität. Das Lebensinteresse wird maximal reduziert und im Hinblick auf eine verminderte Zeitperspektive können selbst Wünsche und Tätigkeitsvorstellungen nicht mehr gegeben sein (Staudinger/Dittmann-Kohli 1994). Inaktivität innerhalb von Institutionen kann aber auch infolge von Krankheiten, einer missglückten Anpassung an das Heimleben oder einer nicht-stimulierenden Heimumwelt resultieren (Lawton/Nahemow 1973).

Der Stellenwert von Aktivität in Alten- und Pflegeheimen

Gesundheitspolitisch bedeutsam ist die steigende Zahl Höchstaltriger hinsichtlich ihres erhöhten Risikos zu stürzen sowie einer erhöhten Krankheitsneigung. Probleme der Chronizität, Komorbidität und Multimorbidität spielen eine wesentliche Rolle (Kondratowitz 2000), die das Risiko hilfs- und pflegebedürftig zu werden und in ein Alten- bzw. Pflegeheim übersiedeln zu müssen, erhöhen (von Renteln-Kruse 2001). Bereits 1999 wohnten etwa 65 000 Österreicher, das sind 3,8 Prozent der über 60-jährigen Menschen in einem Alten- beziehungsweise Pflegeheim (Hönigsperger 1999).

Wie stark sich der Bedarf an solchen Einrichtungen in den nächsten Jahren entwickeln wird, lässt sich noch nicht genau abschätzen. Man kann davon ausgehen, dass sich die Einstellung gegenüber der Außer-Haus-Pflege insgesamt verändern und es zu einer vermehrten Heimunterbringung kommen wird (Blaumeiser/Klie 2002; Pientka 1999). Die Kosten für die Altenpflege werden innerhalb von wenigen Jahren explodieren (Kutzenberger 2002) und die Betreuungssituation wird sich dramatisch zuspitzen (Badelt/Leichsenring 2000). Der demografische Wandel stellt die Versorgungsforschung und Versorgungsplanung in Zukunft vor enorme Aufgaben (Gronemeyer 1990; Leitner 1994). Das Verhältnis von Kosten und Angebotsoptimierung wird immer wichtiger und wirft die Frage auf, wie wir selbst unsere letzten Jahre verbringen werden.

Mit einer zunehmend großen Wahrscheinlichkeit werden wir, insbesondere wenn wir dem weiblichen Geschlecht angehören, die letzten Lebensjahre in einem Pflegeheim verbringen. Einerseits bieten diese Einrichtungen, insbesondere für die Ältesten und Beeinträchtigsten in unserer Gesellschaft Unterstützung in alltagspraktischen Tätigkeiten und einen sicheren Lebensabend. Andererseits wird durch zahlreiche Studien belegt, dass neben diesen positiven Zuschreibungen, der institutionelle Alltag Menschen depressiv, passiv und abhängig macht (Baltes/Reisenzein/Kindermann 1986; Rappaport 1987). Die Prävalenzraten für depressive Erkrankungen liegen bei Pflegeheimbewohner(innen) bei 40 Prozent (Teresi/Abrams/Holmes/Ramirez/Eimicken 2001). Zur Erklärung wird einerseits das Modell der erlernten Hilflosigkeit (Seligman 1975) herangezogen, nach welchem die Kontingenzlosigkeit eigenen Verhaltens und damit der Kontrollverlust zu diesen Verhaltensweisen führt. Andererseits sieht im Gegensatz dazu das Modell der gelernten Abhängigkeit (Baltes 1995) die verstärkenden Reaktionen der sozialen Umwelt auf Unselbständigkeit als die relevanten Bedingungen an. Da sich das Konzept der Pflegebedürftigkeit vorrangig an Einschränkungen und Defiziten orientiert, bleibt das Bedürfnis nach Selbstbestimmung weitgehend unberücksichtigt, das in weiterer Folge zu einem Gefühl völliger Abhängigkeit führen kann (Heckhausen 1972, 1975). Als weitere wesentliche Bedingungen, die im Pflegeheimalltag oft innerhalb kürzester Zeit Abhängigkeit und Passivität hervorrufen, werden fehlende Autonomie (Kasser/Ryan 1999), keine Wahl- und Entscheidungsfreiheit (Baltes/Kindermann/Reisenzein 1986; Maier/Seligman 1976) und eine distanzierte Routinepflege (Hollinger-Samson/Pearson 2000) genannt.

Aktivitätsorientierte Alternstheorien verweisen auf die zentrale Bedeutung von Aktivität und sozialer Eingebundenheit für einen gelungenen Alterungsprozess. Pflegeheime haben darauf und im Sinne einer größeren Kund(inn)enorientierung mit einem verstärkten Angebot im Dienstleistungssektor, der Aktivierung und Unterhaltung reagiert (Belardi/Fisch 1999; Kolland 1996). Trotz der Ausweitung des Heimangebotes in den letzten Jahren wurden Bereiche wie Selbstbestimmung und Förderung der Autonomie gänzlich außer Acht gelassen. Harper Ice (2002) stellte sogar fest, dass Heimbewohner(innen) sehr viel Zeit mit Nichtstun verbringen und der heutige Heimalltag dem vor 30, 40 Jahren gleicht. „They spent the majority of their time in their rooms, sitting and alone." (S. 345) Eine Schilderung, die den gängigen Vorurteilen in unserer Gesellschaft durchaus entspricht.

In einer eigenen Studie (Jenull-Schiefer/Janig 2004 a + b) wurde in elf nach Zufall ausgewählten Pflegeheimen die Frage behandelt, ob die üblicherweise angebotenen Aktivitäten angenommen und mit welchen Zufriedenheitswerten sie beurteilt werden. Gängige Praxis in den Heimen ist es, den alten Menschen Aktivitätsfelder, wie Singen, Basteln, Gedächtnistraining zur Verfügung zu stellen, die in der Regel wenig mit den früheren Aktivitätsgewohnheiten dieser Zielgruppe zu tun haben. Die Befragung von 255 Heimbewohner(innen) ergab, dass diese von etwa 40 Prozent der Bewohner(innen) genutzt werden. Dieser eher geringen Inanspruchnahme steht eine generell hohe Zufriedenheit entgegen. Auf einer visuellen Analogskala von 0 – 100 gaben die befragten Personen Zufriedenheitswerte zwischen 69 und 82 an. Das Phänomen der hohen Zufriedenheitswerte ist in der Literatur unter dem „Zufriedenheitsparadox" bekannt (Glatzer 1992). Institutionalisierte Menschen neigen dazu, in der Beurteilung von Dienstleistungsangeboten sozial erwünschte Antworten zu geben. Diese Tendenz steigt bei heiklen Forschungsthemen und auch dann, wenn die befragte Person einen Zusammenhang zwischen dem Interviewer und der Institution erkennt. Heimbewohner(innen) sind dankbar für die Versorgung, haben Angst vor möglichen Repressalien oder generell, Kritik zu äußern (Knäuper/Schwarz/Park 2002; Gove/Geerken 1977).

In einer parallel dazu durchgeführten Fragebogenerhebung sollte auch seitens des Pflegepersonals, als wichtige Bezugspersonen, die Zufriedenheit der Heimbewohner(innen) mit den vorhandenen Aktivitäten beurteilt werden. Das Pflegepersonal (n = 171) unterschätzte durchgängig die Zufriedenheit der Bewohner(innen). Neben den Gruppenangeboten war von Interesse, welche Aktivitäten die Bewohner(innen) in Eigeninitiative durchführen. Aktivitäten wie spazieren gehen, die Bibliothek benutzen, Freunde treffen, haben für die Bewohner(innen) eine hohe Bedeutung und wurden durchwegs mit dem Maximalwert 100 beurteilt. Die Wichtigkeit dieser selbstbestimmten und subjektiv sinnvoll erlebten Aktivitäten wurden seitens des Pflegepersonals nicht erkannt und generell unterschätzt (Jenull-Schiefer/Janig

2004 a + b). In einer zusätzlichen, offen gestellten Frage wurden in der eben dargestellten Studie Heimbewohner(innen) und Pflegepersonen zu ihren Wünschen an einen veränderten Heimalltag befragt. Die folgende Abbildung zeigt die Top-5 und Less-5 der beiden Gruppen.

Abbildung 1: Top-5 und Less-5

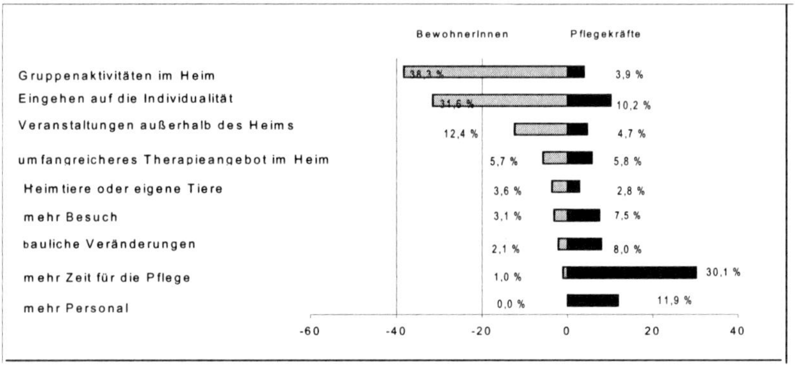

	BewohnerInnen	Pflegekräfte
Gruppenaktivitäten im Heim	38,2 %	3,9 %
Eingehen auf die Individualität	31,6 %	10,2 %
Veranstaltungen außerhalb des Heims	12,4 %	4,7 %
umfangreicheres Therapieangebot im Heim	5,7 %	5,8 %
Heimtiere oder eigene Tiere	3,6 %	2,8 %
mehr Besuch	3,1 %	7,5 %
bauliche Veränderungen	2,1 %	8,0 %
mehr Zeit für die Pflege	1,0 %	30,1 %
mehr Personal	0,0 %	11,9 %

Die unterschiedlichen Standpunkte zeigen, dass das Personal seine Arbeits- und die Bewohner(innen) ihre Lebensbedingungen verbessern wollen.

Diese erste Studie (Studie A) war ausschlaggebend dafür, in zwei Richtungen weiterzuforschen, einerseits in einer Folgestudie mit den Bewohner(innen) intensiver zu arbeiten, um herauszufinden, was unter einer individuellen Aktivierung zu verstehen ist (Studie B) und andererseits sich auch vermehrt den Pflegepersonen und deren Arbeitsalltag zu widmen (Studie C).

Bedürfnisorientierte Aktivierung

Eine Aktivierung, die an früheren Aktivitätsgewohnheiten, individuellen Interessen und Handlungsmotiven anknüpft, kann mittels der standardmäßig bereitgestellten Aktivitäten nicht gewährleistet werden. Die zweite Studie (Studie B) widmete sich den Bewohner(innen), um herauszufinden, an welchen Faktoren eine individuelle und selbstbestimmte Aktivierung ansetzen soll (Miklautz 2004). Um möglichst umfassende und praxisrelevante Ergebnisse zu erhalten, wurde ein qualitatives Design gewählt. Im Hinblick auf die Zielgruppe ist ein qualitatives Vorgehen zwar zeitintensiv und aufwändig, jedoch allein schon dadurch berechtigt, weil es alten Menschen soziale Interaktionen ermöglicht, die in Institutionen sehr eingeschränkt sind (Gereben/Kopinitsch-Berger 1998). Aufgrund theoretischer Überlegungen und bisherigen praktischen Erfahrungen fiel die Wahl auf das problemzentrierte (fokussierte) Interview (Lamnek 1995; Mayring 2002), das sensitiv genug scheint, um den unterschiedlichen Fähigkeiten und Fertigkeiten von Heimbewohner(innen) begegnen zu können.

Auf der Grundlage eines Interviewleitfadens sollten Fragen nach Interessen, lebensspannenbezogenen Aktivitäten und Gewohnheiten Aufschluss über die individuelle Anregbarkeit geben, wobei der Fokus bei allen angeführten Aktivitäten auf dem „Warum", also dem eigentlichen Beweggrund für das Handeln, gelegt war. Mit problemzentrierten Interviews sollte ein tieferes Verständnis zu Interessen und Handlungsmotiven erreicht werden. Da die Ausprägung der Motive stark von früheren Erfahrungen abhängig ist, wurde eine biografische Ausrichtung bei den Interviews gewählt. Interviews von 131 Bewohner(innen) aus fünf Einrichtungen konnten einer Auswertung unterzogen werden. Nach der Interviewtranskription und einer Analyse der Kategorienhäufigkeiten ergaben sich drei Bereiche, in denen die befragten Heimbewohner(innen) Aktivitäten nannten. Es sind dies körperliche Aktivitäten (z. B. Gartenarbeit, einkaufen gehen, schwimmen ...), mentale (z. B. lesen, musizieren ...) und soziale Aktivitäten (z. B. Kinder betreuen, Ehrenämter ...). Das aktuelle Aktivsein wurde von den Befragten recht unterschiedlich bewertet. Subjektiv bedeutsamer und dadurch sinn- und wertvoller für den Einzelnen waren Aktivitäten, die sich biografisch erschließen ließen und mit den eigenen Interessen übereinstimmten. Dies leitet über zum zentralen Forschungsinteresse von Studie B, welches, wie schon erwähnt, der Frage nach der Handlungsmotivation, dem „Warum" für das Handeln, galt. Ein und dieselbe Tätigkeit kann aus unterschiedlichen Motiven heraus durchgeführt werden. *Abbildung 2* zeigt ein Beispiel für eine körperliche Aktivität.

Viele Bewohner(innen) berichteten, dass es für sie wichtig war, schwierige Tanzschritte einzustudieren, einen trainierten Körper zu haben, an Wettbewerben teilzunehmen und dafür viel Anerkennung zu erhalten. Leistung zu erbringen, stand für sie im Vordergrund. Andere tanzten oft über viele Stunden alleine, einem mentalen Motiv folgend, um psychische Erregungszustände abzubauen, um sich zu entspannen. Für wieder andere Bewohner(innen) stand das Tanzen mit einem sozialen Motiv in Verbindung, wenn sich

Abbildung 2: Handlungsmotive

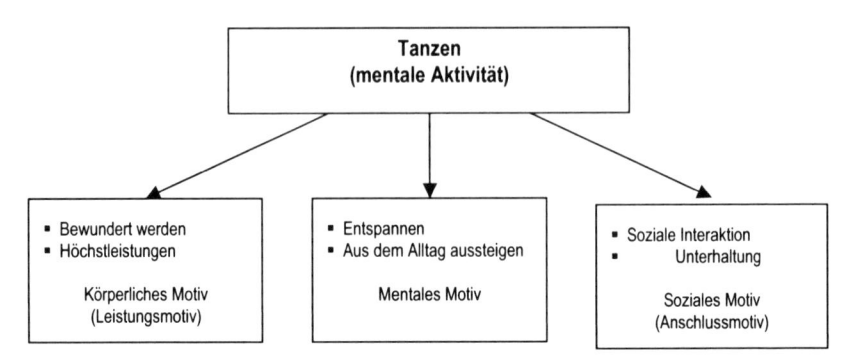

```
                    ┌─────────────────────┐
                    │      Tanzen         │
                    │  (mentale Aktivität)│
                    └─────────────────────┘
                   ╱           │           ╲
                  ╱            │            ╲
                 ▼             ▼             ▼
┌──────────────────────┐ ┌──────────────────────┐ ┌──────────────────────┐
│ ▪ Bewundert werden   │ │ ▪ Entspannen         │ │ ▪ Soziale Interaktion│
│ ▪ Höchstleistungen   │ │ ▪ Aus dem Alltag     │ │ ▪ Unterhaltung       │
│                      │ │   aussteigen         │ │                      │
│  Körperliches Motiv  │ │  Mentales Motiv      │ │  Soziales Motiv      │
│  (Leistungsmotiv)    │ │                      │ │  (Anschlussmotiv)    │
└──────────────────────┘ └──────────────────────┘ └──────────────────────┘
```

die Befragten in einer gemeinsamen Runde mit Gleichgesinnten zusammenfanden, um gemeinsam zu tanzen und sich auszutauschen.

Die angeführten Gründe, warum Heimbewohner(innen) eine Tätigkeit gerne durchführen beziehungsweise durchgeführt haben, ließen sich auf die eben erwähnten drei Hauptfaktoren körperliches, also Leistungsmotiv, mentales und soziales beziehungsweise Anschlussmotiv reduzieren. In einem Verallgemeinerungsmodell konnten die erhaltenen Informationen in ein zusammenfassendes Modell – das 3-Ebenen-Modell der bedürfnisorientierten Aktivierung – übergeführt werden (Jenull-Schiefer 2004).

Das 3-Ebenen-Modell bildet die Grundlage für individuelle und motivpassende Aktivierung und berücksichtigt die mit zunehmendem Alter einhergehenden Beeinträchtigungen körperlicher, mentaler und sozialer Natur. In Fortführung des oben dargestellten Beispiels würde dies bedeuten, dass je nach vorherrschender Motivlage eine Alternative zum Tanzen gefunden werden müsste. Der Heimbewohner/die Heimbewohnerin, der/die auf einen Rollstuhl angewiesen und für den/die Leistung enorm wichtig ist, könnte eine Aufgabe im Heim, zum Beispiel die Betreuung der Heimtiere übernehmen oder neue(n) Heimbewohner(innen) bei der Orientierung im Heimalltag unterstützen oder Ähnlichem, wenn diese von dem/der Betroffenen als Leistung akzeptiert und von den Betreuer(innen) ebenfalls als solche definiert und honoriert wird. Dem Heimbewohner/der Heimbewohnerin soll Gelegenheit gegeben werden, seine/ihre Tüchtigkeit unter Beweis zu stellen. Musik im Heim ist pauschal, daher müsste man dem mental ausgerichteten Tänzer den individuell bevorzugten Musikgenuss, zum Beispiel über Kopfhörer, und somit Tanzen im Rollstuhl, das heißt ein Bewegen zu Musik, ermöglichen. Unterschiedlichste Gruppenaktivitäten könnten dem/der sozial ausgerichteten Heimbewohner/Heimbewohnerin angeboten werden, wobei auf die Zusammensetzung und die Akzeptanz der jeweiligen Gruppen Rücksicht genommen werden muss. Dies sind exemplarisch einige Möglichkeiten, die auf eine größere Gruppe bezogen, keine Relevanz besitzen, ihre Gültigkeit ist durch die jeweilige Anpassung auf den individuellen Fall definiert. Allen Heimbewohner(innen) den Seniorensitztanz anzubieten, wie es in Heimen, die auf Aktivierung Wert legen, üblich ist, wäre in den meisten Fällen kontraproduktiv, da nicht ergründet worden ist, welche subjektive Bedeutsamkeit mit dem früheren Tanzen verbunden ist. Ziel ist, Motive zu erkennen und eine aktuelle Motivation für das Handeln zu schaffen, um im Sinne von Deci und Ryan (1987) selbstbestimmt und autonom, und nicht von außen kontrolliert, tätig sein zu können.

Um motivpassende Aktivierung zu realisieren, kann es in Einzelfällen notwendig sein, Themen wie Inkontinenz, Belastung oder Konflikte mit Angehörigen, Enttäuschungen und dergleichen zu thematisieren. Hervorhebenswert sind in diesem Zusammenhang insbesondere die erlebten Verluste von alten Frauen, die wie auch die oben angeführten Inhalte in den qualitativen Interviews (Studie B) zur Sprache kamen und in der Heimroutine wenig Beachtung finden. Bewährte Konzepte aus der gerontologischen Interventionsforschung würden sich für die hier besprochene Zielgruppe gut eignen und ihnen zu einem Mehr an Lebensqualität verhelfen.

Aktivität und soziale Umwelt

Das Alten- oder Pflegeheim ist eine Institution, in der eine Vielzahl von Teilleistungen von verschiedenen Berufsgruppen, direkt an der Person des Bewohners/der Bewohnerin erbracht werden und individuell passende Lösungen erfordern (Grün 1995). Allgemeine Zielsetzung kann die Steigerung und Optimierung der Kund(inn)enorientierung sein (Harris/Klie/Ramin 1995; Lenz 2002). Dazu gehört auch, das Pflegepersonal zu stützen, das bislang die Hauptlast der Pflege und Betreuung zu tragen hat, um eine Abwanderung in erfolgversprechendere und weniger belastende Tätigkeitsbereiche möglichst zu verhindern.

Um alte, pflegebedürftige Menschen optimal, das heißt entsprechend ihrer Möglichkeiten zu betreuen, kommt der Zusammenarbeit zwischen Bewohner(innen) und Mitarbeiter(innen) eine besondere Bedeutung zu (Gatterer 1996). Das Pflegepersonal, zum Großteil weiblich, ist durch die starken psychischen und physischen Belastungen und das negative Image der Altenbetreuung besonders belastet (Berger 1999; Zimber/Weyerer 1998).

Häufig fällt ihnen im Heimalltag auch die Aufgabe der Aktivierung der Bewohner(innen) zu. Personelle und strukturelle Mängel erschweren die tägliche Routinearbeit. Die alten Menschen auch noch zu aktivieren und dabei über keine entsprechende Ausbildung zu verfügen, wird vielfach zur Überforderung.

Die dritte und letzte hier vorzustellende Studie (Studie C) richtete sich an das pflegende und betreuende Personal in den Heimen, um Stressoren und Ressourcen in der täglichen Arbeit zu erheben. Die Studie wurde in einem Bundesland Österreichs als Vollerhebung konzipiert, von allen 52 Heimen beteiligten sich 49. Auch hier wurden im Sinne der „Mixed Methods" qualitative und quantitative Erhebungsstrategien kombiniert. Ausgangspunkt war der Fragebogen zur Erfassung von Arbeitsbedingungen und Beanspruchung in der stationären Altenpflege von der Mannheimer Arbeitsgruppe um Prof. Weyerer. Dieser wurde auf österreichische Verhältnisse adaptiert und in den Bereichen „Angehörige" und „Umgang mit Tod und Sterben" auf der Grundlage von qualitativen Interviews (Mayr 2004) ergänzt. Zur Erfassung burnout-relevanter Inhalte wurde das Beanspruchungsscreening bei Humandienstleistungen von Hacker und Reinhold (1999) verwendet.

Aufgrund bestehender Kooperationen konnte ein Rücklauf von 62 Prozent erreicht werden. Aus der noch laufenden Studie liegen derzeit Daten von 497 Pflegekräften vor. Das Durchschnittsalter der Gesamtstichprobe liegt aktuell bei 37 Jahren (± 9,9) und besteht zu 90 Prozent aus weiblichen Pflegekräften, die vorwiegend Inländer(innen) (93 %) und vollzeitbeschäftigt (64 %) sind.

Ein Blick auf erste, vorläufige Ergebnisse zeigt, dass die Belastungen durch Bewohner(innen) nahezu im gleichen Ausmaß vorhanden sind wie durch Angehörige. Beurteilt auf einer Skala von 1 bis 5, ergaben sich Werte von 2.8 für die Belastungen durch Angehörige und 3.1 für Bewohner(innen). Ein weiterer wesentlicher Belastungsbereich dürfte die Auseinandersetzung mit Tod und Sterben sein, der Werte um 2.7 erreicht. Innerhalb der Gruppe des pflegenden Personals gibt es Unterschiede der Art, dass von Berufsgruppen mit geringerer Verantwortung die Belastungen auch geringer erlebt werden (F = 2.55, df = 10, p = 0.005). In allen fünf Subskalen des Beanspruchungsscreenings bei Humandienstleistungen (Hacker/Reinhold 1999) zeigen sich bislang beim Großteil der Befragten mittlere Ausprägungen. Im kritischen Bereich befinden sich in der Subskala Emotionale Erschöpfung entsprechend den Angaben der vorliegenden Stichprobe 23 Prozent. Die nahezu durchwegs weiblichen Pflegepersonen sind vielfach auch durch familiäre Stressoren wie Alleinverantwortung für Haushalt und Kinder und finanzielle Sorgen belastet.

Als wesentliche Bewältigungsstrategie wird, neben Sport und Bewegung in der Natur, die soziale Unterstützung durch Familie, Freunde und ein funktionierendes Team gesehen. Um stressreduzierende Maßnahmen in den Pflegealltag integrieren zu können, braucht es auch Interventionen auf individueller Ebene wie beispielsweise die Erweiterung und Stärkung von Bewältigungsstrategien und ganz allgemein die Anerkennung und Beachtung für das, was täglich geleistet wird.

Zusammenfassung und Ausblick

Vor dem Hintergrund aktivitätsorientierter Alternstheorien, für die Aktivität in engem Zusammenhang mit Wohlbefinden und einer guten Adaptation an den Alterungsprozess steht, wurde der Kontakt zu Pflegeheimbetreiber(innen), Heimbewohner(innen) und Pflegepersonen hergestellt und eine landesweite Kooperation aufgebaut. Zwei Studien widmeten sich dem Ziel herauszufinden, an welchen Faktoren eine bedürfnisorientierte Aktivierung ansetzen soll, dabei wurde mit dem Pflegepersonal ein intensiver Erfahrungsaustausch gepflegt. Die Ergebnisse sind in dem 3-Ebenen-Modell zur bedürfnisorientierten Aktivierung zusammengefasst. Auf Basis dieses Modells, das auf die Individualität der Bewohner(innen) fokussiert, können künftige Heimangebote überdacht und bedürfnisorientierter gestaltet werden. Es kann und wird aufgrund immer knapper werdender Mittel nicht möglich sein, vielfältigere und für eine größere Gruppe als bisher Aktivierungsangebote in Heimen zu etablieren und diese attraktiver zu gestalten. Ziel kann sein, auch im Rahmen der täglichen Kommunikation auf die individuellen Vorlieben der Bewohner(innen) einzugehen und eine dementsprechende Motivation und Anregung für selbstbestimmtes Handeln im institutionellen Alltag zu schaffen.

Für die Umsetzung in den Heimalltag ist es von großer Bedeutung, dass das Personal in diese Bewohner(innen)-Aktivierung miteinbezogen wird. Einerseits um das Verständnis und die Bedeutung von Aktivität bewusst wahrzunehmen und andererseits, um dem Personal einen Zugang zu eröffnen, der es ihm erlaubt, individuelle Aktivierungspotenziale bei den alten Menschen zu erkennen, anzuregen und auch aufrechtzuerhalten. Man kann davon ausgehen, dass diese Haltung zu einer anderen Sicht des alten Menschen führt und dem Pflegepersonal eine Kommunikation nahe bringt, die nicht mehr nur über Krankheiten und Beeinträchtigungen geführt wird. Die Heimatmosphäre kann sich entscheidend verändern, wenn alte Menschen auch mit ihren gesunden Anteilen wahrgenommen werden.

Damit eine Lebensqualitätsverbesserung über bedürfnisorientierte Aktivierung alter Menschen gelingen kann, muss parallel dazu das Arbeitsumfeld der Pflegepersonen mitberücksichtigt werden. Die derzeit durchgeführte Studie zu Stressoren und Ressourcen in der stationären Altenpflege stellt ein umfangreiches Datenmaterial für Aktionspotenziale zur Verfügung, um unerwünschten Entwicklungen in der Altenpflege entgegenzuwirken. Zusammenfassend zeigen die Ergebnisse, dass die Auseinandersetzung mit den Angehörigen der HeimbewohnerInnen als besonders belastend und aufwändig erlebt wird. Weiterhin wird das Arbeitsumfeld, das wenig Selbstbestimmung zulässt, sowie die geringe gesellschaftliche Anerkennung kritisiert. Deutlich zeigt sich, dass Maßnahmen direkt am Arbeitsplatz, und nicht abgekoppelt im Rahmen einer Fortbildungsveranstaltung, erfolgen müssen. Auf organisationaler Ebene wird seitens der Mitarbeiter(innen) mehr Mitsprache und Selbstbestimmung gefordert. Der Themenbereich Angehörige sollte dringend mehr Aufmerksamkeit bekommen und vor allem in die Ausbildung vermehrt integriert werden. In der Vernetzung verschiedener Berufsgruppen wie Hospizmitarbeiter(innen), Ergotherapeut(inn)en, Ärzt(inn)en, Psycholog(inn)en und Psychotherapeut(inn)en wird eine Unterstützungsmöglichkeit gesehen und seitens der Betroffenen als dringendes Anliegen formuliert. In einer Kooperation zwischen Universität und Pflegeheimen kann der Brückenschlag zwischen Wissenschaft und Praxis gelingen, der im Rahmen einer Interventionsstudie weiter forciert werden soll. Angedacht ist die Errichtung eines „Forschungsheimes", um einheitliche forschungsorientierte Qualitätsstandards in Bezug auf aktivierende Angebote abzuleiten und im Sinne der Gesundheitsförderung stressreduzierende Maßnahmen am Arbeits-

Platz zu etablieren. Die Umsetzung und die Evaluation der hier vorgestellten
Ergebnisse sollen zu einem Transfer von „models of good and innovative
practice" beitragen.

Literatur

Backes, G./Clemens, W. (1998): *Lebensphase Alter. Eine Einführung in die
sozialwissenschaftliche Alternsforschung*, Weinheim: Juventa

Badelt, C./Leichsenring, K. (2000): *Versorgung, Betreuung, Pflege. In Ältere Menschen
– Neue Perspektiven. Seniorenbericht 2000: Zur Lebenssituation älterer Menschen
in Österreich* (S. 408–453), Wien: Bundesministerium für soziale Sicherheit und
Generationen.

Baltes, M. M. (1995): „Verlust der Selbständigkeit im Alter: Theoretische Überlegungen
und empirische Befunde". In: *Psychologische Rundschau*, 46, S. 159–170

Baltes, P. B. (1999): „Alter und Altern als unvollendete Architektur der Humanonto-
genese". In: *Zeitschrift für Gerontologie und Geriatrie*, 32 (6), S. 433–448

Baltes, M. M./Kindermann, T./Reisenzein, R. (1986): „Die Beobachtung von
unselbständigem und selbständigem Verhalten in einem deutschen Altenheim: die
soziale Umwelt als Einflußgröße". In: *Zeitschrift für Gerontologie*, 19, S. 14–24

Belardi, N./Fisch, M. (1999): *Altenhilfe. Eine Einführung für Studium und Praxis*,
Weinheim: Beltz.

Berger, G. (1999): „Die Erfassung der Arbeitssituation im Rahmen einer Qualitäts-
diagnose von Alten- und Pflegeheimen". In: Zimber, A./Weyerer, S. (Hrsg.):
Arbeitsbelastung in der Altenpflege, Göttingen: Hogrefe, S. 138–152

Birg, H./Flöthmann, E.-J. (2002): „Langfristige Trends der demographischen Alterung in
Deutschland". In: *Zeitschrift für Gerontologie und Geriatrie*, 35, S. 387–399

Blaumeiser, H./Klie, T. (2002): „Zwischen Mythos und Modernisierung – Pflegekulturelle
Orientierung im Wandel und die Zukunft der Pflege". In: Motel-Klingebiel, A./Kon-
dratowitz, H.-J. von/Tesch-Römer, C. (Hrsg.): *Lebensqualität im Alter. Genera-
tionenbeziehungen und öffentliche Sevicesysteme im sozialen Wandel*, Opladen:
Leske & Budrich, S. 159–173

Cavan, R. S./Burgess, E. W./Havighurst, R. J./Goldhamer, H. (1949): *Personal
adjustment in old age*. Chicago: Science Research Associates

Deci, E. L./Ryan, R. M. (1987): „The support of autonomy and the control of behavior".
In: *Journal of Personality and Social Psychology*, 53, S. 1024–1034

Dinkel, R. H./Luy, M. (1999): „Natur oder Verhalten". In: *Zeitschrift für Bevölkerungs-
wissenschaft*, 24 (2), S. 105–132

Dunkhorst, H. (2001): *Gestaltung und Beschäftigung*, Hannover: Vincentz

Gereben, C./Kopinitsch-Berger, S. (1998): *Auf den Spuren der Vergangenheit. Anleitung zur Biographiearbeit mit älteren Menschen*, Wien: Wilhelm Maudrich

Gatterer, G. (1996): „Rehabilitation". In: Zapotoczky, H. G./Fischhof, P. K. (Hrsg.): *Handbuch der Gerontopsychiatrie*, Wien: Springer, S. 480–454

Glatzer, W. (1992): „Lebensqualität und subjektives Wohlbefinden. Ergebnisse sozialwissenschaftlicher Untersuchungen". In: Bellebaum, A. (Hrsg.): *Glück und Zufriedenheit. Ein Symposium*, Opladen: Westdeutscher Verlag, S. 49–85

Gove, W. R./Geerken, M. R. (1977): „Response bias in surveys of mental health. An empirical investigation". In: *American Journal of Sociology*, 82, S. 1289–1317

Gronemeyer, R. (1990): *Die Entfernung vom Wolfsrudel. Über den drohenden Krieg der Jungen gegen die Alten*, Düsseldorf: Claassen

Grün, O. (1995): „Das Postulat der Kundenorientierung im System der Altenversorgung". In: Güntert-Dubach, M. B./Meyer-Schweizer, R. A. (Hrsg.): *ALTERnativen. Brüche im Lebenslauf*, Bern: Haupt, S. 227–243

Hacker, W./Reinhold, S. (1999). *Beanspruchungsscreening bei Humandienstleistungen (BHD-System)*, Frankfurt am Main: Swets Test Service

Harper Ice, G. (2002): „Daily Life in a Nursing Home. Has it changed in 25 Years?" In: *Journal of Aging Studies*, 16, S. 345–359

Harris, R./Klie, T./Ramin, E. (1995): *Heime zum Leben. Wege zur bewohnerorientierten Qualitätssicherung*, Hannover: Vincentz.

Havighurst, R. J. (1957): „The social competence of middle-aged people". In: *Genet. Psychol. Monogr.*, 56, S. 297–375

Havighurst, R. J. (1961): „Successful Aging". In: *The Gerontologist*, 1, S. 8–13

Havighurst, R. J./Albrecht, R. (1953): *Older people*, O. O.: Longmans, Green & Co.

Heckhausen, H. (1972): „Die Interaktion der Sozialisationsvariablen in der Genese des Leistungsmotivs". In: Graumann, C. F. (Hrsg.): *Handbuch der Psychologie*, Göttingen: Hogrefe

Heckhausen, H. (1975): „Fear of failure as a self-reinforcing motive system". In: Sarason, I. G./Spielberger, C. (Hrsg.): *Stress and anxiety*, Washington, D.C.: Hemisphere

Hessel, A./Gunzelmann, T./Geyer, M./Brähler, E. (2001): „Inanspruchnahme medizinischer Leistungen und Medikamenteneinnahme bei über 60-Jährigen in Deutschland – gesundheitliche, sozialstrukturelle, sozio-demographische und subjektive Faktoren". In: *Zeitschrift für Gerontologie und Geriatrie*, 33, S. 289–299

Hönigsperger, E. (1999): „Neuorientierung der Seniorenpolitik". In: Bundesministerium für soziale Sicherheit und Generationen (Hrsg.) (2001): *Bericht zur Lebenssituation älterer Menschen 1999*, Wien, S. 6–11

Hollinger-Samson, N./Pearson, J. L. (2000): „The relationship between staff empathy and depressive symptoms in nursing home residents". In: *Aging and Mental Health*, 4 (1), S. 56–65

Jenull-Schiefer, B. (2004): „‚Geri-Aktiv' – Die Aktivierung von Pflegeheimbewohnern". In: *Zeitschrift für Gerontologie und Geriatrie*, 37 (5), S. 360–362

Jenull-Schiefer, B./Janig, H. (2004 a): „Der Wunsch nach Aktivität im Pflegeheim". In: *Procare*, 1–2, S. 20–21

Jenull-Schiefer, B./Janig, H. (2004 b): „Aktivierungsangebote in Pflegeheimen. Eine Studie zur Inanspruchnahme und Zufriedenheit". In: *Zeitschrift für Gerontologie und Geriatrie*, 37 (5), S. 393–401

Kasser, V. G./Ryan, R. M. (1999): „The relation of psychological needs for autonomy and relatedness to vivality, well-being, and mortality in a nursing home". In: *Journal of Applied Social Psychology*, 29 (5), S. 935–954

Kielhofner, G. (2002): „Challenges and Directions for the Future of Occupational Therapy". Referat auf dem 13th World Congress of Occupational Therapists (23.–28. Juni 2002) in Stockholm. Schweden.

Knäuper, B./Schwarz, N./Park, D. (2002): „Selbstberichte im Alter". In Motel-Klingebiel, A./Kelle, U. (Hrsg.): *Perspektiven der empirischen Alter(n)ssoziologie*, Opladen: Leske + Budrich, S. 75–98

Kolland, F. (1996): *Kulturstile älterer Menschen: Jenseits von Pflicht und Alltag*, Wien: Böhlau

Kondratowitz, H.-J. von (2000): „Alter und Krankheit. Die Dynamik der Diskurse und der Wandel ihrer historischen Aushandlungsformen". In: Ehmer, J./Gutschner, P. (Hrsg.): *Das Alter im Spiel der Generationen*, Wien: Böhlau, S. 109–155

Kozon, V. (2001): *Pflegewissenschaft – Aufbruch in Österreich*, Wien: Facultas

Kutzenberger, E. (2002): „Zeitbombe Altenpflege: Kosten explodieren". In: *Wirtschaftsblatt*, 11. Mai, Nr. 1620. S. 7

Kytir, J./Münz, R. (1992): *Alter und Pflege. Argumente für eine soziale Absicherung des Pflegerisikos*, Berlin: Blackwell Wissenschaft

Kytir, J./Münz, R. (2000). „Demografische Rahmenbedingungen: die alternde Gesellschaft und das älter werdende Individuum". In: *Ältere Menschen – Neue Perspektiven. Seniorenbericht 2000: Zur Lebenssituation älterer Menschen in Österreich*, Wien: Bundesministerium für soziale Sicherheit und Generationen, S. 22–51

Kytir, J./Schmeiser-Rieder, A./Böhmer, F./Langgassner, J./Panuschka, C. (2000): „Gesund und krank Älterwerden". In: *Ältere Menschen – Neue Perspektiven. Seniorenbericht 2000: Zur Lebenssituation älterer Menschen in Österreich*, Wien: Bundesministerium für soziale Sicherheit und Generationen, S. 258–323

Lamnek, S. (1995): *Qualitative Sozialforschung. Band 1: Methodologie* und Band 2: *Methoden und Techniken*, Weinheim: Psychologie Verlags Union

Laux, G. (2001): „Affektive Störungen". In: Möller, H.-J./Laux, G./Deister, A. (Hrsg.): *Psychiatrie und Psychotherapie*, Stuttgart: Thieme, S. 73–105

Lawton, M. P./Namehow, L. (1973): „Ecology and the aging process". In: Eisdorfer, C./ Lawton, M. P. (Hrsg.): *The psychology of adult development and aging*, Washington, D.C.: American Psychological Association, S. 619–674

Lawton, M. P. (1989): „Environmental proactivity in older people". In: Bengtson, V. L./ Schaie, K. W. (Hrsg.): *The course of later life. Research and reflections*, New York: Springer, S. 15–23

Ledgerd, R./Roberts, G. (1999): „Occupational Therapy with older people". In: Corley, G. (Hrsg.) (2001): *Older People and Their Needs. A Multidisciplinary Perspektive*, London: Whurr Publishers, S. 134–148

Lehr, U. (1972): *Psychologie des Alterns*, Wiesbaden: Quelle und Meyer (1. Auflage)

Lehr, U. (1991): *Psychologie des Alterns*, Heidelberg: Quelle & Meyer (7. Auflage)

Lehr, U. (1997): „Gesundheit und Lebensqualität im Alter". In: Schütz, R.-M./Ries, W./ Tews, H. P. (Hrsg.): *Altern in Gesundheit und Krankheit*, Melsungen: Bibliomed, S. 51–64

Lehr, U./Thomae, H. (1987): *Formen seelischen Alterns. Ergebnisse der Bonner gerontologischen Längsschnittstudie*, Stuttgart: Enke

Leitner, U. (1994). „Lange leben: Die Praxis von Altersbildern". In: Bellebaum, A./ Barheimer, K. (Hrsg.): *Lebensqualität. Ein Konzept für Praxis und Forschung*, Opladen: Westdeutscher Verlag, S. 139–161

Lenz, A. (2002): „Empowerment und Ressourcenaktivierung – Perspektiven für die psychosoziale Praxis". In: Lenz, A./Stark, W. (Hrsg.): *Empowerment. Neue Perspektiven für psychosoziale Praxis und Organisation*, Tübingen: Dgvt, S. 13–53

Maercker, A. (2002): „Psychologie des höheren Lebensalters. Grundlagen der Alterspsychotherapie und klinischen Gerontopsychologie". In: Maercker, A. (Hrsg.): *Alterspsychotherapie und klinische Gerontopsychologie*, Berlin: Springer, S. 1–58

Maier, S. F./Seligman, M. E. P. (1976). „Learned helplessness: Theory and evidence". In: *Journal of Experimental Psychology*. General 103, S. 3–46

Mayr, M. (2004): *Hinter jeder Tür der lauernde Tod. Das Personal der stationären Altenpflege als letzte Wegbegleiter*, Universität Klagenfurt (unveröffentlichte Diplomarbeit.)

Mayring, P. (2002): *Einführung in die qualitative Sozialforschung. Eine Anleitung zum qualitativen Denken*, Weinheim: Beltz

Miklautz, M. (2004): *Aktivitäten in Senioren- und Pflegeheimen. Eine deskriptive Studie*, Universität Klagenfurt (unveröffentlichte Dissertation)

Nühlen-Graab, M. (1990): *Philosophische Grundlagen der Gerontologie*, Heidelberg: Quelle & Meyer

Orem, D. E./Taylor, S. G. (1997): *Strukturkonzepte der Pflegepraxis*, Berlin: Ullstein Mosby

Pientka, L. (1999): „Theoretische Aspekte der Funktionsmessung bei älteren Menschen". In: Nikolaus, T./Pientka, L. (Hrsg.): *Funktionelle Diagnostik. Assessment bei älteren Menschen.* (Ringbuch), Wiebelsheim: Quelle und Meyer, (Kap. 2, S. 1 (1)–1 (9))

Rappaport, J. (1987): „Terms of empowerment/exemplars of prevention: toward a theory for community psychology". In: *American Journal of Community Psychology*, 9, S. 121–144

Renteln-Kruse, W. von (2001): „Epidemiologische Aspekte der Morbidität im Alter". In: *Zeitschrift für Gerontologie und Geriatrie*, 34 (1), I/10–I/15

Schmidt-Hackenberg, U. (1996): *Wahrnehmen und Motivierung: die 10 Minuten-Aktivierung für die Begleitung Hochbetagter*, Hannover: Vincentz

Seligman, M. E. P.: *Helplessness on depression, development and death*, San Franzisco, CA: Freeman

Staudinger, U. M./Dittmann-Kohli, F. (1994): „Lebenserfahrung und Lebenssinn". In: Baltes, P. B./Mittelstraß, J./Staudinger, U. M. (Hrsg.): *Alter und Altern: Ein interdisziplinärer Studientext zur Gerontologie*, Berlin: Walter de Gruyter, S. 408–436

Stosberg, M. (1994): „Lebensqualität als Ziel und Problem moderner Medizin". In: Bellebaum, A./Barheimer, K. (Hrsg.): *Lebensqualität. Ein Konzept für Praxis und Forschung*, Opladen: Westdeutscher Verlag, S. 101–107

Teresi, J./Abrams, R./Holmes, D./Ramirez, M./Eimicke, J. (2001): „Prevalence of depression recognition in nursing homes". In: *Social Psychiatry and Psychiatric Epidemiology*, 36 (12), S. 613–620

Zimber, A./Weyerer, S. (1998): *Stress in der stationären Altenpflege*, Köln: Kuratorium Deutsche Altenhilfe

Hildegard Theobald

Soziale Ausgrenzung im Alter und häusliche Pflege

Seit den 1990er Jahren gewinnt die Frage nach sozialer Ausgrenzung in der politischen Debatte auf europäischer Ebene sowie in der international vergleichenden Wohlfahrtsstaatsforschung zunehmend an Raum. Nachdem lange Zeit Risiken wie Erwerbslosigkeit oder Armut im Zentrum standen, werden erst in den letzten Jahren Prozesse sozialer Ausgrenzung im Alter und die Anforderungen an eine adäquate Altenbetreuung thematisiert. Im Folgenden werden zunächst die Grundannahmen des Konzepts sozialer Ausgrenzung im Alter diskutiert und anschließend Anforderungen an adäquate Formen von Betreuung und ihre Realitäten analysiert.[1]

Soziale Ausgrenzung im Alter

Das Konzept „social exclusion" oder soziale Ausgrenzung wurde in der internationalen Wohlfahrtsstaatsforschung als eine Analysekategorie entwickelt, die neue Formen von sozialer Differenzierung und die damit verbundenen Prozesse erfassen sollte. Im Zentrum stehen Individuen oder Gruppen an den Rändern der Gesellschaft, die von einem Risiko der Ausgrenzung aus zentralen gesellschaftlichen Bereichen bedroht erschienen. Die Beziehung des Konzepts „social exclusion" zu den bereits etablierten Konzepten „Armut" und „soziale Ungleichheit" wird dabei kontrovers diskutiert und reicht von der Vorstellung einer Ergänzung bis zur Ersetzung der beiden etablierten Konzepte (Askonas/Stewart 2000; Sen 2000).

Trotz der zunehmenden Bedeutung des Konzepts in der Forschung und einer intensiven wissenschaftlichen Auseinandersetzung bleibt die Definition und Anwendung des Konzepts unscharf und inkohärent. Es lassen sich allerdings auf der Basis der Literatur grundlegende Charakteristika erarbeiten,

---

1 Die Ausführungen des Kapitels entstanden im Rahmen des von der Europäischen Kommission geförderten Projekts „Care for the aged at risk of marginalization (CARMA)".

die für die Diskussion von Prozessen sozialer Ausgrenzung im Alter wesentlich sind.

Ein grundlegendes Charakteristikum von sozialer Ausgrenzung ist seine Multidimensionalität. Kronauer (1997) benennt Dimensionen entlang derer er soziale Ausgrenzung verortet. Dazu gehören ein unzureichender Lebensstandard (ökonomische Ausgrenzung), der mangelnde Zugang zu öffentlichen Einrichtungen und Leistungen (institutionelle Ausgrenzung), eine unzureichende soziale Integration und Partizipation (soziale Ausgrenzung), stereotype Erwartungen gegenüber bestimmten gesellschaftlichen Gruppen (kulturelle Ausgrenzung) und getrennte Wohngebiete (räumliche Ausgrenzung).

Die Multidimensionalität des Begriffs geht einher mit der Vorstellung sich kumulierender Benachteiligungen entlang der unterschiedlichen Dimensionen. Soziale Ausgrenzung wird als ein Prozess verstanden, in dem sich Benachteiligungen entlang der Dimensionen wechselseitig verstärken und allmählich in eine mangelnde soziale und gesellschaftliche Partizipation münden. Dies verweist auf ein weiteres Charakteristikum des Konzepts. Soziale Ausgrenzung fokussiert auf relationale Fragen, wie eine adäquate soziale Partizipation und Zugang zu und Kontrolle über entscheidende gesellschaftliche Bereiche und Institutionen. Die Stärke des Konzepts liegt in der Vorstellung von sozialer Ausgrenzung als eines graduellen Prozesses und der Betrachtung unterschiedlicher Dimensionen und ihres Zusammenspiels. Unklar bleibt in der Diskussion wie die Dimensionen miteinander verbunden sind, welche Dimensionen Prozesse auslösen, und welche das Ergebnis der Prozesse sind (Whelan/Whelan 1995).

Blackman u. a. (2001) übertrugen das Konzept „social exclusion" auf die Frage von sozialer Ausgrenzung im Alter und einer adäquaten Altenbetreuung im europäischen Vergleich. Dabei definieren sie in ihrer Analyse den Alternsprozess als eine Interaktion von genetischen, kulturellen, sozialen, ökonomischen und umweltbezogenen Dimensionen. Sie reflektieren damit den multidimensionalen Charakter des Konzepts „social exclusion". Dies ermöglicht ihnen eine breite Analyse von Prozessen des Alterns, seiner Bedingungen und gesellschaftlicher Bezüge, aber gleichzeitig bleibt das Konzept unklar.

Ergebnisse empirischer Forschung bestätigen die Multidimensionalität und spezifizieren ihr Zusammenwirken genauer. In der Berliner Altersstudie erwies sich der Gesundheitszustand als eine entscheidende Voraussetzung zur Ausführung alltäglicher Aktivitäten. Diese Aktivitäten bilden wiederum die Voraussetzung zur Teilnahme an sozialen oder Freizeitaktivitäten, wobei ein hoher Status und Einkommen soziale Partizipation positiv beeinflusst (Baltes/Mayer 1999).

Familiäre Netzwerke, Freunde und Nachbarn werden gerade für ältere, soziale benachteiligte Menschen zu einer wichtigen Quelle von sozialer Integration (Scharf et al 2001). Soziale Beziehungen und soziale Aktivitäten fördern zudem die gesundheitsbezogene Lebensqualität (George 2001). „Ageisms", stereotype Vorstellungen gegenüber älteren Menschen können dazu führen, dass älteren Menschen Möglichkeiten und Ressourcen vorenthalten werden (Bytheway 1995).

Benachteiligungen auf den genannten Dimensionen verstärken sich und können zu einem graduellen Prozess sozialer Ausgrenzung beitragen. Gleichzeitig können individuelle und gesellschaftliche Ressourcen, den Prozessen sozialer Ausgrenzung entgegenwirken. Nicht alle älteren Menschen sind in gleichem Maße dem Risiko einer sozialer Ausgrenzung ausgesetzt und sie verfügen zudem über unterschiedliche individuelle und gesellschaftliche Ressourcen. Die Versorgung älterer Menschen mit Grundbedarfen, wie Ernährung, adäquatem Wohnraum, ökonomische Ressourcen oder auch soziale Unterstützung ist eng verknüpft mit dem sozioökonomischen Status und Geschlecht aber auch der Lebenssituation (Baltes/Mayer 1999, SVR 2000/2001; Kruse 2002).

In ihrem Ansatz zur situationalen Dynamik von Prozessen sozialer Ausgrenzung betonen Wessels und Medierna (2002) die Rolle der Akteure, die mit Problemen konfrontiert sind, diese analysieren und Handlungsstrategien entwickeln. Handlungsbereitschaft, Fähigkeiten und Kompetenzen der Akteure, der gesellschaftliche Bereich, in dem Ausgrenzung droht und die zur Verfügung stehenden Ressourcen bilden den Rahmen des Handelns. Wessels und Medierna betonen die Bedeutung eines positiven Selbstkonzepts, das auf Gefühlen von Zugehörigkeit, Vertrauen und dem Zugang zu relevanten Ressourcen beruht. Gefühle von Zugehörigkeit und Vertrauen beziehen sich auf die unmittelbare Umgebung, die Gesellschaft beziehungsweise gesellschaftliche Institutionen und die individuelle Lebensbiographie. Der Zugang zu relevanten Ressourcen trägt entscheidend zur individuellen Entwicklung und sozialen Partizipation bei, was mit einer Stärkung des Handlungsvermögens einhergeht.

In ihrer Analyse der Situation pflegebedürftiger, älterer Menschen fordert Gibson (1998) eine Stärkung von Macht und Kontrolle zur Vermeidung der Entstehung von negativer Abhängigkeit. Nach Gibson ist die Entwicklung von Pflegebedürftigkeit mit einem Rückgang von Autonomie und einer Vergrößerung von Abhängigkeit von anderen verbunden. Nur eine Stärkung von Macht und Kontrolle über die eigene Lebenssituation kann die negativen Aspekte von Abhängigkeit und mangelnder Autonomie begrenzen. Sie benennt drei wichtige Bereiche. Der erste Bereich bezieht sich auf die Frage der Abhängigkeit der Individuen von Versorgung. Hier sieht sie in der Stärkung von präventiven und rehabilitativen Maßnahmen einen Ansatz, die Abhängigkeit von Pflegeleistungen zu verringern. Der zweite Bereich bezieht sich auf die Verfügbarkeit von Alternativen. Real verfügbare Alternativen oder Wahlmöglichkeiten sichern pflegebedürftigen Menschen eine gewisse Unabhängigkeit von familiären oder professionellen Helfern beziehungsweise Hilfeorganisationen. Der dritte Bereich bezieht sich auf die Machtverteilung in einer Situation des Pflegebedarfs. Ein Machtgewinn für die Pflegebedürftigen, beispielsweise durch grundlegende soziale Rechte, stärkt ihre Verhandlungsposition und vermindert so die Entstehung von negativer Abhängigkeit.

Adäquate Betreuung: Anforderung und Realitäten

Als Ergebnisse der Debatte lassen sich bestimmte Ansprüche an die Altenbetreuung – Zugänglichkeit der Versorgung und ihre konkrete Ausgestaltung – erkennen. Der Zugang zu Ressourcen, die Verfügbarkeit von Alternativen und die Stärkung von sozialen Rechten sowie eine breite Definition des Alterungsprozesses, die genetische, ökonomische, soziale und kulturelle Dimensionen umfasst, haben sich als entscheidende Bedingungen erwiesen, die bei der Analyse des Prozesses von sozialer Ausgrenzung im Alter und adäquaten Formen der Betreuung betrachtet werden sollten.

Seit den 1990er Jahren wurde in den meisten EU-Mitgliedsstaaten ein weites Netz unterschiedlicher Pflegeangebote für ältere Menschen und Unterstützungssysteme für pflegende Angehörige etabliert, die insbesondere die häusliche Pflege und Autonomie älterer Menschen stärken sollten (Kern/ Theobald 2004). In Deutschland und einigen weiteren mitteleuropäischen

Ländern wurden eigenständige Pflegesicherungssysteme und Beurteilungsverfahren auf nationaler Ebene eingeführt. Die Entwicklungen führten zu einer erhöhten Zugänglichkeit der Versorgung, einem breiteren Spektrum an Alternativen und einer vergleichbareren Bewertung von Pflegesituationen.

Der positiven Entwicklung stehen Schwierigkeiten und Hindernisse gegenüber, die gerade für die Frage der sozialen Partizipation unterschiedlicher sozialer Gruppen älterer Menschen entscheidend werden (Theobald forthcoming). Im Aufbau der Versorgung und insbesondere in den kollektiven Systemen ihrer Finanzierung werden soziale Bedürfnisse pflegebedürftiger älterer Menschen vernachlässigt (Pacolet u. a. 2000). Besonders für ältere Menschen ohne unterstützendes informelles Netzwerk verstärkt dies das Risiko einer verminderten sozialen Teilhabe.

Die Vorstellung eines multidimensionalen Prozesses von sozialer Ausgrenzung und die damit verbundene Forderung, das Zusammenspiel unterschiedlicher Dimensionen im Alternsprozess zu beachten, stellt auch Erwartungen an eine Integration unterschiedlicher Dienstleistungen. Integrierte Versorgung, das heißt eine Versorgung, die unterschiedliche Angebote von medizinischen, pflegerischen und sozialen Dienstleistungen umfasst, wurde zu einem wichtigen Bezugspunkt der Veränderung von Dienstleistungen in europäischen Ländern (Theobald forthcoming). Die Etablierung einer integrierten Versorgung stellt hohe Anforderungen an die Veränderung von Strukturen und Kooperationsformen im Alltag, die Zeit und Spielräume für ihre Entwicklung erfordern (Kühn 2001). In der Pflegeinfrastruktur in Deutschland erweist sich der Übergang vom Krankenhaus in die häusliche Pflege, die Integration der Angebote auf kommunaler Ebene und die Angebote, finanziert über die Pflegeversicherung, als Hindernis. Schwierigkeiten, die durch die unübersichtlichen Beratungsangebote noch verstärkt werden (Theobald 2004).

Pflegende Angehörige führen allein oder unterstützt durch professionelle Dienste in allen westlichen Ländern den größten Anteil der Pflegetätigkeiten aus. Europäische Vergleiche mit Ländern mit einem hohen Anteil an professionellen Pflegeleistungen bestätigen ein Komplementärmodell der Zusammenarbeit, das heißt professionelle Dienste ersetzen nicht familiäre Pflege sondern ergänzen diese. Es entstehen neue Formen der Arbeitsteilung, die es den Angehörigen erleichtern, die häusliche Pflege weiterzuführen (Daatland/ Herlofson 2003).

Finanzielle und soziale Unterstützung, Beratung und Entlastung durch unterschiedliche Formen von Verhinderungspflege bilden weitere Ansätze zur Unterstützung pflegender Angehörige, die in den 1990er Jahren in verschiedenen europäischen Ländern etabliert wurden (Tjadens/Pijl 2000; Philp 2001). Das Risiko von sozialer Ausgrenzung betrifft auch die pflegenden Angehörigen selbst. Ein Recht auf soziale Partizipation von pflegenden Angehörigen trotz der Übernahme von Pflegeaufgaben und die Erleichterung der Verbindung von Erwerbstätigkeit und Pflege von Angehörigen kann Prozessen von sozialer Ausgrenzung entgegenwirken.

Die Übernahme der informellen Pflege weist neben dem Geschlechterbias auch ein soziales Bias auf. Ergebnisse in Großbritannien, den Niederlanden und Deutschland zeigen, dass Frauen mit einer weniger-qualifizierten Ausbildung häufiger die informelle Pflege übernehmen (Tjadens/Pijl 2000; Klie/Blinkert 2002). Nicht nur aus der Perspektive der Pflegebedürftigen, sondern auch aus der der pflegenden Angehörigen müssen Fragen von sozialer Ungleichheit einbezogen werden, um entsprechende Unterstützungssysteme aufzubauen und Überforderungen zu vermeiden.

Literatur

Askonas. P./Stewart. A. (Hrsg.) (2000): *Social inclusion*, Houndmills

Baltes, P. B./Mayer, K. U. (Hrsg.) (1999): *The Berlin Aging Study: Aging from 70 to 100*, New York

Blackman, T./Brodhurst, S./Convery, J. (Hrsg.) (2001): *Social Care and Social Exclusion*, Houndsmills

Bytheway, Bill (1995): *Ageism*, Buckingham

Daatland, S.O./Herlofsson, K. (2003): *Families and welfare states. Substitution or complementary, Final Report.* EU-Project OASIS, 2003, S. 285-308

George. L. (2001): „The social psychology of health". In: Binstock, R.H./George, I.K. (Hrsg.): *Handbook of aging and the social sciences*. San Diego, S. 217-237 (5ed.)

Gibson, D (1998): *Aged Care. Old Policies, New Problems*, Cambridge

Kern, K./Theobald, H. (2004): „Konvergenz der Sozialpolitik in Europa". In: Kaelble, H./ Schmid, G. (Hrsg.): *Das europäische Sozialmodell*, Berlin 2004 (WZB-Jahrbuch 2004), S. 289-315

Klie, T./Blinkert, B. (2002): „Pflegekulturelle Orientierungen". In: Tesch-Römer, C. (Hrsg.): *Gerontologie und Sozialpolitik*, Stuttgart, S. 197-217

Kronauer, M. (1997): „,Soziale Ausgrenzung' und ,Underclass'. Über neue Formen gesellschaftlicher Spaltung". In: *Leviathan*, 25, S. 28-49

Kruse. A. (2002): *Gesund Altern. Stand der Prävention und Entwicklung ergänzender Präventionsstrategien*. Expertise im Auftrag des Bundesministeriums für Gesundheit, Berlin

Kühn, H. (2001): *Integration der medizinischen Versorgung in regionaler Perspektive*, Berlin: Wissenschaftszentrum Berlin für Sozialforschung (P01-202)

Pacolet, J./Bouton, R./Lanoye, H./Versieck, K. (2000): *Social Protection for Dependency in Old Age. A study of fifteen EU Member States and Norway*, Aldershot

Philp, I. (Hrsg.) (2001): *Family Care Of Older People in Europe*, Amsterdam

Scharf, T./Philippson, C./Kingston, P./ Smith, A. E. (2001): „Social Exclusion and Older People: exploring the connections". In: *Education and Ageing*, 16, (3), S. 303-320

Sen, A. (2000): *Social Exclusion: Concept, Application, And Scrutiny*. Social Development Paper No. 1, Office of Environment and Social Development. Asian Development Bank

SVR (Hrsg.) (2000/2001): *Bedarfsgerechtigkeit und Wirtschaftlichkeit Band 1. Gutachten des Sachverständigenrat für die Konzertierte Aktion im Gesundheitswesen*, Berlin

Theobald; H. (2004): *Care services for the elderly in Germany. Infrastructure, access and utilisation from the perspective of different user groups*, Berlin: Social Science Research Center Berlin (WZB) (SPI 2004-302)

Theobald, H.: *Social Exclusion and Social Care for the Elderly. Theoretical concepts and changing realities in European Welfare States*, Berlin: Social Science Research Center Berlin (WZB), Berlin forthcoming

Tjadens, F./Pijl, M. (Hrsg.) (2000): *The support of family carers and their organisations in seven Western-European countries*, Amsterdam

Wessel, B. /Medierna, S. (2002): „Towards understanding situations of social exclusion". In: Steinert, H./Pilgrim, A. (Hrsg.): *Welfare Policy From Below: Struggles Against Social Exclusion in Europe*, Aldeshot, S. 61-74

Whelan, B./Whelan, C. T. (1995): „In what sense is poverty multidimensional?" In. Room, G. (Hrsg.): *Beyond the threshold. The Measurement and Analysis of Social Exclusion*, Bristol, S. 29-48

Elisabeth Bubolz-Lutz, Cornelia Kricheldorff

Häusliche Pflegearrangements und Pflegebegleiter –
Ein Modellprojekt auf der Grundlage von Empowerment

Summary:

Ausgehend von den gesellschaftlichen Problemlagen der Familien, in denen ältere und in zunehmendem Maße auch demenzkranke Menschen gepflegt werden, sind in den letzten Jahren unterschiedliche modellhafte Ansätze zu deren Unterstützung und Entlastung erprobt worden, die methodisch stark variieren. Das Projekt „Pflegebegleiter" knüpft an diese bisherigen Erfahrungen zur Unterstützung familiärer, häuslicher Pflege an, setzt aber zugleich neue und eigene Akzente.

Finanziert wird das Projekt über einen Zeitraum von fünf Jahren vom Verband deutscher Angestellten Krankenkassen (VdAK) in Siegburg (gemäß SGB XI § 8 Abs. 3). Projektträger ist das „Forschungsinstitut Geragogik", mit Sitz am Forschungs- und Entwicklungszentrum der Universität Witten-Herdecke. Die wissenschaftliche Begleitung erfolgt durch das „Institut für Angewandte Forschung, Entwicklung und Weiterbildung (IAF)" der Katholischen Fachhochschule in Freiburg.

Im Fokus des Projektes „Pflegebegleiter" stehen die Entwicklung, Erprobung und Implementierung von Unterstützungsstrukturen häuslicher Pflegearrangements. Die Projektidee „Pflegebegleiter" soll zunächst in vier Bundesländern und in den Jahren 2006–2008 schrittweise auch bundesweit umgesetzt werden. Durch qualifizierte Freiwillige, die als Pflegebegleiterinnen und Pflegebegleiter in den Familien tätig sind, sollen pflegende Angehörige gestärkt und entsprechende Unterstützungsstrukturen vor Ort aufgebaut werden. Die Leistung der Pflegebegleiter erfolgt nicht im Bereich pflegerischer Tätigkeit oder in der Betreuung von Pflegebedürftigen, sie zielt vielmehr darauf, die Kompetenzen pflegender Angehöriger im psychischen und mentalen Bereich zu stärken und diese zur Inanspruchnahme von vorhandenen Unterstützungs- und Entlastungsangeboten zu ermutigen. Mit dieser Intention unterscheidet sich der Projektansatz sowohl von den Konzeptionen herkömmlicher „Besuchsdienste" als auch von Freiwilligeninitiativen, die sich der Betreuung von Demenzerkrankten im häuslichen Bereich widmen. Das Projekt erweitert also die bestehende Versorgungslandschaft um eine neue und zusätzliche Facette – um ein Angebot von Nicht-Professionellen in Form einer zugehenden, kontinuierlichen Begleitung von pflegenden Angehörigen (vgl. dazu Blinkert/Klie 2004: 183 ff.).

Konzeptionelle Grundlagen und Ziele des Projekts

Das Projekt „Pflegebegleiter" verfolgt mit seinem Konzept drei zentrale Aufgabenstellungen:
- Stärkung pflegender Angehöriger und anderer pflegender Bezugspersonen
- Kompetenzentwicklung für bürgerschaftliches Engagement und
- Knüpfung von Netzwerken für die Pflege im häuslichen Bereich.

Durch die Umsetzung dieser drei Aspekte soll ein Anstoß zur Entwicklung nachhaltiger Strukturen nachbarschaftlicher Solidarität gegeben werden.

Ziel 1: Pflegende Angehörige durch Begleitung stärken

Unter dem Motto „Entlastung allein genügt nicht ..." wird davon ausgegangen, dass pflegende Angehörige nicht nur Freiräume zur Erholung und deshalb nicht nur Entlastungsangebote brauchen. In der Literatur wird dies bestätigt (vgl. Kaye/Applegate 1990; Macera/Eaker/Jannarone/Stoskopf 1993; Klie 2004) und spezifiziert. Als zentrale Wünsche pflegender Angehöriger werden benannt:
- mehr Wissen/Informationen zu erlangen,
- das Gefühl zu haben, die Pflegeaufgaben kompetent und effektiv erfüllen zu können,
- Kontrolle über die Situation zu behalten,
- ausschlafen können/Zeit zum Lesen haben,
- Kontakte und schöne Erlebnisse genießen zu können und
- im Bewusstsein zu leben, mit der Pflege etwas Sinnvolles zu tun.

Grundsätzlich kann also davon ausgegangen werden, dass pflegende Angehörige sehr daran interessiert sind, die übernommene Pflege so gut wie möglich zu gestalten, ihre Lebenssituation – auch im Hinblick auf das Zusammenleben der Gesamtfamilie – zu verbessern und auftretende Schwierigkeiten „in den Griff zu bekommen".

Hier setzen die Pflegebegleiterinnen und Pflegebegleiter an: Sie stehen als Vertrauens- und Kontaktpersonen unentgeltlich zur Verfügung und wollen die Pflegenden so weit stärken, dass sie ihr Leben – auch während der Zeiten der Pflege – sinnvoll und zufrieden stellend gestalten können.

Aus den bekannten Bedarfslagen von pflegenden Angehörigen (vgl. Drenhaus-Wagner 2002; Leu 1998; Adler/Gunzelmann/Machold/Schumacher/Wilz 1996) ergeben sich Ansatzpunkte zu breit angelegten Interventionen durch Pflegebegleiter:

Abbildung 1: Bedarfslagen pflegender Angehöriger

**Bedarfslagen pflegender Angehöriger –
Ansatzpunkte zu breit angelegten Interventionen**

- Wissensvermittlung / Wissen
- Kompetenzzuwachs ermöglichen / Kompetenz
- Selbstorganisation stärken / Kontrolle
- Anerkennung Sinnsuche / Sinn
- Erfreuliche Kontakte ermöglichen / Kontakte
- Entlastung/Vertretung / Zeit

(Pflegende Angehörige)

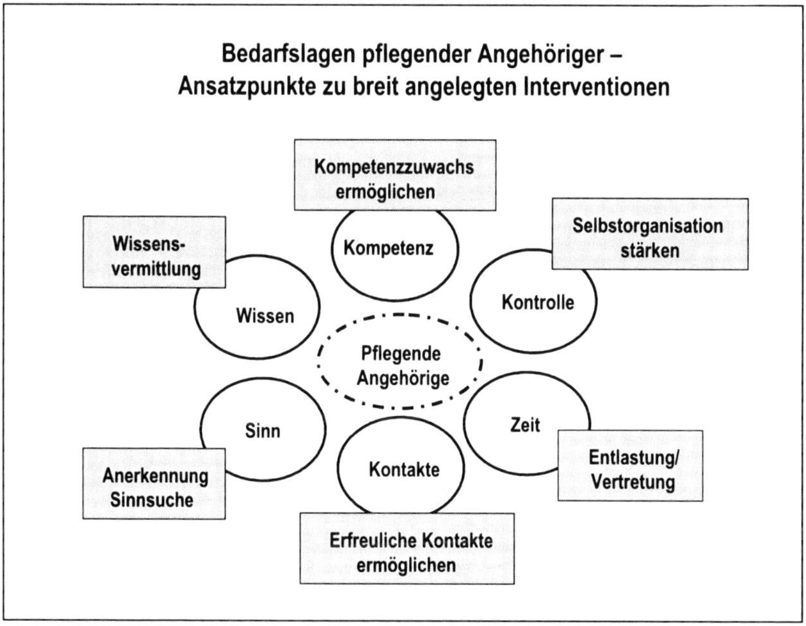

Daraus lassen sich folgende Teilaufgaben für Interventionen durch Pflegebegleiter herausarbeiten:

- Wissen vermitteln (z. B. im Hinblick auf Krankheiten, Finanzierung der Pflege)
- Kompetenzzuwachs ermöglichen (z. B. in Bezug auf Kommunikation in der Familie, in Bezug auf Selbstsorgefähigkeiten, Gestaltung von Rückzugsräumen)
- Selbstorganisationsfähigkeit stärken (auch im Sinne des Hilfe-Annehmens)
- Entlastung und Ruhezeiten einplanen durch Knüpfung von (formellen und informellen) Unterstützungs-Netzwerken, zum Beispiel mit freiwilligen Seniorenbegleitern
- erfreuliche Kontakte zu Freunden ermöglichen/stärken/neue Kontaktmöglichkeiten eröffnen (z. B. Freizeiten für Pflegende und Gepflegte, öffentlicher Raum)
- Pflege- und Sorgeleistungen öffentlich als sinnvoll anerkennen und persönliche Sinnsuche, zum Beispiel Auseinandersetzung mit der Sinnlosigkeit des Leidens, ernst nehmen und begleiten.

Ziel 2: Kompetenzentwicklung für bürgerschaftliches Engagement

Bürgerschaftlich engagierte Freiwillige erhalten im Rahmen des Projektes die Möglichkeit, die für die Begleitungsaufgabe notwendigen Kompetenzen zu erwerben, um dann – unbürokratisch und entgeltfrei – in einer aufsuchenden Begleitung, mit pflegenden Angehörigen oder pflegenden Bezugspersonen Gespräche zu führen und ihnen die Wege zur Kontaktaufnahme mit dem vorhandenen Hilfesystem zu erleichtern. Arrangiert wird das Erlernen dieser Kompetenzen in Pflegebegleiter-Fortbildungen, in denen die unterschiedlichsten Aufgabenstellungen in der konkreten Pflegebegleitersituation erfasst, diskutiert und erarbeitet werden. Berücksichtigt wird dabei die veränderte Motivationslage im freiwilligen Engagement – beschrieben mit den Kurzformeln „für mich", „mit anderen", „für andere" – ergänzt um die Motivation „in die Gesellschaft hinein" zu wirken.

Ziel 3: Knüpfung von Netzwerken für die Pflege

Obwohl in den letzten Jahren die Unterstützungsangebote für pflegende Angehörige differenzierter und vielfältiger geworden sind, werden häufig die Bedürftigsten unter ihnen nicht oder nur schwer erreicht. Gemeint sind vor allem diejenigen, die in einer Art symbiotischer Verstrickung mit dem Gepflegten das Gefühl für eigene psychische und physische Bedürfnisse verlieren und dadurch in der Perspektive selbst von Krankheit bedroht oder bereits krank sind (Haenselt/Danielzik/Waack 2004; Kricheldorff 2002). Verantwortlich ist dafür auch die generelle Schwierigkeit, Hilfe anderer anzunehmen: Viele Angehörige erleben die Hilflosigkeit der Gepflegten als bedrohlich, sie wehren sich daher dagegen, sich selbst als hilfeabhängig zu definieren. Das gesellschaftliche Bild von einem „guten Leben" schließt „Hilflosigkeit" aus. Dies betrifft nicht nur die Gepflegten, sondern auch die „Helfer", die es als „Kapitulation" erachten, wenn sie eingestehen, Pflege nicht ohne fremde Hilfe bewältigen zu können. Angebote, die als Hilfsangebote solche Assoziationen begünstigen, werden nur in „äußerster Not" angenommen. Sie negieren das Grundbedürfnis des Menschen, sich als wichtig und gebraucht zu erleben (Dörner 2004). Entlastungsangebote, die eine Abgabe von Pflegeverantwortung implizieren, werden zum Beispiel deshalb so vehement abgelehnt, weil Angehörige fürchten, ihre Bedeutung für den Gepflegten einzubüßen und die Kontrolle über ihre Alltagsgestaltung abzugeben.

Durch Netzwerkarbeit sollen pflegende Angehörige mit Unterstützungssystemen vor Ort – Familien, Institutionen und Initiativen – zusammengebracht werden. Dies entspricht dem Auftrag, einen Beitrag zur notwendigen Erweiterung der Versorgungsstrukturen und -konzepte im Rahmen der Pflegeversicherung zu leisten. Gefördert wird damit sowohl die Inanspruchnahme von Unterstützungsleistungen vor Ort als auch die Knüpfung eines neuen bundesweiten Pflegebegleiter-Netzwerks.

Von der Fürsorge- zur Empowermentperspektive

Im Bereich der Unterstützung und Entlastung von pflegenden Angehörigen kann auf einen breiten fachlichen Erfahrungshintergrund und auf Ergebnisse der wissenschaftlichen Begleitung unterschiedlicher Modellprojekte Bezug genommen und darauf inhaltlich aufgebaut werden. Dabei lassen sich vier grundsätzlich verschiedene methodische Herangehensweisen unterscheiden, die sich teilweise zwar ergänzen, aber doch von unterschiedlichen Zielen, fachlichen Positionen und Perspektiven ausgehen. Das Projekt „Pflegebegleiter" versteht sich vor diesem Hintergrund als stringente fachliche Weiterentwicklung, aufbauend auf den Erfahrungen mit bestehenden Angebotsformen. Es verfolgt dabei aber einen eindeutigen Paradigmenwechsel.

Abbildung 2: Von der Fürsorge- zur Empowermentperspektive

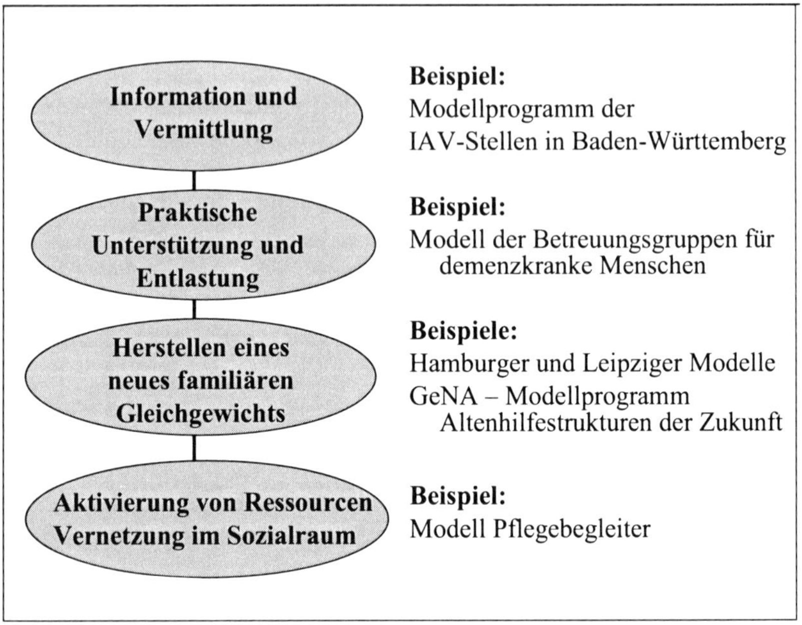

Information und Vermittlung	**Beispiel:** Modellprogramm der IAV-Stellen in Baden-Württemberg
Praktische Unterstützung und Entlastung	**Beispiel:** Modell der Betreuungsgruppen für demenzkranke Menschen
Herstellen eines neues familiären Gleichgewichts	**Beispiele:** Hamburger und Leipziger Modelle GeNA – Modellprogramm Altenhilfestrukturen der Zukunft
Aktivierung von Ressourcen Vernetzung im Sozialraum	**Beispiel:** Modell Pflegebegleiter

Die Vermittlerperspektive

Dabei steht die Beratung von Einzelpersonen und Familien im Mittelpunkt, die für sie und ihre Situation wichtige Informationen erhalten und zu den dafür richtigen Stellen weitervermittelt werden. Es geht also um Bedarfsklärung und um ein Verweisen zu den richtigen Angeboten und deren Anbieter. Im Vordergrund steht also ein Stress-Entlastungs-Paradigma.

Die Helferperspektive

Auch dabei geht es vorrangig um den Abbau von Stress und um Entlastung, aber hier konkret durch praktische Unterstützung von Einzelpersonen oder Familien durch die zeitweise Übernahme von Aufgaben und Diensten an Stelle der pflegenden Angehörigen. Diese aktive Hilfe im Sinne von Stellvertretertätigkeit wird sowohl durch das professionelle System geleistet

(Pflegedienste) wie auch durch freiwillig Tätige (Besuchsdienste, Betreuungsgruppen).

Die therapeutische Perspektive

Die Überzeugung, dass Pflege nur auf freiwilliger Basis gelingen kann – dahinter steht das Konzept der „filialen Reife" (Blenkner 1995; Bruder 1988) – führt zu einem Unterstützungs- und Entlastungsansatz in der Arbeit mit pflegenden Angehörigen, bei dem es im Kern um das Herstellen eines neuen familiären Gleichgewichtes geht, also um einen systemischen Ansatz. Ziele sind dabei die Identifikation familiärer Rollenmuster sowie das Klären und Aufarbeiten von Konflikten. Dieser eher therapeutisch ausgerichtete Ansatz findet vor allem in angeleiteten Gesprächsgruppen für pflegende Angehörige sowie in fachlich begleiteten Selbsthilfegruppen eine sinnvolle und wichtige Anwendung, ist aber noch nicht sehr weit verbreitet.

Die Empowermentperspektive

Die multiperspektivische Betrachtung von Pflegesettings steht im Mittelpunkt des methodischen Ansatzes im Modellprojekt „Pflegebegleiter". Dabei geht es um die Bündelung und Vernetzung von Ressourcen innerhalb und außerhalb der Familie, um das Wahrnehmen unterschiedlicher Sichtweisen verschiedener Akteure im Pflegeprozess und um neue Kooperationsformen zwischen dem professionellen System der Pflege und den Potenzialen von Nachbarschaftshilfe und bürgerschaftlichem Engagement. Ehrenamtliche Pflegebegleiter, die für ihre Tätigkeit qualifiziert und in ihrem Engagement fachlich begleitet werden, leisten aufsuchende Unterstützung und Begleitung in der Häuslichkeit. Sie übernehmen damit eine Lotsenfunktion und schaffen neue Vernetzungsstrukturen im Sozialraum. Ihre Tätigkeit ist geprägt von einer Empowermentperspektive, also von der Überzeugung, dass pflegende Angehörige, durch direkte Ansprache und Ermunterung für die Notwendigkeit eigener Entlastung und Unterstützung sensibilisiert werden können, und dass sie dadurch befähigt werden, ihre Angelegenheiten aktiv selbst in die Hand zu nehmen. Sie werden und erleben sich dadurch wieder handlungsfähig und nicht mehr ihrer Situation ausgeliefert. Das wird im Projekt „Pflegebegleiter" auch als ein wichtiger präventiver Ansatz gesehen, der für die weitere persönliche Entwicklung nach der Pflegephase eine neue Basis und Orientierung geben kann.

Zum didaktischen Ansatz des Projektes

Qualifizierung wird damit zum Kern der Arbeit im Pflegebegleiter-Projekt: durch das Inszenieren von Lernarrangements – für pflegende Angehörige, Freiwillige und Multiplikatoren (Projekt-Initiatoren). Aus Sicht der Geragogik geht es einerseits darum, Älteren ein neues Engagementfeld zu erschließen und sie dafür zu qualifizieren. Ein weiteres geragogisches Anliegen ist es aber auch andererseits, Altern in allen Lebensbereichen – also auch im Bereich häuslicher Pflege – zu thematisieren und einen humanen Umgang mit pflegebedürftigen und zum Teil hochbetagten Menschen zu fördern; auch als Aufgabe, die die Generationen verbinden kann.

Das Projekt „Pflegebegleiter" zielt ausdrücklich auf eine Stärkung des bürgerschaftlichen Engagements. Damit schließt es unmittelbar an die Vorstellungen eines „aktivierenden Sozialstaats" an (vgl. Dahme/Wohlfahrt 2002; Dahme u. a. 2003), der seinen Bürgern die Möglichkeit bietet, durch Partizipation und Teilhabe eine gestaltende Aufgabe im Gemeinwesen zu übernehmen. Die durch das Engagement der Bürger zu erwartende gesellschaftliche Kohäsion soll dem Prozess einer immer stärkeren Atomisierung der Gesellschaft durch individualistische Einzelinteressen entgegenwirken.

Die reale Praxis des bürgerschaftlichen Engagements zeigt jedoch zwei Seiten. Zum einen besteht das Risiko, dass die Aktivitäten der Bürger zum Lückenfüller des finanziell angeschlagenen Sozialstaats werden können (vgl. Schüler 2002). Zum anderen sind aber auch die Chancen zu sehen, dass jeder Einzelne sinnvolle Tätigkeitsfelder jenseits der Erwerbsarbeit finden kann. Um im Pflegebegleiterprojekt eigene Entscheidungsspielräume zu gewährleisten, wird beispielsweise das Prinzip der Freiwilligkeit bei den Pflegebegleitern als unverzichtbar betrachtet.

Bürgerschaftliches Lernen ist in diesem Kontext handlungsorientiertes Lernen, welches von vorhandenem Erfahrungswissen, Offenheit und einem Veränderungswillen ausgeht und sich in der Schrittfolge vollzieht:
- Wahrnehmen, was ist,
  Erschließen von Zusammenhängen und

Entdecken, was möglich ist
(vgl. Bubolz-Lutz/Steinfort 2005).

Um dieses Lernverständnis im Projekt zu konkretisieren und auch für die Pflegebegleiterfortbildungen greifbar und anwendbar zu machen, wurde ein „Lern-Kompass" für Pflegebegleiter entwickelt. Dieser Lernkompass spezifiziert Aspekte, die insbesondere beim Lernen im Zusammenhang mit dem bürgerschaftlichen Engagement zentral sind.

Abbildung 3: Lernkompass

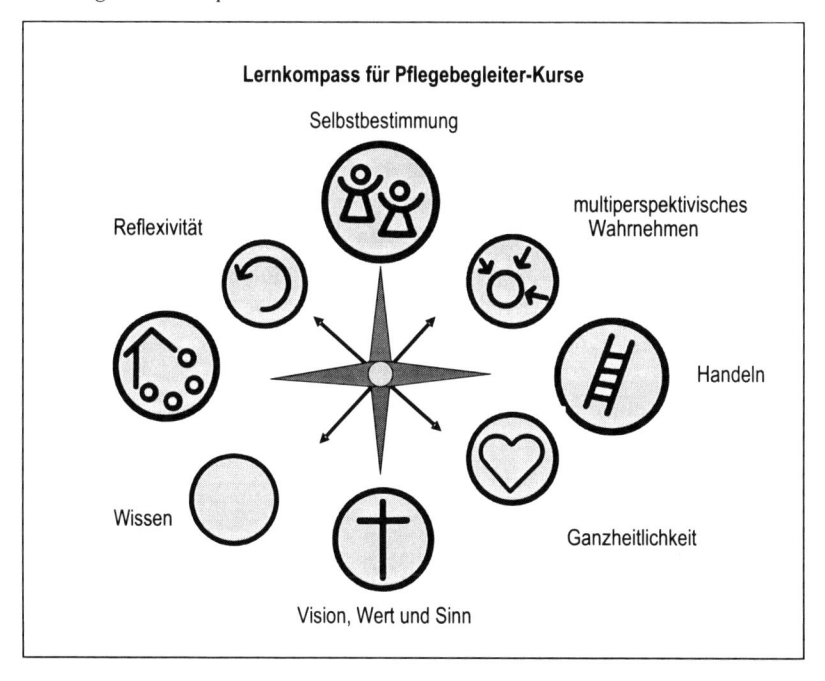

Lernkompass für Pflegebegleiter-Kurse

- Selbstbestimmung
- Reflexivität
- multiperspektivisches Wahrnehmen
- Handeln
- Wissen
- Ganzheitlichkeit
- Vision, Wert und Sinn

Es wird davon ausgegangen, dass Selbstbestimmung und Eigenverantwortlichkeit charakteristische Merkmale freiwilligen Engagements darstellen – und dass es deshalb notwendig ist, das Lernen nach dem Prinzip der „Selbstbestimmung und Selbstwahl" zu gestalten (vgl. Bubolz-Lutz/Rüffin 2001). Insofern sich Handlungsspielräume dadurch erweitern, dass Lebenssituationen aus unterschiedlichen Perspektiven betrachtet werden, gilt das Prinzip der „Multiperspektivität" als weiteres didaktisches Prinzip. Besondere Berücksichtigung in den Vorbereitungskursen finden Praxis-, Handlungs- und Umfeldbezug (vgl. Steiner-Hummel 1996), weil das Projekt auf die enge Kooperation zwischen den Professionellen- und den Freiwilligensystemen ausgerichtet ist.

Mögliche Kooperationen auf Landes- und Bundesebene

Die Grenzen rein professioneller Hilfesysteme und die erkennbaren Vorbehalte potenzieller Nutzer verweisen auf die Notwendigkeit zusätzlicher, inhaltlich und konzeptionell neu ausgerichteter Unterstützungsformen. Erfahrungen mit Freiwilligen zeigen, dass sie häufig leichter dazu einen Zugang finden, und dass ihnen gegenüber weniger Vorbehalte bestehen (vgl. Tausch 1999). Durch eine aufsuchende Begleitung können sie pflegenden Angehörigen in ihrem Alltag zur Seite stehen, ihnen Orientierung, Information und Kontaktmöglichkeiten bieten. Gerade Personen mit eigener, persönlich verarbeiteter Pflegeerfahrung sind dafür besonders gut geeignet. Sie kennen die Notwendigkeit unterstützender und entlastender Pflegesettings und können sich in die Situation von Angehörigen in aktuell zu bewältigenden Pflegesituationen hineinversetzen, zur Klärung anstehender Fragen beitragen und bei Bedarf eine Brücke zum professionellen System schlagen. Damit erfüllen Pflegebegleiter eben auch eine Lotsenfunktion in das professionelle Hilfesystem hinein (vgl. „Die Empowermentperspektive"). Vor diesem Hintergrund ist es ein erklärtes Ziel im „Projekt Pflegebegleiter" vielfältige Kooperationen mit Institutionen einzugehen und es lädt auf Landes- und Bundesebene dazu ein.

Ausblick

Aufsuchende Formen der psychosozialen Begleitung von pflegenden Angehörigen, die ausgerichtet sind auf ein Leben und Pflegen in Verbundenheit und gemeinschaftlicher Verantwortung, fehlten bislang im Spektrum bestehender Entlastungs- und Unterstützungsangebote für pflegende Angehörige. Das Modellprojekt Pflegebegleiter will diese Lücke schließen und setzt dabei auf bürgerschaftliches Engagement und Kooperationen, mit dem Ziel der *Entwicklung einer neuen Pflegekultur*.

Schlüsselwörter: Empowerment – selbstbestimmtes Lernen – Begleitung – neue Netzwerke – Leben und Pflegen in Verbundenheit und gemeinschaftlicher Verantwortung.

Literatur

Adler, C./Gunzelmann, T./Machold, C./Schumacher, J./Wilz, G. (1996): „Belastungserleben pflegender Angehöriger von Demenzpatienten". In: *Zeitschrift für Gerontologie und Geriatrie*, 29, S. 143–149

Blenkner, M. (1995): „Social work and family relationships in later life with some thoughts on filial maturity". In: Shanas, E./Streib, G. (Hrsg.): *Social structure and the family – generational relations*, Englewood Cliffs/N J

Blinkert, B./Klie, Th. (2004): *Solidarität in Gefahr? Pflegebereitschaft und Pflegebedarfsentwicklung im demographischen und sozialen Wandel. Die „Kasseler Studie"*, Hannover

Bruder, J. (1988): „Filiale Reife – ein wichtiges Konzept für die familiäre Versorgung Kranker, insbesondere dementer alter Menschen". In: *Zeitschrift für Gerontopsychologie und -psychiatrie*, 1, S. 95–101

Bubolz-Lutz, E./Steinfort, J. (2005): *Kurskompass für Pflegebegleiter-Fortbildungen*, Viersen (unveröff. Manuskript)

Bubolz-Lutz, E./ Rüffin, H. P. (2001): *Ehrenamt – eine starke Sache. Selbstbestimmtes Lernen Älterer für ein selbstgewähltes ehrenamtliches Engagement. Begründungen, Erfahrungen, Anstöße*, Montabaur

Dahme, H.-J./Wohlfahrt, N. (2002): „Aktivierender Staat – Ein neues sozialpolitisches Leitbild und seine Konsequenzen für die soziale Arbeit", in: *Neue Praxis*, Heft 1, S. 10–32

Dahme, H.-J./Otto, H.-U./Trube, A./Wohlfahrt, N. (2003): *Soziale Arbeit für den Aktivierenden Staat*, Opladen

Dörner, K. (2004): „An den Potentialen des Alters geht kein Weg vorbei – Das Dilemma unseres Sozialsystems". In: EAfA (Hrsg.): *Potentiale des Alters – Chance für Kirche und Gesellschaft. Statements und Beiträge des Symposions vom 15. März 2004*, Hannover, S. 20–23

Haenselt, R./Danielzik, A./Waack, K. (2004): „Zur Evaluation von angeleiteten Gesprächsgruppen für pflegende Angehörige von Demenzkranken". In: *Zeitschrift für Gerontologie und Geriatrie*, Band 37, Heft 6

Kaye, L. W./Applegate, J. S. (1999): *Men as Caregivers to the Elderly: Understanding and Aiding unrecognized Familiy Support*, Lexington/Toronto

Kricheldorff, C. (2002): „Gerontopsychiatrisches Netzwerk Angehörigenarbeit Mecklenburg-Vorpommern GeNA". In: *Forum Altenhilfe*, Sonderheft: „Altenhilfestrukturen der Zukunft – Eine Zwischenbilanz"

Leu, I. (1998): „Wo bleiben die Angehörigen der Demenzkranken?" In: Schweizerische Gesellschaft für Gerontologie (Hrsg.): *Demenzerkrankungen im Alter*, Basel

Macera, C. A./Eaker, E. D./Jannarone, R. J. (1993): „The Association of positive and negative Events with depressive Symptomatology among Caregivers". In: *International Journal of Aging and Human Development*, 36, S. 75–80

Schüler, G. (2001): „Mobilisierung zusätzlicher Betreuungs- und Selbsthilfepotenziale". In: *Forum Altenhilfe*, Sonderheft: „Altenhilfestrukturen der Zukunft – Eine Zwischenbilanz"

Steiner-Hummel, I. (1996): „Netzwerke für die Pflege Angehöriger". In: Diakonisches Werk der EKD (Hrsg.): *Danken und dienen*, Stuttgart, S. 90–95

Tausch, R. (1999): „Gespräche mit Mitmenschen im Alltag – *die* Bewältigungsform bei seelischen Belastungen". In: Huber, F. (Hrsg.): *Demenzerkrankungen im Alter. Sterbebegleitung und Sterbehilfe im Alter.* Verhandlungsbericht der Schweizerischen Gesellschaft für Gerontologie, Basel

Armin Koeppe

Erschließung und Gestaltung alter und neuer Praxisfelder in der Pflegeausbildung – ein Modellprojekt

Einleitung

Die durch den demografischen Wandel und die daraus resultierenden weitreichenden strukturellen und inhaltlichen Veränderungen in der Gesundheitsversorgung machen auch einen nachhaltigen Wandel im pflegerischen Handlungsspektrum erforderlich. Für den Bereich der Pflegeausbildung bedeutet dies zum einen, dass die Qualität von Ausbildung insgesamt zu verbessern ist, zum anderen kommt es darauf an, dass künftige Auszubildende auf neue, in Zukunft relevante Aufgaben von Pflege entsprechend vorzubereiten sind. Diese Ziele können sowohl über die systematische Gestaltung intentionaler und reflexiver Lernprozesse in der Ausbildung umgesetzt werden als auch dadurch, dass Auszubildende in neuen Praxisfeldern die zukünftig wichtigen Handlungskompetenzen erwerben. Für beide Strategien werden derzeit im Rahmen des Modellprojektes „Erschließung und Gestaltung neuer Praxisfelder in der Pflegeausbildung" geeignete Konzepte entwickelt und erprobt.[1]

Vorrangiges Ziel des Modellvorhabens ist es, eine konsequente qualitative Weiterentwicklung der praktischen Pflegeausbildung in der Alten-, Kranken- und Kinderkrankenpflege voranzutreiben, an deren Ende ein mit der theoretischen schulischen Ausbildung verzahntes Praxiscurriculum stehen soll. Dieses Curriculum soll dazu beitragen, dass das Lernen am Arbeitsplatz nach modernen berufspädagogischen Gesichtspunkten strukturiert und gestaltet werden kann.

---

1 Dieses Projekt wird durch die Forschungsgesellschaft für Gerontologie/Institut für Gerontologie an der Universität Dortmund und die Fakultät für Gesundheitswissenschaften, AG6: Versorgungsforschung/Pflegewissenschaft an der Universität Bielefeld wissenschaftlich begleitet und evaluiert und vom Bundesministerium für Bildung und Forschung (BMBF) gefördert.

Pflege der Zukunft

Zukünftig wird sich das Bild der Pflege in Deutschland aufgrund verschiedener Faktoren weiterhin beachtlich verändern. Zu nennen sind hier u. a. die Veränderungen im Bereich der *ambulanten Pflege*. Durch die Zunahme der pflegerischen Betreuung der älter werdenden Bevölkerung sowie Veränderungen im Krankheitsspektrum und in der Bevölkerungsstruktur ist es zu einem politisch durchaus gewollten Anwachsen des ambulanten Pflegesektors gekommen. Dieser hatte umfassende Veränderungen der pflegerischen Tätigkeitsschwerpunkte zur Folge. Eine weitere Veränderung ist die *integrative Versorgung*. Pflege wird demnach vermehrt alters- und institutionenübergreifend stattfinden (Schaeffer 2001). Damit eine übergreifende Versorgung zu pflegender Menschen gelingt, müssen entsprechende *Kommunikationsstrukturen* entwickelt werden, mit dem Ziel, auf den unterschiedlichen Behandlungswegen keine notwendigen Informationen zu verlieren und Versorgungsbrüche und „*Drehtüreffekte*" zu vermeiden. *Vermehrte Qualitätssicherungsmaßnahmen* verlangen von Pflegekräften ein stets *steigendes Anforderungsprofil*. Zukünftig kann innerhalb der Einrichtungen die Qualität nur mit entsprechend *fachlich geschultem Pflegepersonal* sichergestellt werden, das entsprechend auf die neuen Anforderungen vorbereitet werden muss. Ferner bedarf es für die *Organisation der Versorgung* zu entwickelnder Strukturen für das *Casemanagement*. Ziel muss eine bestmöglich organisierte Versorgung zu pflegender Menschen sein. Dies beinhaltet eine optimale Versorgungskontinuität, die Tageszeiten, Ferien und Wochenenden berücksichtigt und fachlich geschultes Personal erfordert. Damit einhergehen die Fragen nach der Mitarbeitermotivation, der Vermeidung von Personalausfällen und der Reduzierung der Krankheitsrate. Als wichtige Themen für die Pflege rücken Begriffe wie *Anleitung und Beratung von zu pflegenden Menschen und deren Bezugspersonen* in den Vordergrund. Dabei gilt es, den zu pflegenden Menschen sowie sein gesamtes soziales Umfeld in den Prozess mit einzubeziehen. Außerdem wird es zu *neuen Spezialisierungen* wie *gesundheitsförderlichen* und *präventiven Handlungsstrategien* kommen. Mehr als bisher muss in den Bereichen Diagnostik, prä- und postoperative Betreuung, Rehabilitation und ambulante Therapien geplant und koordiniert werden.

Zukunftsaussichten für Auszubildende in der Pflege

Aus den oben genannten Erfordernissen resultieren künftige Handlungsanforderungen, die bereits in die Ausbildung integriert werden müssen. Zukünftige Pflegeausbildungen sollten in diesem Zusammenhang schnellstmöglich geltende Grenzen der Berufsspezifität überwinden. Eine weitere Annäherung der Pflegeberufe ist sinnvoller als weiterhin die Berufsabgrenzungen einzubehalten. Dieser Trend wird durch eine Reihe aktueller Modellprojekte unterstrichen.[2]

In der praktischen Pflegeausbildung geht es zukünftig darum, verstärkt reflexive und interpretative Prozesse zu verankern. Außerdem ist sicherzustellen, dass das theoretische Wissen in der praktischen Arbeit auch angewendet wird. Ferner wird es erforderlich sein, dass Auszubildende selbst die Verantwortung für den eigenen Lernprozess übernehmen.

Pädagogische Grundannahmen

Über fachliches Wissen zu verfügen, bedeutet nicht gleichermaßen die erforderliche Handlungskompetenz zu besitzen. Folgende pädagogische Grundannahmen liegen dem Modellversuch zu Grunde:
1. Bildung ist ein aktiver, selbstbestimmter Prozess, der durch das Nachdenken über eigenes Handeln und Lernen gefördert wird.
2. Erlerntes Wissen wird nur handlungsleitend, wenn es angewendet und anschließend reflektiert wird.
3. Konkrete berufliche Tätigkeiten bilden die Grundlage der Gestaltung von Lernprozessen.
4. Lernen im Arbeitsprozess fördert die Verankerung und Nachhaltigkeit von Bildungsinhalten.
5. Lernen erfolgt durch Erleben und Interpretieren.

---

2 Vgl. hierzu u. a. Homepage des Transfernetzwerks Innovative Pflegeausbildung: www.t-i-p.de

Kennzeichen des Modellprojekts

Wie das Modellprojekt aufgebaut ist, soll im folgenden Abschnitt kurz dargestellt werden.

Bei dem Modellkurs handelt es sich um einen integriert ausgebildeten Modellkurs. Dieser ist mit jeweils zehn Auszubildenden der Alten-, Kranken- und Kinderkrankenpflege im Oktober 2002 gestartet und schließt mit den Examensprüfungen im Herbst 2005 ab. Die Auszubildenden schließen die Ausbildung mit dem Examen der eingangs im Ausbildungsvertrag festgehaltenen Fachdisziplin ab.

Das Projekt wird in Zusammenarbeit mit der Katholischen Schule für Pflegeberufe e. V. in Essen durchgeführt. Projektpartner sind drei Krankenhäuser, ein Kinderkrankenhaus, fünf Altenpflegeheime, zwei große ambulante Pflegedienste mit 13 Sozialstationen, fünf psychiatrische Einrichtungen sowie zehn externe Projektpartner als neue Praxisfelder.

Perspektiven des Projektes

Mit dem Modellprojekt werden unterschiedliche Perspektiven und Ansätze verfolgt. Vorrangig sind die *Förderung und Erreichung einer modernen beruflichen Handlungskompetenz* und damit verbunden die *Vorbereitung auf neue Anforderungen* zu nennen. Erfolgreiche Lernprozesse basieren auf der Anwendung von Wissen in Praxissituationen und rein kognitiv erarbeitetes, explizites Wissen wird nicht automatisch handlungsleitend (Sloane 2003). In diesem Zusammenhang müssen zunächst neue Praxisfelder für die Pflege identifiziert und im Anschluss wie die etablierten Praxisfelder berufspädagogisch gestaltet werden; das heißt es finden vollständig geplante praktische Ausbildungsphasen mit konkreten Arbeitsaufträgen in Form von Lernaufgaben im Zuge des Schwerpunktes „Lernprozessgestaltung" statt. Die erforderliche Reflexion des eigenen Handelns und Lernens wird im Rahmen des Schwerpunktes „Praxisbegleitung" erreicht.

Dabei gilt es, den Beteiligten ein Gefühl dafür zu vermitteln, dass *praktische Ausbildung* in der Regel *nicht mehr* neben *der normalen Arbeitszeit* stattfindet.

Ein weiterer Ansatzpunkt ist die *weiterentwickelte Qualifikation der Ausbilder/-innen*. Ihnen wird im Prozess der Ausbildung eine entscheidende Rolle zuteil, wofür sie im Rahmen des Projekts entsprechend geschult wurden. Alle beteiligten Ausbilder/-innen verfügen über die den neuen Pflegegesetzgebungen entsprechend geforderte Qualifizierung zum Praxisanleiter/zur Praxisanleiterin im Umfang von mindestens 200 Stunden. Mit dieser Qualifizierung geht auch eine *Verbesserung der Koordination von theoretischer und praktischer Ausbildung* einher, nicht zuletzt um den Theorie-Praxis-Transfer sicherzustellen und zu intensivieren. Dafür ist außerdem ein regelmäßiger Austausch zwischen Lehrern und Praxisanleitern erforderlich.

Bausteine des Praxiscurriculums

Theoriecurriculum

Die theoretische Ausbildung orientiert sich am Theoriecurriculum von Oelke und Menke (Oelke/Menke 2002), das in einem Vorgängerprojekt entwickelt worden ist. Dass bedeutet auch, dass der Kurs bereits fächerintegriert (im Sinne von Lernfeldorientierung)im Sinne der erst später in Kraft getretenen neuen Altenpflege- und (Kinder-)Krankenpflegegesetze ausbildet.

Entsprechend dieser Ausbildungskonzeption wird auch im laufenden Modellprojekt neben der Förderung von fachlichen Kompetenzen ebenfalls auf die sozial-kommunikativen, die personalen und die methodischen Kompetenzen Wert gelegt. Somit wird eine konsequente Umsetzung des Konzeptes der Schlüsselqualifikationen verfolgt, welches mit zur *Optimierung von Wissenstransfer und Kompetenzvermittlung* beiträgt.

Ausbilderqualifikation

Die Qualifikation der Ausbilder/-innen fand zu Beginn des Ausbildungskurses im Rahmen eines Praxisanleiterkurses im Umfang von 200 Stunden statt. Zusätzlich werden die Ausbilder/-innen im Zuge regelmäßiger Curriculumgruppentreffen kontinuierlich berufspädagogisch weiterqualifiziert. Diese Gruppe setzt sich aus allen am Modellprojekt beteiligten Praxisanleiter/-innen zusammen. Wichtigstes Ziel ist die Förderung eines ständigen Austauschs untereinander, um aufgrund der heterogenen Zusammensetzung Synergieeffekte nutzbar zu machen. Außerdem können dabei Vorurteile zwischen den Berufsgruppen abgebaut werden.

Bausteine des Praxiscurriculums

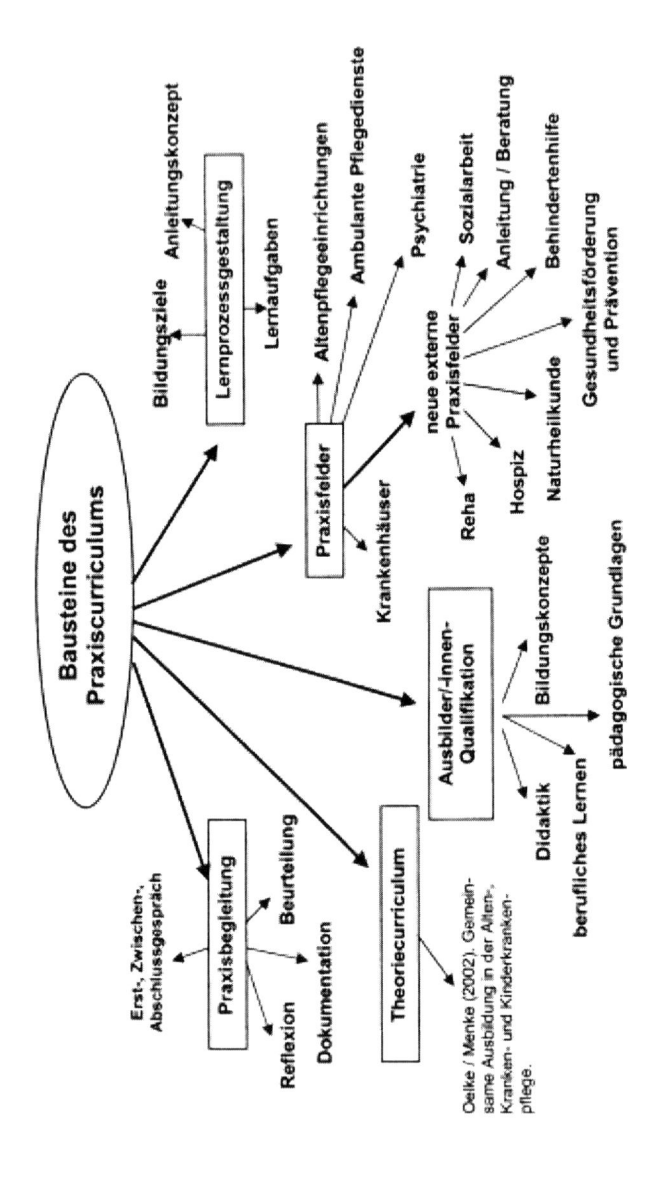

- **Lernprozessgestaltung**
  - Bildungsziele
  - Anleitungskonzept
  - Lernaufgaben

- **Praxisfelder**
  - Altenpflegeeinrichtungen
  - Ambulante Pflegedienste
  - Psychiatrie
  - Krankenhäuser
  - neue externe Praxisfelder
    - Sozialarbeit
    - Anleitung / Beratung
    - Behindertenhilfe
    - Gesundheitsförderung und Prävention
    - Naturheilkunde
    - Hospiz
    - Reha

- **Ausbilder/-innen-Qualifikation**
  - Bildungskonzepte
  - pädagogische Grundlagen
  - Didaktik
  - berufliches Lernen

- **Theoriecurriculum**

- **Praxisbegleitung**
  - Erst-, Zwischen-, Abschlussgespräch
  - Beurteilung
  - Reflexion
  - Dokumentation

Oelke / Menke (2002). Gemeinsame Ausbildung in der Alten-, Kranken- und Kinderkrankenpflege.

Lernprozessgestaltung – Grundzüge der Lernaufgaben

Ein weiterer wichtiger Baustein des Modellprojektes bezieht sich auf die Lernprozessgestaltung im Sinne der intentionalen Lernprozesse. Neben der Vereinbarung von allgemeinen Bildungszielen für jedes Ausbildungsjahr und zusätzlich allgemeinen und individuellen Lernzielen für jede Praxisphase steht die Arbeit mit Lernaufgaben im Vordergrund. Deren Bearbeitung erfolgt unter Berücksichtigung eines Anleitungskonzeptes mit dem Ziel einer vollständig geplanten Anleitung. Hauptaugenmerk wird dabei auf das Zeitmanagement der Ausbilder gelegt.

Die Arbeit mit Lernaufgaben stellt sowohl eine Herausforderung für die Lernenden als auch für die Ausbilder/-innen dar. Sie fokussiert insbesondere auf folgende Intentionen:
- Die Verbindung von theoretischem Wissen mit praktischem Handeln steht im Vordergrund.
- Die Auswahl der Themen erfolgt nach Berufsbedeutsamkeit, Praxisrelevanz und Übertragbarkeit auf den jeweiligen Praxisbereich. Die Mobilisierung von eigenen Erfahrungen und Wissen hilft bei der Bewältigung der gestellten Aufgabe.
- Die geplante Anwendung von Wissen ist nur sinnvoll, wenn sie innerhalb der Arbeitshandlungen erfolgt.
- Zur Implementierung der Inhalte ist eine Analyse, Bewertung und Versprachlichung der Arbeitsschritte erforderlich.
- Die Lernaufgabe endet für den Auszubildenden mit dem Prozess der Aktualisierung seiner persönlichen Handlungsstrategien – im Gespräch mit dem Praxisanleiter/der Praxisanleiterin.

In jeder Praxisphase erhalten die Auszubildenden den Auftrag, gemeinsam mit dem verantwortlichen Ausbilder/der verantwortlichen Ausbilderin auf den jeweiligen Einsatzort abgestimmte Lernaufgaben auszuwählen. Neue Lernaufgaben werden in Anlehnung an die Inhalte der vorherigen Theoriephase erarbeitet. Es ist vorgesehen, dass alle 14 Tage mindestens eine Lernaufgabe in der Praxis bearbeitet wird. Hierzu stehen die Praxisanleiter/-innen begleitend und beratend zur Seite. Alle zur Verfügung stehenden Lernaufgaben werden im Vorfeld gemeinsam mit den Ausbilder/-innen aus den verschiedenen Praxisbereichen – welche die jeweiligen Experten sind – formuliert.

Seit 2004 ist die Arbeit mit Lernaufgaben in der (Kinder-)Krankenpflege in Nordrhein-Westfalen verpflichtend. Die Projektbeteiligten haben somit einen qualitativen und zeitlichen Wettbewerbsvorteil gegenüber anderen Ausbildungseinrichtungen, die sich erst später mit der Umsetzung auseinandersetzen mussten. Andere Bundesländer orientieren sich bereits an der NRW-Rahmenrichtlinie. Das Lernaufgabenkonzept ist anlässlich dieser Richtlinie überregional auf Akzeptanz und Interesse gestoßen.

Praxisbegleitung

Die Praxisbegleitung ist neben der Arbeit mit Lernaufgaben der zweite wichtige Bestandteil des Modellprojekts. Das Modellprojekt basiert auf einem umfassenden Praxisbegleitungskonzept, anhand dessen die reflexiven Lernprozesse verfestigt werden sollen. Bezogen auf den Praxisort stehen hier die Begriffe Begleitung, Beratung und Beurteilung im Vordergrund.

Vorrangig ist die Implementierung eines *Bezugspersonensystems*, das heißt dass jede/r Auszubildende während einer Praxisphase von einem verantwortlichen Praxisanleiter begleitet wird, der als Ansprechpartner/als Ansprechpartnerin über den gesamten Zeitraum zur Verfügung steht.

Durch geplante und terminierte Einführungs-, Zwischen- und Abschlussgespräche erhalten sowohl die Auszubildenden als auch die Praxisanleiter/ -innen die Möglichkeit einer regelmäßigen Prozessreflexion ihres eigenen Handelns und Lernens. Darauf aufbauend können vorhandene Defizite in der Betreuung und Konflikte, die im Zusammenhang mit der täglichen Arbeit, dem Team oder einzelnen Personen wie zum Beispiel Kollegen oder Bewohnern stehen, zeitnah und lösungsorientiert besprochen und die weitere Vorgehensweise geplant werden. Zur Unterstützung wird innerhalb der theoretischen Ausbildung besonderer Wert auf die Gesprächsführung gelegt. Für jedes Gespräch wurden entsprechende Leitfäden konzipiert.

Das Einführungsgespräch dient dazu, allgemeine und individuelle Lern- und Bildungsziele gemeinsam zu vereinbaren, die es während der jeweiligen Praxisphase zu erreichen gilt. Dieser Anspruch soll im Zwischen- beziehungsweise Abschlussgespräch überprüft werden. Im Abschlussgespräch sind zudem das Erleben der Anleitungssituation und Fortschritte bei der Entwicklung als vorrangige Themen zu diskutieren.

Des Weiteren wurden für das Modellprojekt spezielle Beobachtungs- und Beurteilungskriterien beziehungsweise -verfahren entwickelt oder entsprechend angepasst. Der Beurteilungsbogen dient als Reflexionselement für die gemeinsame Besprechung. Eine unerlässliche Voraussetzung für diese Reflexion ist ausreichend Raum und Zeit, um dem Auszubildenden/der Auszubildenden die Möglichkeit zur Selbsteinschätzung seiner/ihrer vorhandenen Kompetenzen zu geben. Hierfür wurde ein spezieller Beurteilungsbogen konzipiert, der – anders als vielfach in der Pflegepraxis üblich – nicht ausschließlich die innerhalb der Praxisphase vermittelten fachlichen Fertigkeiten, sondern vielmehr die vorhandenen Schlüsselkompetenzen nach ihrem Ausprägungsgrad bei den Auszubildenden beinhaltet.

Ein weiterer Schwerpunkt des Begleitkonzeptes stellt die Möglichkeit zur Supervision für Auszubildende dar. Zur Aufarbeitung grundlegender persönlicher Probleme und Unstimmigkeiten, die sich im Zuge der jeweiligen Praxisphasen ergeben, erhalten die Auszubildenden im Modellprojekt die Gelegenheit, anschließend an jede Praxisphase ihre Erlebnisse an einem Praxisreflexionstag auszutauschen. Im Verlauf des Projektes hat sich jedoch gezeigt, dass hierzu kein Bedarf bei den Kursteilnehmer/-innen besteht. Konflikte werden vielmehr vor Ort in der Praxis zu lösen versucht – gegebenenfalls mit Unterstützung des Kurslehrers. Außerdem findet nun eine abgewandelte Supervision in Bezug auf festgelegte Themenschwerpunkte statt, die für Gesprächsbedarf sorgen. Themen sind zum Beispiel „Sterben und Tod" oder „Macht und Hierarchie".

Darüber hinaus führen die Auszubildenden im Sinne des Qualitätsmanagements über den gesamten Ausbildungsverlauf eine „Tätigkeitsnachweismappe" mit sich, in der alle erbrachten pflegefachlichen „Tätigkeiten" dokumentiert werden.

Alte und neue Praxisfelder

Die Praxisfelder während der Ausbildung gestalten sich unterschiedlich. Die Auszubildenden der Altenpflege haben vorrangig Praxisphasen in der stationären Altenpflege, aber auch acht Wochen in der Gerontopsychiatrie und in der Krankenpflege (z. B. innere Medizin und Chirurgie) zu absolvieren. Für die Bereiche der Kinderkrankenpflege und Krankenpflege sind neben ihren eigentlichen Praxisfeldern auch Einsätze in den jeweiligen Nachbardisziplinen sowie in der Kinder- oder Jugendpsychiatrie beziehungsweise in der Erwachsenenpsychiatrie vorgesehen. Zusätzlich findet für alle Auszubildenden ein ausgedehnter ambulanter Einsatz von zwölf Wochen statt, mit dem die wachsende Bedeutung dieses Arbeitsfeldes für Pflegeberufe unterstrichen werden soll.

Neue Praxisfelder

Das Neue an diesem Modellprojekt ist der zusätzliche Einsatz in einem der neuen Praxisfelder, die speziell für Auszubildende der Pflege zugänglich gemacht und entsprechend berufspädagogisch aufbereitet werden (Koeppe/Müller, 2004). Das Ziel dieses Einsatzes ist es, dass die Auszubildenden zukünftig relevante Pflegekompetenzen für den Pflegeberuf kennen lernen, die bisher im Rahmen der klassischen Einsatzbereiche keine ausreichende Berücksichtigung gefunden haben. Jeder Auszubildende/jede Auszubildende erhält die Chance aus einer vorher zusammengestellten Liste von zehn neuen und zum Teil „pflegefremden" Arbeitsbereichen einen gewünschten Praxisort auszuwählen. Der Einsatz dauert sechs Wochen. Als neue Praxisfelder stehen den Auszubildenden folgende Arbeitsbereiche zur Verfügung:

- *Behindertenhilfe* (*Kinder* und *Erwachsene*): Hier sind insbesondere das Leben und der Umgang mit dauerhaften Einschränkungen sowie der Erwerb von Alltagskompetenz bedeutsam.
- *Hospiz*: Lernziel ist eine angemessene und würdige Versorgung in der letzten Lebensphase eines zu pflegenden Menschen.
- *Sozialdienst Katholischer Frauen*: Im Bereich der aufsuchenden niedrigschwelligen Sozialarbeit geht es insbesondere um den Beziehungsaufbau sowie die Hilfe und Beratung von Menschen in existenziell schwierigen Lebenssituationen (z. B. Schwangeren- und Drogenberatung, Prävention und Gesundheitsförderung). Als Einsatzorte stehen zum einen die Einrichtung „*Teen & Baby*" zur Verfügung, in der minderjährige Mütter mit ihren Babys untergebracht sind. Zum anderen gibt es das „*Café Schließfach*", in dem drogenabhängige Prostituierte einen Aufenthaltsort zum Gespräch und zur Hygiene vorfinden.
- *Klinik für Naturheilkunde*: In dieser Klinik erleben und erlernen die Auszubildenden den Vergleich der „Schulmedizin" mit naturheilkundlichen Heilmethoden.
- *Rehabilitationsklinik*: Das Praktikum in dieser Klinik ermöglicht den Einblick in interdisziplinäre Arbeitsprozesse verschiedener Professionen.

- *Diabetesberatung*: Hier liegt der Schwerpunkt der Arbeit auf der Patientenschulung. Die Auszubildenden lernen, betroffene Menschen bezüglich der Verbesserung beziehungsweise der Erhaltung ihrer Gesundheit verständlich und angemessen zu beraten.
- *Gesundheitsamt*: Die Auszubildenden lernen insbesondere den präventiven Charakter der Arbeit kennen, indem sie bei der Verhütung, Erkennung und Heilung von Krankheiten im Vorfeld mitwirken.
- *Firma Cosamed*: Hierbei handelt es sich um einen Anbieter für integrierte, beratungsintensive Hilfsmittelversorgung. Vorrangig geht es demzufolge um das Agieren innerhalb eines umfangreichen Versorgungsnetzes, was zum Beispiel die Beratung und Anleitung im Umgang mit Stomaprodukten betrifft.

Zwischenfazit

Obwohl das Modellprojekt noch nicht abgeschlossen ist, können bereits erste Schlüsse daraus gezogen werden:

1. Die *neuen Praxisfelder gelten als Bereicherung zur Kompetenzentwicklung*. Es gibt diesbezüglich sehr positive Rückmeldungen sowohl von den Auszubildenden als auch von den Praxisanleiter/-innen und der Schule. Alle Befragten plädieren dafür, die Möglichkeit dieses Wunscheinsatzes für künftige Regelkurse zu erhalten. Nachteilig stellt sich derzeit noch der hohe organisatorische Aufwand dar. Es ist aber davon auszugehen, dass dieser mit zunehmender Routine deutlich abnehmen wird. An dieser Stelle sollte noch angemerkt werden, dass mit diesen Praxiseinsätzen keine Konkurrenz zu Sozialarbeitern/Sozialpädagogen in den aufgeführten Arbeitsbereichen entstehen soll, sondern diese ausschließlich als Lernort für wichtige neue Kompetenzen, wie zum Beispiel Beratung, Prävention, problematische Kontaktaufnahmen und so weiter zu betrachten sind, die im Rahmen der bisherigen Pflegeausbildungen nicht in der Form zu erlernen sind.
2. Das Modellprojekt gibt Anlass zur Hoffnung dahingehend, dass die *Praxis allmählich bereit ist, mehr Verantwortung für die Ausbildung zu übernehmen*. Auszubildende in den Pflegeberufen dürfen kein Ersatz für Aushilfen sein, vielmehr handelt es sich um zukünftige Mitarbeiter, die angemessen auf ansteigende Anforderungen vorbereitet werden müssen.

3. *Knapper werdende personelle und zeitliche Ressourcen erschweren die Umsetzung der neuen Ausbildungsverordnungen bei gleichzeitig steigenden Anforderungen.* Das hier vorgestellte Modell der Pflegeausbildung ist wesentlich breiter und qualitätsorientierter angelegt als vorherige spezifische Ausbildungen in der Alten-, Kranken- oder Kinderkrankenpflege. Damit entspricht es bereits den zukünftigen wachsenden Ansprüchen an Pflegekräfte. Um die erreichte Qualität dauerhaft sicherzustellen, ist es daher erforderlich, in allen Einrichtungen entsprechende Mittel und Ressourcen über das Modellprojekt hinaus zur Verfügung zu stellen, um sinkenden Auszubildendenzahlen entgegenzuwirken und berufspädagogisch qualifizierte Praxisanleiter/-innen während der praktischen Ausbildung zur Verfügung stellen zu können. Wesentliche Intention der Einrichtungsverantwortlichen sollte sein, künftige Mitarbeiter/-innen langfristig für den Pflegeberuf und die Arbeit in dieser Einrichtung begeistern zu können und an die Einrichtung zu binden. Die Tatsache, dass der Pflegebedarf in den nächsten Jahren weiter ansteigen wird, unterstreicht die Wichtigkeit der Nachwuchsförderung. Die beteiligten Einrichtungen signalisieren deutlich, dass sie ein Interesse daran haben, sich für eine qualifizierte Ausbildung in ihren Häusern zu engagieren.
4. *Erfolgreiche Implementierung der Lernaufgaben*: Im Laufe der Ausbildung ist der zeitliche Umfang für die Bearbeitung der Aufgaben mit wachsender Routine auf beiden Seiten deutlich geringer geworden, so dass anfangs existierende Vorbehalte abgebaut werden konnten. Mittlerweile sind die meisten Auszubildenden und alle Praxisanleiter/-innen der Ansicht, dass sich die Arbeit mit Lernaufgaben positiv auf das Lernen auswirkt.
5. *Höhere Reflexivität*: Die Rückmeldungen der Praxisanleiter/-innen und der Lehrer/-innen bestätigen, dass die Auszubildenden im Unterricht und in der Praxis eine vergleichsweise höhere Reflexionsfähigkeit im Vergleich zu Auszubildenden aus Regelkursen aufweisen.
6. Trotz dieser ersten positiven Ergebnisse herrscht weiterhin eine *Unsicherheit bei allen Beteiligten durch ein unklares zukünftiges Berufsbild Pflege*". Ein großer Vorteil der im Modellprojekt ausgebildeten jungen Frauen und Männer besteht allerdings darin, dass sie durch diese neue und breitere Form der Ausbildung wesentlich flexibler auf dem Arbeitsmarkt einsetzbar sein werden.

Das hier vorgestellte Modell ist somit *ein* möglicher Weg, die Attraktivität des Berufsfeldes „Pflege" langfristig zu stärken. Gerade vor dem Hintergrund fortschreitender demografischer Veränderungen und diverser finanzieller Umverteilungsprozesse sowohl im Pflegesektor als auch im Gesundheitswesen (z. B. durch DRGs) sollten die mit diesem Modellprojekt dargebotenen Chancen genutzt werden.

Literaturnachweis

Gesetz über die Berufe in der Altenpflege (2003). In: *Bundesgesetzblatt* Teil I, Nr. 44, S. 1691–1696

Gesetz über die Berufe in der Krankenpflege (2003). In: *Bundesgesetzblatt* Teil I, Nr. 36, S. 1442–1448

Koeppe, A./Müller, K. (2004): „Auswahl und Gestaltung neuer Praxisfelder im Rahmen der Pflegeausbildung", In: *pr-internet/PflegePädagogik* 6, 5, S. 261–266

Müller, K./Koeppe, A. (2003): „Modellversuch zur Gestaltung der praktischen Ausbildung: Durch Lernaufgaben und Praxisbegleitung zu neuen Lernfeldern". In: *Pflegezeitschrift*, 56, 8, S. 579–583.

Oelke, U./Menke, M. (2002): *Gemeinsame Pflegeausbildung. Modellversuch und Curriculum für die theoretische Ausbildung in der Alten-, Kranken- und Kinderkrankenpflege.* Bern/Göttingen/Toronto/Seattle

Schaeffer, D. (2001): *Veränderung der Qualifikationsanforderungen in der Pflege.* Grußwort auf der Fachtagung „Gemeinsame (Grund-)Ausbildung in der Alten-, Kranken- und Kinderkrankenpflege" vom DiCV Essen, Mühlheim, 7.6.2001

Sloane, P. (2000): „Lernfelder und Unterrichtsgestaltung". In: *Die berufsbildende Schule*, 52, S. 79–85

Tanja Hitzblech, Johanna Nordheim, Käte Tresenreuter

Kompetenznetz für das Alter – ein Modellvorhaben der Region Berlin-Brandenburg

Warum ein Kompetenznetz für das Alter?

Der Wandel der Altersstruktur der Bevölkerung macht Veränderungen in fast allen gesellschaftlichen Bereichen nötig. Davon betroffen sind die Arbeitswelt, die Systeme medizinischer und pflegerischer Versorgung ebenso wie die Finanzierung der Sozialversicherungen, die Beziehungen zwischen den Generationen und die individuellen Lebenssituationen von Frauen und Männern, die alt werden. Diese Veränderungen sind eine der großen Herausforderungen des neuen Jahrhunderts. Einer solchen Herausforderung begegnen wir erstmals in der Geschichte der Menschheit. Sie kann nur im Dialog zwischen den Generationen gemeistert werden und braucht die Partizipation derer, die alt werden. Bürgerbeteiligungen bei der Entscheidungsbildung zum Beispiel zur Neustrukturierung der Versicherungssysteme oder im Gesundheitswesen sind in Deutschland verglichen mit anderen Ländern eher unterentwickelt, obgleich Verbünde der Selbsthilfe sowohl im Alten- als auch im Gesundheitsbereich hier schon wesentliche Ansätze bieten. So wie im Gesundheitswesen jetzt die Diskussion um Bürger-, Betroffenen- und Patientenbeteiligung immer lauter wird, ist auch die Frage nach der Beteiligung älterer Menschen an den Prozessen, die die altersgewandelten Gesellschaften wieder zukunftsfähig machen, dringend neu zu stellen. Nur wenn die Ressourcen, Kompetenzen und Fähigkeiten älterer Menschen besser als bislang eingebunden werden, können die Chancen der Gesellschaften eines langen Lebens genutzt werden.

Expertenkommissionen haben betont, dass der Ausbau der gerontologischen Forschung, die Weiterentwicklung gerontologischer und geriatrischer Aus-, Fort- und Weiterbildung der Schlüssel für den Umgang mit den Herausforderungen des demografischen Wandels sind (BMFSFJ 1993; BMFSFJ 1998; BMFSFJ 2001 a; BMFSFJ 2001 b; BMFSFJ 2002; Enquete-Kommission 1994, 1998, 2002). Die Partizipation älterer Menschen an diesen Entwicklungen könnte einen wesentlichen Einfluss auf die Qualität der Leistungen in Forschung und Lehre haben.

Vor diesem Hintergrund wurde im Dezember 2003 eine Geschäftsstelle für den Aufbau und die Durchführung des Modellvorhabens „Kompetenznetz für das Alter" eingerichtet, welche vom Bundesministerium für Familie, Senioren, Frauen und Jugend gefördert wird. Die Geschäftsstelle arbeitet in enger Zusammenarbeit mit Repräsentanten aus Wissenschaft, Lehre, Praxis und vor allem älteren Menschen selbst. Ziel ist es, die konzeptionellen sowie praktischen Voraussetzungen dafür zu schaffen, dass in Zukunft die Ressourcen älterer Menschen in die Weiterentwicklung der gerontologischen Praxis, Lehre und Forschung einfließen können.

Die Entstehungsgeschichte

Auf Initiative der Vorsitzenden des Sozialwerks Berlin e. V., Käte Tresenreuter, wurde vor vier Jahren der Arbeitskreis „Konzertierte Aktion für Gerontologie in Berlin und Brandenburg" einberufen. Diesem Arbeitskreis gehören Vertreterinnen und Vertreter von Selbsthilfeorganisationen und Interessenverbänden älterer Menschen, der Senatsverwaltung für Gesundheit, Soziales und Verbraucherschutz, der Senatsverwaltung für Wissenschaft, Forschung und Kultur, verschiedene Berliner Universitäten und Fachhochschulen, des Deutschen Zentrums für Altersfragen; Ärztliche Direktoren geriatrischer Krankenhäuser und Rehabilitationseinrichtungen; Vertreter und Vertreterinnen des Paritätischen Wohlfahrtsverbandes Berlin und der freien Wirtschaft an. Hier entstand die Idee für das Modellvorhaben „Kompetenznetz für das Alter".

Das Sozialwerk Berlin wurde vor mehr als dreißig Jahren in Eigeninitiative gegründet. Mit starkem bürgerschaftlichen Engagement wurde das Ziel verfolgt, die Lebensqualität der älteren Generation zu erhalten und zu verbessern. Das Altenselbsthilfe- und Beratungszentrum des Sozialwerks ist das erste Altenselbsthilfezentrum Deutschlands, das in voller Verantwortung älterer Menschen steht, die alle Funktionen im Hause ehrenamtlich erfüllen.

Gestützt auf die Erfahrungen aus jahrelang praktizierten Besuchsdiensten in Alten- und Pflegeeinrichtungen, aus der Leitung der Fachgruppe älterer Menschen, Mitarbeit im „Arbeitskreis Berliner Senioren", im Landesseniorenbeirat und auch durch Kontakte zu vielen anderen Seniorenvereinigungen im In- und Ausland, konnte Einfluss auf die Pflegearbeit genommen werden. Dies hat in der Praxis zur Verbesserung der Lebenssituation älterer Menschen beigetragen.

Im Arbeitskreis „Konzertierte Aktion für Gerontologie in Berlin und Brandenburg" wurde eine Unterrepräsentation der Gerontologie in der Berliner Universitätslandschaft festgestellt. Gefordert wurden Anlaufstellen für Forscher, Studierende und Praktiker zu gerontologischen Fragen, die auch dazu beitragen sollten, die Gesellschaft für die Auswirkungen des demografischen Wandels zu sensibilisieren. Es sei eine wissenschaftliche Öffentlichkeit nötig, die auf die dringenden Fragen des zunehmenden Alterns unserer Gesellschaft Antworten sucht und dabei nicht vergisst, die Betroffenen, die älteren Menschen selbst, mit einzubeziehen. Berlin als Hauptstadt Deutschlands – Ort der Gestaltung der bundesweiten Altenpolitik – brauche dringend einen Anstoß für ein Modellvorhaben, in dem ältere Menschen als gleichberechtigte Partner bei der Beurteilung der Situation der älteren Generation und bei zukunfttragenden Entscheidungen über Wissenschaft, Lehre und Praxis beispielhaft einbezogen werden.

Was will das Kompetenznetz erreichen?

Im Rahmen des Modellvorhabens „Kompetenznetz für das Alter", zunächst begrenzt auf die Region Berlin-Brandenburg, soll untersucht werden, in welcher Form die Ressourcen, Kompetenzen und Fähigkeiten älterer Menschen besser genutzt und integriert werden können.

Folgende **Ziele** werden mit dem Modellvorhaben angestrebt:
- Basierend auf einer Recherche zu gerontologischen und geriatrischen Institutionen und Forschungsprojekten in der Modellregion soll eine Konzeption zur Weiterentwicklung der gerontologischen Forschung und Lehre unter der Beteiligung der Selbsthilfe älterer Menschen erstellt werden.
- Unter dem Leitgedanken einer Aus-, Fort- und Weiterbildung, die sich an den Bedürfnissen und Bedarfen einer altersgewandelten Gesellschaft orientiert, wird das Ziel verfolgt, unterschiedliche Ausbildungswege an Universitäten und Fachhochschulen der Modellregion mit Blick auf die Repräsentanz gerontologischer und geriatrischer Studieninhalte und Spezialisierungen zu evaluieren.

- Ein weiterer zentraler Leitgedanke des Modellvorhabens ist, den Wissenschafts-Praxis-Transfer zu verbessern. Es reicht nicht, innovative Konzepte in der Forschung zu entwickeln. Es ist notwendig, dass die Strukturen der Praxis diesen Entwicklungen folgen sowie die Bedürfnisse älter werdender und alter Menschen immer wieder als Korrektiv solcher Entwicklungen Berücksichtigung finden. Aus diesem Grund ist ein wesentliches Ziel des Projektes die Herstellung einer breiten öffentlichen Plattform zum Austausch von künftigen Entwicklungsnotwendigkeiten.
- Mit dem Modellvorhaben sollen Empfehlungen gegeben werden, ob und wie die gerontologische Forschung, Lehre und Praxis unter Einbeziehung Betroffener und ihrer Selbsthilfe-Initiativen weiter entwickelt werden können. Perspektivisch wird intendiert, die Erfahrung mit dem Modellprojekt breiter wirksam werden zu lassen. Dazu sollen die Ergebnisse des Projektes nach einer Laufzeit von 24 Monaten in einem Erfahrungsbericht zusammengefasst werden.

Arbeitsweise im Modellprojekt

Die Arbeit des Kompetenznetzes ist dadurch geprägt, dass in allen arbeitenden Gremien Ältere gleichberechtigt mit den Vertretern aus Forschung, Lehre, Praxis und Politik zusammenarbeiten. Folgende Gremien (siehe *Abbildung 1*) sind an der Durchführung des Modellprojekts beteiligt:
- Der Arbeitskreis „Konzertierte Aktion für Gerontologie in Berlin und Brandenburg" wirkt als Vollversammlung aller am Modellvorhaben Beteiligten.
- Die Sprecher fungieren in Absprache mit dem Förderer (BMFSFJ) als Entscheidungsträger.
- Die Geschäftsstelle ist die organisatorische „Basisstation" des Modellvorhabens.
- Die Aufgabe des Beirats besteht vor allem in der Beratung und in der Evaluierung des Modellvorhabens.
- Acht Arbeitsausschüsse, in denen Vertreter und Vertreterinnen aus Altenselbsthilfe, Wissenschaft, Lehre und Praxis zusammenarbeiten, befassen sich mit unterschiedlichen altersrelevanten Themen.

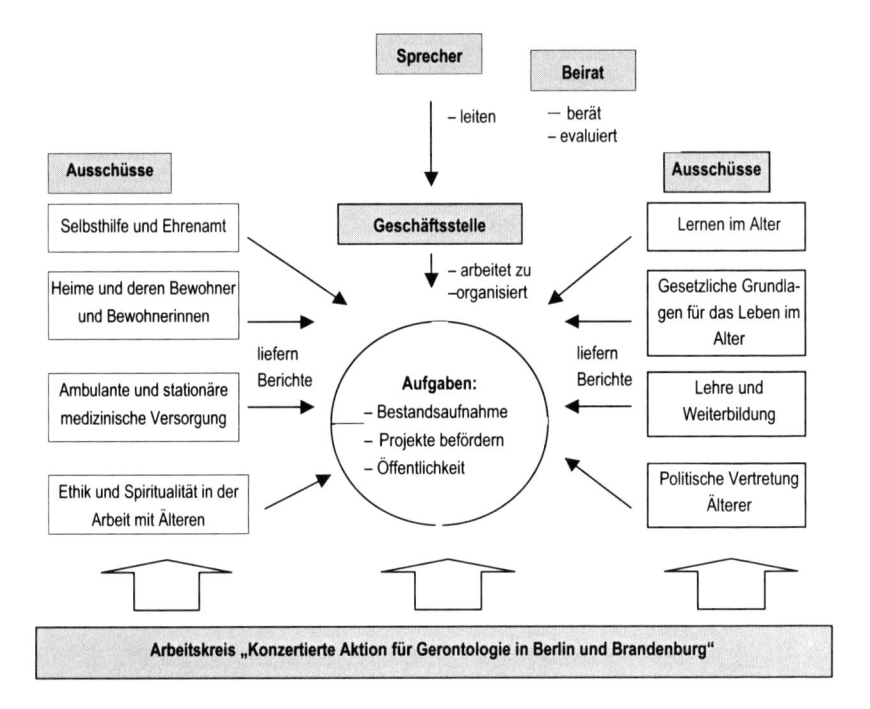

Abbildung 1: Organigramm „Kompetenznetz für das Alter"

Aufgaben der Geschäftsstelle

Die zentrale Aufgabe der Geschäftsstelle besteht in der Vernetzung und Förderung der Zusammenarbeit von Selbsthilfegruppen, Repräsentanten aus Wissenschaft, Lehre, Praxis und älteren Menschen. Weiterhin versteht sie sich als Plattform für die Kommunikation von Forschungsergebnissen und Erfahrungen sowie für die Organisation von Fachtagungen.

Diese Aufgaben wurden im ersten Projektjahr folgendermaßen umgesetzt: Zunächst wurde der Ist-Zustand von altersrelevanter Forschung sowie Aus- und Weiterbildung in der Region Berlin-Brandenburg erhoben. Bei der Bestandsaufnahme der Lehre wurden möglichst umfassend Ausbildungscurricula eingeholt. Diese sollten auch als Grundlage zur Evaluation der Ausbildungsinhalte durch ältere Menschen selbst dienen. Es wurde der Frage nachgegangen, inwieweit die Sicht der Älteren durch ihre direkte Beteiligung an der Lehre eventuell bereits einbezogen wird. Hierbei zeigte sich, dass solche Modelle bisher nur sehr vereinzelt existieren.

Eine weitere Aufgabe bestand darin, vorhandene Selbsthilfeaktivitäten im Altenbereich in der Region Berlin und Brandenburg zu ermitteln. Diese Recherche wird über eine derzeit noch laufende Fragebogenaktion vertieft. Die Ergebnisse sollen Auskunft geben über Inhalte und Umfang solcher Angebote sowie über die Altersstruktur der Nutzer und Nutzerinnen und die Zusammenarbeit zwischen Ehrenamtlichen und Professionellen. Geplant ist, darüber ein Handbuch zum Überblick über Altenselbsthilfe-Angebote in Berlin und Brandenburg zu erstellen.

Weiterhin steht die Öffentlichkeitsarbeit im Zentrum der Bemühungen der Geschäftstelle. Ziel ist die Bildung eines möglichst umfassenden Netzes aus an projektbezogenen Themen arbeitenden und interessierten Personen beziehungsweise Institutionen. Die zu diesem Zweck eingerichtete Internetseite soll nicht nur über Hintergrund und Arbeit im Projekt Auskunft geben, sondern vor allem als Informations- und Adressdatenbank sowie Austauschmedium dienen.

Über eine mittlerweile weit ausgebaute Adressdatenbank vermittelt die Geschäftsstelle auch Kontakte zwischen Interessenten und kann Anfragen gezielt weiterleiten. Sie verschickt Informationsmaterial und gewinnt dadurch neue Interessenten, ebenso durch Präsentationen des Kompetenznetzes zum Beispiel in Ausbildungsinstitutionen oder Selbsthilfeeinrichtungen.

Geplant sind neben der weiteren Vermittlung und Zusammenführung der Beteiligten und Interessenten am „Kompetenznetz für das Alter" im Jahre 2005 zwei Fachtagungen zu einzelnen Themenschwerpunkten des Kompetenznetzes sowie eine für die breite Öffentlichkeit angelegte Tagung mit dem Titel „Kompetenzen für das Alter vernetzen". Die Tagungen sollen Diskussionsplattformen für ältere Menschen und Vertreter aus gerontologischer Forschung, Lehre und Praxis bieten. Darüber hinaus sollen im Ergebnis Empfehlungen für künftige Forschung und Lehre in der Region erarbeitet werden, in denen die Partizipation Älterer wesentlich stärker zum Tragen kommen.

Zum Zweck des besseren Wissenschafts-Praxis-Transfers und der intergenerativen Zusammenarbeit bemüht sich die Geschäftsstelle zurzeit darum, Praktikantenstellen in Altenorganisationen und -initiativen zu organisieren.

Ebenso sollen Diplomanden vermittelt werden, die praxisnahe Forschungsarbeiten unter Mitbetreuung durch die jeweilige Altenorganisation ermöglichen.

Ausblick

Zwei Jahre Projektlaufzeit werden Ende 2005 zeigen, inwieweit es gelungen ist, ein Kompetenznetz zu weben, in dem aktive Ältere und Vertreter und Vertreterinnen aus Forschung, Lehre und Praxis erfolgreich zusammenarbeiten. Gemeinsam wird der große Verbund der am Modellprojekt Beteiligten nach Ausgestaltungsmöglichkeiten für eine zukünftige Forschung und Lehre suchen, die stärker den Anforderungen einer altersgewandelten Gesellschaft gerecht werden, vor allem aber auch die Möglichkeiten und Potenziale des Alters verstärkt nutzen.

Literatur

BMFSFJ, Bundesministerium für Familie, Senioren, Frauen und Jugend (Hrsg) (1993): *Erster Altenbericht: Die Lebenssituation älterer Menschen in Deutschland*, Bonn: BMFSFJ

BMFSFJ, Bundesministerium für Familie, Senioren, Frauen und Jugend (Hrsg.) (1998): *Zweiter Bericht zur Lage der älteren Generation in der Bundesrepublik Deutschland: Wohnen im Alter*, Bonn: BMFSFJ.

BMFSFJ, Bundesministerium für Familie, Senioren, Frauen und Jugend (Hrsg.) (2001 a): *The ageing society as a global challenge – German impulses*, Berlin: Federal Ministry für Family Affairs, Senior Citizens, Women and Youth

BMFSFJ, Bundesministerium für Familie, Senioren, Frauen und Jugend (Hrsg.) (2001 b): *Alter und Gesellschaft. Dritter Bericht zur Lage der älteren Generation in der Bundesrepublik Deutschland*, Bonn: BMFSFJ (zugleich Bundestagsdrucksache 14/5130)

BMFSFJ, Bundesministerium für Familie, Senioren, Frauen und Jugend (Hrsg.) (2002): *Vierter Bericht zur Lage der älteren Generation in der Bundesrepublik Deutschland. Risiken, Lebensqualität und Versorgung Hochaltriger – unter besonderer Berücksichtigung dementieller Erkrankungen*, Bonn: BMFSFJ (zugleich Bundestagsdrucksache 14/8822).

Enquete-Kommission (1994): *Zwischenbericht der Enquete-Kommission „Demographischer Wandel": Herausforderungen unserer älter werdenden Gesellschaft an den einzelnen und die Politik*, Bonn: Deutscher Bundestag

Enquete-Kommission (1998): *Zweiter Zwischenbericht der Enquete-Kommission „Demographischer Wandel": Herausforderungen unserer älter werdenden Gesellschaft an den einzelnen und die Politik*, Bonn: Deutscher Bundestag

Enquete-Kommission (2002): *Schlussbericht der Enquete-Kommission „Demographischer Wandel – Herausforderungen unserer älter werdenden Gesellschaft an den einzelnen und die Politik"*, Berlin: Deutscher Bundestag

Adelheid Schulz-Hausgenoss, Frauke Schönberg, Gerhard Naegele

Erfassen des „patient view" von Demenzkranken in vollstationären Pflegeeinrichtungen

Einleitung

Aufgrund des demografischen Wandels werden psychische Erkrankungen, die mit dem Alter assoziiert sind, in Zukunft stark ansteigen. Ein Großteil der Klientel stationärer Einrichtungen leidet unter demenziellen Erkrankungen, und ihr Anteil wird aufgrund des demografischen Wandels in Zukunft steigen. Vor diesem Hintergrund gewinnt das für die Bundesrepublik zu konstatierende Forschungsdefizit bezüglich der Ergebnisqualität aus der Nutzerperspektive demenziell Erkrankter besondere Bedeutung. Im Umgang mit demenziellen Erkrankungen liegen hierzulande noch deutliche Kompetenz- und Konzeptdefizite vor, wobei internationale Forschungsergebnisse jedoch darauf hinweisen, dass der Krankheitsverlauf durch Pflege und Umfeld (positiv) beeinflusst werden kann (Sixmith u. a. 1993; Netten 1993; Kitwood 1995).

Eine angemessene Pflege und Versorgung demenziell Erkrankter zählt zu den zentralen Herausforderungen der nächsten Jahre (BMFSFuJ 2002). Pflege- und Therapieformen, wie beispielsweise der personenzentrierte Ansatz (Müller-Hergl 2000), veranschaulichen zwar, dass die Praxis bereits in Ansätzen reagiert hat, es mangelt jedoch grundsätzlich in der Bundesrepublik noch an Konzepten, die die subjektiven Bedürfnisse der Erkrankten einbeziehen und diese als Grundlage für eine ressourcenorientierte Pflege berücksichtigen (BMFSFuJ 2002; van der Kooij 2001). Während Daten zur Epidemiologie demenziell Erkrankter vorliegen, bestehen Forschungsdefizite im Hinblick auf die „Mikroperspektive" (Tackenberg/Abt-Zegelin 2001), die unter anderem die Lebenswelt, die Bedürfnisse und Perspektive dieser Menschen umfasst. Bei der Berücksichtigung der „Mikroperspektive" steht demnach die Fokussierung der Patientenperspektive bezüglich der Lebens- und Versorgungssituation im Vordergrund. Ein anderer pflegewissenschaftlicher Ansatz fasst eher die Bewältigung von Krankheit und Pflegebedürftigkeit ins Auge (vgl. Schaeffer/Moers 2000). Wingenfeld (2003) behauptet, dass es „ohne deren Berücksichtigung schwer fällt, die Patientensicht auf das Leistungsgeschehen nachzuvollziehen".

Für die von Strauss und Glaser (1975) beschriebenen Probleme und Bewältigungsstrategien chronischer Krankheiten, zu denen auch die Demenzerkrankungen zählen, bestehen für demenziell erkrankte Bewohner/-innen in vollstationären Einrichtungen gesondert zu betrachtende Bedingungen. So haben Bewohner/-innen ihre häusliche Umgebung und somit ihren „major work-place" der Krankheitsbewältigung verlassen (müssen) (Strauss/Corbin 1988; Schaeffer/Moers 2000). Ihre bis zum Heimübergang häufig lange Zeit funktionierenden Normalisierungsstrategien sind in der Regel nicht mehr ausreichend. Angehörige berichten häufig, dass erst im „Nachhinein" das gesamte Ausmaß der Demenz sichtbar wird, weil der Erkrankte/die Erkrankte die Beeinträchtigungen eine lange Zeit noch kompensieren konnte und sich immer noch „zu helfen" wusste.

Strategien der Normalisierung erscheinen für Demenzerkrankte aber von besonderer Bedeutung, da ihre Krankheit eine Auflösung des Ichs und damit einhergehend den Verlust von Normalität bedeutet. Normalität im Sinne von vertrauter, Orientierung bietender Umgebung, (lieb gewonnenen) Handlungsroutinen und damit Erhalt der Lebensqualität ist für demenziell erkrankte Bewohner/-innen besonders wichtig (u. a. Bölicke/Steinhagen-Thiessen 2002) und stellt eine pflegerische Handlungsmaxime dar.

Das hier vorgestellte Projekt, das ein Teilprojekt des Pflegeforschungsverbundes NRW (Sprecherin: Prof. Dr. Doris Schaeffer) mit dem Thema „Patientenorientierte Pflegekonzepte zur Bewältigung chronischer Krankheit" ist, soll einen Beitrag zur Aufrechterhaltung von Normalität bei demenziell Erkrankten in vollstationären Einrichtungen leisten, indem ein Instrument zur Informationserhebung entwickelt und erprobt wird, das die Wünsche und Bedürfnisse der Betroffenen erfasst und für Unterstützung im Sinne von Normalisierungsstrategien nutzbar macht.

Der Begriff „patient view" im pflegewissenschaftlichen Kontext

Spricht man in der Pflegewissenschaft vom „patient view", so ist damit allgemein die Wahrnehmung und Beurteilung von Versorgungsleistung gemeint; das heißt das Versorgungserleben seitens der Patienten steht hier im Vordergrund. Das Erfassen des „patient view" dient dabei der Analyse des Verhältnisses zwischen Versorgungsgeschehen und Patientensituation (vgl. z. B. Schaeffer/Moers 1994; Owens/Batchelor 1996; Müller/Thielhorn 2000; Attree 2001). Häufig wird in diesem Kontext von der „Nutzerperspektive" oder auch „Kundenzufriedenheit" gesprochen. Damit werden die zum Beispiel Altenheimbewohner/-innen aber auf marktwirtschaftlich orientierte Aspekte reduziert, nämlich auf die von Rezipienten von (Pflege-)Dienstleistungen. Da das Leben in einer vollstationären Einrichtungen aber mehr als nur die Inanspruchnahme von Pflegeleistungen beinhaltet, sollte das Erfassen der Patientenperspektive über das reine Versorgungserleben hinausgehen.

An dem oben beschriebenen pflege- und sozialwissenschaftlichen Ansatz in der Forschung zur Nutzerperspektive, der die Bewältigung von Krankheit und Pflegebedürftigkeit fokussiert, ist zu kritisieren, dass „nicht so sehr die geäußerten Erwartungen und Beurteilungen von Patienten (,patient view', ,patient satisfaction'), sondern die für das Patientenerleben maßgeblichen Probleme [...] im Mittelpunkt des Interesses stehen, und Ergebnisqualität bemisst sich dementsprechend weniger in Kategorien der Zufriedenheit als vielmehr anhand der Frage, ob pflegerische Interventionen tatsächlich zur Lösung der jeweiligen Patientenprobleme beigetragen haben" (Wingenfeld 2003). Das Überprüfen von Ergebnisqualität beinhaltet aber mehr als „nur" den pflegerischen Output. Wie will man wissen, ob die pflegerischen Interventionen zielgerichteten Erfolg haben, wenn man nicht die für das Patientenerleben maßgeblichen Probleme von den Betroffenen selbst erfragt hat? Erleben ist per definitionem eine subjektive Erfahrung. Wer sollte demnach die für die Patienten relevanten Probleme definieren? Weiter unten wird auf die Probleme bei zum Beispiel Stellvertreterbefragungen eingegangen (s. Abschnitt „Forschungsstand zur Patientenperspektive"). In dem hier beschriebenen Projekt wird demnach auch die Patientenperspektive bezüglich der erlebten Lebensqualität im Vergleich der Zeit vor beziehungsweise seit Einzug ins Heim (Prä-Post-Vergleich) von den Betroffenen selbst erfragt. Dieser

Prä-Post-Vergleich wurde vor dem Hintergrund der kognitiven Defizite bei Dementen gewählt. So wird häufig bezweifelt, dass Befragungen von Dementen überhaupt nutzbringend sind, da diese Anforderungen an verschiedene kognitive Fähigkeiten wie z. B. die Sprachrezeption und -expression oder mnestische Funktionen stellen. Da bei demenziellen Erkrankungen bekanntermaßen aber die kognitiven Defizite die zentralen Symptome darstellen, stellt sich die Frage, ob demente Altenheimbewohner/-innen aufgrund ihrer kognitiven Defizite (Gedächtnis, Einsicht, Urteilsvermögen, Sprache) überhaupt in der Lage sind, ihre Situation im Heim adäquat einzuschätzen und zu beurteilen. Wie kann dieser Faktor kontrolliert werden? Befragt man demente Menschen ausschließlich zur gegenwärtigen Lebenssituation, so fällt es ihnen aufgrund der prägnanten Kurzzeitgedächtnisdefizite schwer, eine aktuelle Situationsbeschreibung vorzunehmen. Da bei demenziellen Erkrankungen aber emotional relevante Langzeitgedächtnisinhalte wie zum Beispiel positive Lebensereignisse, die bedeutsam für die Lebensqualität waren, noch relativ lange erhalten bleiben, ist es sinnvoll, an die Gedächtnisinhalte anzuknüpfen, die noch gut konsolidiert sind. Mit einer Aktivierung solcher Gedächtnisspuren ist eine Verknüpfung mit aktuellen Erfahrungen und Einstellungen vereinfacht. Die Beschreibung und Beurteilung der gegenwärtigen Lebenssituation im Heim fällt vor dem Hintergrund der Erinnerung an frühere Lebensbedingungen leichter.

Bei demenziellen Erkrankungen können neben kognitiven auch nichtkognitive Defizite wie zum Beispiel Persönlichkeitsveränderungen, affektive Störungen auftreten (u. a. Schulz-Hausgenoss 2004). Bedeutet das, dass Demente Lebensqualität anders wahrnehmen als Nicht-Demente? Da Lebensqualität für jeden Menschen aber etwas anderes bedeuten kann, wie folgende Definition von der WHOQoL-Group zeigt, ist diese Frage redundant: „Lebensqualität ist die individuelle Wahrnehmung der eigenen Lebenssituation im Kontext der jeweiligen Kultur und des jeweiligen Wertesystems und in Bezug auf die eigenen Ziele, Erwartungen, Beurteilungsmaßstäbe und Interessen."

Lebensqualität ist ein subjektives Konstrukt und kann beziehungsweise sollte demnach auch individuell erfasst werden.

Forschungsstand zur Patientenperspektive von demenziell erkrankten Altenheimbewohner/-innen

So wünschenswert die inzwischen in der Qualitätsdiskussion hervorgehobene Notwendigkeit der Fokussierung der Patientenperspektive der Pflege- und Hilfebedürftigen ist, so schwierig ist deren methodische Umsetzung. Wie bereits oben beschrieben potenzieren sich für demenziell erkrankte Bewohner/-innen aufgrund der multiplen kognitiven Beeinträchtigungen die methodischen Probleme im Hinblick auf das Erfassen des „patient view". Aus diesem Grund wird diese Personengruppe von direkten Bewohnerbefragungen ausgeschlossen (u. a. Binder 1998) und stattdessen werden Bewertungen von Stellvertretern (z. B. Angehörige, Betreuer) erhoben. Stellvertreterurteile sind aber weder in sich konsistent, noch spiegeln sie die Urteile der Bewohner/-innen wider (Gebert/Kneubühler 2001), so dass dies nicht als der richtige Weg erscheint, Informationen aus Sicht der Bewohner/-innen zu erhalten.

Auch wenn demenziell Erkrankte in späteren Krankheitsphasen unter zahlreichen kognitiven Beeinträchtigungen leiden, die später zum Verlust um das Wissen der eigenen Person führen können, und sie im fortgeschrittenen Verlauf der Krankheit in der Regel die Fähigkeit zur verbalen Kommunikation verlieren, gibt es doch Erkenntnisse, die darauf hinweisen, dass Befragungen zumindest im frühen und mittleren Stadium möglich sind (u. a. Soberman u. a. 2000).

Im anglo-amerikanischen Raum wurde inzwischen eine Reihe von Erhebungsinstrumenten entwickelt, die eine Qualitätsbeurteilung aus Sicht auch demenzkranker Bewohner/-innen ermöglichen (Simmons u. a. 1997; Selai/ Trimble 1999; Soberman u. a. 2000). Im deutschsprachigen Raum ist dieser Forschungsstand (noch) nicht erreicht. Zwar gab es eine derartige Untersuchung, in der Interviews mit dem „Schedule for the Evaluation of Inidvidualized Quality of Life (SEIQoL)" (O'Boyle u. a. 1992) durchgeführt wurden, allerdings zeigte sich, dass diese Erhebungsmethode zu komplex (hohe Ausfallrate) und nur bei sehr milder Demenz anwendbar ist (Radzey 2001).

Kritik an den bisherigen Erhebungsinstrumenten

Die meisten Lebensqualitätsskalen basieren auf einem nomothetischen Ansatz; das heißt, dem Entwicklungsprozess dieser Instrumente liegen allgemein gültige Konzepte zur Lebensqualität zugrunde. Solche vollstandardisierten Erfassungen sind durch eine Merkmalsorientierung gekennzeichnet. Den Befragten, zum Beispiel Altenheimbewohner/-innen, werden Bereiche vorgegeben, die zum Beispiel in Expertenrunden als relevant für eine Beurteilung der Lebensqualität im Kontext der Lebens- und Versorgungssituation aus Sicht der Bewohner/-innen definiert werden.

Regelmäßig führen solche Befragungen zu bemerkenswert positiven Beurteilungen der erlebten Lebensqualität, deren Aussagekraft in Kenntnis der fragwürdigen methodischen Vorgehensweise gering ist.

Ein Qualitätsurteil sagt so lange nichts aus, wie nicht bekannt ist, ob die Dimension oder der Gegenstand, zu dem das Urteil abgegeben wird, für die Befragten überhaupt von Bedeutung ist.

Ein weiterer Schwachpunkt dieser Erhebungsinstrumente ist, dass zwar funktionelle, kognitive oder psychosoziale Variablen, nicht aber subjektiv bedeutsame Variablen erfasst werden. Einer der bekanntesten Operationalisierungsansätze zur Lebensqualität stammt von Lawton (1994). Danach umfasst Lebensqualität folgende vier Dimensionen:
- Verhaltenskompetenz,
- Objektive Umweltbedingungen,
- Individuelles Wohlbefinden,
- Erlebte Lebensqualität.

Bei den meisten Erhebungsinstrumenten liegt der Schwerpunkt auf den ersten beiden, objektivierbaren Bereichen von Lebensqualität. Ein Instrument, das aus einem idiographischen Ansatz hervorgeht, mit dem die Patientenperspektive von dementen Altenheimbewohnern/-innen in den für sie als relevant beurteilten Bereichen fokussiert wird, gibt es in dieser Form bisher noch nicht. Dessen Entwicklung ist Ziel des hier vorgestellten Projektes.

Der Leitsatz für die Entwicklung des Instrumentes ist demzufolge auch: „Quality of life is what the patient says it is." (Joyce 1991); das heißt, den in dem hier beschriebenen Projekt durchgeführten Befragungen zur Messung der Lebensqualität von dementen Altenheimbewohner/-innen liegt ein individualisierter Ansatz zugrunde.

Eine individualisierte Vorgehensweise besagt nun, dass jeder demente Bewohner/jede demente Bewohnerin offen zu seiner/ihrer Lebenssituation im Heim befragt werden muss. Dies bedeutet aber für die Pflegenden, für die dieses Instrument entwickelt werden soll, eine zeitliche Mehrbelastung, die in der Praxis kaum realisierbar ist.

Wie ist nun der Spagat zwischen einem individualisierten Ansatz und einer in der Praxis ökonomischen Erfassung der Lebensqualität von dementen Altenheimbewohner/-innen vollziehbar? Diese Frage soll im Folgenden beantwortet werden:

Empirisches Vorgehen

In einem *ersten Schritt* erfolgte die Durchführung von narrativen Interviews. Vor den Interviews wurden die 25 teilnehmenden Bewohner/-innen neuropsychologisch untersucht. Dabei wurden ein Demenzscreeningtest (SDQ/ Fischhof u. a. 2001), ein Depressionstest (GDS/Sheikh/Yesavage 1986), Testverfahren zum Erfassen des Urteils- und Abstraktionsvermögens (SIDAM/ Zaudig u. a. 1996) durchgeführt. Die im Anschluss durchgeführten Interviews wurden aufgenommen und anschließend transkribiert. Mit Hilfe der qualitativen Inhaltsanalyse nach Mayring (2000) erfolgte eine Kategorisierung des Datenmaterials durch die Analyse von Gemeinsamkeiten, die schließlich zu Schlüsselkategorien verdichtet wurden. Es ergaben sich folgende Schlüsselkategorien:

1. Privatsphäre und Wohnsituation
2. Soziale Kontakte
3. Pflege und Betreuung
4. Berücksichtigung früherer Gewohnheiten
5. Autonomie und Wahlmöglichkeiten
6. Ernährung und Hauswirtschaft
7. Konfrontation mit demenziellen Erkrankungen von Mitbewohner/-innen

Diese Schlüsselkategorien dienten dann in einem *2. Schritt* der Fragebogenkonstruktion. Der Fragebogen („DemView") besteht aus den genannten sieben Bereichen mit insgesamt 37 Fragen. Die Fragen sind leicht verständlich formuliert (z. B. aus dem Bereich Privatsphäre und Wohnsituation: „Fühlen Sie sich in Ihrem Zimmer wohl?"). Die Antworten sollen mit „Ja" oder „Nein" beantwortet werden. Die Befragten können aber bei Bedarf weitere

Anmerkungen vornehmen. Die Bewohner/-innen werden nach dem Beantworten einer Frage nach der Bedeutung oder Wichtigkeit des Bereiches befragt, der Gegenstand der Frage ist. Anhand eines Ausschnittes aus dem Fragebogen (Bereich „Privatsphäre und Wohnsituation") soll die Vorgehensweise verdeutlicht werden:

B. Fragen zur Privatsphäre und Wohnsituation		Anmerkungen
B.1. Haben Sie sich das Heim hier selbst ausgesucht?	☐ ja ☐ nein	
Ist das gut so?	☐ ja ☐ nein	
B.2. Haben Sie sich Ihr Zimmer selbst ausgesucht?	☐ ja ☐ nein	
Ist das gut so?	☐ ja ☐ nein	
Notiz durch Interviewer: Einzelzimmer ☐ Doppelzimmer ☐		
B.3. Fühlen Sie sich in Ihrem Zimmer wohl?	☐ ja ☐ nein	
Ist das wichtig für Sie?	☐ ja ☐ nein	
Bei Wohnen in einem Doppelzimmer: B.4. 1. Hätten Sie lieber ein Einzelzimmer?	☐ ja ☐ nein	
Bei Wohnen in einem Einzelzimmer: B.4. 2. Hätten Sie lieber ein Doppelzimmer?	☐ ja ☐ nein	
Bei Wohnen in einem Doppelzimmer: B.5. Kommen Sie mit Ihrem/Ihrer Zimmernachbarn/in gut zurecht?	☐ ja ☐ nein	
Ist das wichtig für Sie?	☐ ja ☐ nein	
Bei Wohnen in einem Doppelzimmer: B.6. Stört Ihr(e) Zimmernachbar(in) Sie manchmal?	☐ ja ☐ nein	
Wenn ja: Was macht er/sie?		

B.7. Konnten Sie Ihre eigenen Möbel mitbringen?	☐ ja ☐ nein	
Wenn ja: Ist das wichtig für Sie?	☐ ja ☐ nein	
Welche Möbel haben Sie denn mitgebracht?		
Wenn nein: Hätten Sie gerne Ihre eigenen Möbel aufgestellt?	☐ ja ☐ nein	

Diese Vorgehensweise wurde gewählt, weil nicht davon ausgegangen werden kann, dass jeder Bewohner/jede Bewohnerin jedem Lebensqualitätsbereich dieselbe Wichtigkeit beimisst: „Ein Faktor, der die Lebensqualität des einen Menschen stark mindert, mag für den anderen völlig bedeutungslos sein." (Meier 1995)

Der zeitliche Aufwand für die Durchführung des Fragebogens beträgt 15 bis 20 Minuten. Mit dieser geringen Durchführungsdauer wird der Forderung nach einem zeitlich ökonomischen Instrument Rechnung getragen. Wünschenswert wäre eine Verwendung des Fragebogens zum Beispiel in der Pflegevisite.

In einem *3. Schritt* erfolgt in der gegenwärtig noch nicht abgeschlossenen Phase die Überprüfung des Fragebogens in der Pflegepraxis.

Bedeutung der zu erwartenden Ergebnisse

Mit einem geprüften, in der Praxis anwendbaren Instrument zur Erfassung des „patient view", also der Patientenperspektive, von demenziell erkrankten Bewohner/-innen soll der Informationsstand über deren Lebenssituation in stationären Einrichtungen verbessert werden. Dieses Instrument soll zur Erweiterung des Pflegehandelns beitragen, indem es den mit der Pflege betrauten Mitarbeiter/-innen ermöglicht, Informationen über das Krankheitserleben und die Versorgungssituation aus Sicht der Bewohner/-innen zu erhalten. Weiterhin kann mit Hilfe eines solchen Instrumentes eine Überprüfung der Ergebnisqualität in Einrichtungen der Altenhilfe vorgenommen werden. Ein weiteres Ziel ist die Weiterentwicklung evidenzbasierter Grundlagen für den Umgang mit dieser chronischen Krankheit und zur Entwicklung patientenorientierter Pflegekonzepte. Letzten Endes soll ein solches Instrument zur

Verbesserung der Lebenssituation demenziell Erkrankter in Heimen beitragen beziehungsweise die Förderung von Normalität als Handlungsmaxime in der Versorgung Demenzkranker im vollstationären Bereich als Ziel haben. Erkenntnisse über die Perspektive von demenziell Erkrankten in vollstationären Einrichtungen sind auf unterschiedlichen Ebenen relevant, wobei insbesondere für die Ebene der Pflegeversicherung als Sozialversicherungssystem und Kostenträger die Erforschung wichtig ist, da in neueren Vorhaben des zuständigen Ministeriums insbesondere die Situation von demenziell Erkrankten verbessert werden soll. Darüber hinaus sieht das Pflegeversicherungsgesetz in § 80 SGB XI beziehungsweise in den daraus folgenden Bestimmungen, das heißt in den Maßstäben und Grundsätzen zu § 80 SGB XI, explizit eine Orientierung an den Bedürfnissen der Pflegebedürftigen vor.

Das in dieser beantragten Projektphase wissenschaftlich entwickelte und geprüfte Instrument soll Ausgangspunkt für eine zweite Projektphase sein, in der die Implementation des Instrumentes in stationären Einrichtungen im Mittelpunkt des Forschungsinteresses steht. Geplant ist es, Arbeitsmaterialien für Einrichtungen zu erstellen, in denen beschrieben wird, wie auch demenziell erkrankte Heimbewohner/-innen zur Beurteilung von Pflege-/Versorgungsqualität befragt werden können.

Literatur

Attree, M. (2001): „Patients' and relatives' experiences and perspectives of ‚Good' and ‚Not so Good' quality care". In: *Journal of Advanced Nursing*, 33, Nr. 4, S. 456–466

Binder, R. (1998): „Bewohner geben die Richtung an". In: Altenheim, 6, S. 8–14

Bölicke, C./Steinhagen-Thiessen, E. (2002): „Qualität in der Pflege dementierender alter Menschen". In: Igl, G./Schiemann, D./Gerste, B./Klose, J. (Hrsg.): *Qualität in der Pflege. Betreuung und Versorgung von pflegebedürftigen alten Menschen in der stationären und ambulanten Altenhilfe*, Stuttgart: Schattauer, S. 179–188

BMFSFuJ – Bundesministerium für Familie, Senioren, Frauen und Jugend (2002): *Vierter Bericht zur Lage der älteren Generation in der Bundesrepublik Deutschland: Risiken, Lebensqualität und Versorgung Hochaltriger unter besonderer Berücksichtigung demenzieller Erkrankungen*, Bonn

Fischhof, P./Weber, M./Möslinger-Gehmayr, R./Neusser, M. (2001): „Short dementia questionnaire for assessing the severity of cognitive impairment in patients with dementia". In: *Drugs of Today*, 37, 10, S. 691–696

Gebert, A. J./Kneubühler, H. U. (2001): *Qualitätsbeurteilung und Evaluation der Qualitätssicherung in Pflegeheimen*, Bern: Huber

Joyce, C. R. B. (1991): „Entwicklung der Lebensqualität in der Medizin". In: *Aktuelle Onkologie*, 63, S. 11–22

Kitwood, T. (1995): „Positive long-term changes in dementia: some preliminary observations". In: *Journal of Mental Health*, 4, S. 133–144

Lawton, M. P. (1994): „Quality of Life in Alzheimer Disease", In: *Alzheimer Disease and Associated Disorders*, 8, Suppl. 3, S. 138–150

Mayring, Ph. (2000): *Qualitative Inhaltsanalyse. Grundlagen und Techniken*, Weinheim: Beltz

Meier, D. (1995): *Lebensqualität im Alter. Eine Studie zur Erfassung der individuellen Lebensqualität von gesunden Älteren, von Patienten im Anfangsstadium einer Demenz und ihren Angehörigen*, Bern: Peter Lang AG, Europäischer Verlag der Wissenschaften

Müller, K./Thielhorn, U. (2000): *Zufriedene Kunden? Problemsichten der Patienten auf das Versorgungsgeschehen und die Qualität ambulanter Pflege*. Stuttgart: Kohlhammer

Müller-Hergl, C. (1998): „Demenz und Remenz: Positive Personenarbeit und Dementia care Mapping", In: *Geriatrie Praxis*, 6, S. 18–23

Netten, A. (1993): *A positive Environment: Physical and social influences on People with Senile Dementia in Residential Care*, Aldershot: Ashgate Publishing Company

O'Boyle, C. A./McGee, H./Hickey, A./O'Malley, K. M./Joyce, C. R. B. (1992): „Individual quality of life undergoing hip replacement". In: The Lancet, 339, S. 1088–1091

Owens, D. J./Batchelor, C. (1996): „Patient Satisfaction and the Elderly". In: *Social Science and Medicine* 42, Nr. 11, S. 1483–1491

Radzey, B. (2001): *Qualitätsbeurteilung der institutionellen Versorgung und Betreuung demenziell Erkrankter*, Stuttgart: Kohlhammer (Hrsg. BMFSFuJ)

Schaeffer, D./Moers, M. (2000): „Bewältigung chronischer Krank-heiten – Herausforderungen für die Pflege". In: Rennen-Allhoff, B./Schaeffer, D. (Hrsg.): *Handbuch Pflegewissenschaften*, Weinheim: Juventa. S. 447–484

Schaeffer, D./Moers, M. (1994): „Überleitungspflege – Analyse eines Modells zur Regulierung der Schnittstellenprobleme zwischen stationärer und ambulanter Versorgung". In: *Zeitschrift für Gesundheitswissenschaften* 2, Nr. 1, S. 7–24

Schulz-Hausgenoss, A. (2004): „Die Bedeutung der Sozialen Arbeit in der Behandlung von Demenzerkrankungen". In: *Theorie und Praxis der Sozialen Arbeit*, Nr. 6, S. 27–33

Selai, C./Trimble, M. R. (1999): „Assessing Quality of Life in Dementia". In: Aging & Mental Health, 2, S. 101–111

Simmons, S. F./Schnelle, J. F./Uman, G. C./Kulvicki, A. D./Lee, K. O. H./Ouslander, J. G. (1997): „Selecting Nursing Home Residents for Satisfaction Survey". In: *The Gerontologist*, 1, S. 103–111

Sheikh, J. I./Yesavage, J. A. (1986): „A Geriatric Depression Scale (GDS): Recent evidence and development of a shorter version". In: *Clinical Gerontology*, 5, S. 165–173

Sixmith, A./Stilwell, J./Copeland, J. (1993): „Dementia: challing the limits of dementia care". In: International Journal of Geriatric Psychiatry, 8, S. 993–1000

Soberman, L. R./Murray, M./Norton, P. G./van Maris, B. (2000): „The Domains of Satisfaction in Long-Term Care". In: Cohe-Mansfield, J./Ejaz, F. K./Werner, P. (Hrsg.): *Satisfaction Surveys in Long-Term Care*, New York: Springer Publishing Company, S. 29–52

Strauss, A./Corbin, J. (1988): *Shaping a new health care system. The explosion of chronic illness as a catalyst for change*, San Francisco: Jossey Bass

Strauss, A./Glaser, B. (1975): *Chronic illness and the quality of life*, Saint Louis: The C.V. Mosby Company

Tackenberg, P./Abt-Zegelin, A. (2001): *Demenz und Pflege. Eine interdisziplinäre Betrachtung*, Frankfurt am Main: Mabuse Verlag

Van der Kooij, C. (2001): „Demenzpflege: Herausforderung an Pflegewissen und Pflegewissenschaft". In: Tackenberg, P./Abt-Zegelin, A. (Hrsg.): *Demenz und Pflege. Eine interdisziplinäre Betrachtung*, Frankfurt am Main: Mabuse Verlag, S. 62–76

Wingenfeld, K. (2003): *Studien zur Nutzerperspektive in der Pflege*, Bielefeld (Veröffentlichungsreihe des Instituts für Pflegewissenschaft an der Universität)

Zaudig, M./Hiller, W./Geiselmann, B./Hansert, E./Linder, G./Mombour, W./Reischies, F. M./Thora, Ch. (1996): *Strukturiertes Interview für die Diagnose einer Demenz vom Alzheimer Typ, der Multiinfarkt- (oder vaskulären) Demenz und Demenzen anderer Ätiologie nach DSM-III-R, DSM-IV und ICD-10 (SIDAM)*

Josefine Heusinger, Monika Klünder

Steuerung in häuslichen Pflegearrangements

Einleitung und Hintergrund

Gemeinhin gilt es als die beste Lösung, bei Pflegebedürftigkeit zu Hause im Kreise der Familie versorgt zu werden. Nur die wenigsten wünschen sich für sich selbst oder ihre Angehörigen eine Versorgung in einem Alten- und Pflegeheim. In dieser Einstellung spiegelt sich die Angst, in einer so „totalen Institution" (Goffman 1961) wie einem Altersheim einem fremdbestimmten Reglement ausgeliefert zu sein. Der Wunsch der meisten Pflegebedürftigen nach häuslicher Versorgung trifft sich gut mit der gesetzgeberischen Intention, aus Gründen der Kostenersparnis die ambulante vor der stationären Pflege zu fördern. Wie ist es aber heute in den Pflegehaushalten tatsächlich um die Selbstbestimmung der Pflegebedürftigen bestellt? Von welchen Überlegungen lassen sich die verschiedenen Beteiligten bei der Organisation der Pflege leiten und welche Strategien wenden sie an? Können sich die Pflegebedürftigen, obwohl sie auf Unterstützung angewiesen sind, in der häuslichen Umgebung ihre Entscheidungsspielräume bewahren? Und welche Faktoren sind dafür entscheidend?

Insgesamt sind die Kenntnisse über bestehende Orientierungen und Pflegekulturen in den Familien noch mangelhaft (Klie 1998: 33; Evers 1997; Runde u. a. 1996). Etliche Arbeiten beschäftigen sich zwar mit der Pflegebereitschaft und Belastungen pflegender Familienangehöriger (Kuhlmey u. a. 2002; Künemund 2000; Boeger/Pickartz 1998, 2001; Brömme 1998; Fuchs 1998; Steiner-Hummel 1993, 1998; Beck u. a. 1997; Dallinger 1997 a; Gräßel 1997), dem Zusammenspiel von professioneller und familiärer Pflege (Wingenfeld/Schaeffer 2001; Entzian/Klie 2000; Jansen 1998; Braun/Schmidt 1997; Zeman 1997, 1998, 1999) sowie den äußeren Charakteristika bestehender Pflegearrangements (Schneekloth/Potthoff 1993; Schneekloth/Müller 2000). Über die Entscheidungsprozesse, die zwischen allen Beteiligten stattfinden, liegen jedoch bisher nur vereinzelte wissenschaftliche Befunde vor (Blinkert/Klie 1999; Runde u. a. 1996). Untersuchungen, die konsequent die

Betroffenen selbst und nicht (wahlweise) die pflegenden Angehörigen befragen (z. B. Heinemann-Knoch u. a. 1985), gibt es kaum. Hier setzt das Forschungsprojekt „Steuerungsverhalten in häuslichen Pflegearrangements im Vergleich zwischen den alten und neuen Bundesländern"[1] an, in dem wir die Aushandlungsprozesse in häuslichen Pflegearrangements untersucht haben.

Im Mittelpunkt stehen die Fragen nach den Hintergründen der jeweiligen Pflegeorganisation und den Bedingtheiten von Selbstbestimmung beziehungsweise Teilhabe der Betroffenen an den sie betreffenden Entscheidungen. Dazu wurden Annahmen über die wesentlichen Einflussfaktoren auf die Steuerungsprozesse von Pflegearrangements entwickelt, die dann empirisch untersucht wurden. Demzufolge galt es zu klären,

- wie die individuellen Reaktionen auf die und Umgangsweisen mit der Pflegebedürftigkeit die Steuerungsprozesse beeinflussen,
- welche Auswirkungen die verschiedenen Zusammensetzungen von Pflegearrangements haben,
- welche Bedeutung den sozioökonomischen Rahmenbedingungen und den damit zusammenhängenden Einstellungen, also dem sozialen Milieu, zukommt und
- welche Steuerungswirkungen das Pflegeversicherungsgesetz auf der Mikroebene entfaltet.

Weiterhin wurden bekannte Unterschiede zwischen den Pflegearrangements in den alten und neuen Bundesländern z. B. hinsichtlich der Erwerbstätigkeit von Pflegepersonen, des Anteils männlicher Pflegepersonen und des Ausmaßes der Unterstützung aus den informellen Netzwerken einbezogen und Vermutungen über mögliche Folgen für die Steuerung entwickelt.

Methode

Für die Bearbeitung der komplexen Fragestellung war eine qualitative Vorgehensweise sinnvoll. Um ein möglichst vollständiges Bild der Binnenstrukturen der Arrangements zu bekommen, befragten wir jeweils die Pflegebedürftigen, ihre häuslichen Pflegepersonen und ggf. eine der bezahlten Pflegekräfte, die in der Regel bei einem Pflegedienst beschäftigt sind. Im Durchschnitt sprachen wir mit drei Personen je Pflegearrangement.

---

1 Unter der Leitung von Dr. Marianne Heinemann-Knoch, IGF e. V., Berlin, gefördert von der Deutschen Forschungsgemeinschaft.

Dabei stützten wir uns auf Interviewleitfäden, die unter anderem Fragen zur Milieuzuordnung, zur Pflegeorganisation und zum Zustandekommen des Arrangements sowie jeweils spezielle Fragen für Pflegende, Gepflegte und professionell Pflegende enthielten. Weitere Instrumente waren ein Fragebogen für soziodemografische Angaben und ein Interviewprotokoll, in dem direkt nach dem Gespräch erste Eindrücke und Besonderheiten sowie Beschreibungen der Wohnungseinrichtung und der Wohngegend für die Milieuzuordnung festgehalten wurden. Um die Validität der Daten zu sichern und Verzerrungen durch individuelle Sichtweisen zu minimieren, besuchten wir die Pflegearrangements jeweils zu zweit. Dadurch konnten wir die Beteiligten getrennt befragen und uns anschließend über unsere Eindrücke, vor allem hinsichtlich der Milieus, austauschen.

Die Erhebung fand in Ost- und Westberlin sowie in je einer kleinstädtisch-ländlichen Region der neuen und alten Bundesländer statt. Insgesamt haben wir rund 65 Pflegearrangements befragt, von denen 27 zur vollständigen Auswertung ausgewählt wurden. In 20 von ihnen führten wir nach zwei Jahren eine Nachbefragung durch. Dadurch können wir nicht nur sagen, welche Faktoren sich als einflussreich für die Entscheidungsprozesse der Pflegearrangements über die Ausgestaltung der häuslichen Versorgung erwiesen haben, sondern können auch Aussagen über die Kontinuität in der Steuerung und die Bedeutung der einzelnen Einflussfaktoren im Zeitverlauf treffen.

Ergebnisse

Alle untersuchten Faktoren, wie die individuellen Bewältigungsstrategien, die Konstellation, das soziale Milieu und das Pflegeversicherungsgesetz, haben sich als einflussreich für die Steuerung erwiesen, allerdings auf jeweils verschiedene Weise. Die folgende Zusammenfassung gibt einen Überblick über die jeweils wichtigsten Wirkungen der vier Einflussfaktoren.

Bewältigung

Die individuellen Reaktionen auf die Umgangsweisen mit der Pflegebedürftigkeit haben wir unter dem Stichwort Bewältigung zusammengefasst. Bei der Analyse der Interviews mit den Pflegebedürftigen und den Pflegepersonen im Hinblick auf das Bewältigungsgeschehen stellte sich heraus, dass in ihrer Bedeutung für die Bewältigung zunächst zwei mögliche Ursachen von Pflegebedürftigkeit zu unterscheiden sind: Die von uns befragten hochaltrigen Pflegebedürftigen (über 85 Jahre alt) können ihre Bedürfnisse offensichtlich leichter an die Einschränkungen anpassen, insbesondere wenn ihre Pflegebedürftigkeit überwiegend altersbedingt ist und allmählich fortschreitet. Sie gehen die Ausgestaltung ihres Pflegearrangements einerseits gelassener, andererseits nötigenfalls auch aktiver an. Anders geht es unabhängig vom Lebensalter vielen von denjenigen, die durch einen Schlaganfall oder andere plötzlich eintretende Ereignisse pflegebedürftig und abhängig werden. Sie leiden unter ihrer Hilflosigkeit und können der Zukunft kaum mehr Positives abgewinnen. So fehlt es ihnen auch an Kraft und Interesse, auf die Gestaltung ihres Pflegealltags aktiv Einfluss zu nehmen. Diese zugespitzte Beschreibung gibt natürlich nur eine Tendenz wieder, wir haben auch mit sehr passiven, altersbedingt Pflegebedürftigen und aktiven, zuversichtlichen Menschen gesprochen, die einen schweren Schlaganfall zu bewältigen hatten.

Weiterhin hat die Längsschnittstudie gezeigt, dass es wichtig ist, zu berücksichtigen, zu welchem Zeitpunkt nach Eintritt eines kritischen Lebensereignisses die Befragung durchgeführt worden ist, denn die Bewältigung sieht gleich zu Beginn der Pflegebedürftigkeit oft anders aus als später. Häufig bestätigte die zweite Befragung unseren Eindruck aus dem ersten Interview, dass vor allem zu Beginn der Pflegebedürftigkeit und bei akuten Krisen zunächst Verzweiflung, Resignation und/oder hadernde Elemente die Bewältigung dominieren, bis sich die Umgangsweise mit der Situation stabilisiert hat und aktivere und zuversichtlichere Sichtweisen die Oberhand gewinnen. Das ist auch der Fall, wenn es zu Veränderungen der äußeren Lebensumstände, wie beispielsweise einem Umzug in ein Heim oder einem Wechsel der privaten Hauptpflegepersonen, kommt.

In den akuten Krisensituationen sind viele der befragten Betroffenen vor allem mit sich selbst beschäftigt und in ihrem Anspruch auf Teilhabe an der Steuerung sehr zurückhaltend, erst nach einiger Zeit bringen sie sich wieder in die Entscheidungsprozesse ein. Diese Befunde deuten darauf hin, dass der Bewältigungsprozess verschiedene Phasen durchläuft.

Einen Zusammenhang zwischen dem Ausmaß der Pflegebedürftigkeit und dem Anspruch auf Teilhabe an der Steuerung konnten wir nicht feststellen. Schon die erste Erhebung ergab im Querschnitt, dass schwerstpflegebedürftige Menschen mit Pflegestufe 3 genauso wie vergleichsweise wenig Beeinträchtigte in jeder Hinsicht an der Steuerung beteiligt sein und ihre Interessen vertreten können. Umgekehrt kann ihre Selbstbestimmung unabhängig vom Grad der Pflegebedürftigkeit empfindlich eingeschränkt sein. Die Nachbefragung bestätigte diesen Befund insofern, als sich die Teilhabe der befragten Pflegebedürftigen an der Steuerung auch dann nicht veränderte, wenn sich ihr Gesundheitszustand verschlechtert hatte und sie eine höhere Pflegestufe bekommen hatten. Spätestens nachdem akute Krisen, wie plötzlich notwendige Krankenhausaufenthalte, überwunden waren, kehrten sie in der Regel zu ihren gewohnten Umgangsweisen mit der Situation zurück.

Zusammenfassend können wir festhalten, dass die Bewältigung der Pflegebedürftigkeit insgesamt von der Plötzlichkeit beziehungsweise Allmählichkeit ihres Beginns und vom Alter der Betroffenen geprägt ist und darüber hinaus in Phasen verläuft.

Bei den von uns befragten Pflegebedürftigen stießen wir einerseits auf widersprüchliche Haltungen und Äußerungen, aber andererseits sehr oft auch auf durchgängige Orientierungen im Umgang mit dem kritischen Lebensereignis der Pflegebedürftigkeit. Wir konnten daher eine Reihe von Gemeinsamkeiten erkennen, die wir zu drei verschiedenen Bewältigungsstilen zusammengefasst haben:
- Der aktiv-kämpferische Stil
- Der zuversichtlich-gelassene Stil
- Der resignativ-angepasste Stil

Diese Stile drücken aus, wie sehr die Pflegebedürftigen darauf drängen, an den sie betreffenden Entscheidungen beteiligt zu werden beziehungsweise sie allein zu treffen. Ob sie dann tatsächlich selbst entscheiden, ist damit noch nicht gesagt. Wir haben alle Stile unabhängig von den jeweiligen Pflegestufen beziehungsweise dem Ausmaß gesundheitlicher Einschränkungen gefunden. Sie sind als Typen zu betrachten, das heißt nicht alle, mit denen wir gesprochen haben, lassen sich genau einem dieser Stile zuordnen.

Aktiv-kämpferischer Bewältigungsstil
Die aktiv-kämpferisch Bewältigenden äußern ihre bestimmten Vorstellungen sowie Wünsche und versuchen, diese durchzusetzen. Dabei scheuen sie auch keine Konflikte. Ihre Anpassungsbereitschaft ist eher gering ausgeprägt. Diese Pflegebedürftigen wollen also selbst bestimmen und erheben Anspruch

auf Teilhabe an der Steuerung. Sie haben deshalb gute Chancen auf Selbstbestimmung.

Zuversichtlich-gelassener Bewältigungsstil
Die zuversichtlich-gelassen Bewältigenden äußern wie die aktiv-kämpferischen zwar auch ihre Wünsche und Bedürfnisse, wägen aber gleichzeitig ab, ob es sich für sie lohnt, dafür Konflikte einzugehen. Wenn es ihnen wirklich wichtig ist, setzen sie sich durch und gehen auch Konflikten nicht aus dem Weg. Sie akzeptieren ihre Grenzen und freuen sich an den verbliebenen Fähigkeiten. Diese Pflegebedürftigen sind in der Lage, ihre Interessen im Steuerungsprozess zu vertreten. Ob sie selbst steuern oder die Entscheidungen abgeben, hängt von dem Stellenwert ab, den sie den zu entscheidenden Fragen einräumen.

Resignativ-angepasster Bewältigungsstil
Die Resignativ-Angepassten finden sich mit ihrer Situation und den Dingen ab. Angepasst heißt jedoch nicht, dass sie mit ihrer Situation zufrieden sind, sondern dass sie nichts tun, um diese zu verändern. Diese Pflegebedürftigen vertreten ihre Interessen selten direkt und unüberhörbar. Sie glauben nicht an die Erfüllbarkeit ihrer Wünsche und erheben daher nur punktuell Anspruch auf Teilhabe an der Steuerung ihrer Arrangements. Wenn niemand da ist, der ihnen die Regelungen ihrer Angelegenheiten abnimmt, steuern sie auch selbst.

3.2 Konstellation

An der Versorgung der meisten Pflegebedürftigen sind Familienangehörige und zusätzlich weitere Menschen, die das soziale Netzwerk bilden, in ganz unterschiedlichem Umfang beteiligt. Dabei trägt häufig eine Person die Hauptlast der Unterstützung; sie wird im Folgenden als Pflegeperson bezeichnet. Unseren Resultaten zufolge beeinflusst die unterschiedliche Zusammensetzung des Arrangements, auch als Konstellation bezeichnet, die Teilhabe der Pflegebedürftigen an den Entscheidungsprozessen und die Stabilität der Pflegearrangements.

Für die Beurteilung der Selbstbestimmung und der Teilhabe der Pflegebedürftigen an den Aushandlungsprozessen hat sich der Umstand als sehr relevant herausgestellt, ob die Pflegebedürftigen mit ihren Pflegepersonen in

einem gemeinsamen Haushalt oder in getrennten Haushalten leben. Wir haben folgende fünf Konstellationen unterschieden:
- (Ehe-)Partner(innen)pflege,
- Pflege durch (Schwieger-)Kinder im gemeinsamen Haushalt lebend,
- Pflege durch (Schwieger-)Kinder in getrennten Haushalten lebend,
- Pflege durch entfernte Verwandte, Nachbarn,
- Alleinlebende mit rein professioneller Pflege.

Die verschiedenen Konstellationen werden nachfolgend hinsichtlich der Bedeutung der Qualität der jeweiligen Pflegebeziehung und der Funktion der sozialen Netzwerke beschrieben.

(Ehe-)Partner(innen)pflege
Bei allen befragten Ehepaaren war das Bestreben sehr ausgeprägt, die Versorgung des pflegebedürftigen Partners beziehungsweise der Partnerin ohne fremde Hilfe zu meistern. In der Regel gilt es in dieser Konstellation als selbstverständlich, die Versorgung des Partners beziehungsweise der Partnerin zu übernehmen und sich nötigenfalls auch gegenseitig zu pflegen. Keines der von uns befragten Ehepaare erwähnte dazu irgendwelche längeren Überlegungen oder Bedenken.

Die häusliche Pflege wird auch dann aufrechterhalten, wenn die Pflegeperson psychisch und/oder körperlich überfordert ist, weil die moralische Verpflichtung, den pflegebedürftigen Partner oder die pflegebedürftige Partnerin zu pflegen in der Regel sehr stark wahrgenommen wird.[2] Hinzu kommt, dass die gesetzlichen Rahmenbedingungen es nicht vorsehen, dass der pflegende Partner/die pflegende Partnerin mit im Heim aufgenommen wird, so dass es oftmals Schwierigkeiten gibt, einen Heimplatz für den nicht pflegebedürftigen Teil zu finanzieren. Grundsätzlich wird von beiden Beteiligten im Streben nach Erhalt der Normalität so lange wie möglich an der Arbeitsteilung und den Zuständigkeiten für Entscheidungen festgehalten.

In dieser Konstellation hängt die Selbstbestimmung der Pflegebedürftigen ganz überwiegend von der früheren Art der Entscheidungsfindung und

---

2 In einem Arrangement, das wir nicht in die Auswertung einbezogen haben, bestätigte uns die bei einem Pflegedienst angestellte Pflegekraft unseren Eindruck, dass der pflegende Ehemann seine gelähmte und sprachlose Frau in Überlastungssituationen schon mehrfach geschlagen hatte. Trotz der Überlastungssituation war es für ihn undenkbar, die Pflege aufzugeben.

der zuvor gelebten Beziehung ab, womit der Qualität der Pflegebeziehung hier eine besondere Bedeutung zukommt:

Unproblematische Beziehungen sind durch wechselseitige Wertschätzung der Leistungen und Anerkennung der Belastungen, Bedürfnisse und Interessen gekennzeichnet. In diesen Beziehungen kommt ein großes[3] soziales Netzwerk, in dem die familialen und außerfamilialen Netzwerkpersonen bei Bedarf verlässlich und kontinuierlich unterstützen, sowohl den Pflegebedürftigen wie den Pflegepersonen zugute. Die gegenseitige Rücksichtnahme der Beteiligten schließt aus, dass die Interessen der Pflegebedürftigen in der Steuerung des Pflegearrangements durch die pflegenden Partner(innen) missachtet werden. Dadurch sind die Voraussetzungen für die Teilhabe an der Steuerung und den Aushandlungsprozessen sowohl für den Pflegebedürftigen als auch für die Pflegeperson gegeben.

Anders sieht es dagegen in der problematischen Beziehung[4] aus, in der die Bemühungen und Leistungen sowie die Belastungen und Probleme der jeweils anderen Person nicht oder nur einseitig anerkannt werden. Hier und in Beziehungen, in denen eine Person sehr dominiert, können die soziale Eingebundenheit und die Hilfe aus dem Netzwerk die Möglichkeiten der Einzelnen zur Selbstbestimmung und Teilhabe an Aushandlungsprozessen beeinflussen. Je nachdem, ob und in welchem Umfang Pflegebedürftige oder Pflegepersonen Unterstützung bekommen, verstärkt oder minimiert sich die in problematischen Beziehungen für die Pflegebedürftigen ohnehin größere Gefahr, ihre Interessen nicht durchsetzen zu können.

Pflege durch (Schwieger-)Kinder im gemeinsamen Haushalt
Das Besondere in dieser Konstellation ist, dass die von uns befragten Pflegebedürftigen alle für die Versorgung zu ihren Kindern gezogen sind. Dadurch haben sie sich in eine stärkere Abhängigkeit von der Familie begeben. Die für die Aufrechterhaltung der häuslichen Pflege und die Lebensqualität der Pflegebedürftigen entscheidenden kognitiven und praktischen Hilfeleis-

---

3   Wir sprechen von großen Netzwerken, wenn das Netzwerk aus mindestens acht Mitgliedern besteht.
4   In dieser Konstellation hatten wir einige Interviewabbrüche, weil Pflegepersonen ein separates Gespräch mit den Pflegebedürftigen nicht zulassen wollten. Da wir diese Fälle nicht in unser Sample aufgenommen haben, beruhen die Erkenntnisse deshalb vermutlich eher auf einer Positivauswahl vergleichsweise unproblematischer Beziehungen.

tungen werden durch Familienmitglieder erbracht. Ob und in welchem Umfang die Pflegebedürftigen selbstbestimmte Entscheidungen treffen können, hängt in dieser Konstellation nicht nur von der Qualität der Pflegebeziehung, sondern vor allem auch von den Einstellungen der am Arrangement Beteiligten zum Recht der Pflegebedürftigen auf Selbstbestimmung und Teilhabe an der Steuerung ab.

Das zeigt sich erwartungsgemäß besonders deutlich in den problematischen Beziehungen zwischen Pflegebedürftigen und Pflegepersonen. Hier beeinflusst in hohem Maße die Einstellung der informellen Pflegepersonen, die zur Familie gehören und damit auch wichtig für den familiären Konsens über die Selbstbestimmungsrechte der Pflegebedürftigen sind, die Möglichkeiten des Pflegebedürftigen/der Pflegebedürftigen mitzubestimmen. Der umzugsbedingt hohe Anpassungsdruck an den Haushalt der (Schwieger-)Kinder führt besonders bei problematischen Beziehungen zu starken Beschränkungen der Teilhabe an der Steuerung, zu denen die Pflegebedürftigen in zwei der von uns beschriebenen Fälle zusätzlich selbst beitragen, weil sie ihre Interessen kaum (mehr) offensiv vertreten. Die Abhängigkeit von den Pflegepersonen ist in einem gemeinsamen Haushalt für die Pflegebedürftigen unmittelbar spürbar. Auch aus ihrem sozialen Netzwerk erfuhren die von uns befragten Pflegebedürftigen in dieser Situation keine Stärkung für ihre Position bei der Steuerung ihrer Angelegenheiten.

Anders sieht es dagegen in den unproblematischen Beziehungen aus, in denen Konsens über das Recht der Pflegebedürftigen auf Selbstbestimmung besteht. Diese Pflegebedürftigen haben eine so gute Beziehung zu ihrer Pflegeperson, dass die Interessen wechselseitig berücksichtigt, Wünsche möglichst erfüllt und Belastungen anerkannt werden. Daher spielen die Integration in das soziale Netzwerk und die daraus resultierende Unterstützung für die Selbstbestimmung und die Teilhabe an den Aushandlungsprozessen eine untergeordnete Rolle.

Pflege durch (Schwieger-)Kinder in getrennten Haushalten
Für die Pflegebedürftigen sind die Kinder als Pflegepersonen sehr wichtige Netzwerkpersonen im Sinne einer „multilokalen Mehrgenerationenfamilie" (Bertram 2000). Im Gegensatz zu den Pflegebedürftigen, die mit ihren Pflegepersonen in einem gemeinsamen Haushalt leben, spielt die Qualität der Pflegebeziehung in dieser Arrangementzusammensetzung jedoch keine so

große Rolle. Alle von uns befragten Pflegebedürftigen können sich stärker abgrenzen und sich mehr eigenständige Entscheidungsspielräume bewahren, weil sie in ihrem eigenen Haushalt leben und in große Netzwerke eingebunden sind, die zahlreiche und vielfältige Unterstützungsmöglichkeiten bieten. Ob aus dieser größeren Eigenständigkeit ein größeres Konfliktpotenzial entsteht oder aber dieses schon zuvor bestand und zu der Entscheidung, nicht zusammenwohnen zu wollen, geführt hat, ist in unserem Forschungszusammenhang nicht zu klären. Für die Selbstbestimmung der befragten Pflegebedürftigen hat es sich jedenfalls zumindest bei problematischen Beziehungen als förderlicher erwiesen, nicht mit den Kindern zusammenzuwohnen.

Pflege durch Nachbarn/Nachbarinnen und entfernte Verwandte
Im Gegensatz zu der Konstellation, in der die Pflegebedürftigen mit ihren (Schwieger-)Kindern in getrennten Haushalten leben, verteilen sich in dieser Arrangementzusammensetzung Umfang und Art der Unterstützung in der Regel auf eine noch größere Zahl an Helfer(innen). Dadurch kommt der Qualität der Pflegebeziehung für die Selbstbestimmungs- und Steuerungsmöglichkeiten der Pflegebedürftigen eine noch geringere Relevanz zu als in der (Schwieger-)Kinderpflege in getrennten Haushalten. Entscheidend sind in dieser Konstellation vielmehr das soziale Netzwerk und die von dort erbrachten Hilfeleistungen. In die bürokratisch-organisatorischen Fragen mischen sich eher die Familienangehörigen als die nicht verwandten Pflegepersonen ein.

Insgesamt haben alle Pflegebedürftigen in dieser Konstellation die Gelegenheit, ihre Angelegenheiten selbst zu managen. Ein weiterer förderlicher Faktor für die großen Handlungsspielräume dieser Pflegebedürftigen ist die Tatsache, dass die Kommunikation zwischen den familialen und außerfamilialen Netzwerkmitgliedern eher zufällig stattfindet. Dadurch kommt es seltener zu Absprachen zwischen den Helfer(innen), aus denen Restriktionen für die Selbstbestimmung der Pflegebedürftigen entstehen könnten. Das gilt besonders, wenn die Pflegebedürftigen zusätzlich über ein großes und hilfreiches soziales Netzwerk verfügen, das geeignet ist, ihre Abhängigkeit von einzelnen Helfer(innen) zu reduzieren. Die Wahrscheinlichkeit, dass sich die Zusammensetzung im Pflegearrangement verändert, oder dass es zum Abbruch der häuslichen Pflege kommt, ist jedoch vergleichsweise groß.

Alleinlebende mit rein professioneller Pflege
Die alleinlebenden Pflegebedürftigen ohne private Hauptpflegeperson haben verglichen mit denen in anderen Versorgungskonstellationen die größten Spielräume für Selbstbestimmung und Teilhabe an der Steuerung, weil die möglicherweise restriktiv wirkende Pflegebeziehung zur informellen Hauptpflegeperson fehlt. Die Hauptlast der Pflege tragen in dieser Konstellation immer professionell Pflegende. Je nachdem wie eng die Beziehung zu einer professionellen Pflegekraft ist, kann diese entsprechend Einfluss nehmen.

Zusammenfassung
Für die Selbstbestimmung und die Teilhabe der Pflegebedürftigen an den Aushandlungsprozessen haben sich also folgende drei Faktoren als bedeutsam herausgestellt:
- Die Beziehung zwischen Pflegebedürftigen und Pflegepersonen,
- die Einstellung der am Arrangement Beteiligten zum Recht auf Selbstbestimmung sowie
- das soziale Netzwerk.

Die Beziehungsqualität zwischen Pflegebedürftigen und Pflegepersonen hat sich besonders in den Konstellationen, in denen beide in einem gemeinsamen Haushalt wohnen, als wesentlicher Prädiktor für die Teilhabe Pflegebedürftiger an der Steuerung erwiesen. Die wechselseitige Wertschätzung der Leistungen und Anerkennung der Belastungen, Bedürfnisse und Interessen ist die Basis für einen Aushandlungsprozess, in dem die Pflegebedürftigen (mit-)entscheiden können, wie ihr letzter Lebensabschnitt gestaltet werden soll. Beruht die Pflegebeziehung in dieser Hinsicht auf gegenseitiger Akzeptanz und Wertschätzung, können Pflegebedürftige, die mit ihren Pflegepersonen zusammenwohnen, ihre Selbstbestimmung auch dann wahren, wenn sie wenige Kontakte zu anderen Menschen haben. Sind in diesen Konstellationen die Pflegebeziehungen dagegen problematisch, besteht für die Pflegebedürftigen die Gefahr, dass ihre Selbstbestimmung empfindlich eingeschränkt wird. Dann können selbst große und hilfreiche Netzwerke nur sehr bedingt einen Ausgleich schaffen. In den Konstellationen, in denen die Pflegebedürftigen in ihrem eigenen Haushalt leben, spielt die Qualität der Pflegebeziehung für die Selbstbestimmung und die Teilhabe der Pflegebedürftigen an der Steuerung eine untergeordnetere Rolle. Problematische Beziehungen können die Stabilität des Pflegearrangements gefährden. In keinem der befragten Pflegearrangements, in denen es zum Abbruch der häuslichen Pflege kam, lag aber der alleinige Grund in der Beziehungsqualität. Es gab auch unproblematische Beziehungen, in denen die Pflegebedürftigen in ein Heim umgezogen sind. Auffällig war allerdings, dass in allen drei Pflegearrangements, in denen es zu einem Wechsel der Pflegepersonen kam, die Pflegebeziehungen problematisch waren. Andererseits gab es aber auch drei Pflegearrangements, die trotz problematischer Beziehungen unverändert fortbestanden.

Neben der Beziehungsqualität, die die emotionale Seite beschreibt, zeigen sich unterschiedliche Einstellungen der Arrangementbeteiligten zum Recht der Pflegebedürftigen auf Selbstbestimmung. Diese haben sich als sehr relevant für die Teilhabe der Betroffenen an der Steuerung erwiesen. Voraussetzung ist in jedem Fall, dass sich die Pflegebedürftigen selbst das Recht auf Selbstbestimmung zugestehen. Wenn dann die Pflegepersonen Wert darauf legen, die Gepflegten an den Entscheidungen zu beteiligen und sie in ihrem Recht dazu bestärken, entstehen größere Entscheidungsspielräume als bei einer Einstellung, die Anpassung, Dankbarkeit und Unterordnung von den Pflegebedürftigen als Gegenleistung für die Pflege verlangt.

Konstellationsübergreifend können die Quantität und Qualität der sozialen Netzwerke die Selbstbestimmung und die Beteiligung der Pflegebedürftigen an den Aushandlungsprozessen ebenfalls beeinflussen. Dabei kann man Netzwerke unterscheiden, die Gelegenheiten zur Selbstbestimmung und Steuerung bieten und solche, die diesen eher Restriktionen entgegensetzen:

1. Netzwerke, die Pflegebedürftigen Gelegenheiten bieten
Je größer die Anzahl der Netzwerkpersonen ist, umso mehr Möglichkeiten haben die Pflegebedürftigen, Personen für die Unterstützung auszuwählen. Gleichzeitig erhöht sich damit die Chance, dass sie viele verschiedene Ressourcen repräsentieren. Weiterhin ist es vorteilhaft, wenn auch jüngere Netzwerkmitglieder vorhanden sind, die in der Nähe der Pflegebedürftigen wohnen und damit viele Arten von Hilfen leisten können. So besteht beispielsweise die Möglichkeit, Aufgaben besser zu verteilen, wodurch die Pflegepersonen entlastet werden (können) und die Pflegebedürftigen weniger abhängig von Einzelnen sind. In solchen Netzwerken haben Pflegebedürftige eher die Möglichkeit, einen Wunsch, der ihnen von einer Netzwerkperson abgeschlagen wurde, gegenüber einer anderen anzubringen und so ihre Bedürfnisse

durchzusetzen. Des Weiteren spielt auch die familiale beziehungsweise außerfamiliale Zusammensetzung eine Rolle. Sind Pflegebedürftige in Netzwerke integriert, in denen sich auch außerfamiliale Personen befinden, die den Pflegebedürftigen das Recht auf Selbstbestimmung zugestehen, weil ihre eigenen Interessen nicht im Widerspruch zu jenen der Pflegebedürftigen stehen, wirkt sich das ebenfalls günstig auf die Selbstbestimmungsmöglichkeiten der Pflegebedürftigen aus.

Die von uns befragten Pflegebedürftigen, die in große Netzwerke bestehend aus familialen und außerfamilialen Mitgliedern mit vielen Ressourcen aller Art integriert waren, erhielten alle die Gelegenheit zur Teilhabe an der Steuerung und mussten sich nicht mit netzwerkbedingten Restriktionen abfinden.

2. Netzwerke, die der Selbstbestimmung Pflegebedürftiger Restriktionen entgegensetzen

Enger sind die Entscheidungsspielräume von Pflegebedürftigen, wenn sie entweder in große Netzwerke integriert sind, die jedoch wenige Ressourcen für ihre Unterstützung bereitstellen, oder wenn die Anzahl der Netzwerkmitglieder gering ist und sie nur wenig Unterstützung erbringen können. Ungünstig wirkt es sich ferner aus, wenn viele Netzwerkmitglieder der gleichen Generation wie die Pflegebedürftigen angehören und/oder zu weit von ihnen entfernt wohnen, um sich an der Versorgung zu beteiligen. Kommen die Hilfen überdies vor allem von Familienangehörigen, mit denen sie im gleichen Haushalt oder sehr eng beieinander wohnen, hängen ihre Chancen auf Teilhabe an der Steuerung von den Einstellungen der unterstützenden Netzwerkpersonen zur Selbstbestimmung der Pflegebedürftigen ab.

Damit sind nicht nur die Existenz und Größe der sozialen Netzwerke relevant für die Steuerung durch die Pflegebedürftigen, sondern auch die in ihnen gepflegten Einstellungen bezüglich der Selbstbestimmung. Dadurch können die Pflegebedürftigen in ihrer Chance auf Selbstbestimmung beschnitten werden. Das gilt vor allem für die Einstellungen innerhalb der familialen Netzwerke, die meist homogener sind als die im weiteren, nicht familialen Bekanntenkreis, der sich weniger einmischt und den Bedürfnissen der Pflegebedürftigen toleranter begegnet.

Professionelle Pflegekräfte
Im folgenden Abschnitt wird aufgezeigt, welchen Einfluss die professionell Pflegenden, die in der Regel als Angestellte eines Pflegedienstes in die Pflegehaushalte kommen, auf die Steuerung in häuslichen Pflegearrangements haben (können).

Die Professionellen können die Pflegebedürftigen praktisch, kognitiv und emotional unterstützen. Pflegebedürftige erhalten – per Gesetz – auf jeden Fall die praktische Hilfe. In Abhängigkeit davon, welchen Arrangementbeteiligten die Professionellen in welchem Umfang die kognitive und emotionale Hilfe zukommen lassen, können sie die Selbstbestimmung der Pflegebedürftigen, deren Position und damit deren Teilhabe an den Aushandlungsprozessen stärken. In welchem Ausmaß sich die Professionellen in die Steuerung einbringen (können), hängt von der Beziehung zwischen Pflegebedürftigen und ihren professionellen Helfer(innen) ab.

In den distanzierten Beziehungen, die mit Arbeitsbeziehungen vergleichbar sind, haben die Professionellen die Funktion eines Dienstleisters. Dadurch ist ihr Einfluss auf die Selbstbestimmung und Teilhabe der Pflegebedürftigen gering. Anders sieht es dagegen in den offenen Beziehungen aus, die durch gegenseitiges Vertrauen und Wissen um den anderen/die andere gekennzeichnet sind. Hier wird noch zusätzlich zu den vertraglich festgelegten Leistungen emotionale Unterstützung erbracht. Demzufolge können die professionellen Pflegekräfte in diesen Beziehungen stärker Einfluss nehmen und die Selbstbestimmung der Pflegebedürftigen und deren Teilhabe an den Aushandlungsprozessen stärken. Das ist besonders dann der Fall, wenn die Professionellen zusätzlich noch eine für die Pflegebedürftigen förderliche Einstellung zur Selbstbestimmung haben. Fehlt diese Einstellung und/oder wird sie von den Pflegekräften in ihrer Arbeit nicht konsequent umgesetzt, besteht die Gefahr, dass sie wichtige Ressourcen für Selbstbestimmung nicht nutzen oder einseitig zu Bündnispartner(innen) der häuslichen Pflegepersonen werden. Dann kann es zu Einschränkungen der Selbstbestimmung der Pflegebedürftigen kommen.

Daher ist es wichtig, dass die professionellen Pflegekräfte einerseits ihre Einstellungen und ihre Handlungen, andererseits aber auch die jeweiligen individuellen Bedingungen in der Pflegesituation für die Selbstbestimmung und Teilhabe an den Steuerungsprozessen in den einzelnen Arrangements reflektieren. Das kommt besonders in den Arrangements zum Tragen, in denen die Pflegebedürftigen mit ihren Pflegepersonen zusammen in einem Haushalt wohnen und eine problematische oder eine von der Pflegeperson dominierte Pflegebeziehung führen. Hier können die Professionellen mit den verschiedenen Arten ihrer Hilfe zur Entlastung aller Arrangementbeteiligten und damit zur Stabilisierung der Arrangements beitragen.

Soziales Milieu

Ein weiterer Faktor, der die Teilhabe der Pflegebedürftigen an den Aushandlungsprozessen beeinflusst, ist das soziale Milieu. Wir haben uns dabei an den von Sinus und Becker beschriebenen und empirisch geprüften sozialen Milieus orientiert (Vester, v./Oerten/Geiling/Hermann/Müller 1993 und 2001; Vester/Hofmann/Zierke 1995; Sinus 1992; Infratest Sozialforschung/Sinus/ Becker 1991). Sie unterscheiden 16–20 Milieus in den alten und neuen Bundesländern, von denen wir acht für unsere Untersuchung ausgewählt haben, weil sie den allergrößten Teil der älteren Bevölkerung repräsentieren.

In den alten Bundesländern wurden demgemäß folgende Milieus in die Untersuchung miteinbezogen:
- Konservativ-Gehobenes Milieu,
- Kleinbürgerliches Milieu,
- Traditionelles Arbeitermilieu,
- Traditionsloses Arbeitermilieu.

In den neuen Bundesländern stützten wir uns auf Pflegebedürftige aus folgenden Milieus:
- Rationalistisch-Technokratisches Milieu,
- Kleinbürgerlich-Materialistisches Milieu,
- Traditionsverwurzeltes Arbeitermilieu,
- Traditionsloses Arbeitermilieu.

Um Aussagen zu den milieuspezifischen Umgangsweisen mit dem Pflegebedarf treffen zu können, ordneten wir die von uns befragten Pflegebedürftigen anhand von bekannten Milieumerkmalen den einzelnen Milieus zu.

Die Resultate der Untersuchung haben zahlreiche Unterschiede in dem Umgang mit dem Pflegebedarf gezeigt, die die Selbstbestimmung Pflegebedürftiger teils fördern, teils behindern. Grundsätzlich ist es selbstverständlich immer hilfreich, wenn die Pflegebedürftigen über viel Geld (ökonomisches

Kapital), ein großes und hilfreiches Netz sozialer Beziehungen (soziales Kapital) und fundiertes Wissen beziehungsweise Wege zu seiner Aneignung (kulturelles Kapital) verfügen. Es geht aber nicht nur um die jeweilige quantitative Verteilung des Kapitals in seinen verschiedenen Formen, sondern auch um seine milieuspezifische Bedeutung im vorliegenden Zusammenhang. Denn ob und welche Mängel eine Gefährdung der Selbstbestimmung nach sich ziehen und wie sie kompensiert werden, ist in den Milieus verschieden. Im Folgenden beschreiben wir zusammenfassend, welche milieuspezifischen Risikofaktoren für die Selbstbestimmung sich aufgrund unserer Untersuchung benennen lassen.

Pflegebedürftige aus den gehobenen Milieus (also dem Konservativ-Gehobenen Milieu (KGM) in den alten und dem Rationalistisch-Technokratischen Milieu (RTM) in den neuen Bundesländern) verfügen in der Regel über eine in jeder Hinsicht gute Kapitalausstattung und haben damit gute Voraussetzungen für eine selbstbestimmte Gestaltung ihres Pflegearrangements. Einschränkungen entstehen vor allem, wenn das ökonomische Kapital nicht ausreicht, weil es in diesen Milieus nicht üblich ist, im Netzwerk praktische Hilfe auszutauschen. Sie wird gewöhnlich als Dienstleistung eingekauft. Fehlt dafür das Geld, mangelt es an Alternativen. Durch den souveränen Umgang mit den Institutionen der Leistungsträger kommt es aber kaum zu Mängeln in der Basisversorgung. Ein weiteres Risiko für die Selbstbestimmung kann aus den Pflegeerwartungen gegenüber den Kindern im KGM entstehen. Wenn die (Schwieger-)Kinder diesen Erwartungen mehr aus Pflichtgefühl denn aus Zuneigung folgen, besteht die Gefahr, dass sie im Arrangement auch gegen die Selbstbestimmungsinteressen der Pflegebedürftigen steuern.

Dieses Risiko besteht für die Pflegebedürftigen im RTM nicht, weil sie von ihren Kindern ohnehin viel weniger Unterstützung erwarten und ihre Versorgung unabhängiger von ihnen organisieren. Für sie entstehen Restriktionen eher aus ihren mangelhaften Kenntnissen der bundesdeutschen Versorgungslandschaft und ihrer passiven Erwartungshaltung gegenüber den entsprechenden Institutionen, deren Angebote sie nicht immer ausschöpfen.

In den kleinbürgerlichen Milieus (Kleinbürgerliches Milieu (KBM) der alten, Kleinbürgerlich-Materialistisches Milieu (KBMatM) der neuen Bundesländer) entsteht für die Pflegebedürftigen aus den typischen Kapitalverteilungen oft eine besondere Abhängigkeit von den jüngeren Pflegepersonen:

Noch mehr im KBMatM, aber auch im KBM sind diese in der Regel besser über Versorgungsmöglichkeiten informiert und können eher als die Pflegebedürftigen selbst gegenüber den Institutionen als Kunden/Kundinnen auftreten. Deshalb werden sie von den Pflegebedürftigen an den entsprechenden pflegeorganisatorischen Entscheidungen zumindest beteiligt, manchmal treffen die Pflegepersonen sie auch allein. Das Geld ist in den kleinbürgerlichen Milieus durchschnittlich knapper als in den gehobenen und wird nicht so leicht in die Pflege investiert. Für die von uns Befragten markiert besonders in den neuen Bundesländern das Einkommen der Pflegebedürftigen selbst die Grenze des Bezahlbaren, die Familie soll darüber hinaus finanziell nicht in Anspruch genommen werden. In praktischer Hinsicht wird Hilfe durch die Familie, zumindest von den in der Nähe Wohnenden, erwartet und geleistet. Die Vorstellung, dass der viel beschworene Familienzusammenhalt durch die Aufnahme pflegebedürftiger Eltern im Hause der (Schwieger-)Kinder seinen praktischen Ausdruck findet, ist bei Pflegenden und Gepflegten im Kleinbürgerlichen Milieu der alten Bundesländer verbreitet. In Verbindung mit den eher begrenzten ökonomischen Ressourcen führt dieses Ideal vermehrt dazu, dass Pflegebedürftige und Pflegepersonen zusammenwohnen – ein Umstand, der die Beziehungsqualität zum entscheidenden Faktor für die Selbstbestimmung macht. Hilfe aus dem außerfamilialen Netzwerk nehmen Pflegebedürftige aus den kleinbürgerlichen Milieus nur an, wenn sie sich dafür materiell erkenntlich zeigen können. Fehlen ihnen Mittel oder Möglichkeiten zur Reziprozität, verzichten sie lieber auf die Hilfen, auch wenn das ihre Lebensführung einschränkt.

In den Arbeitermilieus [Traditionelles Arbeitermilieu (TAM) der alten Bundesländer und Traditionsverwurzeltes Arbeitermilieu (TVAM) der neuen Bundesländer] decken die Pflegebedürftigen ihren Unterstützungsbedarf vornehmlich mit Hilfe ihres sozialen Kapitals. Familiales und außerfamiliales Netzwerk leisten Unterstützung aller Art. Gefahren für die Selbstbestimmung entstehen hier, wenn es an sozialem Kapital fehlt und dadurch die Abhängigkeit von einzelnen Pflegepersonen wächst, zumal kulturelles Kapital oft nicht ausreichend vorhanden ist und ökonomisches nicht eingesetzt werden soll, um die Mängel zu kompensieren. Im TAM der alten Bundesländer führt diese negative Einstellung zu pflegebedingten Ausgaben in Verbindung mit den verbreiteten Vorstellungen von Familiensolidarität unter anderem dazu, dass Pflegebedürftige zu ihren Kindern ziehen. Folglich nehmen, wie immer beim Umzug Pflegebedürftiger zu den Pflegenden, dort die

Risiken für die Selbstbestimmung zu, denn die Pflegebedürftigen verlieren ihr für eine unabhängige Pflegeorganisation in den Arbeitermilieus so wichtiges soziales Kapital und begeben sich in eine Lebenssituation, in der Beziehungskonflikten nicht mehr so leicht auszuweichen ist. Zusätzlich führt der Druck zum Sparen zu vermehrten Belastungen der häuslichen Pflegepersonen. Da in diesem Milieu aber Konsens darüber besteht, dass die älteren Menschen Anspruch auf Solidarität und Respekt haben, üben eher alle am Arrangement Beteiligten auf ihre Weise Verzicht, die Pflegebedürftigen bleiben an den sie betreffenden Entscheidungen beteiligt.

Die befragten Pflegebedürftigen aus dem TVAM, die auf dem Land wohnen, haben alle sehr viel soziales Kapital, mit dem sie gegebenenfalls auch ihre mangelhafte Ausstattung mit ökonomischem Kapital ausgleichen können. Das wenige Geld, das ihnen zur Verfügung steht, nutzen sie selbstverständlich, um sich im Netzwerk für die Hilfen erkenntlich zu zeigen. Ihre Selbstbestimmung gerät aber in Gefahr, wenn kulturelles Kapital gefragt ist: Mit dem Versorgungssystem der Bundesrepublik kennen sie sich nicht aus, medizinisch oder pflegefachlich sind sie nur punktuell informiert – im Krankenhaus oder im Umgang mit den Institutionen sind sie auf Hilfe durch besser informierte Netzwerkpersonen oder Professionelle angewiesen. Können oder wollen diese ihre Wünsche nicht vertreten, wird es für die Pflegebedürftigen schwer, sich trotzdem durchzusetzen.

Die in der Stadt lebenden Pflegebedürftigen aus dem TVAM setzen ihr durch die Rentenhöhe vergleichsweise reichliches ökonomisches Kapital bereitwillig für die Verbesserung ihrer Versorgung ein. Sie geizen nicht, um etwas für ihre Kinder zu bewahren, sondern nutzen ihre Ressourcen in dem Gefühl, sie sich selbst erarbeitet zu haben und nun ausgeben zu dürfen. Aus dem gleichen Selbstverständnis speist sich auch ihre Anspruchshaltung gegenüber den Institutionen, denen sie durchaus als Kunden/Kundinnen begegnen. Das gilt allerdings vor allem für die befragten Männer, deren Selbstbewusstsein sich auf eine gewisse Karriere in einem langen Arbeitsleben gründet und die daher auch wissen, wie wichtig es ist, sich gut zu informieren. Dadurch können sie auch mit den verschiedenen Kapitalformen jonglieren; milieuspezifische Restriktionen können wir hier nicht benennen.

Das Beispiel aus dem Traditionslosen Arbeitermilieu[5] der alten Bundesländer zeigt, wie schwierig eine selbstbestimmte Lebensführung für eine

---

5 Wir konnten leider nur ein Pflegearrangement aus diesem Milieu auswerten.

Pflegebedürftige ist, die selbst über keinerlei Kapital welcher Art auch immer verfügt. Da die Angebote öffentlicher Fürsorge für sie die einzige verlässliche Quelle für Unterstützung sind, ist sie weitgehend auf den guten Willen ihrer Vertreter(innen) beziehungsweise der professionellen Pflegekräfte angewiesen, die die Erfüllung ihrer Wünsche unterstützen und den Rahmen für ihre Entscheidungen festlegen.

Die Befragte aus dem Traditionslosen Milieu der neuen Bundesländer verfügt dagegen über soziales und in bescheidenem Umfang ökonomisches Kapital. Damit vergrößert sie ihren Entscheidungsspielraum erheblich. Solange sie nicht auf kulturelles Kapital angewiesen ist, hat sie keine Einschränkungen der Selbstbestimmung zu befürchten, zumal sie als alter Mensch in ihrem sozialen Zusammenhang Ansehen genießt.

Zusammenfassend können wir folglich festhalten, dass mit der Zugehörigkeit zu einem bestimmten sozialen Milieu für die Pflegebedürftigen der Rahmen abgesteckt ist, innerhalb dessen überhaupt Entscheidungen und Selbstbestimmung möglich sind. Allgemein entstehen Restriktionen für die Gestaltungsspielräume und damit die Selbstbestimmung, wenn es an Kapital fehlt. Nachgewiesen wurde zusätzlich, dass die Mängel bestimmter Kapitalformen in den sozialen Milieus jeweils unterschiedlich stark beschränkend wirken. Auffällig war weiterhin der große Respekt, mit dem den alten, hilfe- und pflegebedürftigen Frauen und Männern in der kleinstädtisch-ländlichen Untersuchungsregion der neuen Bundesländer begegnet wurde. Sie äußern ihre Wünsche in dem Bewusstsein, dass ihre soziale Umgebung ihnen das Recht auf diese Bedürfnisse nicht abspricht. Das daraus resultierende Selbstbewusstsein stärkt ihre Position in den Steuerungsprozessen.

Pflegeversicherungsgesetz

Mit der Einführung der Pflegeversicherung 1995 wurde unter anderem die Absicht verfolgt, die Versorgung Pflegebedürftiger durch Pflegepersonen aus der Familie und dem Netzwerk langfristig zu fördern. Dazu wurden vor allem das Pflegegeld und die Rentenversicherung für private Pflegepersonen geschaffen. Allerdings ist die Pflegeversicherung nur eine „Teilkasko"-Versicherung, denn sie deckt nicht die anfallenden Kosten, sondern zahlt abhängig von der zuerkannten Pflegestufe festgelegte Sätze. Das Pflegegeld wird an die Pflegebedürftigen selbst ausgezahlt, sie sollen darüber entscheiden, wem sie es geben möchten.

Für die Steuerung der Pflegearrangements stärkt das Gesetz also einerseits die Position der Pflegebedürftigen. Durch die fehlende Kostendeckung und den Grundsatz „ambulant vor stationär" ist andererseits aber unmissverständlich klargestellt, dass Pflege Aufgabe für Familie und Netzwerk ist. Die Alternative zu den Geldleistungen sind die so genannten Sachleistungen, die im ambulanten Bereich von Pflegediensten erbracht werden. Hier ist nicht nur je nach Pflegestufe eine Obergrenze bei den Kosten gegeben, die die Pflegeversicherung maximal übernimmt, sondern es gibt darüber hinaus eine Liste der abrechnungsfähigen Leistungen. Werden Sachleistungen in Anspruch genommen, der vorgesehene Satz aber nicht vollständig ausgeschöpft, wird der Rest anteilig als Pflegegeld ausgezahlt (so genannte Kombinationsleistung).

Unsere Ergebnisse zeigen, dass die Pflegeversicherung die Ausgestaltung der häuslichen Pflege zum Teil erheblich beeinflusst. Der allgemeine Anspruch, die Selbstbestimmung zu fördern, unterliegt im Alltag der Pflegearrangements vielfältigen Einschränkungen, vor allem weil sich die meisten von uns befragten Pflegebedürftigen nicht als Kunden/Kundinnen auf dem Pflegemarkt bewegen. Das zeigt sich besonders deutlich darin, dass professionelle Pflegekräfte und Pflegedienste nur sehr selten gewechselt werden. Ein Grund dafür liegt in den Informationsdefiziten und in der mangelnden Transparenz von Angebot und Leistung. Daher ist es auch für die Pflegebedürftigen schwierig, ihre eigenen Vorstellungen und Qualitätsansprüche (selbstbestimmt) durchzusetzen.

Die Pflegebedürftigen und Pflegepersonen sind gezwungen, sich mit den von ihnen als hoch empfundenen Preisen für die Leistungskomplexe[6] zu arrangieren. In Abhängigkeit davon, wie sie damit umgehen, und ob sie sich schließlich für Sach- oder Geldleistungen entscheiden, wirkt sich die Pflegeversicherung unterschiedlich auf die Pflegearrangements aus:

In den Pflegearrangements, in denen sich die Pflegebedürftigen für die Sachleistungen entscheiden, kommen durch die professionellen Pflegekräfte noch zusätzliche Akteure in die Pflegehaushalte, die auch wieder eigene

---

6 In den Leistungskomplexen ist Art, Inhalt und Umfang der Pflegeleistungen festgelegt. Mit den Komplexen werden die Tätigkeiten der professionell Pflegenden detailliert in einzelne Arbeitsschritte untergliedert. Zusätzlich sind sie mit Zeitvorgaben versehen.

Ideen und Vorstellungen miteinbringen. Hinzu kommt, dass die Professionellen durch die ökonomischen und zeitlichen Zwänge, unter denen sie stehen, nur sehr bedingt auf die spontanen Wünsche und Bedürfnisse der Pflegebedürftigen reagieren können. Das führt auf jeden Fall zu Veränderungen im Alltag. Ob dieser Umstand allerdings zu einer Einschränkung der Selbstbestimmung der Pflegebedürftigen führt, hängt vom jeweiligen Bewältigungsstil und der Zugehörigkeit zum sozialen Milieu des Pflegebedürftigen/ der Pflegebedürftigen sowie von der Beziehungsqualität und den Einstellungen der am Arrangement Beteiligten zum Recht auf Selbstbestimmung ab. Auffällig ist jedoch, dass besonders die Pflegebedürftigen, die auf die Sachleistungen angewiesen sind, weil ihnen finanzielle Mittel und Helfer(innen) fehlen, um sich Alternativen zu organisieren, gezwungen sind, ihre Wünsche dem Angebot in Form der Leistungskomplexe anzupassen. Damit gibt die Pflegeversicherung den Rahmen vor, in dem die Betroffenen agieren können und schränkt dadurch die Selbstbestimmung ein, da Aushandlungsprozesse nicht mehr möglich sind.

Entscheiden sich die Pflegebedürftigen für das Pflegegeld, das ihnen ausgezahlt wird, um sie in ihrer Pflegeorganisation zu unterstützen, so ist der Rahmen größer, innerhalb dessen sie selbstbestimmt handeln. Allerdings gab es auch einige bei den von uns befragten Pflegebedürftigen, die nicht frei über ihr Geld verfügen konnten. Bei denjenigen allerdings, die das taten, zeigt sich, dass sie mit Hilfe des Geldes ihre Versorgung beeinflussen konnten. Da bei den Pflegepersonen, die zum familialen Netzwerk gehören, die moralische Verpflichtung ausschlaggebender für die Übernahme der Pflege ist als der Erhalt von Geld, war dieser Effekt besonders deutlich bei der Pflege durch Nachbarn/Nachbarinnen zu sehen. Hier konnten wir beobachten, dass die Zahlung dieses Geldes durchaus die Bereitschaft der Pflegepersonen zur Unterstützung der Pflegebedürftigen beeinflussen kann. Das hat zur Folge, dass sich die Zusammensetzung der Pflegearrangements verändern kann. Die geringe Höhe des Geldes ist dagegen kein Grund, den Umfang der Unterstützung zu verringern.

Des Weiteren zeigen unsere Resultate, dass die Leistungen der Pflegeversicherung dem vom Gesetzgeber formulierten Anspruch, die häusliche Pflege zu stärken und zu stützen, förderlich sind. Häufig werden zwar die zusätzlichen Leistungen zur Entlastung der Pflegepersonen von den am Arrangement Beteiligten nicht genutzt. Dennoch zeigt sich in den Fällen, in denen das geschieht, dass sie den Verbleib in der häuslichen Umgebung zumindest verlängern. Erst wenn die Belastungen für die Pflegepersonen zu stark kumulieren, wobei diese Grenze individuell sehr verschieden ist, kann die Übersiedlung in eine Einrichtung nicht mehr verhindert werden.

Entscheidungsbereiche

Darüber hinaus zeigen die Ergebnisse unserer Erhebung, dass sich die Steuerung der am Pflegearrangement Beteiligten abhängig von den zu entscheidenden Inhalten in zweierlei Hinsicht unterscheidet: Zum einen spielen jeweils die beschriebenen Ausprägungen der Einflussfaktoren eine Rolle für die Durchsetzung der Interessen der Arrangementbeteiligten. Zum anderen versuchen die Akteure/Akteurinnen in den unterschiedlichen Themenbereichen der Aushandlungsprozesse mit verschiedenen kommunikativen Mitteln ihre Wünsche und Bedürfnisse umzusetzen. Die Informationen über die verschiedenen Strategien haben wir indirekt durch die entsprechenden Erzählungen erhalten. Die Angaben sind daher nicht vollständig, sondern eher punktuell und zufällig erhoben worden. In jedem Fall hat es sich als sinnvoll erwiesen, folgende vier Entscheidungsbereiche der Steuerung einzeln zu betrachten:
- den Bereich der medizinischen Versorgung,
- den Bereich der Pflegeorganisation,
- den Bereich der pflegerischen Versorgung und
- den Bereich der Alltagsgestaltung.

Der Bereich der medizinischen Versorgung umfasst alle Entscheidungen über gesundheitliche und pflegerische Fragen, die zwischen den Arrangementbeteiligten und Ärzten/Ärztinnen ausgehandelt werden.

Die Entscheidungen in dem Bereich der Pflegeorganisation legen die Rahmenbedingungen für die Ausgestaltung des Pflegealltags fest. Dabei müssen folgende Fragen geklärt werden:
- Wird der/die Pflegebedürftige in seinem/ihrem eigenen Haushalt versorgt oder zieht er/sie zu der Pflegeperson?
- Wie lange und unter welchen Bedingungen wird die häusliche Pflege aufrechterhalten?
- Werden Leistungen nach dem Pflegeversicherungsgesetz beantragt?

- Welche professionellen Angebote werden ausgewählt?
- In welchem Umfang und zu welchem Zeitpunkt werden professionelle Leistungen in Anspruch genommen?
- Wer von den informellen Helfer(innen) übernimmt welche Tätigkeiten und in welchem Umfang?
- Wer regelt die bürokratischen Angelegenheiten (Geldangelegenheiten, Schriftverkehr)?

Die Aushandlungsprozesse dieses Bereiches sind dadurch gekennzeichnet, dass es hier um die Aufteilung der mit der Versorgung verbundenen anfallenden Arbeit geht.

Der Bereich der pflegerischen Versorgung schließt die Entscheidungen ein, die den Körper betreffen. Er beinhaltet die Behandlungspflege wie beispielsweise das Anlegen von Verbänden, die von professionellen Pflegekräften durchgeführt werden muss. Dazu zählt aber auch die Grundpflege wie Anziehen, Waschen, Essen zureichen et cetera, die von professionellen und/ oder informellen Helfer(innen) ausgeübt werden kann und bei den von uns befragten Pflegebedürftigen den Hauptteil der Tätigkeiten ausmacht.

Die Inhalte des Bereiches der Alltagsgestaltung umfassen Entscheidungen zum Tagesablauf, zum Haushalt und zum Wohnumfeld. Besonders für Pflegebedürftige, die in ihrer Mobilität eingeschränkt sind und kaum noch aus dem Haus kommen, ist dies ein zentraler Lebensbereich, dessen Ausgestaltung für ihre Lebensqualität sehr wichtig ist.

Obwohl jeder einzelne Entscheidungsbereich spezifische Inhalte und Besonderheiten aufweist, versuchen die von uns befragten Pflegebedürftigen in allen Bereichen auf unterschiedliche Weise an den Aushandlungsprozessen teilzuhaben und ihre Wünsche sowie Interessen zu vertreten. Die Arrangementbeteiligten wählen sowohl direkte als auch indirekte Wege und setzen verbale sowie nonverbale Mittel ein. So haben wir eher indirekte Strategien und nonverbale Ausdrucksformen im pflegerischen Bereich und im Alltagsbereich gefunden, während uns im pflegeorganisatorischen Bereich eher von Einflussnahme durch ein gezieltes Geben beziehungsweise Vorenthalten von Informationen berichtet wurde.

Weiterhin zeigen die Resultate, dass den Einflussfaktoren in den verschiedenen Bereichen unterschiedliche Bedeutung zukommt. Ob und wie sich die Pflegebedürftigen in die Steuerung einbringen, hängt in allen Bereichen zunächst von ihrem jeweiligen Bewältigungsstil ab. Für den Verlauf der Steuerung im pflegeorganisatorischen, pflegerischen und Alltagsbereich ist es außerdem entscheidend, ob Pflegebedürftige und Pflegepersonen zusammenwohnen oder nicht. Besonders im medizinischen und pflegeorganisatorischen Bereich ist darüber hinaus die milieuspezifische Informiertheit relevant. Dadurch kann nicht nur die Position der Pflegebedürftigen in den Steuerungsprozessen gestärkt, sondern auch die Qualität der häuslichen Versorgung beeinflusst werden. Während die praktische Unterstützung aus dem Netzwerk die Position der Pflegebedürftigen besonders im Alltagsbereich stärkt, fällt im pflegeorganisatorischen Bereich die kognitive Unterstützung aus dem Netzwerk mehr ins Gewicht. Die Längsschnittuntersuchung machte zudem deutlich, dass Pflegebedürftige den Bereich der Pflegeorganisation am ehesten an jüngere Pflegepersonen abgeben.

Fazit

Als besonders erklärungskräftig für die Selbstbestimmung der Pflegebedürftigen haben sich die Bewältigung und die Milieuzugehörigkeit erwiesen, weil sie die anderen Faktoren jeweils modellieren. Eine Verbindung von Milieu und Bewältigungsstil ist im Konzept des Habitus (Bourdieu 1982, 1987, 1992, 1997) angelegt, denn im Habitus jedes Menschen ist der milieuspezifische Rahmen internalisiert, der gleichbedeutend mit der sozialisierten Seite des Bewältigungsstils ist. Dennoch gehen unseren Ergebnissen zufolge Pflegebedürftige aus dem gleichen Milieu und in einer vergleichbaren Konstellation des Pflegearrangements zum Teil völlig verschieden an die Kompensation ihrer pflegebedingten Defizite heran. Es ist schwierig zu rekonstruieren, wodurch der Bewältigungsstil geprägt wurde und wird beziehungsweise welche Anteile daran den (milieuspezifischen) Umweltgegebenheiten einerseits, persönlichkeitsbedingten Faktoren andererseits zukommen. Es bleibt aber festzuhalten, dass die Milieuzugehörigkeit allein auch keine Aussage über die Teilhabe der Pflegebedürftigen an der Steuerung erlaubt. Unseren Ergebnissen zufolge müssen also beide Gesichtspunkte berücksichtigt werden, um die Rolle der Pflegebedürftigen in der Steuerung ihrer Arrangements zu erklären. Im Hinblick auf Ansatzpunkte für eine Gestaltung der Versorgungslandschaft, die dem Ziel der Selbstbestimmung der Betroffenen auch in ihrem letzten Lebensabschnitt verpflichtet ist, sind allerdings die milieu- beziehungsweise umweltbedingten Faktoren die relevanteren, weil sie beeinflussbar sind.

Literatur

Beck, Brigitte/Dallinger, Ursula/Naegele, Gerhard/Reichert, Monika (1997): *Vereinbarkeit von Erwerbstätigkeit und Pflege*, Berlin/Köln: Kohlhammer (hrsg. v. Bundesministerium für Familie, Frauen, Senioren und Jugend, Kohlhammer)

Bertram, Hans (2000): „Die verborgenen familiären Beziehungen in Deutschland: Die multilokale Mehrgenerationenfamilie". In: Kohli, Martin/Szydlik, Marc (Hrsg.): *Generationen in Familie und Gesellschaft*, Opladen: Leske und Budrich, S. 97–121

Blinkert, Baldo/Klie, Thomas (1999): *Pflege im sozialen Wandel. Studie zur Situation häuslich Versorgter Pflegebedürftiger*, Hannover: Vincentz-Verlag

Boeger, Anette/Pickartz, Andrea (1998): „Die Pflege chronisch Kranker in der Familie – Psychosoziale Beeinträchtigungen und Wohlbefinden bei pflegenden Frauen". In: *Pflege*, 11. Jahrgang, Heft 6, Dezember, S. 319–323

Boeger, Annette/Pickartz, Andrea (2001): „Bewältigungsstrategien bei pflegenden Angehörigen". In: *Report Psychologie* Heft 26, April, S. 234–239

Bourdieu, Pierre (1982): *Die feinen Unterschiede*, Frankfurt am Main: Suhrkamp

Bourdieu, Pierre (1987): *Sozialer Sinn*, Frankfurt am Main: Suhrkamp

Bourdieu, Pierre (1992): *Homo Academicus*, Frankfurt am Main: Suhrkamp

Bourdieu, Pierre (1997): *Der Tote packt den Lebenden. Schriften zu Politik und Kultur II*, Hamburg: VSA-Verlag

Braun, Ute/Schmidt, Roland (Hrsg.) (1997): *Entwicklung einer lebensweltlichen Pflegekultur*, Regensburg: Transfer Verlag

Brömme, Norbert (1998): *Eine neue Kultur des Helfens und der mitmenschlichen Zuwendung? Eine empirische Studie über die Auswirkungen des Pflegeversicherungsgesetzes auf das informelle Unterstützungspotential in Familien*, FU Berlin (unveröffentlichte Diplomarbeit).

Dallinger, Ursula (1997 a): *Ökonomie der Moral. Konflikt zwischen familiärer Pflege und Beruf aus handlungstheoretischer Perspektive*, Opladen: Westdeutscher Verlag

Entzian, Hildegard/Klie, Thomas (2000): „Allein unter Laien. Pflege-Profis sind herausgefordert, in der Zusammenarbeit mit informellen Helfern ihre Rolle zu finden". In: *Forum Sozialstation*, 24. Jahrgang, Nr. 104, Juni, S. 24–29

Evers, Adalbert (1997): „Geld oder Dienste? Zur Wahl und Verwendung von Geldleistungen im Rahmen der Pflegeversicherung". In: *WSI-Mitteilungen. Monatszeitschrift des Wirtschafts- und Sozialwissenschaftlichen Instituts in der Hans-Böckler-Stiftung*, 50. Jahrgang, Heft 7/1997, S. 510–518

Fuchs, Judith (1998): „Ressourcen für die Pflege im häuslichen Bereich: Pflegebereitschaft von Personen, die selbst nicht pflegen". In: Das Gesundheitswesen, 60. Jahrgang, Juli, S. 392–398

Goffman, Erving (1991): *Asylums*, London: Penguin Books (Ersterscheinungsjahr 1961)

Gräßel, Elmar (1997): *Belastung und gesundheitliche Situation der Pflegenden. Querschnittuntersuchung zur häuslichen Pflege bei chronischem Hilfs- und Pflegebedarf im Alter*, Egelsbach, Frankfurt, Washington: Hänsel-Hochhausen

Heinemann-Knoch, Marianne/Rijke, Johannes de/Schachtner, Christel (1985): *Alltag im Alter*, Frankfurt am Main/New York: Campus-Verlag

Infratest Sozialforschung (2003): *Hilfe- und Pflegebedürftige in Privathaushalten in Deutschland 2002. Schnellbericht*, München: Eigenverlag

Infratest Sozialforschung/Sinus/Becker, Horst (1991) *Die Älteren. Zur Lebenssituation der 55- bis 70-Jährigen*, Bonn: Dietz-Verlag (hrsg. von der Friedrich-Ebert-Stiftung)

Jansen, Birgit (1998): „Lebensweltorientierung und ambulante Pflege aus sozialgerontologischer Perspektive". In: Schmidt, Roland/Braun, Helmut/Giercke, Klaus Ingo/Klie, Thomas/Kohnert, Monika (Hrsg.): *Neue Steuerungen in Pflege und Sozialer Altenarbeit*, Regensburg: Transfer Verlag, S. 99–114

Klie, Thomas (1998): „Effektivität und Effizienz durch das Recht der Pflegeversicherung". In: *Dr. med. Mabuse*, 23. Jahrgang, Nr. 113 (Mai/Juni), S. 32–35

Künemund, Harald (2000): „Pflegetätigkeiten in der zweiten Lebenshälfte – Verbreitung und Perspektiven". In: Backes, Gertrud/Clemens, Wolfgang (Hrsg.): *Lebenslagen im Alter: Gesellschaftliche Bedingungen und Grenzen*, Opladen: Leske und Budrich, S. 216–225

Kuhlmey, Adelheid/Dräger, Dagmar/Geister, Christina (2002): *Auswirkungen der Pflegeversicherung auf die Situation pflegender Töchter*, Wolfsburg: FH Braunschweig (Forschungsbericht)

Runde, P./Giese, R./Kerschke-Risch, P./Scholz, U./Wiegel, D. (1996): *Einstellungen und Verhalten zur Pflegeversicherung und zur häuslichen Pflege. Ergebnisse einer schriftlichen Befragung von Leistungsempfängern der Pflegeversicherung*, Hamburg (Veröffentlichungsreihe der Universität, Dezember)

Schneekloth, Ulrich/Potthoff, Peter (1993): *Hilfe- und Pflegebedürftige in privaten Haushalten. Bericht zur Repräsentativerhebung im Forschungsprojekt „Möglichkeiten und Grenzen selbständiger Lebensführung"*, Stuttgart, Berlin, Köln (Schriftenreihe des Bundesministeriums für Familie und Senioren, Band 20.2)

Schneekloth, Ulrich/Müller, Udo (2000): *Wirkungen der Pflegeversicherung. Schriftenreihe des Bundesministeriums für Gesundheit*, Baden-Baden: Nomos Verlagsgesellschaft

Steiner-Hummel, Irene (1993): „Die ungeliebten Dritten. Angehörige im Pflegedreieck. Wie man Angehörige versteht, unterstützt und ermutigt". In: *Forum Sozialstation*, 17. Jahrgang, Nr. 63, S. 10–17

Steiner-Hummel, Irene (1998): „Vom Anhängsel zum Leistungsträger. Die Entdeckung der Angehörigen – ein historischer Streifzug". In: *Forum Sozialstation*, 22. Jahrgang, Nr. 92, Juni, S. 38–41

Wingenfeld, Klaus/Schaeffer, Doris (2001): „Nutzerperspektive und Qualitätsentwicklung in der ambulanten Pflege". In: *Zeitschrift für Gerontologie und Geriatrie*, Band 34, Heft 2, S. 140–146

Zeman, Peter (1997): „Häusliche Pflegearrangements. Interaktionsprobleme und Kooperationsperspektiven von lebensweltlichen und professionellen Hilfesystemen". In: Braun, Ute/Schmidt, Roland (Hrsg.): *Entwicklung einer lebensweltlichen Pflegekultur*, Regensburg: Transfer Verlag, S. 97–112

Zeman, Peter (1998): „Leitbilder und Modernisierungsziele aktueller Altenarbeit". In: Deutsches Zentrum für Altersfragen (Hrsg.): *Jahrbuch des DZA. Beiträge zur sozialen Gerontologie und Alterssozialpolitik*, Regensburg: Transfer Verlag, S. 219–246

Zeman, Peter (1999): „Probleme der Vernetzung von sozialen Diensten und Lebenswelt in häuslichen Altenpflegearrangements". In: Naegele, G./Schütz, R.-M. (Hrsg.): *Soziale Gerontologie und Sozialpolitik für ältere Menschen. Gedenkschrift für Margret Dieck*, Opladen/Wiesbaden: Westdeutscher Verlag, S. 375–387

*Christopher Kofahl, Mike Nolan, Elizabeth Mestheneos,
Judy Triantafillou für die EUROFAMCARE-Gruppe*

Welche Unterstützung erfahren betreuende Angehörige älterer Menschen in Europa?

Einleitung und Problemaufriss

Der folgende Artikel stellt den Versuch dar, in geraffter Form die derzeitige Situation betreuender Angehöriger in Europa zu reflektieren. Der Begriff „Betreuender Angehörige" entspricht dem englischen Begriff „Family Carer" und schließt hier alle Personen ein, die – aus welchen Gründen auch immer – ältere, von Hilfe abhängige Familienmitglieder unterstützen, betreuen und/ oder pflegen. „Betreuend" und „pflegend" werden aus stilistischen Gründen synonym verwendet. Hintergrund ist das von der Europäischen Union geförderte Projekt EUROFAMCARE[1]. Dargestellt werden Erkenntnisse aus den Literaturrecherchen sowie erste Ergebnisse aus 23 Länderberichten, die im Rahmen des Projekts erstellt wurden.

Der in Deutschland viel diskutierte demografische Wandel ist kein nationales Problem, sondern eine gesamteuropäische Herausforderung (Khaw 1999; EUROSTAT 2000; Kinsella/Velkoff 2001). Mit Ausnahme von Irland, Island und Frankreich sinken seit Jahren die Reproduktionsquoten in allen Ländern Europas. Ungeachtet dessen ist die Familie nach wie vor der „größte Pflegedienst der Nation" (Damkowski u. a.. 1997), der über 80 Prozent der Hilfe- und Pflegebedürftigen betreut und versorgt (Deutscher Bundestag 2001). Auch vor dem Hintergrund tief greifender gesellschaftlicher Veränderungen und Umbauprozesse spricht nicht allzu viel dafür, dass sich dieses Verhältnis in der Zukunft grundlegend ändern wird. Dies trifft auf die meisten europäischen Staaten zu (Walker 1995; Philp u. a. 2001; Tarabeli u. a. 2001). Wie in der deutschen gilt auch in der europäischen Sozialpolitik die längstmögliche Aufrechterhaltung einer selbstständigen Lebensführung in

---

1 http://www.uke.uni-hamburg.de/eurofamcare

der eigenen Häuslichkeit als eines der höchsten Ziele (Dooghe 1992; Walker u. a. 1993; OECD 1996; Pacolet u. a. 1998). Dies schließt sogar die Förderung einer möglichen terminalen Pflege in der Häuslichkeit mit ein, nicht zuletzt auch mit Blick auf die hohen Kosten, die mit der Pflege und Versorgung in der letzten Lebensphase verbunden sind (Yang u. a. 2003). Dass dies nur unter Einbezug der innerfamilialen Solidarität möglich ist, scheint eigentlich selbstverständlich, zumal ein weit reichender Ersatz des innerfamiliären Betreuungs- und Pflegepotenzials durch professionelle Dienste als völlig unrealistisch betrachtet werden muss.

Der weitaus größte Teil aller Familien in Europa wird vom häufigeren und längeren Pflegebedarf betroffen sein, den der Zuwachs der Hochaltrigen mit sich bringt. Rein statistisch betrachtet, wird unter gleichbleibenden Bedingungen die Last der Betreuung und Pflege für immer längere Zeit auf immer weniger Schultern getragen werden. In Zukunft werden zunehmend mehr ältere Menschen zunehmend länger noch ältere Menschen betreuen und pflegen. Bereits jetzt haben wir das Phänomen, dass die dritte Generation die gleiche und höhere Generation pflegt (Infratest 2003). Zwar ist die Betreuung hilfebedürftiger Familienmitglieder durchaus mit positiven Aspekten verbunden (Jani-le Bris 1993), unleugbar und in verschiedenen Ländern mehrfach bewiesen sind aber auch die mit der Betreuung und Pflege verbundene Last und ein negativer Einfluss auf die Gesundheit (Schulz/Beach 1999; Henwood 1998; Schneekloth u. a. 1996; Lamura u. a. 2001) sowie eine Reduktion der Lebensqualität (Pearlin u. a. 1990; Schacke/Zank 1998). Die Angehörigen demenziell Erkrankter sind hier in besonderem Maße betroffen (Jerrom u. a. 1993; Grafstrom u. a. 1994; Gräßel 1998). Das Risiko negativer Folgen aus Betreuung und Pflege steigt zudem wegen der Tendenz vieler Angehöriger, sich selbst zu überfordern (Decker u. a. 1999). In diesem Zusammenhang spielt auch eine herausragende Rolle, dass die Mehrheit der betreuenden Angehörigen weder in pflegerischen Grundlagen geschult ist noch über angemessene Bewältigungsstrategien verfügt (Melchiore u. a. 2001). Somit tragen die pflegenden Angehörigen von heute ein erhöhtes Risiko, selbst von Betreuung und/oder Pflege abhängig zu werden.

Stand der Forschung

Die Wohlfahrts- und sozialen Sicherungssysteme der entwickelten Länder haben im Laufe der letzten Jahrzehnte ihren sozialpolitischen Schwerpunkt auf die gemeindenahe Versorgung gelegt (Davis 1995), was die Rolle und Bedeutung der pflegenden Angehörigen aus den Randbereichen der Sozialpolitik zu einem mittlerweile zentralen Stellenwert verhalf (Johnson 1998). Doch erst in den letzten anderthalb Jahrzehnten haben sich erste Dienste entwickelt, die sich explizit der Situation pflegender Angehöriger annehmen mit dem Anspruch, diese zu unterstützen und zu entlasten. Sie zählen in der sozialpolitischen Arena von heute zu den Entwicklungen, die mit erhöhtem Interesse beachtet werden (Moriarty/Webb 2000).

Im Gegensatz zu diesen noch relativ jungen Ansätzen auf der *Praxisebene*, ist das *akademische* Interesse an der innerfamilialen Pflege wesentlich älter. Beginnend in den sechziger Jahren wurde sie in den zurückliegenden 20 Jahren zu einem Schwerpunkt in der sozialwissenschaftlichen Forschung (Pearlin u. a. 2001), wenngleich auch längst nicht in allen Ländern. Und selbst in den Ländern, die eine „Explosion" der Forschung zur Unterstützung von pflegenden Angehörigen (Fortinsky 2001) verzeichnen können, bleiben zahlreiche Fragen offen. Darüber hinaus scheitert der Transfer der erhobenen Erkenntnis in Praxis und Politik nach Briggs/Askham (1999) gänzlich.

Seitens der pflegenden Angehörigen ist die Inanspruchnahme der bereits bestehenden und an sie adressierten Angebote zu ihrer Entlastung jedoch ausgesprochen gering, wie die vergleichsweise seltene Nutzung von zum Beispiel Tages- oder Kurzzeitpflege zeigt (Deutscher Bundestag 2001). Dies ist umso irritierender, als gerade solche Maßnahmen von pflegenden Angehörigen immer wieder gewünscht oder gefordert wurden und werden (Briggs/Askham 1999; Pickard 1999; Zarit u. a. 1999). Daraus leitet sich die Frage ab, warum das Anbieten von Entlastungs- oder Unterstützungsmaßnahmen allein nicht hinreichend hilfreich ist (Zarit u. a. 1999).

Betreuende Angehörige fällen offenbar sehr subtile und nicht leicht zu erkennende Urteile über die relativen Kosten und Nutzen hinsichtlich der Annahme von Hilfe (Clarke 1999; Montgomery/Koslowski 2000) und neigen dazu, Hilfsangebote abzulehnen, die mit ihren eigenen Bedürfnissen und Vorstellungen nicht im Einklang stehen (Braithwaite 2000) oder von denen sie denken, sie seien gemessen an ihren Vorstellungen von Betreuung und

Pflege nicht von ausreichender Qualität (Pickard 1999; Braithwaite 2000; Clyburn u. a. 2000).

Jüngere Untersuchungen bestätigen, dass pflegende Angehörige sich eine Unterstützung wünschen, die mit ihren eigenen Bedarfen konsistent, aber darüber hinaus auch so flexibel ist, dass sie sich ändernden Situationen anpassen kann. Gleiches gilt dann natürlich auch für die von fremder Hilfe abhängige Person selbst, insbesondere hinsichtlich der Anerkennung ihrer Individualität und der Förderung einer guten Lebensqualität (Zarit u. a. 1999; Riorden/Bennett 1998; Pickard u. a. 2000; Banks/Roberts 2001).

Die bereits vorliegende Literatur legt den Schluss nahe, dass eine Verbesserung des Angebotes von unterstützenden Diensten, insbesondere für pflegende Angehörige, gleich eine ganze Reihe weiterer Fragen aufwirft, beispielsweise in welcher Art und Weise derartige Dienste beschaffen sein und was sie in ihrem Angebot vorhalten sollten:

- *Wann* ist der beste Zeitpunkt, Hilfe oder Unterstützung anzubieten? Im letzten Jahrzehnt haben verschiedene Studien versucht, die Wege zu analysieren, die der Prozess der Versorgung geht und wie er sich im Laufe der Zeit ändert. Dies führte zu so genannten „Zeit-Modellen", mit denen versucht wurde, Schlüsselsituationen oder -ereignisse zu identifizieren (Kobayashi u. a. 1993; Wuest u. a. 1994; Aneshensel 1995; Nolan u. a. 1996). Dabei gehen diese Untersuchungen keineswegs von einem allgemein gültigen Verlauf aus, die meisten bemühen sich gar, die Mannigfaltigkeit herauszustellen, aber dennoch geben sie vor, bestimmte Konsistenzen erkennen zu können und Anhaltspunkte zu identifizieren, an denen der Zeitpunkt eines Hilfsangebotes der beste ist und die Annahme von Hilfe am wahrscheinlichsten (Montgomery/Koslowski 2000). Konsequenterweise betonen nun mehrere Experten die Bedeutung des richtig gewählten Zeitpunktes für Unterstützungsangebote in der Art und Weise, dass das Angebot mit den stärkeren Übergängen oder Brüchen im Versorgungspfad einhergeht (Qualls 2000; Dilworth-Andersen 2001; Whitlach 2001; Zarit/Leitsch 2001).
- *Wer* ist die eigentliche Zielgruppe eines Angebots? Ist es der pflegende Angehörige, der Hilfsbedürftige oder sind es beide? (Schulz 2001). Auf welcher Ebene ist das Hilfsangebot angesiedelt? Ist es die einzelne Person, die Gepflegter-Pflegender-Dyade, die Familie, die Kommune oder die ganze Gesellschaft? (Zarit/Leitsch 2001).

- *Was* ist der vorrangige Bereich der Intervention? Sind es kognitive Bereiche wie Wissen und Information, sind es affektive wie Einstellungen und Gefühle, oder sind es psychomotorische wie Verhaltensweisen oder die Entwicklung bestimmter Kompetenzen und Fertigkeiten? (Philp u. a. 2001; Schulz 2001).
- *Wie* wird die Intervention angeboten? Hier reichen die Optionen von persönlichen Zweierkontakten über Gruppenkontakte bis hin zu internetbasierten Vermittlungen (Schulz 2001).
- Die oben gestellten Fragen berühren alle wichtigen Aspekte, aber der vielleicht wichtigste ist doch: *Warum* sich überhaupt einmischen? In anderen Worten, was ist denn überhaupt das Ziel und wie kann das Erreichen des Ziels festgestellt werden?

Im Allgemeinen sind die Ziele, die soziale Dienste mit ihren Unterstützungsangeboten für pflegende Angehörige erreichen wollen, unzureichend beschrieben und entbehren einer expliziten Grundlage. Pflegende Angehörige wurden in erster Linie als „Ressource" betrachtet (Twigg/Atkin 1994). Die an sie herangetragenen Angebote waren hauptsächlich in einer Art und Weise konstruiert, die Pflegenden als Pflegende bei der Stange zu halten und dabei die Pflegebeziehung zu stützen und Institutionalisierung zu verhindern (Zarit u. a. 1999; Nolan u. a. 1996). Eine derartige ökonomisch-politische Motivation zur Unterstützung der innerfamilialen Pflege ist in mehreren europäischen Ländern offensichtlich – wie insbesondere auch in Deutschland und England. So würden beispielsweise die Ausgaben der Pflegeversicherung in Deutschland um 4,8 Milliarden Euro steigen, wenn die innerfamiliale Pflege durch professionelle Pflege abgelöst werden müsste (Schmähl/Rothgang 2000). Dies entspricht immerhin fast einem Drittel der Gesamtausgaben für diesen Bereich der sozialen Sicherung. Von besonderer Bedeutung sind hierbei noch die direkten und indirekten Kosten, die sich aus den Versorgungsnotwendigkeiten demenziell erkrankter Menschen ergeben (Raabe 2001). In diesem Zusammenhang darf natürlich nicht übersehen werden, dass die inter- wie intranational starken Einkommens- und Bildungsunterschiede insgesamt (Davey u. a. 1998) die individuelle Situation der Familien mit Betreuungsbedarfen nachhaltig beeinflussen – ein Aspekt, der bei der Planung und Evaluation von Unterstützungsleistungen berücksichtigt werden muss.

Eine völlig andere Dimension der familialen Pflege tritt in einigen Mittelmeerländern zu Tage: Migranten aus Dritte-Welt-Ländern, häufig „illegal" beziehungsweise nicht registriert, übernehmen in steigender Zahl die Versorgung älterer Menschen. Ähnliches zeigt sich auch in Deutschland (Beauftragte für Migration 2003; Damkowski u. a. 2004), wobei die hier angesprochenen polnischen Gastarbeiter als eine wichtige Ressource erkannt wurden und diesem folgend über die Beschäftigungsverordnung des am 1.1.2005 in Kraft getretenen Zuwanderungsgesetzes als versicherungspflichtige Haushaltshilfen ein legaler Status verschafft wird (ZuwG 2004). Dass diese Entwicklung auch in anderen westlichen EU-Staaten nicht verborgen geblieben ist, zeigt, direkt nach dem polnischen EU-Beitritt in die jetzige EU-25, die zunehmende Abwanderung polnischer Ärzte und Pflegekräfte, vor allem nach Irland, England und Schweden mit ihren für zuwandernde Fachkräfte liberaleren Arbeitsmarktregelungen (Ärzte-Zeitung 2004).

Eine Konsequenz aus der Betrachtung pflegender Angehöriger als Ressource ist eine verengte Sicht auf das, was an Unterstützung als notwendig erachtet wird (Banks 1999). In der Regel ist dies nämlich verknüpft mit einem pathologischen Modell (Twigg/Atkin 1994), dem ein Stressbewältigungsansatz zugrunde liegt. Dies führte schließlich zu einem sehr reduzierten Kanon von Angeboten (Zarit u. a. 1999), die für gewöhnlich die Leistungen der pflegenden Angehörigen für eine mehr oder weniger begrenzte Zeit ersetzten oder austauschten, aber nicht ihre Betreuungstätigkeit begleitend ergänzten und zu einer Form der Zusammenarbeit führten (Evers 1995). Demzufolge werden pflegende Angehörige selten beraten, kaum geschult und häufig nicht gefragt, ob und wie sie mit der Situation zurechtkommen (Warner/Wexler 1998).

Obwohl häufig davon ausgegangen wird, dass neue Technologien und wissenschaftliche Erkenntnis die soziale und gesundheitliche Versorgung erkrankter und/oder hilfebedürftiger Menschen weiter verbessern werden (Marinker/Peckham 1998; WHO 1998; Mestheneos/Triantafillou 1999), erscheint es unwahrscheinlich, dass die derzeitigen Generationen pflegender Angehöriger, Patienten und professionelle Dienste substanziell davon profitieren können.

Seit Kurzem gibt es vermehrt Aufrufe zu einer ganzheitlicheren Sichtweise mit größerer Klarheit hinsichtlich der Ziele in der Unterstützung von pflegenden Angehörigen, welche Ergebnisse zu erwarten sind, und die Art der Dienste, die angeboten werden müssen, um derartige Ziele zu erreichen (Banks 1999; Qureshi u. a. 2000). Im Zentrum dieser Debatte steht die Entwicklung einer Partnerschaft zwischen Familie und professionellen Anbietern (Banks 1999; Qureshi u. a. 2000; Borgermans u. a. 1998; Department of Health 1999), in der die pflegenden Angehörigen über mehr Entscheidungsfreiheiten und Handlungsspielräume verfügen sollen (Schmall 1995; Brandon/Jack 1997; Askham 1997). Dies setzt jedoch eine wesentlich weitere Definition von „Unterstützung für pflegende Angehörige" voraus, in etwa wie sie bereits von Askham (1998) vorgeschlagen wurde, die Unterstützung als jedmögliche Handlung betrachtet, die pflegenden Angehörigen hilft ...

... sich für oder gegen die Rolle als pflegende Angehörige zu entscheiden,

... die Rolle als pflegender Angehöriger aufrechtzuerhalten,

... die Rolle als pflegende Angehörige zu beenden.

Von ähnlichen Prämissen ausgehend behaupten Qureshi u. a. (2000), dass die Unterstützung pflegender Angehöriger sich im Wesentlichen in vier Bereiche aufteilt, deren relative Bedeutung im Laufe der Zeit zu- und abnimmt:

- Die Lebensqualität der *betreuten und/oder gepflegten Person* zu erhalten oder zu erhöhen. Für gewöhnlich ist dies das Hauptmotiv der pflegenden Angehörigen, und aus verschiedenen Untersuchungen kann geschlussfolgert werden, dass soziale und Pflegedienste insbesondere dann auf Ablehnung stoßen, wenn die Angehörigen das Gefühl haben, dieses Ziel werde nicht unterstützt (Pickard 1999; Moriarty 1999);
- Die Lebensqualität der *betreuenden und/oder pflegenden Person* zu erhalten oder zu erhöhen sowie zu erkennen, dass trotz des hohen Stellenwerts der Betreuung selbst auch ein Leben neben der Betreuung von essenzieller Bedeutung ist;
- Die pflegenden Angehörigen so wahrzunehmen und zu unterstützen, dass sie sich informiert, gut vorbereitet und ausgestattet sowie angemessen angeleitet und qualifiziert fühlen;
- Unterstützende Dienste in einer Weise anzubieten, die es den pflegenden Angehörigen ermöglicht, sich als Person wertgeschätzt zu fühlen, und deren Expertise im Pflegearrangement berücksichtigt wird. Unterstützende Dienste sollten darüber hinaus sicherstellen, dass sich ihre Leistungen in bestehende Alltagsroutinen innerhalb des familialen Pflegearrangements einfügen lassen.

Qureshi u. a. (2000) halten einen „paradigmatischen Sprung" in der Ausgestaltung und Angebotspalette unterstützender Dienstleistungen für notwendig, wenn derartigen Bedürfnissen entsprochen werden soll. Nach Smale u. a. (1993 müssen Dienste, die ihre Kunden und deren Angehörige tatsächlich stärken und befähigen wollen, ihre Arbeit immer wieder neu überdenken und anpassen, um mit den betreuten Personen und den betreuenden Angehörigen zu einem gemeinsamen Verständnis der Betreuungssituation zu kommen. Auf dieser Basis wäre immer wieder neu zu vereinbaren, wer und was jetzt gerade hilfreich sein mag. Sie zeigen in diesem Zusammenhang die Grenzen von Befragungsansätzen (questioning model) auf, die die professionellen Leistungsanbieter als alleinige Experten verorten. Auch verfahrensorientierte Ansätze (procedural model), in denen die Dienstanbieter detaillierte Leitlinien und Standards zur Legitimierung ihres Handelns vorhalten, begrenzen das potenzielle Miteinander von professionellen Mitarbeitern und betreuenden Angehörigen. Sie befürworten ein interaktives Modell (exchange model), in dem alle Beteiligten eine gleichermaßen akzeptierte Sichtweise der Situation haben. Demzufolge steht die „Expertise" in diesem Ansatz auf der Basis des gemeinsamen Wunsches, im gegenseitigen Einvernehmen das „aus Sicht aller Beteiligten bestmögliche Pflegearrangement" zu erreichen.

Der Schlüssel zum Erfolg bei der Unterstützung betreuender Angehöriger liegt in der Bildung von Partnerschaften zwischen Familien und professionell Betreuenden auf der Basis eines „Verständnis von Beschaffenheit und Komplexität des Betreuens sowie der Beziehung zwischen nichtprofessionell Betreuenden und denjenigen, die ihnen ihre professionelle Unterstützung anbieten" (Qureshi u. a. 2000). So „hängt eine optimale Versorgung davon ab, wie gut Familien und professionelle Dienste miteinander kommunizieren. Wenn sie gut miteinander kommunizieren, müssen sie eine gemeinsame Sprache sprechen und nach gemeinsamen Konzepten handeln" (Zgola 1999; Übers. d. Verf.). Und solange „das, was den Familien gut tut, nicht erkannt wird, bleibt das Risiko ungeeigneter Dienstleistungsangebote hoch" (Grant & Whittell 2000, Übers. d. Verf.).Dies verlangt neue Denkansätze und neue Arbeitsformen.

Die Nationalen Hintergrundberichte im Projekt EUROFAMCARE

Das Projekt EUROFAMCARE hat ein komplexes Forschungsdesign von großer Breite und Tiefe auf verschiedenen inhaltlichen Ebenen (s. a. Mnich/ Döhner in diesem Band), deren Darstellung den Rahmen dieses Artikels sprengen würde. Deshalb wird hier nur ein Teil des Forschungsdesigns angerissen: die Erstellung der nationalen Länderberichte. Die Berichte beleuchten die Situation betreuender Angehöriger in Europa auf der gesellschaftlichen und politischen Ebene. Konkret handelt es sich dabei um die EU-15 plus Bulgarien, Malta, Norwegen, Polen, Schweiz, Slowenien, Tschechische Republik und Ungarn. Dazu hatte das Projektkonsortium bereits während der Projektantragsphase einen Kriterienkatalog entwickelt, der erste Aspekte enthielt, die für die Fragestellung relevant erschienen. Auf einer ersten europäischen Konferenz im April 2003 in Ancona diskutierten Forscher(innen) aus 17 der 23 beteiligten Länder die Kategorien und Kriterien, die bis dahin schon zu einer Gliederungsliste für die Länderberichte weiterentwickelt worden waren. Nach Modifikation und Verabschiedung eines gemeinsamen Protokolls erstellten die Mitglieder des Konsortiums zunächst Berichte für ihre Länder, um die Umsetzbarkeit des Vorhabens zu prüfen. Dies gelang ohne größere Schwierigkeiten. Die Forscher(innen) aus den weiteren 17 Ländern begannen Ende 2003 anhand von Literaturrecherchen und Befragungen von Expert(inn)en ihre Arbeit an den Länderberichten. Dieser Schritt ist zum jetzigen Zeitpunkt (Januar 2005) beinahe abgeschlossen, die Berichte können auf der EUROFAMCARE-Website aufgerufen werden.

Zum Konsortium gehört auch eine auf der europäischen Ebene ansässige Dachorganisation, die verschiedene Interessengruppen und Institutionen von und für ältere Bürger(innen) vereinigt: AGE – The European Older People's Platform mit Sitz in Brüssel. Mitarbeiter(innen) von AGE bringen mit einem euro-politischen Hintergrundbericht die Perspektive der europäischen Politik ein (Pflüger 2004).

Auf der Basis dieser Hintergrundberichte erstellen die griechischen Projektpartner zurzeit einen gesamteuropäischen Bericht zur Situation pflegender Angehöriger. Hier müssen zum einen die Unterschiede in den Sozial-, Gesundheits- und Wohlfahrtssystemen und zum anderen regionale, ethnische, religiöse und schichtspezifische Unterschiede berücksichtigt werden.

Nach ersten, vorläufigen Auswertungen der Berichte existieren zwischen den Ländern große Unterschiede bereits in den nationalen Bemühungen, Gesetzgebungen und anderen Maßnahmen zur Unterstützung älterer, von Hilfe abhängiger Menschen selbst (also hier *nicht*: die Angehörigen):
- Große Vielfalt in einem relativ weiten Angebotsspektrum findet sich in der Regel in den föderal regulierten Staaten, insbesondere den Bismarck-Systemen wie in Deutschland, Belgien, Österreich oder Frankreich.
- Ein relativ homogenes Angebotsspektrum findet sich (noch) in einigen Beveridge-System-Staaten, wie Vereinigtes Königreich, Irland, Dänemark und in den ehemaligen sozialistischen osteuropäischen Staaten.
- Die meisten östlichen Länder befinden sich in einer dramatischen Umbruchsituation (transition countries), in denen sich neue liberale Marktmodelle an alten staatlichen Strukturen reiben und eine Erwartung an eine umfassende staatliche Versorgung privatwirtschaftlichen Mechanismen gegenübersteht. Zwischen der neuen Privatwirtschaft und öffentlichen Diensten geht die Einkommensschere zunehmend auf, öffentliche Dienst- und Versorgungsleistungen mit den steigenden Lebenshaltungskosten im Einklang zu halten, ist schwierig.
- Es fällt auf, dass das Angebotsspektrum in den Ländern des Mittelmeerraums deutlich geringer ausfällt als im Norden.
- Die Bismarck-Beveridge-Dichotomie (Esping-Andersen 1990) zeigt nur noch tendenzielle Unterschiede, als aussagestarkes Unterscheidungskriterium scheint sie wegen der verstärkten Verbreitung liberaler Märkte nicht mehr geeignet.

Nur wenige Legislativen richten sich unmittelbar auf die Unterstützung pflegender Angehöriger, zum Beispiel:
- Elemente der Pflegeversicherung in Deutschland, oder indirekt als Pflegegeld/-budgets in den Niederlanden, Finnland oder Österreich;
- Tages- oder Kurzzeitpflege mit der Zielsetzung, pflegenden Angehörigen die Möglichkeit zur Berufsausübung oder Regeneration zu geben;
- Beratung und Training für pflegende Angehörige wird in vielen Ländern angeboten, jedoch kaum in Anspruch genommen;
- in den meisten Ländern fehlt das Thema „Unterstützung und Entlastung pflegender Angehöriger" auf der politischen Agenda;
- die in vielen Berichten häufigste Antwort zu spezifischen „family carer"-Fragen ist: „no data available".

Aus dem gesellschaftspolitischen Blickwinkel ist besonders interessant, wie weit die Situation betreuender Angehörige im gesellschaftlichen Diskurs eines Landes eine Rolle spielt und sozialpolitisch bereits erkannt und zu legislativen Maßnahmen geführt hat. Die Wissenschaftler haben im Rahmen ihrer Länderberichte versucht, eine derartige Verortung vorzunehmen. Eine allzu hohe Objektivität kann hier natürlich nicht unterstellt werden, da eine Operationalisierung sehr schwer ist, aber zumindest die grundlegenden Strömungen und Tendenzen lassen sich darstellen. So zeigt die folgende Tabelle auf, in welchem kulturellen Spannungsfeld sich Hilfsbedürftige und betreuende Angehörige befinden. Sie begegnen unterschiedlich stark einer moralisch-normativen Erwartung an ihre (potenzielle) Rolle, die in der Regel einem landesspezifischen soziokulturellen Kontext entspringt. Die soziale Anerkennung ihrer Rolle – mit allen damit verbundenen Schwierigkeiten – ist ebenfalls unterschiedlich ausgeprägt.

		Gesellschaftliche Anerkennung		
		hoch	uneindeutig	niedrig
moralische/ sozialkulturelle Erwartung	hoch	A F D IRL NL	H I	CH BG EL PL ES P
	uneindeutig	FIN MT UK	L	
	niedrig	S	B NO	CZ DK SI

Eine erhöhte psychosoziale Belastung lässt sich vermuten, wenn die normative Erwartung an die familiale Pflege hoch ist und der gesellschaftliche Rückhalt in Form von Wertschätzung und Anerkennung gering. Man könnte es auf die einfach Formel bringen: „Dass ich meinen Lebensgefährten/meine Mutter/meinen Vater/[…] pflege, ist doch selbstverständlich, muss man doch, darüber braucht man doch gar nicht zu sprechen."

Vor diesem Hintergrund ist dann interessant, ob derartige kulturelle Normen auch ein gesetzliches Pendant haben, und tatsächlich gibt es in vielen Ländern die gesetzliche Verpflichtung, für die Versorgung der Eltern einzutreten. In der Regel werden hier aber „nur" finanzielle Aspekte berührt, unmittelbare pflegerische Maßnahmen werden nicht verlangt.

	Generell ja	Ja, mit Einschränkungen	Generell nein
Sind Familienmitglieder gesetzlich verpflichtet, ihre älteren Angehörigen zu unterstützen und zu versorgen?	A BG F EL H I MT ES P SI	B D PL	CZ DK FIN IRL L NL NO S UK
Wird eine (möglicherweise bestehende) Versorgungspflicht pflegender Angehöriger gesetzlich durchgesetzt?[1]	B (IRL[2]) D I PL ES P	A F MT	CZ DK FIN EL H L NL NO S UK
Haben pflegende Angehörigen einen Rechtsanspruch auf Urlaub und/oder Berücksichtigung ihrer Leistung bei ihrer Rente?	A B CZ FIN D IRL L NL NO UK	DK F H I PL ES P[3] SI S	BG EL MT
Werden Pflegebedürftige und/oder ihre Angehörigen mit direkten oder indirekten Geldleistungen unterstützt?	A FIN F[4] D EL[4] IRL MT NL PL ES SI S UK	B[5] CZ I NO	BG DK H P

Für die Schweiz liegen noch keine Informationen vor. (Der Bericht ist noch nicht abschließend fertig gestellt.)
1 Keine Informationen von Bulgarien und Slowenien.
2 Finanzielle Versorgungsansprüche älterer Menschen werden de facto trotz fehlendem gesetzlichen Rahmens vom Einkommen der erwachsenen Kinder abhängig gemacht.
3 Sehr eingeschränkt für Angestellte des Öffentlichen Dienstes.
4 Nur steuerliche Entlastung.
5 Pflegeversicherung nur im flämischen Teil.

Immerhin werden in nahezu allen Ländern die mit der Versorgung hilfebedürftiger älterer Familienmitglieder verbundenen Lasten zumindest finanziell kompensiert, wobei es hier große Unterschiede zwischen den Ländern gibt sowohl hinsichtlich der Größenordnungen als auch hinsichtlich der Prinzipien „egalitär" und einkommens- oder grundkapitalabhängig.

In sechs der 23 Länder fehlt jede politische Debatte um die Situation der pflegenden Angehörigen, ansonsten sind die Diskussionen aber durchaus vielfältig. Dass die Frage nach der Finanzierung der Langzeitpflege in zehn Ländern einen Spitzenplatz einnimmt, wird niemanden verwundern, es gibt aber auch viele versorgungsinhaltliche Debatten – von der Frage der Kooperation zwischen betreuenden Angehörigen und professionellen Diensten bis hin zur Flexibilisierung der Angebote für eine bessere Bedarfsdeckung. Es ist schwierig, die teilweise sehr umfassenden Länderberichte in hoher Dichte zu kondensieren. Staats- und Gesellschaftssystem sind komplex und invariant, was eine einfache Beschreibung erschwert und selten „zuverlässige Ergebnisse" hervorbringt. Wir konnten hier nur einige Facetten anreißen, weitere Untersuchungen und Analysen stehen an, ihre Gültigkeit lässt sich aber erst in einem dialektischen Prozess über Rückmeldeschleifen und Diskussionen einschätzen.

Literatur

Ärzte Zeitung (20.10.2004): „Die weiße Emigration – Ärzte und Krankenschwestern verlassen Polen"

Aneshensel, C. S./Pearly, L. I./Mullan, J. T./Zarit, S. H. & Whitlach, C. J. (1995): *Profiles in caregiving: the unexpected career*, San Diego: Academic Press

Askham, J. (1998): „Supporting Caregivers of Older People: An Overview of Problems and Priorities". In: *World Congress of Gerontology*, Adelaide, S. 5–7

Banks, P./Roberts, E. (2001): *More Breaks for Carers: An Analysis of the Local Authority Plans and Progress Reports on the Issue of the Carer's Special Grants*, London: King's Fund

Banks, P. (1999): *Carer Support: Time for a change of direction*, London: King's Fund

Beauftragte der Bundesregierung für Migration, Flüchtlinge und Integration (Hrsg.) (2004): Stefan Rühl/Matthias Neske/Edda Currle (Autoren), Berlin 2004

Borgermans. L./Nolan, M. R./Philp, I. (1998): *Assessment of family caregivers: creating partnerships between professional and family carers of older people. COPE Background Report*, University of Sheffield

Braithwaite, V. (2000): „Contextual or generic stress outcomes: Making choices through care-giving appraisals". In: *The Gerontologist*, 40 (6), S. 706–717

Brandon, D./Jack, R. (1997): „Struggling for Services". In: Norman, I. J./Redfern, S. J. (Hrsg.): *Mental Health Care for Elderly People*, Edinburgh: Churchill Livingstone, S. 247–257

Briggs, K./Askham, J. (1999): *The needs of older people with dementia and those who care for them*, London: Alzheimer's Disease Society

Clarke, C. L. (1999): „Dementia care partnerships: knowledge, ownership and exchange". In: Adams, T./Clarke, C. L. (Hrsg.): *Dementia Care: Developing Partnerships in Practice*, London: Balliere Tindall, S. 5–35

Clyburn, L. D./Stones, M. J./Hadjistquropoulos, T./Tuckko, H. (2000): „Predicting caregiver burden and depression in Alzheimer's Disease". In: *Journal of Gerontology, Social Sciences*; 5SB (1), S. 2–13

Damkowski,W./Klie, T./Kronseder, E./Luckey, K./Stappenbeck, J. (1997): *Ambulante Pflegedienste*, Hannover: Vincentz

Damkowski, W./Hamborg, M./Voß, L. (2004): *2. Zwischenbericht zum Projekt EQUAL – SEPIA*, Hamburg.

Davey Smith,G./Dorling, D./Gordon, G./Shaw, M. (1998): *The widening health gap – what are the solutions?* Bristol: Townsend Centre for International Poverty Research

Davies, B. (1995): „The reform of community and long-term care of elderly persons: An international perspective". In: Scharf, F./Wenger, G. C. (Hrsg.): *International Perspectives on Community Care for Older People*, Aldershot: Agebury

Decker, L. u. a. (1999): „Die Verantwortung für die Anleitung der Angehörigen liegt bei den Pflegenden". In: *Pflegezeitschrift* 7/99; 52, S. 474–477

Department of Health (1999): *The Carers National Strategy*, London: The Stationery Office

Deutscher Bundestag (2001): *Dritter Bericht zur Lage der älteren Generation in der Bundesrepublik Deutschland: Alter und Gesellschaft*, Berlin: BT-Drucksache 14/5130.

Dilworth-Andersen, P. (2001): „Family issues and the care of persons with Alzheimer's disease". In: Aging and Mental Health; 5 (Supplement 1), S. 49–51

Dooghe, G. (1992): „Informal caregiving of older people: a European review". In: Ageing and Society; 12, S. 369–380

Esping-Andersen, G. (1990): *The Three Worlds of Welfare Capitalism*, Cambridge: Polity Press

EUROSTAT (2000): *European Social Statistics – Demography*, Luxembourg: Office for Official Publications of the European Communities

Evers, A. (1995): The future of elderly care in Europe: Limits and aspirations. In: Scharf, F./Wenger, G. C. (Hrsg.): *International Perspectives on Community Care for Older People*, Aldershot: Avebury

Fortinsky, R. H. (2001): „Health care triads and dementia care: integrative frameworks and future directions". In: Aging and Mental Health; 5 (Supplement 1), S. 35–48

„Gesetz zur Steuerung und Begrenzung der Zuwanderung und zur Regelung des Aufenthalts und der Integration von Unionsbürgern und Ausländern". Vom 30. Juli 2004. *Bundesgesetzblatt* Jahrgang 2004 Teil I Nr. 42, ausgegeben zu Bonn am 5. August 2004

Grafstrom, M./Fratiglioni, L./Winblad, B. (1994): "Caring for an elderly person: predictors of burden in dementia care".In: *International Journal of Geriatric Psychiatry*; 9, S. 373–379

Grant, G./Whittell, B. (2000): "Differentiated coping strategies in families with children or adults with intellectual disabilities: the relevance of gender, family composition and life span". In: *Journal of Applied Research in Intellectual Disabilities*; 13, S. 256–275

Gräßel, E. (1998): "Häusliche Pflege dementiell und nicht dementiell Erkrankter. Teil II: Gesundheit und Belastung der Pflegenden". In: *Z Gerontol Geriat*; 31, S. 57–62

Henwood, M. (1998): *Ignored and invisible? Carers' experience of the NHS*, London Carers National Association

Jani-le Bris, H. (1993): *Family Care of dependent older people in the European Community*, Luxembourg: European Foundation for the Improvement of Living and Working Conditions

Jerrom, B./Mian, I./Rukanyake, N. G./Prattero, D. (1993): "Stress on relatives of caregivers of dementia sufferers and predictors of breakdown of community care". *International Journal of Geriatric Psychiatry*; 8, S. 331–337

Johnson, J. (1998): "The emergence of care as policy". In: Brechin, A./Walmsley, J./ Katz, J./Peace, S. (Hrsg.): *Care Matters: Concepts, Practice and Research in Health and Social Care*, London: Sage, S. 139–153

Infratest sozialforschung (2003): *Hilfe- und Pflegebedürftige in Privathaushalten in Deutschland 2002. Schnellbericht*. http://www.bmfsfj.de/RedaktionBMFSFJ/Abteilung3/ (26.1.2005)

Khaw, K. T. (1999): "How many, how old, how soon?" In: *British Medical Journal*; 319, S. 1350–1352

Kinsella, K./Velkoff, V. A. (2001): *An Aging World: 2001*, Washington D.C.: U.S. Census Bureau – U.S. Government Printing Office

Kobayashi, S./Masaki, H./Noguchi, M. (1993): "Developmental Process: Family Caregivers of Demented Japanese". In: *Journal of Gerontological Nursing*; 22, S. 775–786

Lamura, G./Scrolla, C./Melchiorre, M. G./Quattrini, S. (2001): "Un caregiver su tre è stressato – L'assistenza famigliare all'anziano non autosufficiente". In: *Panorama della Sanità*, 37, S. 32–35

Leibfried, S. (1992): "Towards a European Welfare State: On Integrating Poverty Regimes in the European Community". In: Ferge, Z./Kolberg, J. E. (Hrsg.): *Social Policy in a Changing Europe*, Frankfurt am Main: Campus, S. 245–280

Marinker, M./Peckham, M. (Hrsg.) (1998): *Clinical Futures*, London: BMJ Publications

Melchiorre, M. G./Quattrini, S./Mangani, M./La mura, G. (a cura di) (2001): *La cura dell'anziano non autosufficiente. Manuale di sostegno per i famigliari*, INRCA/Dipartimento Ricerche Gerontologiche, Comune di Ancona/Assessorato ai Servizi Sociali ed Educativi

Mestheneos, E./Triantafillou, J. (1999): „The Health of Older People in Europe over the coming twenty five years. Report for DGV Public Health". www.sextant.gr

Mnich, E./Döhner, H. (2005): „Pflegende Angehörige in Deutschland. Welche Bedarfe an unterstützenden und entlastenden Angeboten werden durch die Pflegesituation bestimmt?" In: Klie, T./Buhl, A./Entzian, H./Hedtke-Becker, A./Wallrafen-Dreisow (2005): *Die Zukunft der gesundheitlichen, sozialen und pflegerischen Versorgung älterer Menschen*, Frankfurt am Main: Mabuse

Montgomery, R. J. V./Koslowski, K. D. (2000): „Family caregiving: change, continuity and diversity". In: Lawton, M./Robertson, R. L. (Hrsg.): *Interventions in Dementia Care: Towards Improving Quality of Life*, New York: Springer Publishing Company, S. 143–171

Moriarty, J./Webb, S. (2000): *Part of Their Lives: Community Care for Older People with Dementia*, London: Policy Press

Moriarty, J. (1999): „Use of community and long-term care by people with dementia in the UK: a review of some issues in service provision and carer and user preferences". In: *Aging and Mental Health*; 3 (4), S. 311–319

Nolan, M. R./Grant, G./Keady, J. (1996): *Understanding Family Care: A Multidimensional Model of Caring and Coping*, Buckingham: Open University Press

OECD (1996): *Caring for frail older people. Policies in evolution*, Paris: OECD (Series OECD Social Policy Studies, 19)

Pacolet, J./Bouten, R./Lanoye, H./Versieck, K. (1998): *Social protection for dependency in old age in the 15 EU member states and Norway*, Leuven: Katholieke Universiteit Leuven

Pacolet, J./Bouten, R./Lanoye, H./Versieck, K. (1998): *Sozialschutz bei Pflegebedürftigkeit im Alter in den 15 EU-Mitgliedsstaaten und in Norwegen. Zusammenfassung im Auftrag der Europäischen Kommission und des belgischen Ministers für soziale Angelegenheiten.* Schriftenreihe „Beschäftigung & soziale Angelegenheiten – Soziale Sicherheit und soziale Integration" der Europäischen Kommission, Generaldirektion Beschäftigung, Arbeitsbeziehungen und soziale Angelegenheiten, Referat V/E.2

Pearlin, L. I./Harrington, C./Powell-Lawton, M./Montgomery, R. J. V./Zarit, S. H. (2001): „An overview of the social and behavioural consequences of Alzheimer's disease". In: *Aging and Mental Health*; 5 (Supplement 1), S. 3–6

Pearlin, L. I./Mullan, J. T./Semple, S. J./Skaff, M. M. (1990): „Caregiving and the stress process: An overview of concepts and their measures". *J Gerontol*; 30, S. 583–593

Pflüger, K. (2004): „Study into the impact of EU policies on Family Carers". http://www.uke.uni-hamburg.de/extern/eurofamcare/documents/EU_Policy_Report.pdf (26.1.05).

Philp, I. (Hrsg.) (2001): *Family Care of Older People in Europe*, Amsterdam: IOS Press

Pickard, S. (1999): „Coordinated care for older people with dementia". Journal of Interprofessional Care; 13 (4), S. 345–354

Pickard, S./Shaw, S./Glendenning, G. (2000): „Health care professionals support for older carers". In: *Ageing and Society*; 20 (6), S. 725–744

Qualls, S. H. (2000): „Therapy with ageing families: rationals, opportunities and challenges". In: *Journal of Aging and Mental Health*; 4 (3), S. 191–199

Qureshi, H./Bamford, C./Nicholas, E./Patmore, C./Harris, J. C. (2000): *Outcomes in Social Care Practice: Developing an Outcome Focus in Care Management and Use Surveys*, University of York (Social Policy Research Unit)

Raabe, H. (2001): „Wie viel kostet Alzheimer, und wer zahlt was? Erste Studie mit Zahlen für Deutschland". In: *Pro Alter* 1, S. 56–58

Riorden, J. M./Bennett, A. V. (1998): „An evaluation of an augmented domiciliary service to older people with dementia". In: *Aging and Mental Health*; 2 (2), S. 137–143

Schacke, C./Zank, S. (1998): „Zur familiären Pflege demenzkranker Menschen: Die differentielle Bedeutung spezifischer Belastungsdimensionen für das Wohlbefinden der Pflegenden und die Stabilität der häuslichen Pflegesituation". In: *Z Gerontol Geriat*; 31, S. 355–361

Schmähl, W./Rothgang, H. (2000): *Gutachten für das Bundesverfassungsgericht im Zusammenhang mit den Verfassungsbeschwerden 1 BvR 1629/94, 1 BvR 1681/94, 1 BvR 2491/94, 1 BvR 24/95, 1 BvR 2014/95, 1 BvR 81/98*, Bremen

Schmall, V. L. (1995): „Family caregiving education and training: Enhancing self-efficacy". In: *Journal of Case Management*; 4 (4), S. 156–162

Schneekloth, U. u. a. (1996): *Hilfe- und Pflegebedürftige in privaten Haushalten: Endbericht. Bericht zur Repräsentativerhebung im Forschungsprojekt „Möglichkeiten und Grenzen selbständiger Lebensführung"*, Stuttgart: W. Kohlhammer (Schriftenreihe des Bundesministeriums für Familie, Senioren, Frauen und Jugend, Band 111.2)

Schulz, R./Beach, S. R. (1999): „Caregiving as a risk factor for mortality: The Caregiver Health Effects Study". In: *Journal of the American Medical Association*; 282 (23), S. 2259–2260

Schulz, R. (2001): „Some critical issues in caregiver intervention research". In: *Aging and Mental Health*; 5 (Supplement 1), S. 112–115

Smale, G./Tuson, G./Brehal, N./Marsh, P. (1993): *Empowerment, Assessment, Care Management and the Skilled Worker. National Institute for Social Work Practice and Development Exchange*, London: HMSO

Tarabelli, D./Melchiorre, M. G./Ciarrocchi, S./Quattrini, S./Mangani, M./Castellani, S./Cicerchia, P./Paciaroni, L./La mura, G. (2001): „Qualità della vita del famigliare caregiver di anziani non autosufficienti: principali risultati di un'indagine in tre Aziende USL dell'Italia Centrale". In: *Giornale di Gerontologia*; 5, S. 244–252

Triantafillou, J./Mestheneos, E. (1994): „,Professionalizing' the Work of Family Carers of Dependent Older people". In: *Health and Socil Care in the Community*. Oxford: Blackwell, S. 257–260

Twigg, J./Atkin, K. (1994): *Carers Perceived: Policy and Practice in Informal Care*, Buckingham: Open University Press

Walker, A. (1995): „Integrating the family in the mixed economy of care". In: Allan, I./ Perkins, E. (Hrsg.): *The future of family care for older people*, London: HMSO

Walker, A./Alber, J./Guillemard, A. M. (1993): *Older people in Europe: social and economic policies: The 1993 report of the European Observatory*, Brussels: Commission of the European Communities

Warner, C./Wexler, S. (1998): *Eight Hours a Day and Taken for Granted?* London: Princess Royal Trust for Carers

Whitlach, C. J./Schur, D./Noelker, L. L./Ejaz, F. K./Loorman, W. J. (2001): „The stress process in family caregiving in institutional settings". In: Gerontologist; 41 (4), S. 462–473

WHO (1998): *Technology for Health in the Future* (HFA Working Group paper)

Wuest, J./Ericson, P. K./Stern, P. N. (1994): „Becoming strangers: the changing family caregiving relationship in Alzheimer's disease". In: *Journal of Advanced Nursing*; 20, S. 437–443

Yang, Z./Norton, E. C./Stearns, S. C. (2003): „Longevity and Health Care Expenditures: The Real Reasons Older People Spend More". In: *J Gerontol B Psychol Sci Soc Sci.* 2003; 58, S. 2–10.

Zarit, S. H./Gaugler, J. E./Jarrott, S. E. (1999): „Useful services for families: research findings and directions". In: *International Journal of Geriatric Psychiatry*; 14, S. 165–177

Zarit, S. H./Leitsch, S. A. (2001): „Developing and evaluating community based intervention programes for Alzheimer's patients and their caregivers". In: *Aging and Mental Health*; 5 (Supplement 1), S. 84–98

Zgola, J. M. (1999): *Care that works: a relationship approach to persons with dementia*, Baltimore: John Hopkins University Press

Eva Mnich, Hanneli Döhner

Familiäre Pflege von älteren Menschen in Deutschland. Welche Bedarfe an unterstützenden und entlastenden Angeboten werden durch die verschiedenen Pflegesituationen bestimmt?

Das Projekt EUROFAMCARE

Die nachfolgend vorgestellte Analyse basiert auf ersten Ergebnissen aus dem Projekt EUROFAMCARE[1], an dem als Kerngruppe sechs europäische Länder beteiligt sind: Deutschland, Griechenland, Großbritannien, Italien, Polen und Schweden. In ihrer Zusammensetzung repräsentieren diese Länder die unterschiedlichen Wohlfahrtssysteme innerhalb Europas.

EUROFAMCARE hat das Ziel, mit Hilfe unterschiedlicher Teilstudien einen europäischen Überblick über die Situation pflegender Angehöriger älterer Menschen zu geben. Im Fokus stehen dabei Fragen nach der Existenz, Bekanntheit, Verfügbarkeit, Nutzung und Akzeptanz von unterstützenden Diensten/Einrichtungen.

In den sechs Kernländern (Abbildung 1) wurden jeweils rund 1 000 pflegende Angehörige befragt und ihre konkreten Erfahrungen mit der Pflegesituation erhoben. Neben möglichen Be- und Entlastungsfaktoren sowie den direkten und indirekten Kosten, die aus der Betreuung oder Pflege resultieren, wurden auch Erfahrungen mit unterstützenden Angeboten sowie Ansichten über und Wünsche an derartige Angebote erfragt. Der für diese Befragung entwickelte Fragebogen war in allen Ländern gleich. Befragt wurden die Hauptpflegepersonen von pflegebedürftigen Menschen, die 65 Jahre

---

1 This project (Contract: QLK6-CT-2002-02647) is supported by the European Union in the Vth Framework Programme: Quality of Life and Management of Living Resources – Key action 6: The Ageing Population and Disabilities, 6.5: Health and Social Care Services to Older People. Coordination Centre: University of Hamburg. www.uke.uni-hamburg.de/eurofamcare/

oder älter waren und mindestens vier Stunden wöchentlich Betreuung oder Pflege durch ihre Angehörigen als Hauptpflegeperson erhalten. Die relativ niedrige Schwelle von nur vier Stunden Pflege pro Woche sollte dazu beitragen, ein möglichst breites Spektrum von Pflegesituationen zu erfassen. Darüber hinaus werden Veränderungen der Pflegesituation durch eine zweite Befragung ein Jahr nach der Erstbefragung erhoben, die zurzeit (Januar 2005) bis Juni 2005 durchgeführt wird.

Abbildung 1: Die sechs beteiligten Länder

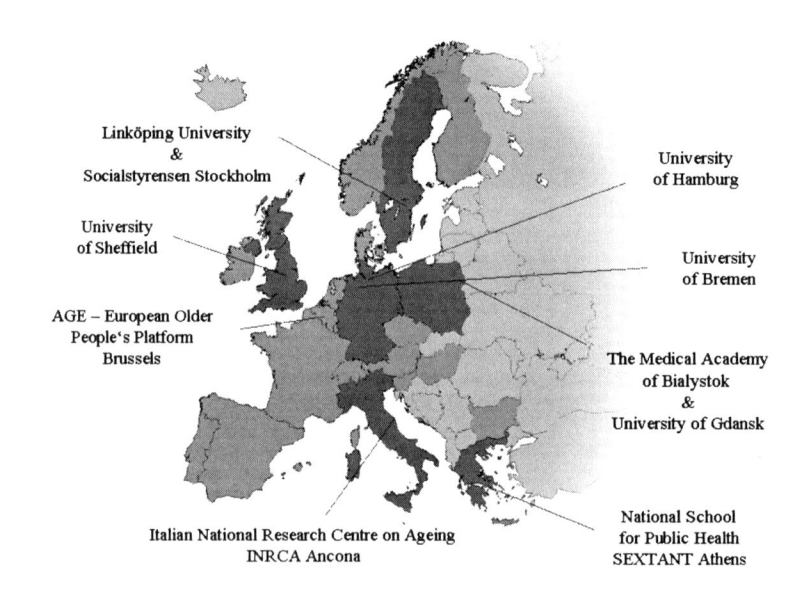

Ergänzend zu dieser Erhebung wurde eine postalische Befragung von ausgewählten Anbietern unterstützender Dienstleistungen für pflegende Angehörige durchgeführt, um auch deren Perspektive zu erfassen und möglicherweise vorhandene Diskrepanzen zwischen Bedürfnissen und angebotenen Maßnahmen aufzeigen zu können. Letztlich soll eine soziologische und sozioökonomische Evaluation aufzeigen, unter welchen Bedingungen eine Betreuungs- und/oder Pflegesituation für alle direkt Beteiligten nicht nur zu individuell wahrgenommener verbesserter Lebensqualität führt, sondern auch welche ökonomischen Konsequenzen die jeweiligen Bedingungen haben können. Als Stichworte seien hier genannt: arbeitsmarktpolitische Konsequenzen, gesundheitliche Einschränkungen der Angehörigen als Folge ihrer Pflege, die Inanspruchnahme stationärer Versorgungsangebote mangels häuslicher Alternativen usw.

Die Ergebnisse der nationalen Untersuchungen werden durch zusätzliche Hintergrundberichte zur Situation pflegender Angehöriger in 23 Ländern (vgl. Kofahl u. a. in diesem Band) ergänzt. In Diskussionsprozessen mit Politikern sowie Leistungs- und Entscheidungsträgern sollen erforderliche Veränderungen auf verschiedenen gesellschaftlichen und politischen Ebenen unterstützt werden. Ziel dabei ist es, eine stärkere Orientierung der Gesundheits- und Sozialpolitik hin zu einem partnerschaftlichen Ansatz zwischen pflegenden Angehörigen, professionell Pflegenden und dem pflegebedürftigen älteren Menschen selbst zu bewirken. Insbesondere die vergleichende europäische Analyse unter Einbeziehung von Beispielen „guter Praxis" soll es ermöglichen, unter den unterschiedlichen Bedingungen verschiedener Wohlfahrtssysteme Verbesserungen zur Unterstützung pflegender Angehöriger zu initiieren.

Das Anliegen der vorliegenden Publikation ist es, einen möglichen Ansatz zur Identifikation von Pflegesituationen aufzuzeigen und diese bezüglich einiger relevanter Merkmale, insbesondere die Inanspruchnahme von und Wünsche an unterstützende sowie entlastende Angebote zu unterscheiden. Dafür wird ausschließlich auf die deutschen Daten zurückgegriffen.

Ermittlung der Pflegesituationen

Die Modellierung von Pflegesituationen erfordert den Einbezug von unterschiedlichen Merkmalen und Dimensionen. Zu denken ist dabei an die physischen und kognitiven Einschränkungen des betreuten oder gepflegten älteren Menschen, daran wie der pflegende Angehörige seine Situation wahrnimmt, welche sozial-strukturellen Merkmale vorliegen, welche regionalen Unterschiede es zu bedenken gibt und letztlich welche formellen und informellen Unterstützungsnetzwerke den pflegenden Angehörigen zur Verfügung stehen.

Aus der Vielzahl der vorliegenden Variablensettings wollen wir zunächst auf explorativem Wege Pflegesituationen ermitteln, indem wir zwei dieser

Aspekte einbeziehen, und zwar die physischen sowie kognitiven Fähigkeiten des gepflegten älteren Menschen und die wahrgenommene Lebensqualität des pflegenden Angehörigen. Ausgangspunkt der weiteren Auswertung ist eine Dimensionsanalyse (Hauptkomponentenanalyse mit „Varimax"-Rotation), in die folgende Variablen eingeflossen sind:
1. der „COPE-Index": ein Instrument, das mit 15 Einzelitems die unterschiedliche subjektive Einschätzung der Pflegesituation in ihren positiven und negativen Aspekten erfassen soll. Für die Analyse wurden diese Einzelitems zu zwei Scores zusammengefasst (McKee u. a. 2003);
2. der selbst eingeschätzte Gesundheitszustand der Hauptpflegeperson (WHOQOL-BREF) (Angermeyer u. a. 2000);
3. die wahrgenommene Lebensqualität des pflegenden Angehörigen [WHO (Five) Well-Being Index] (Bech 1990);
4. die Einschätzung der Lebensqualität insgesamt (SF-36) (Bullinger u. a. 1998);
5. die vom Angehörigen wahrgenommenen Gedächtnisprobleme des gepflegten älteren Menschen (3-Fragen Kurzscreening, BISID) (Keady/ Nolan 1996);
6. die vom Angehörigen wahrgenommenen Verhaltensauffälligkeiten des gepflegten älteren Menschen wie Umherwandern, keine Einsicht in Probleme zeigen, ständiges Fragen oder Wiederholen von bereits Gesagtem (BISID) (Keady/Nolan 1996);
7. die subjektive Einschätzung der Hilfsbedürftigkeit des Gepflegten (eigene Entwicklung);
8. der Barthel-Index, der die Einschränkungen des gepflegten Angehörigen bei Verrichtungen des täglichen Lebens misst (Mahoney/Barthel 1965).

Die Faktorenanalyse ordnet diese Variablen drei Dimensionen zu. Die erste Dimension umfasst die allgemeine Lebensqualität des pflegenden Angehörigen und wird aus den Variablen eins bis vier gebildet. Die zweite Dimension beinhaltet die kognitiven Probleme des hilfs- und pflegebedürftigen Angehörigen (5–6). Schließlich erhalten wir eine dritte Dimension, die die eingeschränkten Fähigkeiten bei Aktivitäten des täglichen Lebens des hilfs- und pflegebedürftigen Angehörigen umfasst (7–9).

Die ermittelten Faktorwerte werden anschließend einer Clusteranalyse unterzogen [Fusionsverfahren nach Ward (vgl. Backhaus u. a. 2003)], wobei hier fünf verschiedene Gruppen – oder in unserer Terminologie: Pflegesituationen – unterschieden werden. Eine nachfolgende Überprüfung (Diskriminanzmodell) mit den drei Dimensionen für die Lösung mit fünf Clustern ergibt, dass 87 Prozent der Fälle korrekt zugeordnet wurden.

Im Folgenden werden die Unterschiede zwischen den fünf Gruppen näher beschrieben (*Abbildung 2*). Die erste Gruppe umfasst 150 Befragte und zeichnet sich dadurch aus, dass hier die subjektiv empfundene Lebensqualität des pflegenden Angehörigen gut ist, der hilfs- und pflegebedürftige Angehörige sowohl wenige Probleme kognitiver Art hat als auch in seinen Alltagsaktivitäten weniger eingeschränkt ist (leichter Hilfebedarf bei relativ hoher Lebensqualität – Gruppe LQ+).

Eine zweite Gruppe – mit 305 Befragten – unterscheidet sich von der erstgenannten im Wesentlichen hinsichtlich der subjektiv empfundenen geringeren Lebensqualität (leichter Hilfebedarf bei relativ geringer Lebensqualität – Gruppe LQ-).

Eine eher mittlere Einschätzung der Lebensqualität, bei gleichzeitig erheblichen Problemen des hilfs- und pflegebedürftigen Angehörigen bei der Bewältigung von Alltagsaktivitäten, zeichnet die dritte Gruppe aus, wobei jedoch kognitive Probleme eine untergeordnete Rolle spielen (hoher körperlicher Hilfebedarf bei mittlerer Lebensqualität – Gruppe AP).

In der vierten Gruppe treffen wir wiederum auf eine Gruppe von pflegenden Angehörigen, die von einer eher guten Lebensqualität berichten. In Bezug auf den hilfs- und pflegebedürftigen Angehörigen liegen hier vermehrt kognitive Probleme vor, während Einschränkungen bei den Alltagsaktivitäten geringer ausfallen (kognitive Probleme bei relativ hoher Lebensqualität – Gruppe LQ+/KP).

Schließlich identifizieren wir eine letzte Gruppe, in der die subjektiv wahrgenommene Lebensqualität des pflegenden Angehörigen äußerst schlecht ausfällt und in der von Einschränkungen des hilfs- und pflegebedürftigen älteren Menschen sowohl auf kognitiver Ebene als auch bei der Bewältigung von Alltagsaktivitäten berichtet wird (umfassender Hilfebedarf bei relativ geringer Lebensqualität – Gruppe LQ-/KAP).

Abbildung 2: Gruppengrößen und Beschreibung der Gruppen*

Gruppen	Gruppe 1	Gruppe 2	Gruppe 3	Gruppe 4	Gruppe 5	Gesamt
	LQ+	LQ-	AP	LQ+/KP	LQ-/KAP	
Fälle	150	305	106	170	205	936
in %	16%	32.6%	11.3%	18.2%	21.9%	100%

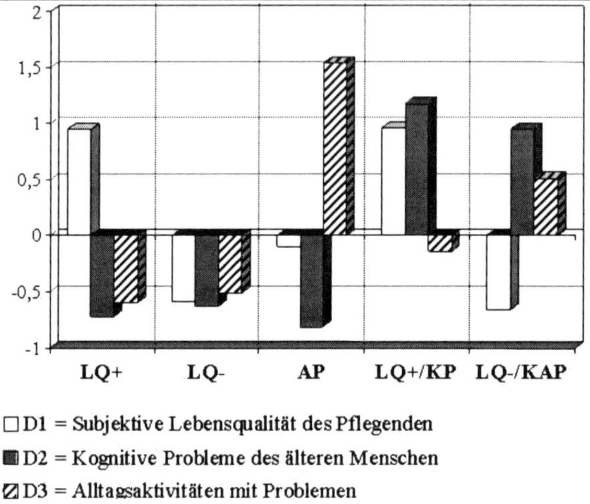

☐ D1 = Subjektive Lebensqualität des Pflegenden
■ D2 = Kognitive Probleme des älteren Menschen
▨ D3 = Alltagsaktivitäten mit Problemen
*mit standardisierten Dimensionen

In den vergleichsweise unproblematischen Pflegesituationen der beiden ersten Gruppen kann die Lebensqualität der Pflegenden ganz unterschiedlich sein (vgl. Gruppe LQ+ und LQ-). Es scheint allerdings der seltenere Fall zu sein, dass die Lebensqualität als überdurchschnittlich gut eingeschätzt wird.

Sobald die Alltagsaktivitäten des hilfs- und pflegebedürftigen Angehörigen deutlich eingeschränkt sind (wie in der Gruppe AP), ist offenbar der Pflegende stärkeren Belastungen ausgesetzt. Wenn hauptsächlich kognitive Probleme vorliegen (Gruppe LQ+/KP), dann kann das subjektive Wohlbefinden der Pflegeperson dennoch vergleichsweise gute Werte erreichen. Dabei gilt es jedoch zu bedenken, dass als Referenz die selbst beurteilte Lebensqualität aller Pflegenden dient und von daher immer nur die Differenzierung in relativ „gut" beziehungsweise relativ „schlecht" vorliegt.

Treten in der Pflegesituation sowohl kognitive als auch funktionale Probleme auf (Gruppe LQ-/KAP), dann ist dies überwiegend mit Verlusten an Lebensqualität auf Seiten des pflegenden Angehörigen verbunden.

Die Größenordnungen der drei „Problem-Gruppen" (Gruppe AP, LQ+/KP, LQ-/KAP gut 50 Prozent) lassen wiederum den Schluss zu, dass die Pflegesituationen, in denen das Wohlbefinden der Pflegenden auf relativ hohem Niveau liegt, eher den selteneren Fall darstellen.

Beschreibung der Gruppen mit weiteren ausgewählten Merkmalen

Im Folgenden werden die ermittelten Gruppen hinsichtlich ihrer Unterschiede in Bezug auf einige ausgewählte Merkmale wie Pflegeaufwand, Pflegestufen, Inanspruchnahme von Diensten und Angeboten, gewünschte Formen der Unterstützung und Anforderungen an Dienste untersucht.

Pflegeaufwand der Hauptpflegeperson und Pflegestufen der älteren Menschen

Betrachtet man die Zeit, die für die Pflege in den unterschiedlichen Gruppen pro Woche aufgebracht wird, so wird deutlich, dass in den beiden erstgenannten Gruppen (LQ+, LQ-) durchschnittlich 25 Stunden veranschlagt werden müssen. Diese geringe Stundenzahl ist sicher dem Umstand geschuldet, dass in beiden Gruppen die älteren Menschen sowohl kognitiv als auch funktional eher wenig beeinträchtigt sind. Hier beträgt der durchschnittliche wöchentliche Pflegeaufwand ungefähr 70 Stunden. In den beiden letzten Gruppen, die insbesondere durch vermehrte kognitive Schwierigkeiten des hilfs- und pflegebedürftigen Angehörigen charakterisiert sind, liegt der Pflegeaufwand bei durchschnittlich 46 Stunden in der Woche.

Ein ähnliches Bild wie bei dem wöchentlichen Pflegeaufwand zeigt sich beim Empfang von Leistungen nach dem Sozialgesetzbuch XI. Die geringsten Anteile von Leistungsbeziehern finden wir in den ersten beiden Gruppen (LQ+, LQ-), während die dritte Gruppe (AP) mit 94 Prozent den höchsten Anteil zu verzeichnen hat. Auch in den beiden letzten Gruppen sind Anteile von 76 Prozent (LQ+/AP) beziehungsweise 66 Prozent (LQ-/AKP) zu finden.

Unterscheidet man die Gruppen nach Pflegestufen (*Abbildung 3*), wird deutlich, dass sich insbesondere die dritte Gruppe aus Beziehern von Leistungen der Pflegestufe 2 und zu fast ebenso großen Anteilen der Pflegestufe 3 zusammensetzt. In der vierten und fünften Gruppe, in denen jeweils von kognitiven Beeinträchtigungen berichtet wurde, fallen dagegen die Anteile derjenigen, die in die Pflegestufe 2 oder gar 3 eingestuft wurden, wesentlich geringer aus. Dieses Ergebnis entspricht der in der Literatur häufiger geäußerten Problematik, dass die Einstufungsverfahren für die einzelnen Pflegestufen stärker die funktionalen Probleme als die kognitiven Einschränkungen berücksichtigen (Busse u. a. 2000).

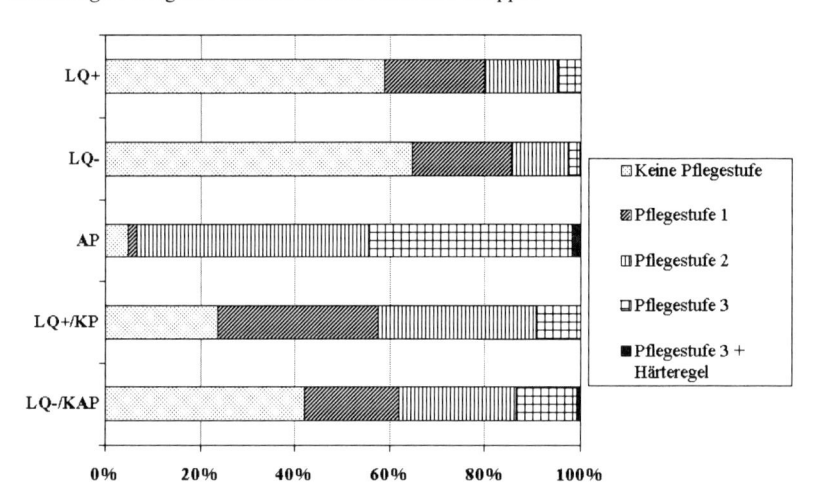

Abbildung 3: Pflegestufen in den unterschiedlichen Gruppen

Inanspruchnahme unterstützender Dienste und Angebote

Auch die Inanspruchnahme von unterstützenden Diensten und Angeboten fällt in den einzelnen Gruppen recht unterschiedlich aus. Betrachtet man zunächst die Dienste und Angebote, die sich an den hilfs- und pflegebedürftigen Angehörigen richten, so nehmen die beiden ersten Gruppen (LQ+, LQ-) im Durchschnitt rund drei Dienste in Anspruch. Die höchste Inanspruchnahme ist mit einem Mittelwert von 5,3 wieder in der dritten Gruppe (AP) zu verzeichnen, wobei die vierte und fünfte Gruppe (LQ+/KP, LQ-/KAP) mit Mittelwerten von 4,6 beziehungsweise 4,5 nur leicht darunter liegen. Fragt man danach, welche Dienste hier genutzt werden, so sind dies in erster

Linie der Hausarzt und andere Fachärzte sowie die ambulante Pflege, die mobile Fußpflege und der mobile Friseur. Während bei der Nutzung der Hausärzte oder anderer Fachärzte zwischen den Gruppen nur geringe Unterschiede auftreten, werden die zuletzt genannten Dienste stärker von den drei letzten Gruppen (AP, LQ+/KP, LQ-/KAP) in Anspruch genommen.

Bezogen auf Dienste und Angebote, die sich an den pflegenden Angehörigen richten, fällt zunächst auf, dass hier zwischen den Gruppen keine Unterschiede bezüglich der Nutzungshäufigkeit bestehen. In allen Gruppen werden die Dienste für pflegende Angehörige von Anteilen genutzt, die sich zwischen 4 Prozent und 13 Prozent bewegen. Die dabei am meisten genutzten Dienste sind medizinische und sozialrechtliche Beratungen. Wieder sind es die jeweils letzten drei Gruppen (AP, LQ+/KP, LQ-/KAP), die diese Beratungsleistungen verstärkt in Anspruch nehmen oder genommen haben.

Fragt man, warum bisher nicht auf angebotene Dienste zurückgegriffen wurde, so wurden – neben der Tatsache, dass die Dienste bisher nicht benötigt wurden – insbesondere Vorbehalte von Seiten des hilfs- und pflegebedürftigen Angehörigen und hohe Kosten genannt. Weitere Gründe waren fehlende Informationen, schlechte Qualität, kein Vertrauen in die Arbeit, Nichtverfügbarkeit, Mobilitätsprobleme und große Entfernung.

Die bisher größte Hilfe beim Zugang zu Diensten und Angeboten erfuhren die Befragten in erster Linie von Angehörigen medizinischer oder pflegerischer Berufe. Eine wichtige Rolle beim Zugang scheinen auch die Familien, Freunde und Nachbarn zu spielen. An dritter Stelle und mit Prozentzahlen, die zwischen 7 Prozent in der ersten Gruppe und 19 Prozent in der dritten Gruppe (AP) schwanken, werden Kranken- und Pflegeversicherungsträger genannt.

Auf der anderen Seite berichten die Befragten auch von Schwierigkeiten beim Zugang zu Diensten. Hier werden in erster Linie bürokratische Prozeduren genannt und dies überproportional häufig von den beiden letzten Gruppen (LQ+/KP, LQ-/KAP), in denen die kognitiven Probleme des gepflegten Angehörigen im Vordergrund stehen. Als weiteres Problem sehen die Befragten den Medizinischen Dienst der Krankenkassen und die Krankenkassen selbst. Schließlich werden hier wieder finanzielle Gründe und mangelnde Informationen über die verfügbaren Dienste genannt.

Gewünschte Formen der Unterstützung

Wir haben die Befragten gebeten, uns mit Hilfe einer Liste anzugeben, welche Formen der Unterstützung ihnen sehr wichtig sind und gleichzeitig danach gefragt, ob ihnen diese Form der Unterstützung im Moment angeboten wird. Verwendet man nur die Angabe, eine Unterstützungsform sei „sehr wichtig" als einen Indikator für den jeweiligen potenziellen Bedarf und sortiert dann die Unterstützungsform nach ihrer Wichtigkeit, dann ergibt sich der größte Bedarf bei Informationsangeboten und temporären Entlastungen (*Abbildung 4*). Der Bedarf übersteigt die (subjektiv) verfügbaren Angebote meist um 50 Prozent und nicht selten um bis zu 100 Prozent. Unterhalb dieses allgemeinen Musters gibt es allerdings Gruppen (wie z. B. die fünfte Gruppe LQ-/KAP), bei denen der Bedarf zum Beispiel an Urlaubsmöglichkeiten stärker gesättigt ist. Der umgekehrte Fall tritt ebenfalls bei den Urlaubsmöglichkeiten unter weiteren Aktivitäten zum Beispiel in der vierten Gruppe (LQ+/KP) auf, wo der Bedarf deutlich das Angebot übersteigt.

Insgesamt zeigt sich bei den unterschiedlichen Unterstützungsformen, dass insbesondere in den beiden Pflegesituationen der Gruppen LQ+/KP und LQ-/KAP, die durch kognitive Probleme des hilfs- und pflegebedürftigen Angehörigen charakterisiert sind, vielerlei Bedürfnisse vorliegen, die auch auf ein Defizit von eher emotionaler Unterstützung hindeuten (wie die Möglichkeit über Probleme zu reden, mehr Zeit mit der Familie verbringen zu können, Hilfe bei Familienstreitigkeiten oder auch die Möglichkeit, eine Angehörigengruppe zu besuchen).

Familiäre Pflege von älteren Menschen in Deutschland 269

Abbildung 4: Wie wichtig sind Ihnen folgende Formen der Unterstützung
(nur Nennungshäufigkeiten über 40 %)

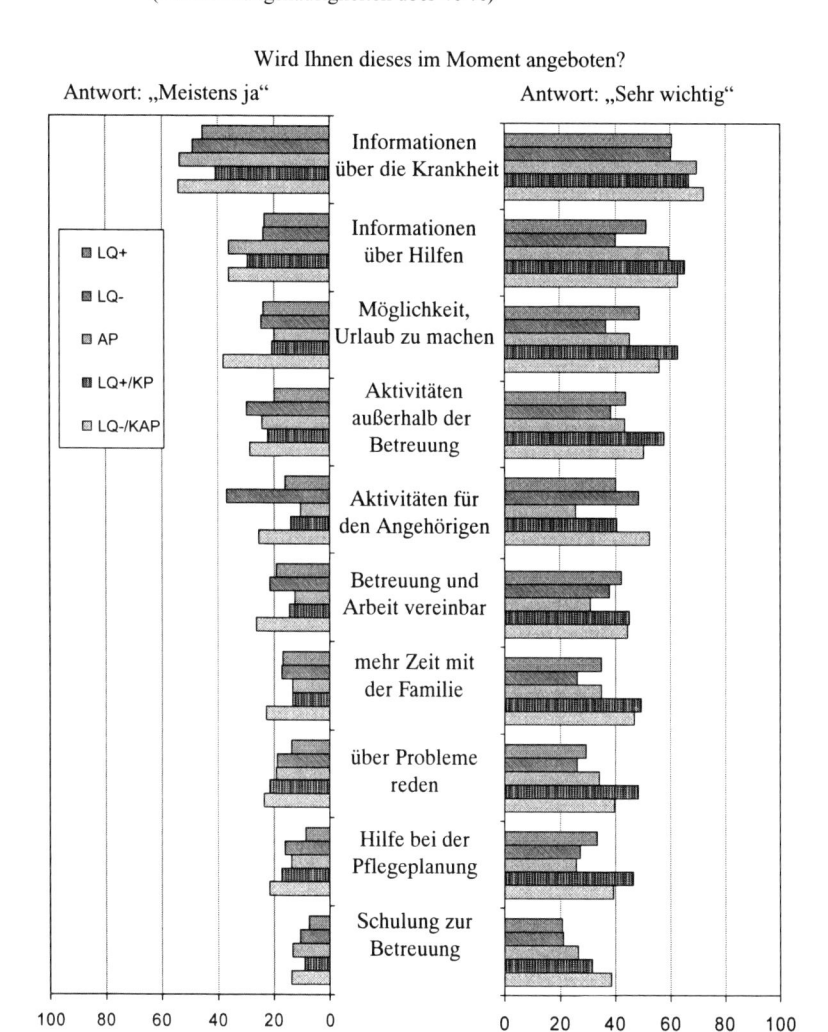

Wird Ihnen dieses im Moment angeboten?
Antwort: „Meistens ja"   Antwort: „Sehr wichtig"

- LQ+
- LQ-
- AP
- LQ+/KP
- LQ-/KAP

Informationen über die Krankheit
Informationen über Hilfen
Möglichkeit, Urlaub zu machen
Aktivitäten außerhalb der Betreuung
Aktivitäten für den Angehörigen
Betreuung und Arbeit vereinbar
mehr Zeit mit der Familie
über Probleme reden
Hilfe bei der Pflegeplanung
Schulung zur Betreuung

Anforderungen an unterstützende Dienste und Angebote

In einer weiteren Liste baten wir die Befragten uns zu sagen, welche Eigenschaften eines Dienstes oder Angebotes ihnen besonders wichtig sind. In allen Gruppen wird übereinstimmend (ca. 90 % „sehr wichtig") gefordert, dass die Mitarbeiter der Dienste den hilfs- und pflegebedürftigen Angehörigen mit Würde und Respekt behandeln. Weitere Aspekte, die als sehr wichtig bewertet wurden, beziehen sich auf die Qualifikationen der Mitarbeiter oder auf zeitliche Aspekte, wie zum Beispiel „die Hilfe ist zur benötigten Zeit verfügbar" oder „die Hilfe kommt, wenn sie versprochen wurde" und finanzielle Aspekte, wie zum Beispiel „die Hilfe ist nicht zu teuer". Insgesamt finden sich zwischen den Gruppen bezüglich der gewünschten Eigenschaften eines Dienstes nur geringe Unterschiede, wobei die verschiedenen Aspekte von den letzten drei Gruppen (AP, LQ+/KP, LQ-/KAP) – die insgesamt auch mehr Dienste in Anspruch nehmen – zu größeren Anteilen als sehr wichtig erachtet werden. Auch bezüglich der Eigenschaften der Dienste ist der Bedarf – wenn man wiederum die Einschätzung als „sehr wichtig" als Bedarf definiert – nicht in allen Bereichen gedeckt. So finden sich größere Diskrepanzen bei finanziellen Aspekten, bei der Orientierung der Hilfe an den Bedürfnissen und insbesondere bei dem Wunsch, dass die Hilfe immer von demselben Mitarbeiter kommt. Dies wird ausdrücklich wieder in den beiden letzten Gruppen gefordert, denn gerade in der Betreuung von Personen mit Demenz ist eine Kontinuität, die möglichst durch dieselben Pflegepersonen gewährleistet wird, besonders wichtig.

Ausblick

Die vorgestellten Ergebnisse sind erste Überlegungen zur Abbildung spezifischer Pflegesituationen. So konnten in diesem Modell Gruppen identifiziert werden, die sich sowohl durch ihr Inanspruchnahmeverhalten als auch in ihren Anforderungen an Dienste und Angebote unterscheiden. Pflegesituation ist nicht gleich Pflegesituation und der Umgang mit beziehungsweise die Pflege von unterschiedlich beeinträchtigten Angehörigen ziehen unterschiedliche Notwendigkeiten und daraus resultierende Ansprüche nach sich. Nur wenn es gelingt, die unterschiedlichen Gruppen möglichst genau zu beschreiben, kann ein spezifisches Angebot für spezifische Problemlagen entwickelt und angeboten werden. Dazu ist es nötig, im weiteren Verlauf der Analyse zusätzliche Faktoren in das Modell aufzunehmen, die die Nutzung von Unterstützungsleistungen weiter modellieren können. Dies ist auch notwendig, um zunächst unplausible Ergebnisse, wie zum Beispiel die unterschiedliche Bedarfsdeckung bei Urlaubsmöglichkeiten in den Gruppen LQ-/KAP und LQW+/KP interpretieren zu können. Zu denken ist dabei an sozialstrukturelle Merkmale, regionale Unterschiede und formelle und informelle Unterstützungsnetzwerke. Ebenfalls müssen materielle Transferleistungen berücksichtigt werden, die mit der Pflegesituation zusammenhängen. Die mit den deutschen Daten gewonnenen Erkenntnisse werden dann mit den Ergebnissen der anderen Länder konfrontiert, um die Unterschiede beziehungsweise Ähnlichkeiten darstellen und in die europäische Analyse einbeziehen zu können.

Literatur

Angermeyer, M. C./Kilian, R./Matschinger, H. (2000): *Handbuch für die deutschsprachige Version der WHO-Instrumente zur internationalen Erfassung von Lebensqualität*, Göttingen

Backhaus, K./Erichson, B./Plinke, W./Weiber, R. (2003): *Multivariate Analyseverfahren*, Berlin

Bech, P. (1990): „Measurement of psychological distress and well-being". In: *Psychother Psychosom*, 54(2-3), S. 77–89

Bullinger, M./Kirchberger, I. (1998): *Der SF-36-Fragebogen zum Gesundheitszustand – Handbuch für die deutschsprachige Fragebogen-Version*, Göttingen

Busse, A./Sonntag, A./Riedel-Heller, S. G./Matschinger, H./Angermeyer, M. (2000): „Demenzkranke in der Pflegeversicherung. Ergebnisse einer Repräsentativerhebung". In: *Zeitschrift für Gerontopsychologie & -psychiatrie*, 13(3/4), S. 104–111

Infratest sozialforschung (2003): *Hilfe- und Pflegebedürftige in Privathaushalten in Deutschland 2002. Schnellbericht.*
http://www.bmfsfj.de/RedaktionBMFSFJ/Abteilung3/ (26.1.2005)

Keady, J./Nolan, M. (1996): „Behavioural and Instrumental Stressors in Dementia (BISID): refocussing the assessment of caregiver need in dementia". In: *J. Psychiatr. Ment. Health Nurs.* June; 3(3), S.163–72

Kofahl, C./Nolan, M./Mestheneos, E./Triantafillou, J. für die EUROFAMCARE-Gruppe (2005): „Welche Unterstützung erfahren betreuende Angehörige älterer Menschen in

Europa?" In: Klie, T./Buhl, A./Entzian, H./Hedtke-Becker, A./Wallrafen-Dreisow (2005): *Die Zukunft der gesundheitlichen, sozialen und pflegerischen Versorgung älterer Menschen*, Frankfurt am Main: Mabuse

Mahoney, F. I./Barthel, D. W. (1965): „Functional evaluation: The Barthel Index". In: *Md. State Med. J.* 14/2, S. 61–65

McKee, K. J./Philp, I./Lamura, G./Prouskas, C./Oberg, B./Krevers, B./Spazzafumo, L./ Bien, B./Parker, C./Nolan, M. R./Szczerbinska, K. (2003): „The COPE index – a first stage assessment of negative impact, positive value and quality of support of care giving in informal carers of older people". In: *Aging and Mental Health*; Vol. 7, No. 1; S. 39–52

Thomas Klie, Sumiko Okada

Der Japanische Weg der Pflegesicherung
Oder: Von der Schwierigkeit, den richtigen Weg einzuschlagen

In vielen Ländern[1] steht das Thema der Langzeitpflege, der „Long Term Care", auf der politischen Agenda. Das gilt in ganz besonderer Weise für Japan und Deutschland. Beide Länder haben in ihrer Konzeption verwandte Lösungen gesucht, die hier wie dort durch demographische und soziale Wandlungsprozesse erforderlich wurden. Beide Länder sahen sich herausgefordert, die Sicherung der Pflege zu einem Thema des „Sozialstaates" zu machen – dies ist keineswegs selbstverständlich im internationalen Vergleich und es ist auch für die Zukunft noch nicht ausgemacht, ob hier der „Master Weg" zu finden sein wird. Beide Länder verfügen über mehr oder weniger systematisch ausgewertete Erfahrungen nach der Einführung der Pflegeversicherung und diskutieren über deren Zukunft. In Japan steht für das Jahr 2006 eine große Revision an, in Deutschland nicht vor 2006. Ein Vergleich der Systeme und Erfahrungen beider Länder bietet eine interessante Gelegenheit, gemeinsame Grundfragen zu beleuchten, Effekte zu reflektieren und mit Blick auf die Zukunft Korrekturen zu diskutieren, die eine nachhaltige Sicherung der Pflege erst möglich erscheinen lässt. In diesem Aufsatz, der auf der Auswertung aktueller Analysen des japanischen Gesundheitsministeriums und zahlreicher Expertengespräche beruht[2], werden zum einen die Grundzüge der japanischen Pflegeversicherung dargestellt und in einen kontrastierenden Vergleich zur deutschen Pflegeversicherung gesetzt und zum anderen die Akzente der Reform- beziehungsweise Weiterentwicklungsdiskussion herausgearbeitet.

---

1 Dazu gehören in Europa i. W.: Dänemark, Deutschland, Finnland, Großbritannien, Luxemburg, Niederlande, Norwegen, Österreich, Schweden, Schweiz. Weltweit: Australien, Japan, Kanada. Andere Länder können als „Schwellenländer" der Pflegediskussion gelten, etwa Frankreich, Italien, Spanien.
2 Durchgeführt im Rahmen eines Studienaufenthaltes beider Autoren im Oktober/November 2004 in Japan.

Vor der Einführung der Pflegeversicherung

Japan kannte vor der Einführung der Pflegeversicherung im Jahre 2000 ebenso wie Deutschland lediglich auf der kommunalen Ebene eine Infrastruktur- und Leistungsverantwortung für Pflegebedürftige und ihre Familien. Pflege und Betreuung war (und ist zum Gutteil immer noch) eine Familienangelegenheit und in der Japanischen Kultur (trotz Änderung des Erbrechtes mit einer besonderen Privilegierung der Erstgeborenen schon im 19. Jahrhundert) die besondere und fast alleinige Verantwortung der Erstgeborenen. Sie hat sich als soziale Norm erhalten, bis hinein in die messbare Kontakthäufigkeit der Familienmitglieder und die faktische Übernahme von Pflegeverantwortung – zumeist durch die Schwiegertöchter[3]. Immerhin sollen noch 50 Prozent der über 60-Jährigen in Japan in Mehrgenerationenhaushalten leben, was die Versorgungswahrscheinlichkeit für Pflegebedürftige dort deutlich erhöht. Allerdings hatte man die international vergleichsweise einmalige Geschwindigkeit der demographischen Alterung in Japan bereits in den achtziger Jahren politisch in dem so genannten „Gold Plan" (vgl. Yoshida 2003: 172 ff.) erarbeitet und zahlreiche Initiativen – auch auf kommunaler Ebene – gestartet. Dazu gehörten und gehören kommunale Wohlfahrtszentren, die auch und gerade für Ältere Angebote unterhalten, Voluntary Aktivitäten, die Förderung der Rehabilitation älterer Menschen, die Ausbildung in neuen Berufen, die auch für ältere Menschen bedeutend sein können sowie Tagespflege- und Rehabilitationsangebote. Insbesondere der Bereich der ambulanten Pflege war aber bis zur Einführung der Pflegeversicherung absolut defizitär – sowohl quantitativ als auch qualitativ. Auch der Heimbereich konnte und kann bis heute als nicht bedarfsgerecht entwickelt angesehen werden. Hier setzte die Pflegeversicherung mit ihrer Konzeption und ihren Leistungen an.

Das Konzept und die Annahmen

Die Japanische Pflegeversicherung orientiert sich in mancherlei Hinsicht am deutschen Vorbild, sie nimmt aber auch Elemente anderer Pflegesicherungskonzepte auf, so das Assessment aus den USA und das Care Management aus Großbritannien. Sie ist als „Volksversicherung" konzipiert und kennt keine

---

3 Was zu schlechteren Chancen der ältesten Söhne auf dem Heiratsmarkt führt.

einkommensabhängigen Leistungen. Sie sieht gestufte Leistungen je nach Grad der Hilfe- und Pflegebedürftigkeit vor (6 statt 3 Pflegestufen mit einer deutlich abgesenkten Eingangsstufe)[4]. Das Leistungsspektrum ist breiter als in Deutschland aufgefächert und sieht deutlich höhere Leistungen vor allem in den höheren Pflegestufen vor. Die Einstufung in die Pflegestufen erfolgt aufgrund eines inzwischen auch demenzspezifische Hilfebedarfe aufnehmenden Begutachtungskonzeptes, das allerdings gegenüber dem deutschen Begutachtungsverfahren einerseits vereinfacht wurde (keine minutengenaue Zuordnung von pflegeversicherungsrelevanten Pflegebedarfen, sondern ein EDV-gesteuerter Algorithmus, basierend auf der Beantwortung von 98 Fragen zum Pflegebedarf), der andererseits aufwendiger kommunikativ „validiert" wird (Begutachtungskommission unter Einbeziehung von Angehörigen, BürgerInnen, Ärzten etc.). Träger der Pflegeversicherung ist die jeweilige Kommune. Sie setzt je nach Leistungsfähigkeit auch den Beitragssatz zur Pflegeversicherung fest, der mangels kommunalen Finanzausgleich im Bereich der Wohlfahrt deutlich unterschiedlich ausfällt. Sie übernimmt mit ihren Fachbeamten aus dem Gesundheitsamt oder in einigen Kommunen auch mithilfe der Care Manager Begutachtungsaufgaben. Die Pflegeversicherung ist von vornherein als Mischfinanzierung konzipiert: Beiträge der über 40-Jährigen liegen im Schnitt bei etwa 3500 Yen (etwa 30 Euro) im Monat zuzüglich Steuereinnahmen (MwSt.). Anders als in Deutschland ist die japanische Pflegeversicherung nicht vom Grundsatz der Wettbewerbsneutralität geprägt: Pflegeheime, aber auch Krankenhäuser mit Pflegebetten und Übergangspflegeeinrichtungen, die drei Haupttypen der stationären Versorgung, werden dual finanziert. Darüber hinaus werden die Pflegesätze auf kommunaler Ebene festgesetzt, für alle Einrichtungen gleich. Dies gilt auch für die ambulanten Dienste. Ganz verzichtet hat man auf die Gratifikationsleistungen für die Familienpflege: ein Pflegegeld nach deutschen Vorbild gibt es ebenso wenig wie Ansätze des in den Niederlanden populären Konzepts des Pflegebudgets. (Klie/Spermann 2004: 87 ff.) Die Familien, die keine „Sachleistungen" in Anspruch nehmen, bleiben bei der Pflegeversicherung außen vor.

---

4 Die japanische Pflegeversicherung sieht außer 5 Stufen der Pflegebedürftigkeit zusätzlich eine Stufe der „Unterstützungsbedürftigkeit" vor, für die Sachleistungen von maximal 61 500 Yen (ca. 450 Euro) von der Pflegeversicherung vorgesehen ist.

„Man-Power"

1989 veröffentlichte die japanische Regierung den sogenannten „Gold Plan". Der umfangreiche und vielschichtige Maßnahmenplan für die nächsten 10 Jahre, der der rasch fortschreitenden Veralterung der Bevölkerung Japans entgegenwirken sollte, hat gleichwohl bewiesen, dass er mit den vorhandenen öffentlichen Ressourcen – finanziell, personell oder strukturell – den Anforderungen in der näheren Zukunft nicht mehr gerecht werden kann. Ausbau der Pflegeeinrichtungen und Erweiterung der Angebote in stationärer und häuslicher Pflege waren die Hauptsäule des Gold Plans und die Gewinnung von Pflegepersonal wurde als Grundvoraussetzung dafür erkannt. Der Alterungsprozess schritt jedoch schneller fort als prognostiziert und so musste der Gold Plan von 1989 bereits 1994 grundlegend korrigiert werden (New Gold Plan). Das war die Zeit, in der sich Japan überall auf der Welt, besonders in England oder Deutschland, umschaute und nach einem japanischen Rezept für die Problemlösung suchte.

Als Finanztopf wurde ein neues System geschaffen: Die Pflegeversicherung. Das japanische Pflegeversicherungssystem wird jedoch zur Hälfte durch Umlagen finanziert (vom Staat 25 Prozent, von den Präfekturen 12,5 Prozent und von den Kommunen 12,5 Prozent), die Beteiligung der Beiträge macht somit also nur 50 Prozent aus.

Flächendeckende Wohlfahrtsverbände wie DRK, Caritas oder AWO gibt es in Japan nicht. Die Sozialwohlfahrtsvereinigung (Shakai-fukushi-kyogikai), der 1951 in der Nachkriegsbesetzungszeit entstandene, landesweite Wohlfahrtsverband mit Top-Down-Struktur und etwa 3 400 Sitzen auf der kommunalen Ebene war die einzige landesweite Organisation, die vor der Einführung der Pflegeversicherung häusliche Pflege anbot. Die Pflegekräfte der Vereinigung, die in den achtziger Jahren noch nicht mit Schwer- und Schwerstpflegebedürftigen konfrontiert waren (da Schwerpflegebedürftige gleich ins Krankenhaus eingewiesen wurden), wurden durch öffentliche Gelder finanziert. Die Inanspruchnahme dieser Leistungen war vom Einkommen der Pflegebedürftigen abhängig, die Qualifikation der Pflegekräfte war kein wichtiges Thema.

Die berechtigte Vermutung war, dass die Einführung der Pflegeversicherung den Versicherten und Leistungsempfängern die Augen öffnen und das Bewusstsein für die Gleichwertigkeit der Vertragspartner wecken würde. Die

Qualifikation des Pflegepersonals wurde plötzlich zum Hauptdiskussionsthema. Ende der achtziger und Anfang der neunziger Jahre studierte man die Situation des Altenpflegeberufs und der Altenpflegeausbildung in Deutschland, auch im Hinblick auf die Ausländerbeschäftigung in dieser Branche. Es sind seitdem einige neue Berufe „geschaffen" worden. Anders als in Deutschland, wo der Altenpflegeberuf seit den siebziger Jahren Schritt für Schritt sein Berufsbild entwickelte und sich mittlerweile etablieren konnte, fehlte in Japan die Zeit für einen langsamen (und auch natürlichen) Berufsbildungsprozess.

1987 trat das Gesetz über die Fachkräfte in der Sozialpflege sowie über Sozialarbeiter in Kraft. „Fachkraft in der Sozialpflege" war die erste Berufsbezeichnung neben Krankenschwester/-pfleger, die im Pflegebereich gesetzlich geregelt wurde. Zum Erwerb dieser Berufsbezeichnung gibt es mehrere Wege, der populärste ist das Ablegen einer zentralen Prüfung nach einer dreijährigen Pflegetätigkeit in einer anerkannten Pflegeeinrichtung. Es ist also keine systematische Ausbildung zum Erwerb des Zertifikats nötig, daher hat sich die Qualifikation der Zertifizierten als sehr unterschiedlich herausgestellt. Die Qualifikation einer Fachkraft in der Sozialpflege ist nicht gleichbedeutend mit der der Altenpflege. Dabei ist der größte Anteil der Berufsinhaber in der Altenpflege tätig. Bis zum Mai 2004 haben 407 000 Menschen diese Qualifikation erworben und davon sind etwa 38 Prozent beruflich tätig.

Neben der Fachkraft in der Sozialpflege bilden die Home Helpers[5] als Pflegepersonal die größte Gruppe. Home Helper II, das am Arbeitsmarkt am meisten gefragte Zertifikat, wird nach einer 100-stündigen Teilnahme an Seminaren und einem 30stündigem Praktikum erteilt. Da die Seminarleiter und die Praktikumsstelle wenig Erfahrung und Methodik besitzen und innerhalb eines so kurzen Zeitraums die Eignung eines Teilnehmers für den Beruf weder subjektiv noch objektiv feststellbar ist, sind nach zahlreichen Untersuchungsergebnissen die meisten Home Helpers den ihnen übertragenen Auf-

---

5   Nach der Verordnung über Home Helpers (10.03.2000) setzt das Erwerben des Zertifikats eines Home Helpers I: 50-stündige Seminarteilname (davon 8 Stunden Praktikum), eines Home Helpers II: 130 Stunden (30 Sunden Praktikum) und eines Home Helpers III (nach Erwerben der II. Stufe) weitere 230 Stunden (84 Stunden Praxis) voraus. Da Home Helper II und I die grundpflegerischen Leistungen erbringen dürfen und Home Helper I in Japan als verantwortliche Pflegefachkraft gilt, werden Home Helper II am Arbeitsmarkt am gefragtesten.

gaben weder qualitativ noch quantitativ gewachsen. Seit 1999 haben 450 000 Menschen Helper-Zertifikate erworben, davon waren 2002 insgesamt 210 000 Menschen (zu großen Teilen Frauen und Teilzeitbeschäftigte) als solche berufstätig. Die Arbeitsbedingungen der Home Helpers sind seitdem ein Forschungsgegenstand der Arbeitsrechtswissenschaftler.

Japan konnte bisher so die nötige „Man-Power" in der Altenpflege im Eiltempo zusammenstellen. Dies klappte erstaunlicherweise ohne größere Schwierigkeiten. Ein Grund dafür könnte das verhältnismäßig hohe Allgemeinbildungsniveau der Japaner sein.[6]

Dagegen spielen Krankenschwester/-pfleger im Rahmen der Pflegeversicherungsleistungen nur eine geringere Rolle (s. auch „Häusliche Pflege").

Das Zertifikat als Fachkraft in der Sozialpflege sowie als Home Helper II eröffnet einen weiteren beruflichen Aufstiegsweg zum Care Manager (s. auch „Care Management")

Leistungen

a) Häusliche Pflege

Die japanische Pflegeversicherung sieht für die häusliche Pflege je nach Pflegestufe gestaffelte Höchstleistungen im Bereich der hauswirtschaftlichen und pflegerischen Versorgung vor, die – verglichen mit Deutschland – erheblich großzügiger angelegt sind. Die Leistungen sind zudem auch wesentlich differenzierter. Die Pflegeversicherung vermittelt für die Person, die nach der Pflegeversicherung eingestuft wurde einen Anspruch auf Leistungen der Behandlungspflege, der „Visiting Nurses", der von der Pflegeversicherung eingelöst wird und nicht, wie in Deutschland üblich, von der Krankenversicherung. Hier hat man einen ähnlichen Weg eingeschlagen wie in der stationären Pflege in Deutschland: Behandlungspflege wird Teil der Pflegeversicherungsleistung. Darüber hinaus fällt ärztliche Behandlung auch unter

---

6 2001 besuchten 96,5 Prozent der 15-jährigen Mädchen eine dreijährige Oberschule, 33,8 Prozent der Oberschulabgänger wurden von einer Fachhochschule/Universität aufgenommen. Home Helper Tätigkeiten werden auch als Nebenbeschäftigung der Hausfrauen angesehen. Hausfrauen, die nach der Erziehungsphase trotz hohem Bildungsstand keine feste Einstellung erhoffen können, wandern oft in den Pflegebranche.

die Leistungen der Pflegeversicherung. Anders als in Deutschland beinhaltet das Angebotspaket eines häuslichen Pflegedienstes in der Regel keine „Behandlungspflege". Die Behandlungspflege wie Wundversorgung, Injektionen oder Absaugen wird nicht durch einen häuslichen Pflegedienst verrichtet, sondern durch eine Krankenpflegestation. Diese ist ausschließlich mit Krankenpflegepersonal besetzt und setzt ihr Personal nach ärztlicher Anordnung und im Rahmen der im Pflegeversicherungsgesetz festgelegten wöchentlichen Höchsteinsatzzahlen ein. Die Anzahl der Krankenpflegestationen ist gering, sie bieten meist weder Rund-um-die-Uhr-Versorgung, noch führen sie Wochenendeinsätze durch. Hinzu kommt die unzureichende häusliche Versorgung durch Ärzte. Arztpraxen oder praktische Ärzte, wie man sie in Deutschland kennt, sind selten. Hausbesuche durch einen Arzt werden nur ausnahmsweise angeboten. Dieses System wird multimorbiden, pflegebedürftigen Menschen nicht gerecht. Es führt dazu, dass die Inanspruchnahme der Versorgung und Behandlung durch Ärzte und Krankenpflegepersonal bereits am Anfang zum größten Teil ausgeschlossen wird und somit die Ausgabensteigerung der Krankenkassen gebremst wird. Eine Folge ist die Übernahme behandlungspflegerischer Maßnahmen durch Home Helpers oder Fachkräfte in der Sozialpflege, die jedoch keinerlei medizinische Ausbildung haben.[7] Die Verbreitung ambulanter Dienste hat sich in den Ballungsgebieten in den letzten Jahren deutlich erhöht, sie kann aber keineswegs als ausreichend angesehen werden. Insbesondere in ländlichen Bereichen kommt es zu manifesten Unterversorgungssituationen, die potenziell vermeidbare Krankenhausüberweisungen, aber auch stationäre Versorgungssettings provozieren.

---

7 Die Leistungen der Behandlungspflege sind ihrerseits jedoch durch berufsrechtliche Reglementierungen überwiegend an die Berufsgruppe der „nurses", der Krankenpflegekräfte also gebunden, zu deren gesetzlich festgeschriebenen Vorbehaltsaufgaben etwa Injektionen, Katheterisierungen etc. gehören. Insofern ist die Erbringung der Behandlungspflege im häuslichen Bereich an den Einsatz von Krankenpflegefachkräften gebunden. Dies führt inzwischen zu manifesten Versorgungsproblemen. Da es in Japan nicht ausreichend in der ambulanten Pflege tätige Fachkräfte gibt, erschweren die starren Vorbehaltsaufgabenregelungen den „integrierten" Einsatz von „behandlungspflegerischen" und „hauswirtschaftlichen" sowie „grundpflegerischen" Leistungen. Die Berufsverbände der Krankenpflege verteidigen ihre Domäne. Dagegen ist zum Beispiel eine examinierte Krankenschwester, die im ambulanten Pflegedienst tätig ist und Grundpflege durchführt, keine Fachkraft im Rahmen der Pflegeversicherung und wird als angelernte Hilfskraft abgerechnet und vergütet.

Gerade die zum Teil prekären Versorgungssituationen in ländlichen Gebieten und auf den Inseln führt zu einem dem Image von Japan entsprechenden Einsatz moderner IT Technologie, etwa dezentrale Diagnose- und Arztkonsultationstechnologie (mit Blutzuckermessung, Blutdruckmessung und videounterstützter Arztkonsultation), Lebensmeldern in Privathaushalten, mobilfunkunterstützter Raumüberwachung und Videokommunikation. Die Infrastrukturdefizite in der häuslichen Versorgung, gekoppelt mit einer hohen, kulturell vermittelten normativen Pflegeverpflichtung der Familien führt zu einer inzwischen auch von Japan verstärkt wahrgenommenen Gewaltproblematik in häuslichen Pflegesituationen, über die auch erste Untersuchungen vorliegen. (Vgl. Institute for Health Economics and Policy 2004)

Das Thema Gewalt gegen ältere Menschen in der Pflege ist in der Folge zu einem politischen Thema in Japan geworden und hat den Gesetzgeber veranlasst, ein Gesetz zur Einführung einer Meldepflicht bei Verdacht auf schwere Gewalthandlungen gegen ältere Menschen auf den Weg zu bringen.[8]. Die Höhe der generösen Leistungen der häuslichen Pflege unterliegen dadurch faktisch erheblichen Restriktionen, da die japanische Pflegeversicherung stets von einem Co-payment von derzeit 10 Prozent ausgeht. Das heißt, der Pflegebedürftige muss einen Teil der Kosten für die häusliche Pflege selbst tragen. Reizt er die Pflegeleistung insgesamt aus, kann dies etwa bei dem Höchstbetrag von 3 300 Euro/Pflegestufe 5 zuzüglich weiterer in Anspruch genommener Leistungen etwa der Behandlungspflege zu erheblichen Belastungen der Haushaltsökonomie führen. Diese zum Teil auch vorweg genommenen Belastungen führen im haushaltsökonomischen Kalkül zur bewussten Nichtinanspruchnahme möglicher und gegebenenfalls auch nötiger Leistungen. Zwar gibt es auf der kommunalen Ebene unterschiedliche Befreiungstatbestände sowohl von der in Japan üblichen Kopfsteuer, die auch von Rentnern zu zahlen ist, als auch von den Zuzahlungen für die Pflegeversicherung. Hier darf aber in der Regel ein Einkommen von 450 000 Yen (etwa 3 500 Euro) nicht überschritten werden. Die Co-payments führen damit insbesondere bei mittleren Einkommen zu erheblichen Einschränkungen der haushaltsökonomischen Dispositionsfreiheit und damit verbunden zu Lebensstandard- und Lebensführungsrestriktionen. Das Co-payment hat mit

---

8 Vgl. die zum Teil kontrovers geführten Diskussionen im Tagungsbericht (Takasaki 2003)

dazu beigetragen, dass von den eingestuften Pflegebedürftigen die ihnen zustehenden Leistungen nur zu 40 Prozent ausgeschöpft werden. Damit konnte, ähnlich wie in Deutschland, einerseits die finanzielle Situation der Pflegeversicherung durch den geringen Anteil der Sachleistungsnehmer im ambulanten Bereich stabilisiert werden. Andererseits steht zu befürchten, dass die Versorgungssituation nicht überall befriedigend ausfällt.

In die häusliche Pflege beziehungsweise Pflegeversicherung integriert ist in Japan die pflegenahe Rehabilitation. Auch diese wird von der Pflegeversicherung geleistet beziehungsweise finanziert, etwa ambulante Ergotherapie und Physiotherapie. Schnittstellenprobleme zwischen der Pflege- und Krankenversicherung, wie aus Deutschland bekannt mit den ökonomischen Fehlsteuerungen, sind in Japan so nicht vorhanden. Dafür treten andere Probleme auf: Auch hier wird ein Co-payment der Pflegebedürftigen verlangt, was die Inanspruchnahme in Problemsituationen beeinflussen kann.

b) Teilstationäre Pflege

Der teilstationäre Sektor ist in Japan wesentlich weiter ausgebaut und in sich differenzierter als in Deutschland. Zunächst unterscheidet man zwischen der klassischen Tagespflege und einem rehabilitativ orientierten Tagespflegeangebot. Obwohl die angesprochenen Personenkreise zum Teil identisch sind, werden von den jeweiligen Einrichtungen unterschiedliche Strukturqualitätsanforderungen erwartet, insbesondere wird von den rehabilitativ orientierten Tagespflegezentren der Einsatz von Therapeuten verlangt. In der Tagespflege hingegen arbeiten lediglich „Home Helpers" und Fachkräfte der Sozialpflege. Sie werden in der Bevölkerung recht gut angenommen, sind durch kommunale Unterstützung recht breit vermittelt und treffen in Japan auf eine wesentlich stärker ausgeprägte Gemeinschaftskultur. Anders als in Deutschland bestehen für die Inanspruchnahme weniger wirksame kulturelle Schwellen. Zudem wird in den Tagespflegeeinrichtungen die Kultur der gemeinschaftlichen Hygiene, des Badens gepflegt, die über eine lange Tradition verfügt. Angemessene Transportangebote machen, so sie in der Nähe der Tagespflegeeinrichtungen existieren, diese auch für alle Interessierten zugänglich.

c) Stationäre Pflege

Am unübersichtlichsten erscheint die Versorgungskonzeption in Japan im stationären Bereich. Die Pflegeversicherung sieht zunächst vor, dass alle Pflegebedürftigen einen Anspruch auf stationäre Versorgung geltend machen können, wenn der Hilfeplan dies vorsieht. Allerdings kennt die japanische Pflegeversicherung vier unterschiedliche Kategorien stationärer Versorgung.

Zunächst das Pflegeheim[9], das überwiegend von Kommunen oder ihnen nahestehenden Wohlfahrtsorganisationen getragen und im investiven Bereich auch finanziert wird. Pflegeheime sind allerdings nicht auf Personen mit einem hohen behandlungspflegerischen und medizinischen Versorgungsbedarf eingerichtet. In Pflegeheimen werden für die Bewohner auch die Unterbringungskosten im Rahmen der Pflegeversicherung getragen. Sie haben allerdings für Verpflegung und andere Leistungen ein Co-payment von wiederum 10 Prozent zu zahlen. In Pflegeheimen arbeiten neben Krankenschwestern „Home Helper" und Fachkräfte der Sozialpflege. Die Personalabdeckung erfordert im Unterschied zu Deutschland nachts keine Fachkräfte, was die potenzielle Versorgungsintensität von Pflegeheimen markiert.

Neben den Pflegeheimen gibt es die zu über 90 Prozent privat finanzierten, so genannten Übergangseinrichtungen, die „Health Care Facilities"[10]. Sie wurden Ende der neunziger Jahre als rehabilitativ orientierte Übergangseinrichtungen für die Krankenhausnachsorge eingeführt und errichtet. Sie sind grundsätzlich nur für eine begrenzte, zeitlich befristete Aufnahme vorgesehen (3 Monate), übernehmen aber faktisch eine langfristige Versorgungsfunktion für die dort lebenden, pflegebedürftigen Menschen. Sie sind teurer als Pflegeheime und verfügen über einen höheren Anteil an Fachkräften und insbesondere auch an therapeutischem Personal. Auch hier übernimmt die Pflegeversicherung die Unterbringungskosten, auch hier müssen die Bewohner wieder ein Co-payment entrichten und für ihre Mahlzeiten selbst aufkommen.

---

9 Die Zahl der Pflegeheime („Kaigo-rojin-fukushi-shisetsu") betrug 2002 4 870 mit etwa 330 000 pflegebedürftigen Bewohnern. Die durchschnittliche Pflegestufe lag bei 3,53.

10 „Kaigo-rojin-hoken-shisetu". 2002 gab es 2 872 Einrichtungen in dieser Kategorie, etwa 234 000 Pflegebedürftige wurden hier untergebracht. Die durchschnittliche Pflegestufe lag bei 3,12.

Der dritte Typ stationärer Versorgung sind die Krankenhäuser[11] und die dort angeschlossenen Pflegebetten. Eine Krankenhausversorgung älterer Menschen ist in Japan wesentlich verbreiteter als in Deutschland. Die durchschnittliche Aufenthaltsdauer beträgt über 20 Tage. Krankenhäuser übernehmen, wie früher auch in Deutschland, eine Art Ausfallbürgschaft für Versorgungsdefizite in der ambulanten Pflege und im Heimbereich. So finden sich viele Pflegebedürftige auf Jahre in Pflegebetten von Krankenhäusern wieder, die auch über die Pflegeversicherung finanziert werden. Da auch die ärztlichen Behandlungskosten beziehungsweise zumindest die Konsultationsdienste mit über die Pflegeversicherung abgegolten werden, sind die Aufenthalte in Krankenhäusern am teuersten.

Neben diesen drei Grundtypen, die etwa 750.000 Betten in Japan stellen, finden sich nun auch neue im Pflegeversicherungsrecht auch vorgesehene Heimtypen. Hier ist zunächst der Typ der Gruppenheime zu nennen. Bei Gruppenheimen handelt es sich um kleine Einheiten insbesondere für demenzkranke Menschen ohne hohen Pflegebedarf. Hier werden typischerweise Einrichtungen mit Wohngruppen für je neun Bewohner geschaffen, häufig zusammengefasst in einer Einrichtung mit zwei oder drei Wohngruppen. Sie basieren auf vollständiger Selbstversorgung im hauswirtschaftlichen Bereich. In ihnen arbeiten überwiegend „Home Helpers" und Fachkräfte der Sozialpflege mit einem vergleichsweise guten Personalschlüssel. Diese Gruppenheime, die sich großer Popularität erfreuen, erhalten von der Pflegeversicherung nur einen „Pflegesatz" für die pflegerische und hauswirtschaftliche Versorgung, in etwa auf dem Nivea der häuslichen Versorgung, die Unterbringungskosten werden nicht übernommen. In den letzten zwei Jahren sind in Japan über 20 000 Plätze in Gruppenheimen geschaffen worden. Sie finden sich zum Teil in normalen Mietshäusern, verwirklichen das angestrebte Prinzip quartiersnaher Versorgung und zeichnen sich überwiegend durch eine starke Wohnorientierung aus, die den anderen Heimen in Japan weniger eigen ist. Sie werden nahezu alternativlos als Konzeption für Menschen mit Demenz angesehen. In Gruppenheimen leben überwiegend Menschen in den

---

11 „Kaigo-ryoyogata-iryo-shisetsu". Im 2002 wurden etwa 127 000 Pflegebedürftige in diesen Einrichtungen versorgt, die durchschnittliche Pflegestufe lag bei 4,02. Zu bemerken ist die Tatsache, dass die oben genannten Einrichtungen oft in einem großen „Konzern" integriert von einem Träger betrieben werden.

Pflegestufen 2 und 3, also niedrigeren Pflegestufen. Eine anspruchsvolle fachpflegerische Versorgung ist dort folglich nicht möglich. Auf einer vergleichbaren Finanzierungskonzeption beruhen in privater Trägerschaft befindliche und von großen Investorengruppen finanzierte Heime, die auch pflegebedürftige Menschen versorgen. Auch hier kommt die Pflegeversicherung lediglich für die Pflege und die hauswirtschaftliche Versorgung auf. Unterbringungs- und Verpflegungskosten müssen die Bewohner selbst zahlen. Hier sind aus Deutschland bekannte Modelle zu finden, die einen zum Teil erheblichen Finanzierungsbeitrag von den Bewohnern zu den Baukosten verlangen, der überwiegend verfällt (etwa 20 Mio. Yen, also ca. 150 000 Euro) als Baukostenzuschuss, der innerhalb von fünf Jahren abgewohnt wird. Zusätzlich ist dennoch für die Unterbringungskosten und aufstockende Pflegeleistungen ein Co-payment zu zahlen. Angesichts der absoluten Knappheit an Heimplätzen in Japan erfreuen sich auch derartige Heime in den einkommensstarken Bevölkerungsschichten großer Nachfrage.

Insgesamt wird der stationäre Bereich in Japan nicht weiter gefördert. Viele Kommunen verzögern ihre Investition oder stoppen sie, da sie die erhöhten Ausgaben für den stationären Sektor fürchten. Er gefährdet potenziell die finanzielle Basis der Pflegeversicherung. Marktmechanismen greifen im stationären Bereich nur im höheren Preissegment, da die anderen Heimtypen von der Übernahme investiver Kosten durch die Kommune abhängen.

d) Sonstiges

An weiteren Leistungen der japanischen Pflegeversicherung sind die recht umfangreichen Umbau- und Anpassungsmaßnahmen zu nennen, die nach deutschem Vorbild eingeführt wurden. Im ambulanten Bereich wird ein in Deutschland unbekannter Badeservice angeboten, bei dem eine mobile Badewanne in die Häuslichkeit gebracht wird.

Care Management

Träger der Pflegeversicherung in Japan sind die Kommunen. In ihnen sind auch die Fachangestellten beschäftigt, die die vereinfachte Prüfung der Pflegebedürftigkeit durchführen. Eine Instanz, die dem medizinischen Dienst der Krankenkassen in Deutschland entspricht, kennt man so nicht, auch wenn man sich bei der Begutachtungsanweisung durchaus an den deutschen Erfahrungen orientiert hat. Teile der Funktion des MDK werden in Japan Care Managern übertragen. Dabei sah man sich ähnlich wie in Deutschland vor die Notwendigkeit gestellt, in kürzester Zeit eine angemessene Infrastruktur mit Care Managern aufzubauen, um die Begleitung von Pflegebedürftigen und das Design der jeweiligen Hilfe sicherzustellen. Man hat hier den pragmatischen Weg bestritten, eine breite Qualifizierungskampagne zu starten, die möglichst viele Fachleute zu Care Managern werden ließ. Eine ganze Reihe von Eingangsberufen können das Zertifikat Care Manager erlangen – dazu gehören neben Pflegekräften und Sozialarbeitern auch Ärzte, Therapeuten, Apotheker oder Zahnärzte. Sie müssen über eine mindestens fünfjährige Berufserfahrung verfügen und haben eine 120-minütige Prüfung abzulegen, in der sie ein umfangreiches „multiple choice manual" zu beantworten haben. Entsprechende Ausbildungsliteratur bereitet sie auf diese Prüfung vor. Sie haben sodann einen fünftägigen Care Management Kurs zu besuchen und erfolgreich abzuschließen, in dem sie über die Pflegeversicherung informiert, im Assessmentverfahren geschult und in der Erstellung von Hilfeplänen ausgebildet werden. Wenn sie diese „formale" Qualifikation erlangt haben, können sie als Care Manager arbeiten, entweder in einem Angestelltenverhältnis, wo sie pro betreutem Pflegebedürftigen einen Betrag von 9 010 Yen (etwa 70 Euro) erhalten. Sie können theoretisch auch als freiberufliche Care Manager arbeiten, wenn sie mit der Bezahlung zufrieden sind.

Ein Care Manager, der im häuslichen Bereich tätig ist, soll bis zu 50 Pflegebedürftige begleiten.[12] Teilweise übertragen die Kommunen den Care Managern gegen ein zusätzliches Entgelt auch die Feststellung der Pflegebedürftigkeit in den vereinfachten Verfahren. Sie werden an den Konferenzen und den Diskussionen der Pflegestufen beteiligt und haben später den Pflegebedürftigen über die Bewältigung seiner Pflegesituation zu beraten, sie haben mit ihm gemeinsam einen Hilfeplan aufzustellen, die Absprachen mit den Pflegediensten zu treffen und im weiteren Verlauf auf die Qualität der Pflege zu achten. Es handelt sich also um reines Care Management, das von einem umfassenderen Case Management-Ansatz weit entfernt ist. Überwie-

---

12 Dagegen soll ein Care Manager im stationären Bereich 100 Pflegebedürftige begleiten. Geplant ist die Reduzierung der zu begleitenden Pflegebedürftigen bis auf 30, da anderenfalls eine individuelle Hilfeplanerstellung oder Pflegequalitätskontrollen kaum durchführbar zu sein scheinen.

gend sind die Care Manager bei Pflegediensten und Tageszentren angesiedelt, wo sie teilweise für die Klienten dort, aber auch für andere Versicherte zuständig sind. Die Versicherten haben grundsätzlich die Wahl von welchem Care Manager sie sich betreuen lassen wollen. Sie haben die Möglichkeit, binnen einer Woche dem Care Manager zu kündigen und, soweit sie einen anderen finden, jenen zu wählen. Grundsätzlich dürfen die Versicherten selbständig einen Hilfsplan ausstellen, dieses kann allerdings als seltene Ausnahme angesehen werden. Die Inanspruchnahme eines Care Managers ist derzeit Co-payment frei. Mit dieser pragmatischen Strategie der Einführung des Care Managements in Japan hat man binnen vier Jahren immerhin 250 000 zertifizierte Care Manager im System, von denen immerhin etwa 95 000 als Care Manager vollberuflich tätig sind. Ein großer Berufsverband hat sich schnell gebildet und könnte dazu beitragen, Care Management weiter zu qualifizieren und zu professionalisieren. Es lebt von einer Neutralität und Qualifikation, die sicher bei einem derart pragmatischen Ansatz nicht in der Kürze der Zeit erwartet werden kann. Care Manager sehen sich angesichts der geringen finanziellen Ausstattung und des hohen Aufgabenvolumens (monatliche Hausbesuche bei jedem Pflegebedürftigen) mit einem erheblichen Aufgabenvolumen konfrontiert. Sie stehen überdies in einer Abhängigkeit zu ihrem Anstellungsträger, der von ihnen auch die Akquise neuer Kunden erwartet und müssen der Pflegeversicherung Rechenschaft über die Qualität der Pflege ablegen. Dieser Interessens- und Rollenkonflikt verlangt von ihnen eine hohe Professionalität, die sie aufgrund des Zugangs zu dieser Rolle oft nicht mitbringen. Gleichwohl ist das Konzept nicht uninteressant, unter anderem weil der Pflegebedürftige eine Art personale Begleitung erhält (und das auch in vollstationären Einrichtungen, in Gruppenheimen und in der Tagespflege). Er weiß sich begleitet durch einen Care Manager, der sich ebenfalls im Konflikt mit dem jeweiligen Dienst, der Einrichtung oder auch der Familie zu begeben hat um, wenn auch nur in begrenztem Umfang, seiner „Advocacy Rolle" gerecht zu werden.

Es hat sich herausgestellt, dass über die Pflegefachkräfte hinaus teilweise auch Public Nurses und Sozialarbeiter die Aufgaben des Care Managements übernehmen, während andere Berufsgruppen sich hier wieder zurückgezogen haben, nachdem sich die Hoffnung auf eine neue freiberufliche Perspektive zerschlagen hat.

Wirkungen

Systematische Analysen über die Wirkung der Pflegeversicherung existieren nicht. Man weiß gleichwohl etwas über die Inanspruchnahme der Hilfen, den Ausschöpfungsgrad der angebotenen Leistungen sowie die Verteilung der Pflegestufen. Die Situation in Japan ist durch die stark regionalisierte Verantwortung für die Umsetzung der Pflegeversicherung von Region zu Region verschieden, wobei zentrale beziehungsweise gar zentralistische Steuerungsansätze ihre Wirkung nicht verfehlen. So kennt Japan keine föderalisierte Zuständigkeit für Berufe des Sozialen und der Gesundheit. Hier sind die Leistungstypen weitgehend einheitlich vorgeschrieben, auch wenn sich die Leistungshöhe geringfügig unterscheidet. Es trifft gewissermaßen ein nationaler Steuerungsansatz auf eine spezifische regionale Situation, die vor allem die Finanzkraft der jeweiligen Kommunen reflektiert. Insgesamt fällt die Bilanz der Pflegeversicherung in Japan ähnlich positiv aus wie in Deutschland: Finanziell ist das Konzept weitgehend aufgegangen, die Ausgabenüberhänge halten sich in Grenzen. Die Leistungen werden von den Pflegeversicherten angenommen. Das Begutachtungsverfahren konnte erfolgreich implementiert werden. Auch die Care Manager haben flächendeckend ihre Arbeit (wenngleich nicht überall zur allgemeinen Zufriedenheit) aufgenommen und es entwickeln sich Kompetenzstrukturen. Ähnlich wie in Deutschland ist man sich allerdings auch darüber im Klaren, dass zur nachhaltigen Sicherung der Pflege eine grundlegende Weiterentwicklung und Korrektur der Pflegeversicherung erforderlich ist. Man sieht sich in der sozialpolitikwissenschaftlichen Diskussion durchaus auch vor Legitimationsfragen gestellt, ob etwa eine Pflegesicherung auf sozialstaatlichem Niveau mit Pflichtcharakter für alle überhaupt notwendig ist in einer Zeit, in der die Sozialausgaben die Wettbewerbsfähigkeit von Standorten eher gefährdet als fördert. So reagiert man in Japan etwa auf die US-amerikanischen Erfolge im volkswirtschaftlichen Wachstum durchaus mit einer eher sozialpolitisch defensiv eingestellten Grundhaltung. Gleichwohl will man an der Pflegeversicherung wie in Deutschland festhalten. Dabei stehen folgende Reformüberlegungen im Vordergrund:

Durch einen neuen, systematischen Regelkreis von Screening, Assessment und Care Planning soll in den Pflegestufen 1 und 2 die Inanspruchnahme von Leistungen der Pflege von der Ausschöpfung von Präventions- und Rehabilitationsmaßnahmen beziehungsweise der selbständigen und eigenverantwortlichen Durchführung derselben abhängig gemacht werden. Die Präventions- und Rehabilitationsorientierung spielt eine große Rolle und man hofft, den beobachteten und für die Zukunft weiter befürchteten Zuwachs an Pflegebedürftigen in den Pflegestufen 1 und 2 so begrenzen zu können.[13]

Durch eine Anhebung des Co-payments auf 20 Prozent und durch die Verpflichtung zur Übernahme der Unterbringungskosten in allen stationären Versorgungsformen durch den Pflegebedürftigen selbst möchte man sowohl die Inanspruchnahme von Sachleistungen der Pflegeversicherung weiter regulieren als auch die finanzielle Situation der Pflegeversicherung stabilisieren. Anders als in Deutschland denkt man weniger über Beitragssteigerungen nach, sie lägen überdies in der Hand der Kommunen. Die Strategie läuft eher über das Co-payment. Dies führt gleichzeitig zu der Notwendigkeit darüber nachzudenken, wie einkommensschwachen Personengruppen der Zugang zu Leistungen der Pflegeversicherung zukünftig offen bleiben kann. Man möchte verhindern, dass insbesondere im ambulanten Bereich haushaltsökonomische Kalküle zur Nichtinanspruchnahme notwendiger Leistungen führen.

Die Kommunen sollen noch eigenständiger und flexibler in der Umsetzung der Pflegeversicherung handeln dürfen, insbesondere was die Leistungen anbelangt. Ähnlich wie in Deutschland hat man auch in Japan erkannt, dass eine starke Determinierung der möglichen Leistungsinhalte der Pflegeversicherung für die Stabilisierung häuslicher Pflegearrangements nicht förderlich ist und sieht daher eine weitgehende Flexibilisierung der Pflegeversicherungsleistung vor. Dies führt allerdings, wie in Deutschland, zu erheblichen Abgrenzungsproblemen zwischen den in die Zuständigkeit der Kommunen als Sozialhilfeträger fallenden sozialen Unterstützungsaufgaben einerseits und den Aufgaben der Pflegeversicherung andererseits. Da aber die Kommunen für beides Verantwortung tragen, sind die Schnittstellenproble-

---

13 Bei der Prävention spielen Gemeinden und Kommunen zukünftig eine größere Rolle. Als Präventionsmaßnahmen wären hier zu nennen: 1. Ausbau der lokalen Unterstützungs- und Integrationsprogramme wie Altenclub, Gruppengymnastik oder Förderung ehrenamtlicher Tätigkeiten durch Senioren; 2. Planung der Präventionsmaßnahmen wie Muskeltraining, Sturzprophylaxe, Optimierung der Ernährung, Mundpflege oder Vermeidung der Isolation durch Public Nurses. Die letzteren Maßnahmen werden zwar von Gemeinden und Kommunen geplant und durchgeführt, jedoch von der Pflegeversicherung finanziert.

me leichter zu lösen. Zudem machen sich soziale Unterstützungsangebote, vielfältige Beratungs- und Anlaufstellen und von Freiwilligen getragene soziale Angebote für die Kommune als Pflegeversicherungsträger entlastend bemerkbar. Diese ökonomischen Wechselwirkungen bleiben in der deutschen Pflegeversicherung weitgehend ausgeschlossen.

Ausbau der stationären Versorgung

Der stationäre Bereich soll stärker durch privates Kapital ausgebaut werden. Insofern sollen die Regelungen für Gruppen und andere Heime eher gelockert werden, bei gleichzeitiger stärkerer Akzentuierung von Qualitätssicherungsobliegenheiten. Diese werden allerdings nicht wie in Deutschland allein in die Hände einer Sachverständigengruppe gelegt, sondern ähnlich wie bei den Aufsichtskommissionen nach den Gesetzen der Länder für psychisch Kranke in einer Art Besuchskomitee unter Einbeziehung von Bürgerinnen und Bürgern organisiert.

Ausblick

Die japanischen Erfahrungen der Pflegeversicherung sind in vielerlei Hinsicht anregend für die deutsche Diskussion. Dabei bieten sich mehrere Fragenkomplexe zu einem systematischen Vergleich an. Das Fehlen der Gratifikationsleistung für Familienangehörige wirkt sich in Japan nicht negativ auf die Pflegebereitschaft aus, die kulturell allerdings anders und normativer vermittelt ist und ferner durch eine absolute infrastrukturelle Unterversorgung mit Diensten und Einrichtungen begleitet wird. Gleichwohl wird von japanischer Seite immer wieder die Frage gestellt, ob man denn auch in Deutschland darüber nachdenke, das Pflegegeld (ersatzlos) zu streichen. Braucht es diese Gratifikation für eine Solidaritätsaufgabe in Unterhaltsverbänden? Die Wirkungen des Pflegegeldes auf die Pflegebereitschaft stellt sich als interessante Frage dar.

Das Berufsgruppenkonzept in Japan ist, anders als in Deutschland, nicht allein auf Pflegefachberufe konzentriert, sondern kennt andere Berufe, die sich stärker auf Haushalt und Betreuungsaufgaben beziehen. Ob dieses Konzept von der Qualifikation her überzeugen kann, wird sich zeigen und kann heute in der Summe noch nicht abschließend beantwortet werden, da es in

Japan insbesondere an einer angemessenen Grundausstattung mit Fachpflegekräften insbesondere im ambulanten Bereich fehlt. In der Breite scheinen sich aber durchaus Home Helper-Ansätze und somit die Differenzierung zwischen „nursing" und „care" zu bewähren. Hier gibt es eine entfaltete Fachdiskussion, die auch nach Deutschland blickt, insbesondere wenn es um die Weiterentwicklung der Pflegeberufe (Stichwort Altenpflegegesetz) geht.

In besonderer Weise interessant sind die Care Management-Ansätze, die dem in Deutschland stark betonten Professionalisierungsansatz im Case Management so nicht genügen können, sich aber als interessante Strategie zur Befruchtung der deutschen Diskussion anbieten: Die Care Manager sind nicht in die Hierarchien der Leistungserbringer eingebunden, wie etwa eine verantwortliche Pflegefachkraft, sie sind vergleichsweise unabhängig von den Kostenträgern und können von ihrer Stellung, (entsprechende Rahmenbedingungen und Professionalisierung vorausgesetzt) mittelfristig durchaus eine eigenständige und neutrale Begleitungs- und Beratungsfunktion übernehmen. Der pragmatische Weg, der viele Angriffsflächen für Kritik bietet, entpuppt sich als strategisch ausgerichtet und dem Care-, bzw. später eventuell auch dem Case-Management eine echte Infrastruktur und Chance gebend.

Interessant sind Vergleichbarkeiten bei haushaltsökonomischen Kalkülen, die mit der Inanspruchnahme von Pflegeversicherungs- beziehungsweise Pflegeleistungen insgesamt zusammenhängt. In Japan scheint die Schmerzgrenze für Co-payments im häuslichen Bereiche durchschnittlich bei 150 Euro im Monat zu liegen. Ähnliche Beträge sind aus Deutschland bekannt, wenn es um den Zukauf von Pflegeleistungen geht. Co-payment oder der zusätzliche Einkauf von Pflegeleistungen scheint in beiden Ländern haushaltsökonomischen Gesetzmäßigkeiten unterworfen zu sein, die die Pflegearrangements in hohem Maße beeinflussen. Auch hier ergeben sich Anlässe zu genauerem Hinsehen.

Der Unterschied zwischen der deutschen und der japanischen Pflegeversicherung im unterschiedlich frühen Einsetzen der Pflegeversicherungsleistungen lässt erkennen, dass je nachdem unterschiedliche Ansätze zur Prävention und Rehabilitation und deren Ausschöpfung bestehen. In Japan sind präventive Hausbesuche, respektive Vorsorgeuntersuchungen für alle Bürger, verpflichtend. In der deutschen geriatrischen Diskussion wird der präventive Hausbesuch schon fast als Königsweg gepriesen. Die Verschränkungen von Präventions- und Rehabilitationsleistungen mit Pflegeleistungen und der Gestaltung von Pflegearrangements erscheint ausgesprochen wichtig und zukunftsträchtig zu sein. Dabei spricht sich in Japan niemand dafür aus, die Kranken- mit der Pflegeversicherung zusammenzulegen. Es wird vielmehr zugleich auf eine systematische Trennung und eine intelligente Verschränkung Wert gelegt. (Vgl. Ikegami/Campbell 2002) Die Pflegeversicherungen in Deutschland und in Japan können für die internationale Diskussion durchaus als Vorbild gelten wenn es darum geht, eine Balance zwischen sozialstaatlicher Verantwortungsübernahme einerseits und gesellschaftlicher, respektive familiärer Solidaritäts- und Selbstverantwortung andererseits zu finden. Die skandinavischen, aber auch das holländische Modell der Pflege, von vielen als vorbildlich aufgefasst und dargestellt, scheinen für die Zukunft in Gesellschaften, deren zur Verteilung bereiten Mittel begrenzt sind, so nicht übertragbar zu sein. Entsprechend denkt man etwa auch in den Niederlanden systematisch daran, den Umfang der Pflegeleistungen zu reduzieren und stärker auf Eigenverantwortung und Unterstützung in sozialen Netzen zu setzen. Bei aller Unvollkommenheit erweisen sich Japan und Deutschland als Länder, in denen wichtige Erfahrungen gesammelt und kommuniziert werden können. Eine Art Basic Package der sozialstaatlich absicherbaren Grundversorgung der Pflege könnte die Grundlage für eine nachhaltige Sicherung der Pflege bieten. Wird dieses Basic Package in Frage gestellt, würde damit sehr viel in Frage gestellt sein, gegebenenfalls auch die gesellschaftliche Integration Pflegebedürftiger Menschen insgesamt. Wie dieses Basic Package konzipiert sein müsste, welche Bedeutung etwa eine Care- oder Case Management-Infrastruktur besitzen sollte, wie infrastrukturelle Marktprinzipien mit ordnungspolitischen Vorgaben verbunden werden müssten, wie Anreize vermieden werden könnten, die eine Überinanspruchnahme des Systems indizieren, wie sich Berufsgruppen entwickeln können, die den Pflegesektor nicht zu ihrer Domäne erklären aber gleichwohl diesen als Professionalisierungschance sehen, all das sind Fragen, die produktiv weiter zwischen beiden Ländern diskutiert werden sollten.

Literatur

Ikegami, N./Campbell, J. C. (2002): »Choices, Policy Logics and Problems in the Design of Long-term Care Systems«. In: *Social Policy & Administration*, Vol. 36 (2002), S. 728 ff.

Institute for Health Economics and Policy (2004): *A Survey of Elder Abuse in the Home* (Summary Report)

Klie, Thomas/Spermann (Hrsg.) (2004): *Persönliche Budgets – Aufbruch oder Irrweg?*, Vincentz

Takasaki, K. (2003), in: *Advocacy for the elderly and the prevention of elder abuse, international symposium of establishment memory lecture*, Japan Academy for the Prevention of Elder Abuse

Yoshida, S. (Hrsg.) (2003): *Aging in Japan*, Japan Aging Research Center

Baldo Blinkert, Thomas Klie

Solidarität in Gefahr?
Veränderung der Pflegebereitschaften und Konsequenzen für die Altenhilfe und Pflege

Deutschland altert wie alle Industrienationen der Welt – und dies in dreifacher Hinsicht: absolut, relativ und durch die Zunahme der Hochbetagten. Mit dem hohen Alter ist die Wahrscheinlichkeit länger andauernder Pflegebedürftigkeit verbunden. Wie werden wir bei dem gesellschaftlichen Wandel diese demografische Herausforderung in den nächsten Jahrzehnten bestehen – sozialpolitisch, kulturell und gesellschaftlich? Die 1994 eingeführte Pflegeversicherung hat das Thema Pflegebedürftigkeit in der öffentlichen Diskussion und im Bewusstsein der Bürgerinnen und Bürger zwar in neuer Weise verankert, aber schon wird, und dies mit Recht, über eine gegebenenfalls grundlegende Reform der Pflegversicherung diskutiert. Sie ist konstruiert für eine eher vormoderne Gesellschaft mit hoher innerfamiliarer Pflegebereitschaft, für moderate demografische Entwicklungen, aber eher nicht für das, was uns bevorsteht.

Aber was steht uns bevor? Mit welchen demografischen und sozialen Entwicklungen müssen wir rechnen? Mit was müssen wir rechnen? In der Altenhilfe- und Pflegeplanung auf kommunaler Ebene etwa? Der Aufsatz basiert auf der sog. Kassler Studie[1], die im Rahmen einer partizipativ angelegten Altenplanung der Stadt Kassel durchgeführt wurde und deren Ergebnisse für die kommunalen Strategien zur künftigen Infrastrukturentwicklung genutzt wurden.

---

1 Blinkert/Klie (2004).

Steigende Zahl von Pflegebedürftigen

Sicher ist, dass allein aufgrund von demografischen Entwicklungen mit einer deutlichen Zunahme der Zahl der Pflegebedürftigen zu rechnen ist. Die Zahl der Pflegebedürftigen[2] wird sich im Zeitraum bis 2050 voraussichtlich von derzeit rund 1,8 Millionen verdoppeln und auf nahezu 4 Millionen steigen. Mit einer deutlichen Zunahme ist vor allem bei den älteren Pflegebedürftigen (60 Jahre und älter) zu rechnen. Für diese Altersgruppe ist ein Anstieg von derzeit rund 1,5 Millionen auf ungefähr 3,2 Millionen zu erwarten. Diese Veränderungen sind nahezu sicher, denn sie ergeben sich aus dem demografischen Wandel, insbesondere aus der Veränderung der Alterszusammensetzung unserer Bevölkerung. Nicht nur der Anteil, sondern auch die Anzahl der Menschen, die aufgrund ihres Alters einem erhöhten Risiko der Pflegebedürftigkeit ausgesetzt sind, werden dramatisch zunehmen. Und wenn wir von unserer derzeitigen sozial und kulturell verankerten Vorstellung von Pflegebedürftigkeit ausgehen und von ihrer Kodifizierung im Sozialrecht und voraussetzen, dass sich die derzeit bekannten altersspezifischen Wahrscheinlichkeiten für Pflegebedürftigkeit nicht grundlegend ändern, dann müssen wir diese Entwicklung als unabwendbar betrachten.[3]

Diese Entwicklung der Zahlen für Pflegebedürftige dürfte mittlerweile allgemein bekannt sein – hier sei deshalb nur noch zur Erinnerung auf diese erwartbaren und nahezu sicheren Veränderungen hingewiesen, die natürlich mit Fragen und weitreichenden Konsequenzen verbunden sind.

- Wer soll denn diese große Zahl von Pflegebedürftigen versorgen?
- Wo werden sie gepflegt? Zu Hause oder in Heimen?
- Welche Infrastrukturen brauchen wir, um pflegende Angehörige zu unterstützen?
- Werden denn Angehörige oder andere nichtberufliche Helfer überhaupt zur Verfügung stehen, beziehungsweise zur Übernahme von Pflegeverpflichtungen in der Lage oder bereit sein? Bis heute werden rund 70 Prozent der Pflegebedürftigen zu Hause versorgt, meistens von der Familie

---

2 Im Sinne der §§ 14, 15 SGB XI; die Zahl der Hilfe- und Pflegebedürftigen unterhalb der Schwelle des SGB XI liegt bei etwa 2,5 Mio, vgl. Schneekloth (2003).
3 Eher skeptisch werden Annahmen, die der Kompessionshypothese folgen, bewertet; durch Prävention und Rehabilitation könnten in nennenswertem Umfang Zeiten der Pflegebedürftigkeit verkürzt werden.

im engeren Sinne – von Kindern, Schwiegerkindern, Ehegatten beziehungsweise Lebenspartnern oder von anderen engen Angehörigen, wobei Frauen in sehr viel größerem Umfang als Männer in der Pflege engagiert waren und sind.[4] Und von diesen zu Hause versorgten Pflegebedürftigen wurden in der Vergangenheit die meisten ohne jegliche berufliche Hilfe versorgt – nämlich rund 65 Prozent. Bekannt ist auch, mit welchen enormen Belastungen, Einschränkungen und Verzichten diese Aufgaben verbunden sind.

- Können wir auch künftig damit rechnen, dass Pflegebedürftige in diesem enormen Umfang von Angehörigen versorgt werden? Oder brauchen wir mehr professionelle Hilfen und was für Hilfen sollten das sein?
- Und natürlich müssen wir auch fragen, wie denn die Sicherung einer mit dem Begriff der Menschenwürde zu vereinbarenden Versorgung von Pflegebedürftigen überhaupt finanzierbar ist? Wie würde es mit der Finanzierbarkeit aussehen, wenn wir nicht mehr davon ausgehen könnten, dass ein so großer Anteil der Pflegebedürftigen zu Hause und ohne berufliche Hilfe versorgt wird? Ist die Pflegeversicherung dann vielleicht überfordert und keine geeignete Grundlage mehr zur Sicherung der Versorgung im Falle von Pflegebedürftigkeit?

Das alles sind Fragen, auf die auch immer mehr Menschen Antworten erwarten. Das war eines der überraschenden Ergebnisse von Interviews, die wir in einer repräsentativen Stichprobe der Altersgruppe der 40- bis 60-Jährigen in Kassel durchgeführt haben:[5]

- Von den 40- bis 60-Jährigen gehen 96 Prozent davon aus, dass sie auch selber einmal pflegebedürftig werden könnten. Nur 2 Prozent hielten das für eher unwahrscheinlich.

---

4 Vgl. aber die Daten zur Beteiligung von Männern an Pflegeaufgaben bei Schneekloth (2003).
5 Die Studie wurde im Auftrag der Stadt Kassel durchgeführt unter der Leitung von Baldo Blinkert und Thomas Klie. Die Feldforschungen und statistischen Auswertungen wurden vom Freiburger Institut für angewandte Sozialwissenschaft (FIFAS) übernommen. Die Untersuchung war eingebettet in einen umfangreichen Partizipationsprozess, dessen Moderation Heinz Blaumeiser und Angelika Trilling übernommen haben. Die Buchveröffentlichung erschien 2004: Blinkert/Klie: Solidarität in Gefahr? Hannover 2004.

- Immerhin rund zwei Drittel in dieser Altersgruppe haben sich auch schon einmal Gedanken über die eigene Pflegebedürftigkeit gemacht.
- Und rund 50 Prozent der Befragten haben erlebt, wie ein naher Angehöriger pflegebedürftig wurde.

Diese Zahlen machen deutlich, dass Pflegebedürftigkeit in der Bevölkerung als ein Risiko erlebt wird, das im Prinzip jeden treffen könnte und sie zeigen auch, dass man sich mit diesem Risiko beschäftigt. In diesem Sinne ist Pflegebedürftigkeit „normal" geworden, gehört zum Alltagsleben der Menschen, wurde zu einem Risiko, mit dem jeder rechnen muss. Aber während Pflegebedürftigkeit von nahezu allen als ein durchaus mögliches Risiko gesehen wird, halten nur knapp 40 Prozent die Versorgung in einer solchen Situation für gesichert. Diese Zahlen lassen auf eine subjektiv empfundene Sicherheitslücke schließen; sie machen Sorgen deutlich, und sie lassen auch eine gewisse Hilflosigkeit erkennen, wenn es darum geht, für den Fall der eigenen Pflegebedürftigkeit beruhigende Vorkehrungen zu treffen. Damit wird aber auch eine politische Dimension angesprochen, denn Sicherheit – nicht nur gegenüber Kriminalität und Gewalt, sondern auch gegenüber den sozialen Risiken von Krankheit, Arbeitslosigkeit und nun auch Pflegebedürftigkeit – war immer schon eine der zentralen Erwartungen an die Politik und eine der grundlegenden Legitimationen für die Ausübung von Herrschaft. Was gegenwärtig eher noch als ein peripheres Problem betrachtet wird – die Pflegebedürftigkeit älterer Menschen –, wird sich schon sehr bald als eine der zentralen Herausforderungen für den Sozialstaat erweisen.

Abnehmendes Pflegepotenzial

Wir wollen nun auf einige der gerade aufgeworfenen Fragen eingehen. Wer soll denn die vielen Pflegebedürftigen versorgen? In welchem Ausmaß können wir davon ausgehen, dass auch künftig die Versorgung überwiegend durch Angehörige übernommen wird? Um darauf eine Antwort zu bekommen, müssen wir abschätzen, wie sich das „informelle Pflegepotenzial" entwickeln wird. Damit meinen wir die im sozialen Unterstützungsnetzwerk vorhandenen nichtberuflichen Helfer – in erster Linie Ehegatten beziehungsweise Lebenspartner und Kinder.[6]

---

6 Im weiteren Sinne können auch Freunde, Bekannte oder Nachbarn dazugehören. Ihr Beitrag zur Sicherung der Versorgung mag im Einzelfall wichtig sein, spielt insge-

Die Entwicklung dieses Pflegepotenzials hängt von verschiedenen Faktoren ab:
(1) wie sich Anteil und Anzahl der *allein* lebenden älteren Menschen verändern;
(2) wie sich die Anzahl der 30- bis 60-Jährigen – das ist die „Kindergeneration" der Pflegebedürftigen – verändert;
(3) wie sich die Erwerbsquote in dieser Altersgruppe entwickelt und dann
(4) hängt das Pflegepotenzial auch von sozialen und kulturellen Veränderungen ab, die etwas mit der Bereitschaft zur Übernahme von Pflegeverpflichtungen zu tun haben.

Einige dieser Entwicklungen lassen sich relativ gut abschätzen – für andere ist das nicht der Fall und wir sind auf Annahmen angewiesen. In einer Expertise für die Enquete-Kommission demografischer Wandel[7] und nun auch für die Stadt Kassel haben wir versucht, die Dimensionen von Veränderungen zu schätzen. Dafür wurde ein Modell entwickelt, mit dem wir für verschiedene Bedingungen – für unterschiedliche Szenarien – mögliche Entwicklungspfade simulieren konnten. Im Hinblick auf die Faktoren, die einen Einfluss auf die Entwicklung des Pflegepotenzials haben, wurde Folgendes angenommen:

(1) Allein lebende ältere Menschen
Wir müssen damit rechnen, dass immer mehr ältere Menschen nicht mit einem Ehegatten oder Lebenspartner zusammenleben werden. Aufgrund einer leichten Angleichung der Lebenserwartung von Männern und Frauen, vor allem aber wegen des Wegfalls der Kriegsfolgen wäre eine Abnahme des Anteils der verwitweten älteren Menschen zu erwarten. Die uns vorliegenden Schätzwerte des Bundesinstituts für Bevölkerungsforschung zeigen jedoch, dass mit einer derartigen Entwicklung nicht zu rechnen ist. Ab 2000 ist der Anteil der Verwitweten bei den 60-Jährigen und Älteren nahezu konstant bei rund einem Drittel in dieser Altersgruppe. Gerechnet werden muss jedoch mit einer erheblichen Zunahme des Anteils der Ledigen, Getrenntlebenden und Geschiedenen bei den über 60-Jährigen. Wir müssen also davon ausge-

---

samt aber unter quantitativen Gesichtspunkten derzeit nur eine geringe Rolle; vgl. Blinkert/Klie (1999).
7 Blinkert/Klie (2001).

hen, dass es immer mehr ältere Menschen geben wird, die nicht mit einem Partner zusammenleben und deshalb auch nicht auf Hilfe durch einen Partner rechnen können. Bis 2050 ist eine Verringerung des Anteils der Zusammenlebenden bei den 60-Jährigen und Älteren von derzeit rund 60 Prozent auf unter 40 Prozent zu erwarten.[8]

(2) Bevölkerung im Alter 30 bis 60 – „Kindergeneration" der Pflegebedürftigen
Wir können mit großer Sicherheit vorhersagen, dass sich die Bevölkerung in der Altersgruppe der 30- bis 60-Jährigen, die für die Sicherung der Versorgung bei Pflegebedürftigkeit eine besonders wichtige Rolle spielt, deutlich verringern wird. Für diese Altersgruppe insgesamt – Männer und Frauen – ist aufgrund der 9. koordinierten Bevölkerungsvorausrechnung zu erwarten, dass die Anzahl von rund 36 Millionen kontinuierlich bis 2050 sinken wird, auf eine Zahl von nur noch rund 25 Millionen, also um rund 30 Prozent.

(3) Erwerbsquoten
Der dritte Faktor, von dem das Pflegepotential abhängt, ist die Erwerbsquote. Als Pflegende kommen in erster Linie Nichterwerbstätige in Frage. Im Einzelfall sind zwar auch Erwerbstätige an der Pflege beteiligt, aber vorwiegend wird die Versorgung der pflegebedürftigen Eltern durch nicht berufstätige Kinder übernommen, und zwar in erster Linie von Frauen.[9] Für die Entwicklung des „informellen Pflegepotenzials" ist also auch entscheidend, wie sich die Erwerbsquoten der Frauen verändern. Wir müssen davon ausgehen, dass bei den 30- bis 65-jährigen Frauen die Erwerbsbeteiligung zunehmen wird und sich immer mehr dem Anteil der Männer annähert. Und geht man von der derzeitigen Diskussion über eine Heraufsetzung des Ruhestandsalters aus, so

---

8   Blinkert/Klie (200: 32 und ebd.) Anhang von J. Roloff: Bis 2050 ist eine Verringerung des Anteils der Zusammenlebenden bei den 60- bis 70-Jährigen von derzeit 76 Prozent auf 57 Prozent zu erwarten; in der Altersgruppe 70 bis 80: von 55 Prozent auf 40 Prozent; bei den 80- bis 90-Jährigen: von 26 Prozent auf 17 Prozent; und bei den über 90-Jährigen: von derzeit 12 Prozent auf nur noch 1 Prozent.
9   Als „Beteiligung an der Pflege" verstehen wir hier nur die Übernahme von Aufgaben im Rahmen der „direkten Pflege", also nicht andere Formen der Hilfe, wie zum Beispiel Organisation und Management oder die psycho-soziale Unterstützung von Pflegebedürftigen – wobei natürlich die Bedeutung dieser Hilfen nicht zu unterschätzen ist.

ist auch für die Männer in den Altersgruppen 50 bis 65 künftig mit einer erhöhten Erwerbsbeteiligung zu rechnen. Wie hoch zukünftig die Erwerbsquoten von Männern und Frauen in den Altersgruppen der 30- bis 65-Jährigen sein werden, kann nicht exakt vorhergesagt werden – aber wir werden mit einer deutlichen Zunahme rechnen müssen. Für unser Szenario gingen wir von einer moderaten Entwicklung aus und haben z. B. für die 30- bis 50-jährigen Frauen eine Steigerung von derzeit 80 Prozent auf 90 Prozent bis 2050 angenommen.

Abbildung 1

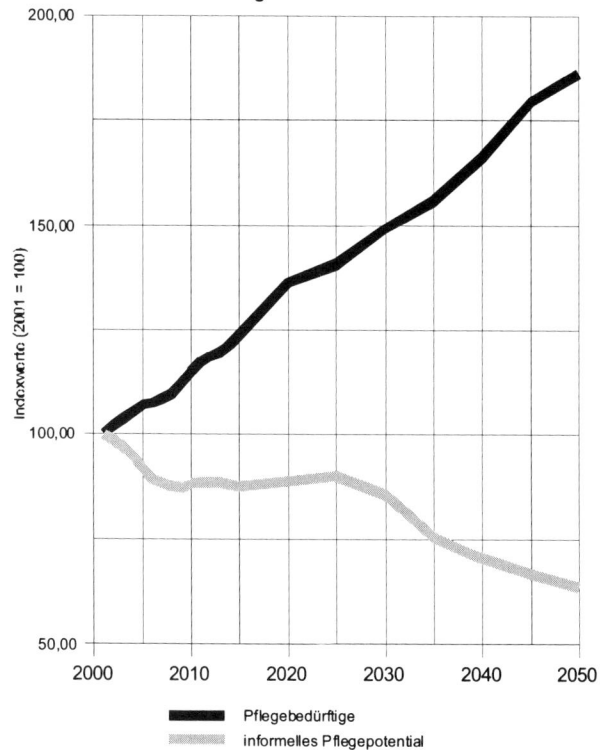

Pflegepotential und Pflegebedürftige

Schätzwerte auf der Grundlage einer Simulation

— Pflegebedürftige
▒ informelles Pflegepotential

Diese sehr wahrscheinlichen Veränderungen – steigender Anteil allein lebender älterer Menschen, sinkende Zahl von Menschen in der Altersgruppe 30 bis 60 und moderat steigende Erwerbsquoten – haben wir in einem Szenario berücksichtigt, um abzuschätzen, wie sich das informelle Pflegepotenzial entwickeln könnte. Wenn wir das Jahr 2001 als Basisjahr auf 100 setzen, würde sich das erwartbare Pflegepotenzial aufgrund von ziemlich sicheren demografischen Veränderungen und sehr wahrscheinlichen sozialen Entwicklungen bis 2050 um rund 40 Prozent verringern. Ein Vergleich mit der erwartbaren Entwicklung der Zahl der Pflegebedürftigen macht deutlich, wie sich die Schere öffnet. Einer Zunahme der Pflegebedürftigen um rund 100 Prozent steht eine Abnahme des informellen Pflegepotentials um rund 40 Prozent gegenüber. (*Abbildung 1*)

Angesichts dieser erwartbaren Entwicklungen müssen wir wohl sehr skeptisch sein, was die künftige Versorgung von Pflegebedürftigen angeht. Wir können jedenfalls nicht mehr damit rechnen, dass das in der gleichen Weise wie bisher durch die von Angehörigen geleistete häusliche Pflege erfolgen kann.

Wie wirken sich diese Veränderungen auf die Versorgungssituation von Pflegebedürftigen aus?

Wir haben versucht, zu zeigen, wie sich die hier beschriebenen Entwicklungen in Veränderungen von Pflegearrangements umsetzen könnten. Dabei ergaben sich die folgenden Ergebnisse: Während die Zahl der in einem Heim versorgten Pflegebedürftigen bis 2050 um rund 250 Prozent zunehmen könnte, würde die Zahl der zu Hause Versorgten nur um rund 30 Prozent steigen (vgl. *Abbildung 2*). Es würde also eine enorme Verlagerung zugunsten der stationären Versorgung erfolgen. In konkreten Zahlen würde das bedeuten, dass im ganzen Bundesgebiet rund 1,5 Mio. Pflegebedürftige einen Heimplatz beanspruchen würden, statt wie derzeit nur rund 600 000. Die Heimquote würde dann bei ungefähr 45 Prozent liegen, statt wie zur Zeit bei rund 30 Prozent.

Wenn sich das informelle Pflegepotenzial verringert, hat das auch Auswirkungen auf die Unterstützungsnetzwerke von häuslich versorgten Pflegebedürftigen und als Folge davon, auf die Nachfrage nach beruflichen Hilfen. Der Anteil der in labilen oder prekären Netzwerken mit geringen Unterstützungswahrscheinlichkeiten lebenden Pflegebedürftigen könnte von derzeit rund 20 Prozent auf über 50 Prozent steigen. Und entsprechend könnte sich die Quote der Inanspruchnahme beruflicher Leistungen durch häuslich Versorgte entwickeln, das heißt wenn zurzeit rund 450 000 der zu Hause Versorgten solche Leistungen nachfragen, könnten das 2050 mehr als eine Million sein.

Abbildung 2
Stationär und häuslich versorgte Pflegebedürftige
Schätzwerte auf der Grundlage einer Simulation

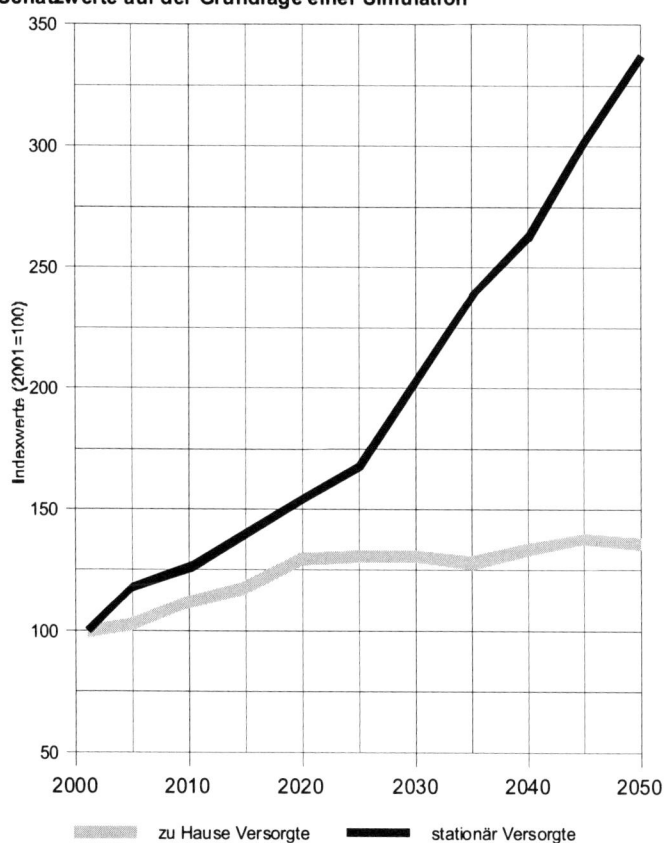

zu Hause Versorgte — stationär Versorgte

Was für Kapazitäten müssten unter diesen Bedingungen bereitgestellt werden? Zeichnet sich hier eine weitere Überforderung unseres Solidarsystems ab – eine Überforderung sowohl im Hinblick auf die Versorgungsqualität als aber auch unter wirtschaftlichen Gesichtspunkten? Wäre diese Nachfrage nach Heimplätzen und nach ambulant geleisteten beruflichen Hilfen überhaupt bezahlbar? Das sind nur einige der Fragen, die sich fast von selber stellen, wenn wir diese Entwicklungen in Betracht ziehen.

Pflegebereitschaften in sozialen Milieus

Zunächst aber noch einige weitere Ergebnisse zu der Frage, mit was für Entwicklungen wir im Hinblick auf die Versorgung von Pflegebedürftigen rechnen müssen.

Diese Entwicklungen betreffen soziale und kulturelle Veränderungen und lassen sich sehr viel weniger sicher vorhersagen. In mehreren Untersuchungen bei Personen im Alter von 40 bis 60 Jahren sind wir der Frage nachgegangen, welche Pflegebereitschaften sich in verschiedenen sozialen Milieus beobachten lassen und mit welchen Milieuveränderungen wir im weiteren Verlauf des sozialen Wandels rechnen müssen.[10]

Soziale Milieus wurden in diesen Untersuchungen unter zwei Gesichtspunkten klassifiziert:[11] Einmal unter dem Gesichtspunkt der sozialen Ungleichheit – in welchem Umfang jemand über strukturelles Kapital verfügen kann, also über Bildung, Einkommen und Berufsstatus – und zum anderen unter dem Gesichtspunkt der Werteorientierungen, beziehungsweise des Lebensentwurfs – ob eher eine Tendenz zu einem vormodernen oder modernen Lebensentwurf besteht. Einen Lebensentwurf haben wir als „vormodern" eingestuft, wenn Werte wie Sicherheit und Ordnung große Bedeutung für die Orientierungen besitzen und eine eher konservative Vorstellung über die Rollenteilung in der Familie vorliegt. Ein „moderner Lebensentwurf" ist dann das Gegenstück dazu: eine Orientierung an Werten wie Selbstverwirklichung und Partizipation und eine auf Gleichberechtigung ausgerichtete Vorstellung von der Rollenteilung in der Familie.

---

10 Blinkert/Klie (2000).
11 Zum Milieukonzept vgl. Hradil (1987); Herkommer (1997); Vester/Oertzen/Geiling u. a. (1993).

In einer groben Betrachtung, und wenn eher die Extrembereiche berücksichtigt werden, kann man auf diese Weise soziale Aggregate abgrenzen, die sich den Idealtypen „Verlierer-Milieus" und „Gewinner-Milieus" zuordnen lassen. Zu den „Verlierer-Milieus" zählen solche Gruppen, die einerseits über ein geringes strukturelles Kapital verfügen und andererseits einen eher „vormodernen Lebensentwurf" haben, das heißt ihr Lebensstil, ihr Habitus, ist nur wenig den auf Flexibilität und Individualisierung angelegten Bedingungen spätmoderner Gesellschaften angepasst. Für die „Gewinner-Milieus" sind dagegen ein relativ hohes strukturelles Kapital charakteristisch und ein mit den Bedingungen spätmoderner Gesellschaften hoch kongruenter Lebensentwurf (*Abbildung 3*).

Abbildung 3

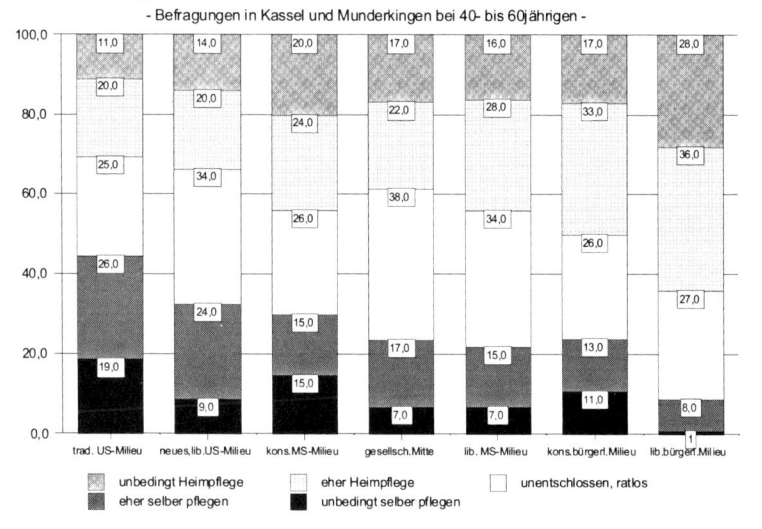

Pflegebereitschaften und soziale Milieus
- Befragungen in Kassel und Munderkingen bei 40- bis 60jährigen -

Milieu	unbedingt Heimpflege	eher Heimpflege	unentschlossen, ratlos	eher selber pflegen	unbedingt selber pflegen
trad. US-Milieu	11,0	20,0	25,0	26,0	19,0
neues lib.US-Milieu	14,0	20,0	34,0	24,0	9,0
kons.MS-Milieu	20,0	24,0	26,0	15,0	15,0
gesellsch.Mitte	17,0	22,0	38,0	17,0	7,0
lib. MS-Milieu	16,0	28,0	34,0	15,0	7,0
kons.bürgerl.Milieu	17,0	33,0	26,0	13,0	11,0
lib.bürgerl.Milieu	28,0	36,0	27,0	8,0	

Unsere Untersuchungen haben gezeigt, dass die Pflegebereitschaften in diesen Milieus sehr unterschiedlich sind. Die geringste Bereitschaft zum Selberpflegen konnte bei einem hohem sozioökonomischen Status und bei einem modernen Lebensentwurf beobachtet werden, also im „liberal-bürgerlichen

Milieu". Die größte Bereitschaft zum Selberpflegen bestand dagegen im „traditionellen Unterschicht-Milieu", also bei Personen mit einem niedrigen Sozialstatus und einem eher vormodernen Lebensentwurf (vgl. *Abbildung 4*).

Abbildung 4

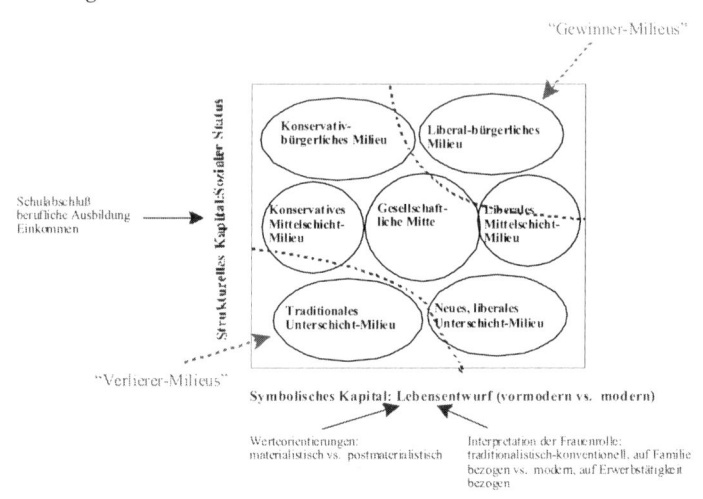

"Gewinner-Milieus"

Strukturelles Kapital/sozialer Status

Schulabschluß
berufliche Ausbildung
Einkommen

Konservativ-bürgerliches Milieu
Liberal-bürgerliches Milieu

Konservatives Mittelschicht-Milieu
Gesellschaftliche Mitte
Liberales Mittelschicht-Milieu

Traditionales Unterschicht-Milieu
Neues, liberales Unterschicht-Milieu

"Verlierer-Milieus"

Symbolisches Kapital: Lebensentwurf (vormodern vs. modern)

Werteorientierungen:
materialistisch vs. postmaterialistisch

Interpretation der Frauenrolle:
traditionalistisch-konventionell, auf Familie bezogen vs. modern, auf Erwerbstätigkeit bezogen

Wir haben uns natürlich gefragt, was die Gründe für diese unterschiedlichen Präferenzen sind. Dabei zeigte sich, dass bei der Entscheidung zu einem Pflegearrangement für die überwiegende Mehrheit der Befragten nicht moralische Erwägungen eine Rolle spielen, sondern Kostenerwägungen. Die Versorgung pflegebedürftiger Angehöriger scheint in der Generation der 40- bis 60-Jährigen weniger unter moralischen Gesichtspunkten erlebt zu werden, sondern eher als eine Verpflichtung mit Konsequenzen für die individuelle Kosten-Nutzen-Bilanz. Rund 75 Prozent begründeten ihre Entscheidung in einer Dilemma-Situation durch Überlegungen, die etwas mit Kosten zu tun haben – mit Kosten im weitesten Sinne. Dabei stand ein Typ von Kosten ganz eindeutig im Vordergrund. Mehr als die Hälfte berücksichtigten bei ihren Erwägungen so genannte Opportunitätskosten. Opportunitätskosten sind die bei einer Entscheidung berücksichtigten entgangenen Chancen – das, worauf man verzichten muss, wenn man sich in einer bestimmten Weise entschieden und festgelegt hat – zum Beispiel zur häuslichen Versorgung eines Pflegebedürftigen. Wir vermuten, dass vor allem diese Opportunitätskosten in den Milieus sehr unterschiedlich sind, beziehungsweise sehr unterschiedlich bewertet oder gewichtet werden:

Mit steigendem strukturellem Kapital steigen auch die mit Selberpflegen verbundenen Opportunitätskosten und mit sinkendem strukturellem Kapital verlieren auch die mit Selberpflegen verbundenen Opportunitätskosten an Bedeutung.

In den unteren Milieus sind die mit Selberpflegen verbundenen Opportunitätskosten relativ niedrig. Aufgrund des niedrigen Schulabschlusses und der wenig aussichtsreichen beruflichen Situation – besonders bei Frauen, die ja ganz überwiegend die Versorgung von Pflegebedürftigen übernehmen – spielt die Frage nach entgangenen Chancen eine eher geringe Rolle. Das heißt natürlich nicht, dass Selberpflegen nicht auch in unteren Milieus mit Entbehrungen und Einschränkungen verbunden ist. Diese werden aber nicht zusätzlich noch überlagert durch den Verzicht auf aussichtsreiche berufliche Möglichkeiten oder die Aufgabe von sozialen und kulturellen Ambitionen. Die aus dieser strukturellen Konstellation sich ergebende Selbstverpflichtung zur Pflege beruht also eher auf dem Fehlen von größeren Chancen, auf die man bei der selbst geleisteten Versorgung eines pflegebedürftigen Angehörigen verzichten müsste. In den mittleren und höheren Milieus sind dagegen die Opportunitätskosten des Selberpflegens relativ hoch. Eine höhere Schul- und Berufsausbildung ist sowohl mit sozialen und kulturellen Ambitionen verbunden als aber auch mit der Vorstellung von günstigen beruflichen und ökonomischen Möglichkeiten, die man beim Selberpflegen aufgeben müsste. Die aus dieser Konstellation sich ergebende Präferenz für die Heimpflege beruht also vor allem auf den durch Bildungs- und Berufsabschlüsse erzeugten Vorstellungen von Chancen, auf die man bei der selbst geleisteten Versorgung eines pflegebedürftigen Angehörigen verzichten müsste. Dieser Effekt wird in den höheren Milieus noch einmal verstärkt, wenn auch die Verfügbarkeit über die zentralen Momente des Modernitätsdiskurses (eben ein „moderner Lebensentwurf") hoch ist – wenn also der Anspruch auf Selbstverwirklichung, Emanzipation und berufliche Chancen auch zu einem wesentlichen Aspekt des subjektiven Bezugsschemas geworden ist.

Die pflegepolitische Bedeutung dieser Ergebnisses zeigt sich, wenn wir berücksichtigen, in welcher Richtung der soziale Wandel in struktureller Hinsicht wirksam ist. Das konnten wir in unseren Untersuchungen insofern, als die zur Milieuklassifikation verwendeten Indikatoren in repräsentativen ALLBUS-Untersuchungen seit den 80er Jahren immer in der gleichen Weise erhoben wurden.[12] Wir konnten also rekonstruieren, wie sich seit den achtziger Jahren der Anteil der verschiedenen sozialen Milieus verändert hat: In den alten Bundesländern und in der Altersgruppe der 40- bis 60-Jährigen hat sich der Anteil des Milieus mit der größten Bereitschaft zur häuslichen Pflege – das „traditionelle Unterschicht-Milieu" – seit 1982 ganz erheblich verringert. Während 1982 noch rund 45 Prozent der Bevölkerung in dieser Altersgruppe sich diesem Milieu zurechnen ließen, sind es im Jahr 2000 nur noch 23 Prozent, also nur noch rund die Hälfte. Der Anteil des liberal-bürgerlichen Milieus – also des Milieus mit dem stärksten Interesse an der Versorgung durch ein Pflegeheim – stieg dagegen von 5 Prozent auf fast 20 Prozent. Ebenfalls stark zugenommen hat das liberale Mittelschicht-Milieu von 3 Prozent auf rund 12 Prozent.[13] Und einiges spricht für die An-

---

12 Die hier benutzten Daten entstammen der „Allgemeinen Bevölkerungsumfrage der Sozialwissenschaften" (ALLBUS). ALLBUS ist in den Jahren 1980–86 und 1991 von der Deutschen Forschungsgemeinschaft (DFG) gefördert worden. Die weiteren Erhebungen wurden von Bund und Ländern über die GESIS (Gesellschaft sozialwissenschaftlicher Infrastruktureinrichtungen) finanziert. ALLBUS wird von ZUMA (Zentrum für Umfragen, Methoden und Analysen e. V., Mannheim) und Zentralarchiv für Empirische Sozialforschung (Köln) in Zusammenarbeit mit dem ALLBUS-Ausschuss realisiert. Die Daten sind beim Zentralarchiv für Empirische Sozialforschung (Köln) erhältlich. Die vorgenannten Institutionen und Personen tragen keine Verantwortung für die Verwendung der Daten in diesem Beitrag.
13 Hier sei angemerkt, dass diese Aussagen über die Anteile von Milieus natürlich auf methodischen Konstruktionen beruhen: (1) Die Einstufungen erfolgten auf der Basis von Gewichten für das Jahr 1996 – eine andere Basierung würde auch ganz andere Anteile zur Folge haben. (2) Die Milieu-Klassifikation beruht auf einer formalen Einteilung der beiden „Achsen" Sozialstatus und Lebensentwurf nach Standardabweichungen – es wären auch andere Grenzen denkbar und natürlich würde das die Milieu-Anteile verändern. (3) In der sozialen Wirklichkeit sind Milieus nicht so klar abgrenzbar und quantifizierbar wie im Rahmen dieser Untersuchung. Die Aussagen über Milieu-Veränderungen können also nur Trends beschreiben – das aber doch mit großer Sicherheit, zum Beispiel dass der Anteil des „traditionellen Unterschicht-Milieus" *deutlich* abgenommen hat und 2000 vermutlich nur noch die Hälfte des Anteils von 1982 ausmacht.

nahme, dass diese Veränderungen sich fortsetzen werden, dass der Anteil der Milieus mit großer Bereitschaft zur häuslichen Pflege weiter abnehmen wird, und dass der Anteil der Milieus mit einer deutlichen Präferenz für die Versorgung durch ein Heim weiter steigen wird.[14]

Berücksichtigt man die hier beschriebenen Milieuveränderungen und die milieuspezifischen Unterschiede in den Pflegebereitschaften, wird man für die Zukunft von einem informellen Pflegepotenzial ausgehen müssen, das noch deutlich niedriger ist, als durch die Modellsimulationen gezeigt werden konnte – mit der Konsequenz, dass der Bedarf nach einer stationären Versorgung noch deutlich höher liegen wird, vielleicht bei 50 Prozent der Pflegebedürftigen, und dass von den häuslich Versorgten vermutlich noch sehr viel mehr berufliche Leistungen in Anspruch nehmen werden, als ohne Berücksichtigung dieser Milieuveränderungen angenommen wurde.

Welche pflegepolitische Bedeutung haben diese Entwicklungen? – was für Optionen sind zu erwägen?[15]

In der Gegenwart besitzt ein Prinzip politisch gestaltende Bedeutung, das sich in der Zukunft vermutlich nicht mehr so wie heute vorausgesetzt wird realisieren lassen oder zum Teil grundlegend andere Voraussetzung verlangt. Wir meinen den Grundsatz „ambulant vor stationär". Vieles deutet darauf hin, dass diese beiden Formen der Versorgung – die ambulante und die stationäre Pflege – als gleichwertig betrachtet werden müssen. Auch werden sich beide in einer grundlegenden Weise verändern müssen, vor allem in dem Sinne, dass die scharfe Abgrenzung zwischen ambulant und stationär überwunden wird.

Die stationäre Pflege wird sich auf zum Teil neue Zielgruppen einstellen müssen, insbesondere Patienten, die aus der Akutversorgung des Krankenhauses entlassen und stationär versorgt und gepflegt werden müssen, nicht

---

14 Für diese Annahme spricht natürlich auch, dass unter anderem als Folge der PISA-Studie mit verstärkten Bemühungen zu rechnen ist, den Rückstand gegenüber vergleichbaren Ländern aufzuholen, mit der Konsequenz, dass mittlere und höhere Bildungsabschlüsse und moderne Lebensentwürfe an Bedeutung gewinnen werden. Diese sicher wünschenswerte Konsequenz wird aber nicht ohne Auswirkungen für die Versorgungschancen von Pflegebedürftigen sein.
15 Vgl. dazu Blinkert/Klie (2001: insbes. 73 ff); Klie (2000); Klie/Schmidt (2000: 32-58; Schmidt (2000); Evers (1998: 21–23).

selten in einer terminalen Phase. Die DRGs, aber auch das Konzept der Integrierten Versorgung werden neue Herausforderungen, aber auch Chancen für die stationäre Versorgung schaffen. Dabei werden nicht alle Aufgaben, die im Heim „anfallen", insbesondere medizinischer Art, allein vom Heim selbst erfüllt werden können. Es bedarf insofern einer „Ambulantisierung" der Heime. Die größte Gruppe von Heimbewohnern werden Menschen mit Demenz darstellen, die insbesondere als Alleinlebende in ihrer eigenen Häuslichkeit an Grenzen stoßen was Versorgungssicherheit und Qualität anbelangt. Aber auch pflegende Angehörige werden durch die langjährige Betreuung von Menschen mit Demenz oft überfordert, sind aber gegebenenfalls bereit, sich auch bei „stationärer" Versorgung an Aufgaben der Betreuung und Pflege zu beteiligen. Vor diesem Hintergrund könnte für die stationäre Pflege eine konzeptionelle Variante darin bestehen, dass stationäre Versorgungsformen einen anderen Charakter bekommen. Wir denken an kleine und dezentrale Heime oder Wohngruppen, mit lokal angepassten Platzkapazitäten, die zu einem gewissen Grad eine wohnortnahe Versorgung von Pflegebedürftigen ermöglichen, beziehungsweise eine Versorgung in der Nähe von und mit Angehörigen und anderen Netzwerken.[16] Die unterschiedlichen Zielgruppen von Pflegebedürftigen verlangen zum Teil je unterschiedliche Konzepte. Dabei ist tendenziell Abschied zu nehmen von Vorstellungen und Konzepten, „Heime" könnten alle notwendigen, Lebensqualität sichernden Leistungen aus eigener Kraft bewältigen: Sie benötigen sowohl „ambulanten" professionellen Support, sei es von Ärzten, Apotheken, Therapeuten, spezialisierten ambulanten Diensten – mit Blick auf die neuen Anforderungen nach Einführung der DRGs – aber eben auch die Mitwirkung von Angehörigen und Freiwilligen, in „palliativ care" und der Betreuung von Menschen mit Demenz.

Ein Trend zur realistischen Einschätzung der Versorgungsmöglichkeiten und zur zunehmenden Bereitschaft, auch die stationäre Versorgung in Erwägung zu ziehen, spiegelt sich auch darin wider, dass von den von uns befragten 40- bis 60-Jährigen immerhin 54 Prozent für den Fall einer eigenen Pflegebedürftigkeit auch die Versorgung in einem gut geführten Pflegeheim akzeptieren würden.

Dem befürchteten Heimsog, der vor allem die Sozialhilfeträger besorgt, wird man im Weiteren durch einen Ausbau ambulanter und teilstationärer

---

16 Vgl. hierzu Klie (20002).

Versorgungsstrukturen sowie komplementärer Infrastrukturen entgegenwirken. Je besser verfügbar, flexibler und lebensweltlich angepasster Angebote zur Stabilisierung der häuslichen Versorgung sind, desto größer wird die Bereitschaft sein, häusliche Pflegearrangements seitens der Angehörigen und Nachbarn sowie anderer sozialen Netze (mit-)zuverantworten. In der von uns befragten Altersgruppe der 40- bis 60jährigen kann eine sehr große Akzeptanz für gemischte Pflegearrangements vorausgesetzt werden: Fast drei Viertel der Befragten würden für den Fall einer eigenen Pflegebedürftigkeit eine Versorgung zuhause mit Hilfe von Pflegediensten akzeptieren. Und wenn es Möglichkeiten zur Inanspruchnahme beruflich geleisteter Hilfen gäbe, und wenn diese bezahlbar wären, würden fast 60 Prozent einen pflegebedürftigen Angehörigen auch „auf jeden Fall" zuhause pflegen wollen.

Wenn häusliche Pflege unter Beteiligung von auch „jüngeren" Angehörigen – auch in veränderter Form – eine Chance haben soll, sind auch arbeitsmarktpolitische Regelungen und lokale Infrastrukturen erforderlich, die eine bessere Vereinbarkeit von Erwerbsarbeit und Pflege ermöglichen. Zu einem Maßnahmenbündel gehören sowohl Maßnahmen der Flexibilisierung der Arbeitszeit, wie durch das Teilzeitarbeitsgesetz weitgehend ermöglicht, und Arbeitsorganisation, aber auch analog zum „Erziehungsjahr" ein gesetzlich gesichertes „Pflegejahr", das eine problemlose Wiederaufnahme des Arbeitsverhältnisses garantiert. Eine verbesserte Vereinbarkeit von Erwerbsarbeit und Pflegen setzt aber natürlich auch Infrastrukturangebote für die Pflegebedürftigen voraus, insbesondere im teilstationären Bereich, die den Pflegenden eine spürbare Entlastung ermöglichen. Ein Simulationsmodell, in dem diese Veränderungen berücksichtigt wurden, konnte zeigen, dass bereits eine relativ moderate Veränderung im Hinblick auf eine bessere Vereinbarkeit von Erwerbstätigkeit und Pflegen mit erheblichen Konsequenzen verbunden sein könnte.

Angesichts der zunehmenden Unübersichtlichkeit im Pflegebereich sind auch Beratungsangebote erforderlich, die über das hinausgehen, was derzeit von den Pflegekassen und anderen Organisationen angeboten wird und in Richtung des Ausbaus einer Case-Management-Infrastruktur gehen sollten. Die bislang angebotene Pflegeberatung[17] kann nicht befriedigen. Sie ist mit zu vielen Schwellen versehen und wird nicht selbstverständlich in Anspruch

---

17 Koch-Straube (2001).

genommen, obwohl entsprechender Bedarf besteht und nach unseren Daten aus Kassel auch geäußert wird. Eine leistungsfähige Case-Management-Struktur könnte diesem Defizit begegnen und über die notwendigen Beratungs- und Koordinierungsaufgaben zusätzlich Assessment- sowie Qualitätssicherungsfunktionen wahrnehmen, künftig gegebenenfalls inklusive der Begutachtungsaufgaben. Insgesamt soll das Case-Management, angepasst an das jeweilige Pflegearrangement und die Lebenswelt der Pflegebedürftigen, Pflege und Betreuung sichern und damit häusliche Pflege stabilisieren helfen.[18] Es könnte auch in der Lage sein, jenseits bisheriger Sachleistungslogik bedarfsgerechtere Formen der Betreuung und Pflege zu vermitteln und zu organisieren. 73 Prozent der von uns Befragten haben für den Fall des Eintretens einer Pflegesituation einen Beratungsbedarf angemeldet. Nur 22 Prozent sind der Meinung, dass sie mit einer solchen Situation allein fertig werden würden. Eine Beratungsstelle nennen, konnten von den Befragten nur rund die Hälfte, genannt wurden allein in Kassel über 90 unterschiedliche Stellen.

Wie auch immer die Versorgung von Pflegebedürftigen künftig gehandhabt wird, eines ist sicher: Der Bedarf an Pflegefachkräften wird ganz erheblich steigen. Unter den eingangs dargelegten Bedingungen der Entwicklung des informellen Pflegepotenzials, und wenn sich bei den Versorgungsangeboten nichts ändert, wäre eine Zunahme des Personalbedarfs von rund 220 000 Vollzeitstellen auf mehr als das Doppelte bis 2040 und auf rund 570 000 bis 2050 zu erwarten.

Allein im stationären Bereich würde der Bedarf an Pflegefachkräften von rund 170 000 Vollzeitstellen auf knapp 400 000 bis 2040 anwachsen.[19]

Ohne eine massive Bildungsoffensive im Feld der Pflege wird der zukünftige Bedarf an beruflich Pflegenden nicht gedeckt werden können. Eine solche Bildungsoffensive muss von einem europäisch abgestimmten, differenzierten Berufsbildungskonzept ausgehen und darf sich nicht auf Pflegefachberufe im engeren Sinn beschränken, sondern muss einen breiten Berufsgruppenansatz verfolgen und flexible Möglichkeiten der Teilzeitarbeit und der zeitweisen Mitarbeit im Pflegesektor eröffnen. Sinnvoll ist für die Ent-

---

18 Der entsprechende Einsatz von Case-Managern wird aktuell in dem von den Pflegekassen finanzierten Modellprojekt „Pflegebudget" erprobt, s. www.pflegebudget.de
19 Blinkert/Klie (2001: 65 ff.)

wicklung neuer, offener Berufskonzepte, die im angloamerikanischen Bereich übliche Unterscheidung zwischen „Nursing" und „Care" aufzunehmen. Unter „nursing" werden im engeren Sinne fachpflegerische Tätigkeiten und Aufgaben verstanden, die entweder nahe am Tätigkeitsbereich der Medizin orientiert sind, als „Behandlungspflege" im deutschsprachigen Raum bezeichnet, oder die „Steuerungsfunktionen" für die Gestaltung von Pflegeprozessen und -arrangements zum Gegenstand haben.[20] Care steht demgegenüber für die Betreuung, die "Sorge" um einen gelingenden Alltag des Pflegebedürftigen und kennt in sich Differenzierungen, die die Mehrdimensionalität der Sorge andeuten: „socialcare", „healthcare", „nursingcare". Das, was Angehörige im vormodernen Normalfall übernehmen, ist im Weiteren „care" – bis hin zur Haushaltsführung. Hierfür bedarf es gerade nicht medikalisierter Berufsgruppen. Sie nennen sich im Ausland „Careassistent", „Recreationaltherapist" oder auf Deutsch: „Aktivitätenbegleiter", „Präsenzkräfte".

Insgesamt gilt es, die Attraktivität des Arbeitsfeldes zu erhöhen und darzulegen, dass es sich hier um ein produktives Wachstumsfeld handelt, in dem es um die Gestaltung einer bedeutsamen gesellschaftlichen Aufgabe mit hohem Herausforderungsgehalt geht.

Natürlich ist das alles unter den gegebenen finanziellen Bedingungen nicht finanzierbar. Es ist nicht schwer, sich die Einwände vorzustellen, die gegen diese Vorschläge erbracht werden. Der sicher schwerwiegendste ist, dass auf diese Weise ja die Abgabenlast für die Erwerbstätigen und die Lohnnebenkosten weiter steigen müssten. Die Bundesregierung hat sich vornehmlich mit der künftigen Finanzierung der Pflege befasst. Die Rürup-Kommission will (zunächst) an der Sozialversicherungslösung festhalten, die aber nicht „nachhaltigkeitsfest" ist und in jedem Fall auf einer Zuschusslösung basiert. Auch die Herzog-Kommission bleibt, wenn auch kapitalstockfinanziert, bei einer „Teilkaskolösung". Dies erscheint unter gesellschaftspolitischen und kulturellen Gesichtspunkten auch nicht falsch: Die Solidarität gegenüber Pflegebedürftigen lässt sich weder vollständig über eine Marktlogik noch über das Modell des fürsorgenden Staates „regeln". Es bedarf einer Mixtur aus familial oder aus anderen „Netzwerken" heraus erbrachten Unterstützungsleistungen, aus haushaltsökonmisch attraktiven marktlichen Dienstleistungen im „Care"-Sektor, staatlich garantierten Begleitungs-, Beratungs-

---

20 Vgl. Klie/Brandenburg (2003).

und fachpflegerischen Grundleistungen und nicht zuletzt bürgerschaftlicher Solidarität für Pflegebedürftige, die sich personal aber auch strukturell verantwortlich weiß für lebensqualitätförderliche Rahmenbedingungen für Pflegebedürftige und ihre Teilhabe am gesellschaftlichen Leben sichert. Gerade hier zeigt sich bei den gesellschaftlichen Milieus, die heute und vor allem in der Zukunft an Bedeutung gewinnen werden, eine nicht zu unterschätzende Engagementbereitschaft, wenn sie auf förderliche Bedingungen stößt.

Ob und in welcher Weise bürgerschaftliches Engagement als eine Art dritter Sektor neben Staat und Markt sich für die Versorgung von Pflegebedürftigen als leistungsfähig voraussetzen lässt, ist eine Frage, die zu einer skeptischen Einschätzung Anlass gibt, wenn es um die dauerhafte und eigentliche Pflegetätigkeit geht. Dennoch wird dieser Sektor, das gemeinwesenorientierte bürgerschaftliche Engagement, durchaus von einiger Bedeutung für die Versorgung von Pflegebedürftigen werden. Sicher wird man nicht damit rechnen können, dass Versorgungsleistungen, die bisher entweder von nahen Angehörigen oder von Pflegediensten erbracht wurden, künftig in einer verlässlichen Weise von engagierten Bürgern übernommen werden. Entsprechende Unterstützung und Förderung vorausgesetzt, kann bürgerschaftliches Engagement in Pflegekontexten wertvolle Unterstützung gegenüber Pflegenden durch sozial unterstützende Aktivitäten leisten, können sich Kreise und Initiativen bilden, die sich für Qualitätssicherung in der Pflege einsetzen und für den Ausbau einer effizienten und menschenwürdigen lokalen Pflegeinfrastruktur Sorge tragen. Um das zu erreichen, wäre es wichtig, dass bereits jetzt in den Kommunen ein Diskussions- und Partizipationsprozess über die Versorgungssituation von Pflegebedürftigen in Gang gebracht wird.[21] Die Chancen dafür sind günstig, angesichts der Tatsache, dass nahezu jeder es für wahrscheinlich hält, selber einmal pflegebedürftig zu werden und nur eine Minderheit davon ausgeht, dass die eigene Versorgung auch wirklich gesichert ist.

Die Leitbilder für die Versorgung Pflegebedürftiger müssten und könnten sich über einen solchen Prozess ändern: Nicht die aufopferungsvolle alleinige Übernahme von Pflegeverpflichtungen im häuslichen Bereich, meist durch Partner oder Töchter/Schwiegertöchter oder die Verantwortungsabgabe an

---

21 Begleitend und angeregt durch unsere Untersuchung findet ein solcher Prozess in Kassel statt. Vgl. auch Blaumeiser u. a. (2002).

Institutionen wäre als Leitbild auszugeben, vielmehr das Leitbild der geteilten Verantwortung – des Pflegemixes –, in dem die Verantwortung für die Sorge um den Pflegebedürftigen zwischen Professionellen, Angehörigen, Assistenzberufen und Engagierten geteilt wird, egal ob daheim oder im Heim. Unter „welfare mix" firmiert ein solcher Ansatz.[22]

Zusammenfassend und abschließend lässt sich Folgendes feststellen:
1. Wenn die institutionellen Bedingungen unverändert bleiben und der bereits jetzt erkennbare demografische und soziale Wandel sich trendgemäß fortsetzt, ist langfristig mit einer Entwicklung zu rechnen, die alle Beteiligten überfordert und auch für die Qualität der Pflege nur das Schlimmste erwarten lässt.
2. Diese Entwicklungen haben ein unterschiedliches Tempo. Bis ungefähr 2010 ist eher mit einer im Grunde noch überschaubaren und moderaten Veränderung der Verhältnisse zu rechnen: Die Zahl der Pflegebedürftigen steigt zwar, bleibt aber in einer noch einigermaßen „vertrauten" Dimension. Das „informelle Pflegepotenzial" sinkt zwar, aber der Bedarf nach einer stationären Versorgung steigt nur relativ langsam und auch die Nachfrage nach beruflichen Hilfen durch ambulant Versorgte nimmt in einer noch durchaus überschaubaren Weise zu. Erst ab 2010/2015 wird deutlich, dass sich die Verhältnisse grundlegend und dramatisch ändern. Dieser Verlauf der Entwicklung ist mit Chancen und Gefahren verbunden. Die Chancen bestehen darin, dass es ausreichend Zeit für eine „geordnete Anpassung" geben wird, die Gefahren sehen wir darin, dass die noch einigermaßen erträglichen mittelfristigen Veränderungen zu Illusionen Anlass geben und zu der Einschätzung, dass die im Grunde genommen erforderlichen grundlegenden Anpassungen an zu erwartende Veränderungen nicht erforderlich sind. Auf keinen Fall darf man sich also der Illusion hingeben, dass alles doch nicht so schlimm kommen wird.
3. Die Modellberechnungen und auch unsere empirischen Studien zeigen, dass die Situation keineswegs hoffnungslos ist, wenn alle relevanten Akteure diese Entwicklungen rechtzeitig erkennen und ihre Ressourcen und Phantasie einsetzen, um in einer geeigneten Weise gegenzusteuern. Den sozialen und demographischen Wandel wird man nicht verhindern können. Aber man kann Strukturen schaffen, die auch unter veränderten Be-

---

22 Evers/Olk (1996).

dingungen eine qualitativ hochwertige und humane Versorgung von Pflegebedürftigen ermöglichen. Dazu gehört unter anderem eine verbesserte Vereinbarkeit von Beruf und Pflegen und der Ausbau beziehungsweise die Neuerfindung von Infrastrukturen, die das unterstützen und gemischte Pflegearrangements fördern.

4. Für die Kommunen haben die Ergebnisse ihre Implikationen für die Planungsstrategien: Eine reine indikatorengestützte Infrastrukturplanung macht wenig Sinn. Gefragt ist vielmehr eine sektorenübergreifende, partizipativ anlegte Planung, die Bildungs- und Kulturentwicklungsaufgaben im Feld der Pflege besonders akzentuiert: Nur so wird man Versorgungsmentalitäten und Erwartungen wirksam korrigieren und neue Infrastrukturangebote entwickeln können. Dabei spielen im Sinne der Sektoren das Gesundheitswesen, das Wohnungswesen, der Arbeitsmarkt neben dem Sektor des Sozialen jeweils eine gewichtige Rolle.

Literatur:

Blaumeiser, H. u. a. (2002): *Handbuch kommunale Altenplanung*, Frankfurt am Main

Blinkert, K. /Klie, T. (2000): „Pflegekulturelle Orientierungen und soziale Milieus. Ergebnisse einer Untersuchung über die sozialstrukturelle Verankerung von Solidarität". In: *Sozialer Fortschritt* Jg. 49, S. 237–245

Blinkert, B./Klie, T. (2001): *Zukünftige Entwicklung des Verhältnisses von professioneller und häuslicher Pflege bei differierenden Arrangements und privaten Ressourcen bis zum Jahr 2050. Expertise im Auftrag der Enquete-Kommission Demographischer Wandel des Deutschen Bundestages*, Berlin/Freiburg

Blinkert, B./Klie, T. (2004): *Solidarität in Gefahr?*, Hannover

Evers, A. (1998): „Zwischen Versorgung und Aktivierung", in: Schmidt, R./Thiele, A.: *Konturen einer neuen Pflegelandschaft*, Regensburg, S. 21–23

Evers, A./Olk, T. (1996): *Wohlfahrtspluralismus*, Opladen

Herkommer, S.: „Die feinen und die krassen Unterschiede der kapitalistischen Klassengesellschaft". In: Klages, Strutynski (Hrsg.) (1997): *Kapitalismus am Ende des 20. Jahrhunderts*, Hamburg, S. 67–81

Hradil, S. (1987): *Sozialstrukturanalyse in einer fortgeschrittenen Gesellschaft. Von Klassen und Schichten zu Lagen und Milieus*, Opladen.

Klie, T. (2000): „Mut zu menschlichem Profil". In: *Neue Caritas 2000*, Heft 18, S. 8–13

Klie, T. (Hrsg.) (2002): *Wohngruppen für Menschen mit Demenz*, Hannover

Klie, T./Brandenburg, H. (2003): *Gerontologie und Pflege*, Hannover

Klie, T./Schmitt, R. (2000): „Deutsche Pflegepolitik – Zwischen Besitzständen und europäischen Impulsen – zugleich ein Beitrag zur Diskussion um die Novellierung von SGB XI und Heimgesetz". In: *Soziale Gerontologie, Forschung und Praxisentwicklung im Pflegewesen und in der Altenarbeit*, Frankfurt am Main, S. 32–58

Koch-Straube, U. (2001): *Pflegeberatung*, Bern

Schmidt, R. (Hrsg.) (2000): *Heimkonzept der Zukunft*, Hannover

Schmidt, R./Thiele, A. (1998): *Konturen einer neuen Pflegelandschaft*, Regensburg

Vester, M./Oertzen, P. v./Geiling, H. u. a. (1993): *Soziale Milieus im gesellschaftlichen Strukturwandel. Zwischen Integration und Ausgrenzung*, Köln

Ursula Kremer-Preiß

Wohnformen der Zukunft im Bereich der eigenen Häuslichkeit

Einführung

Angesichts der demografischen Entwicklung und der zu erwartenden Entwicklungen im Bereich der Versorgungssysteme für pflegebedürftige alte Menschen in Deutschland wird das Wohnen im Alter in Zukunft mit einer ganzen Reihe von neuen Herausforderungen verbunden sein. Die demografische Alterung der Bevölkerung, der mit zunehmender Lebenserwartung steigende Bedarf an Pflege und die Zunahme alleinstehender älterer Menschen sowie die Verringerung des Potenzials helfender Angehöriger sind nur einige dieser zu erwartenden gesellschaftlichen Veränderungen.

Gleichzeitig stehen wir schon jetzt vor einer veränderten Erwartungshaltung der älteren Generation an das Wohnen im Alter. Die überwiegende Mehrheit älterer Menschen will so lange wie möglich selbständig in ihrer vertrauten Umgebung integriert in eine soziale Gemeinschaft wohnen. Und auch wenn ältere Menschen auf Hilfe und Pflege angewiesen sind, wollen sie ein selbstbestimmtes Leben führen. Das Heim als institutionalisierte Wohnform, die primär auf eine funktionelle Pflege ausgerichtet ist, stößt heute auf deutlich geringere Akzeptanz als noch vor Jahren. Auch differenzieren sich die Anforderungen an das Wohnen im Alter zunehmend. Jüngere Senioren haben andere Vorstellungen, wie sie wohnen und leben wollen als ältere Senioren, ausländische Mitbürger haben andere Erwartungshaltungen an das Wohnen im Alter als deutsche Senioren. Diese unterschiedlichen und veränderten Wünsche an ein Wohnen und Leben im Alter gilt es in Zukunft zu berücksichtigen. Wohnformen der Zukunft werden die Aspekte wie Selbstbestimmtheit, Alltagsvertrautheit, soziale Integration und Versorgungssicherheit gewährleisten müssen, wenn sie bedarfsgerechte Antworten auf Wohnwünsche im Alter geben wollen.

Spektrum an neuen Wohnmöglichkeiten

Dabei steht die Entwicklung nicht am Anfang. In den vergangen 10 bis 15 Jahren hat sich das Wohnangebot für ältere Menschen verändert. Die Wahlmöglichkeiten haben sich durch ein breites Spektrum an alternativen Wohnangeboten für Senioren erweitert und die Möglichkeiten in der eigenen Häuslichkeit alt zu werden, haben sich verbessert. Die alternativen Wohnformen, die in den vergangen Jahren entstanden sind und ein Leben in einer eigenen Häuslichkeit ermöglichen, lassen sich wie folgt grob definieren:

Barrierefreie Wohnung:
Hier werden in der Regel neu gebaute Wohnungen so gestaltet, dass ihrer Nutzung keine Hindernisse oder Barrieren für ältere oder behinderte Menschen entgegenstehen. Die Standards des barrierefreien Bauens sind in der DIN-Norm 18025 Teil 1 und Teil 2 festgeschrieben und umfassen im Wesentlichen Empfehlungen zu den notwendigen Bewegungsflächen, zur Vermeidung von Stufen und Schwellen beim Zugang zur und innerhalb der Wohnung sowie notwendige Türbreiten und Höhen von Bedingungselementen. Barrierefreie Wohnungen lösen nach und nach die speziell für ältere Menschen gestalteten *Altenwohnungen* ab.

Angepasste Wohnung:
Hier geht es um die Anpassung der bestehenden Wohnungen an die Bedürfnisse älterer oder behinderter Menschen, wobei die Standards der Barrierefreiheit als Orientierung dienen. Die vertraute Wohnung des älteren Menschen soll so umgebaut oder umgestaltet werden, dass möglichst keine Barrieren oder sonstige Gefahrenquellen deren Nutzung einschränken.

Betreutes Wohnen:
Hier werden in sehr unterschiedlicher Form altersgerechte Wohnangebote und Betreuungsleistungen miteinander gekoppelt. Im Idealfall mietet der Bewohner eine zentral gelegene barrierefreie und altengerechte Wohnung, meist in einer speziellen Wohnanlage. Darüber hinaus muss er ein Paket von Grundleistungen des Betreuungsservices abnehmen, für die monatlich eine so genannte Betreuungspauschale zu entrichten ist. Diese Grundbetreuung umfasst in der Regel Beratungs- und Informationsleistungen sowie die Notrufsicherung. Zusätzlich werden Wahlleistungen – wie Mahlzeiten, Reini-

gungs- und Pflegeleistungen – angeboten, die bei Bedarf in Anspruch genommen werden können und zusätzlich bezahlt werden müssen. Die Bewohner schließen einen Miet- und Betreuungsvertrag. Für diese Wohnform, die in der Regel nicht den heimrechtlichen Bestimmungen unterliegt, werden auch Begriffe wie *Service Wohnen* oder *unterstütztes Wohnen* verwendet.

Betreutes Wohnen zu Hause:
Hier kann man in seiner angestammten Wohnung verbleiben und schließt mit einem Dienstleister – meist einem ambulanten Dienst, einer Sozialstation oder einem Betreuungsverein – einen Betreuungsvertrag. Der Betreuungsvertrag umfasst neben allgemeinen Informations- und Beratungsleistungen vor allem einen regelmäßigen Hausbesuch, um weitere Hilfebedarfe besser einschätzen und rechtzeitig entsprechende Hilfemaßnahmen einleiten zu können. Für dieses Wohnkonzept werden auch Begriffe wie *Wohnen plus* oder *Betreutes Wohnen im Bestand* verwendet.

Selbstorganisierte Wohn- oder Hausgemeinschaften:
Hier handelt es sich um eine Wohnform, wo entweder nur ältere oder ältere und junge Menschen gemeinsam in einer Wohnung oder in einem Haus wohnen. Hierfür werden auch Begriffe wie *gemeinschaftliches Wohnen* oder *gemeinschaftliche Wohnprojekte* verwendet. Jeder Bewohner hat einen eigenen Wohnbereich, entweder ein Zimmer oder – meistens – eine abgeschlossene Wohnung, und es gibt einige Räume, die von den Bewohnern gemeinschaftlich genutzt werden. Die Bewohner organisieren das Gemeinschaftsleben selbst oder sind zumindest an der Organisation beteiligt.

Integriertes Wohnen:
Hier leben verschiedene Bewohnergruppen meist in größeren Wohnkomplexen zusammen, die von speziellen Trägern initiiert werden. Sie haben zum Ziel, nachbarschaftliche Hilfen zwischen verschiedenen Generationen *(Mehrgenerationenwohnen)* und Bewohnergruppen mit unterschiedlichen Bedarfslagen zu verbessern. Um das gemeinschaftliche Zusammenleben zu fördern, gibt es Begegnungsräume und teilweise eine Unterstützung durch Fachpersonal.

Siedlungsgemeinschaften:
Hier werden Gemeinschafts- und Hilfeangebote für die Bewohner einer bestehenden Siedlung organisiert. Ausgehend von der Erfahrung, dass ganze Siedlungen altern und zunehmend mit Problemen älterer Menschen konfrontiert sind, werden in bestehenden Siedlungen zum Teil von Wohnungsbaugesellschaften oder Selbsthilfe-Initiativgruppen Unterstützungsleistungen für ältere Menschen angeboten und ein Netz von Gemeinschaftsaktivitäten unter allen Bewohnern organisiert. Im Mittelpunkt steht die Förderung des generationsübergreifenden Zusammenlebens und der Nachbarschaftshilfe.

Betreute Wohn- und Hausgemeinschaften für Pflegebedürftige:
Hier lebt eine kleine Gruppe pflegebedürftiger bzw. hilfebedürftiger älterer Menschen in einer Wohnung oder in einem Haus zusammen. Jeder Bewohner hat einen eigenen Wohn-/Schlafbereich. Das Alltagsleben findet weitgehend in einem oder mehreren Gemeinschaftsräumen und einer dazugehörigen Küche statt. Die Präsenskräfte organisieren die Haushaltsführung und das Gruppenleben. Pflegekräfte werden nach Bedarf zusätzlich eingesetzt.

Gemeinsame Strukturen und Probleme bei der Umsetzung

Im Rahmen des Projektes *„Leben und Wohnen im Alter"*, das das Kuratorium Deutsche Altershilfe seit 2003 in Kooperation mit der Bertelsmann Stiftung durchführt, wurde eine Bestandsanalyse zum Entwicklungsstand und zu den Problemen bei der Umsetzung dieser alternativen Wohnformen erstellt *(Bertelsmann Stiftung/Kuratorium Deutsche Altershilfe, Leben und Wohnen im Alter, Neue Wohnkonzepte – Bestandsanalyse, Band 1, Köln 2003).*

Die Analysen haben deutlich gemacht, dass das Interesse an solchen alternativen Wohnformen in den vergangenen Jahren zwar deutlich gewachsen ist, jedoch bisher immer noch von einer relativ geringen quantitativen Verbreitung ausgegangen werden muss. Schätzungen gehen davon aus, dass etwa 200 000 bis 250 000 ältere Menschen in diesen neuen Wohnformen leben. Dies entspricht einer Versorgungsquote von 1,8 bis 2 Prozent der 65-Jährigen und Älteren.

Die noch relativ geringe quantitative Bedeutung ist weniger auf ein mangelndes Interesse der Senioren zurückzuführen. Ein Grund dafür ist, dass diese Alternativen zu den traditionellen Wohnangeboten immer noch wenig bekannt sind und dies nicht nur bei den Senioren, sondern auch bei den Planern und möglichen Investoren sowie bei den Finanzierungsträgern und zuständigen Behörden. Selbst bei schon etwas bekannteren neuen Wohnformen – wie das Betreute Wohnen – wissen Senioren häufig nicht, was sie von diesem Wohnangebot erwarten können. In vielen Bereichen fehlen Informationen und Erfahrungswissen, wer diese Wohnangebote nutzt und welche Leistungen sie in welcher Qualität anbieten.

Zum anderen erschweren die bestehenden Rahmenbedingungen die Verbreitung solcher neuen Wohnformen. Die alternativen Wohnangebote bewegen sich in vielen Bereichen außerhalb der rechtlich normierten Rahmenbedingungen. Sie entwickeln sich teilweise am System vorbei und müssen Ausnahmeregelungen oder in langwierigen Auseinandersetzungen Anpassungen bei den bestehenden sozial- und ordnungsrechtlichen Rahmenbedingungen erwirken. So gab und gibt es eine breite Diskussion, ob das Betreute Wohnen ordnungsrechtlich als Heimeinrichtung oder als normale Wohnung einzustufen ist beziehungsweise inwieweit Verbraucherschutz-Bestimmungen auf das Betreute Wohnen anzuwenden sind. Bei betreuten Wohngemeinschaften wird immer wieder die eigene Häuslichkeit der Bewohner in Frage gestellt, mit den entsprechenden Problemen der Finanzierung behandlungs-pflegerischer Leistungen durch die Krankenkassen oder der drohenden Einstufung als Heim. Gemeinschaftliche Wohnprojekte stoßen bei der Suche nach geeignetem Wohnraum auf Schwierigkeiten mit den Bedingungen der Wohnungsbauförderung.

Betreute Wohngemeinschaften – ein alternatives Wohnmodell für die Zukunft

Im Rahmen des Projektes „Leben und Wohnen im Alter" haben wir uns besonders intensiv mit Betreuten Wohngemeinschaften für Pflegebedürftige als ein alternatives Wohnmodell für die Zukunft befasst. Denn wenn die Zahl älterer hilfe- und pflegebedürftiger sowie demenziell erkrankter Menschen deutlich steigt, gleichzeitig aber immer weniger Pflegebedürftige eine Heimunterbringung akzeptieren und die Tragfähigkeit familiärer Netzwerke immer mehr abnimmt, werden besonders alternative Wohn- und Betreuungsangebote zum Heim zu erproben und auszubauen sein. Auf der Suche nach zukunftsträchtigen Wohnformen für hilfe- und pflegebedürftige ältere Menschen rücken seit geraumer Zeit Wohnformen in den Blick, bei denen Hilfe- und Pflegebedürftige in kleinen Gruppen in einem gemeinsamen Haushalt zusammenleben und von Betreuungskräften unterstützt werden. Hierbei handelt es sich vor allem um wohngruppenorientierte Betreuungskonzepte.

Wohngruppenorientierte Betreuungsformen für ältere Menschen sind nicht neu. In einigen europäischen Ländern werden sie schon seit Jahren praktiziert (z. B. Schweden, die Niederlande, Frankreich, Schweiz) und auch in Deutschland beginnen sie, den Status exotischer Modellprojekte zu verlieren. Zunehmend wächst in Fachkreisen der Konsens über das Grundkonzept als einer bedarfsgerechten Wohnalternative für ältere Menschen mit Hilfe- und Pflegebedarf. Über die Umsetzung dieses Wohnkonzeptes wird zum Teil jedoch kontrovers diskutiert, und die Praxis ist durch eine Projekt- und Begriffsvielfalt gekennzeichnet.

In Deutschland haben sich aufgrund der starken ordnungsrechtlichen Trennung des ambulanten und stationären Bereichs zwei unterschiedliche Typen wohngruppenorientierter Betreuungsformen entwickelt. Wohngruppenorientierte Betreuungskonzepte, die vor allem im stationären Bereich angewandt werden, werden als Hausgemeinschaften bezeichnet. Werden sie ambulant betreut in bestehenden Wohnquartieren angeboten, bezeichnet man sie überwiegend als betreute Wohngruppen, betreute Wohngemeinschaften oder Pflegewohngruppen; sie werden aber auch Hausgemeinschaften mit Mieterstatus genannt. Beide Typen haben unterschiedliche Betreuungskonzeptionen sowie räumliche Anordnungen herausgebildet und sind mit unterschiedlichen Umsetzungsproblemen konfrontiert.

Besonderheiten ambulant betreuter Wohngruppen

Die Besonderheit der ambulant betreuten Wohngemeinschaften lässt sich am besten damit beschreiben, dass es sich um eine Wohnform handelt, die sich aus dem „normalen" Wohnen heraus entwickelt hat. Die notwendige Hilfe wird im Prinzip genauso organisiert wie in einem privaten Haushalt, nämlich durch ambulante Dienste. Die Bewohner (oder deren persönlicher Vertreter) sind der „Herr im Hause", und das Unterstützungspersonal ist der Gast. Wohngemeinschaften mit Betreuung sind als Ergänzung der ambulanten Versorgungskette zu sehen, die auf Hilfeleistungen in der eigenen Häuslichkeit ausgerichtet ist. Das Konzept der betreuten Wohngemeinschaften ist eine

Weiterentwicklung der wohnungsnahen, quartiersbezogenen, ambulanten Versorgung hilfebedürftiger Menschen.

Ambulant betreute Wohngemeinschaften sind keine Einrichtungen und auch nicht in Einrichtungen integriert oder diesen angegliedert, sondern in normale – barrierefrei umgestaltete – Wohngebäude in bestehenden Wohnquartieren eingestreut. Dadurch können die Bewohner sehr häufig in ihrem vertrauten Wohnumfeld verbleiben; und alte nachbarschaftliche Kontakte bleiben leichter erhalten als bei einem Wechsel in eine meistens vom unmittelbaren Wohnquartier entfernte stationäre Einrichtung. Durch die Nutzung der vorhandenen Bausubstanz in normalen Wohnquartieren können solche Wohnprojekte relativ schnell aufgebaut, aber auch wieder abgebaut werden, wenn die Wohnungen wieder einer anderen Nutzung zugeführt werden sollen. Der Aufbau einer stationären Einrichtung ist aufwendiger und beharrungsträchtiger.

Der Bewohner einer betreuten Wohngemeinschaft hat nicht den Status eines Heimbewohners, sondern den Status eines Mieters, der sich nach seiner Wahl Betreuungs- und Serviceleistungen hinzukauft. Damit verbunden ist auch, dass die betreute Wohngemeinschaft keine heimgesetzlichen Anforderungen an die Wohnraumgestaltung und den Personaleinsatz erfüllen muss. Zentrales und konstitutives Merkmal dieser Variante des Wohnpflegegruppen-Konzeptes ist nach Auffassung der Initiatoren das Wahlrecht. Wie in der normalen Wohnung mit ambulanter Pflege im Einzelhaushalt der Klienten, bestimmen hier die Wohngemeinschaftsbewohner beziehungsweise ihre Angehörigen oder gesetzlichen Betreuer, wer Pflege und Betreuung bereitstellt, wie diese strukturiert sein soll, mit wem die Wohnung geteilt wird, wie die Wohnung ausgestattet wird, was gegessen und getrunken wird.

Leistungs- und Kostenstrukturen ambulant betreuter Wohngruppen

In Deutschland existieren etwa 200 solcher ambulant betreuten Wohngruppen, wobei diese sich vor allem auf drei Regionen – Berlin, Braunschweig, Bielefeld – konzentrieren.

Bisher liegt wenig Erfahrungswissen vor, mit welchen Konzepten sie arbeiten, welche Bewohner-, Leistungs- und Kostenstrukturen sie haben und mit welchen Umsetzungsproblemen sie konkret konfrontiert sind. Im Rahmen des Projektes *„Leben und Wohnen im Alter"* wurde eine Pilotstudie erstellt, die einige diese Informationslücken schließen sollte *(Bertelsmann Stif-*

tung/Kuratorium Deutsche Altershilfe, Leben und Wohnen im Alter, Band 4, Betreute Wohngruppen – Pilotstudie, Köln 2004). Die wichtigsten Ergebnisse dieser Studie lassen sich wie folgt zusammenfassen:
- In den meisten der existierenden Wohngruppen leben sechs bis acht *Bewohner*. Von der Alters- und Geschlechtsstruktur finden sich die für Altenhilfeeinrichtungen typischen Strukturen. Es sind vor allem hochaltrige Frauen, die diese Sonderwohnform nutzen. Rund zwei Drittel der Bewohner sind zwischen 75 und 90 Jahren. Fast 90 Prozent haben einen anerkannten Hilfe- und Pflegebedarf, es ist von einem hohen Anteil demenziell Erkrankter auszugehen.
- Die meisten Wohngruppen befinden sich in städtischen Regionen und weisen günstige Verkehrs*lagen* auf. Jede fünfte Wohngruppe liegt aber in Randgebieten und kann nicht immer günstige Verbindungen zu wichtigen Einrichtungen des täglichen Lebens gewährleisten. Auch die soziale Integration ins Wohnquartier gelingt nicht immer unproblematisch.
- In der Regel werden die Wohngruppen in bestehende Bausubstanz integriert, dies ermöglicht nicht immer eine bedarfsgerechte Gestaltung des *Wohnraums*. In den meisten Wohngruppen haben die Individualräume keine Sanitärausstattung und die Baussubstanz weist zum Teil Mängel in der barrierefreien Gestaltung auf. Anders als im Heimbereich hat die überwiegende Mehrheit der Bewohner jedoch ein Einzelzimmer und auch die Größen der Einzelzimmer liegen mehrheitlich über der von der Heimmindestbauverordnung vorgeschriebenen Mindestgröße.
- Von der Betreuungssituation weisen die Wohngruppen einen günstigeren Betreuungsschlüssel als in der Heimversorgung auf. Hier ist mehr *Personal* für die Betreuung eines Bewohners zuständig als in Heimen. Diese personell intensivere Betreuung wird auch nicht mit geringer qualifiziertem Personal bewerkstelligt. In Wohngruppen findet man eine ähnliche Fachkraftquote wie in stationären Einrichtungen. Diese günstige Personalsituation kommt in vielfältiger Weise den Bewohnern zugute.
- Die Wohnprojekte zeichnen sich durch erhebliche *Kosten*unterschiede und unterschiedliche Finanzierungsmodelle aus. Ein grober Kostenvergleich mit den durchschnittlichen Kosten der stationären Versorgung zeigt, dass – wenn alle Kosten berechnet werden – etwa zwei Drittel der Wohnprojekte sich in den Kostenmargen der stationären Pflege bewegen oder sogar günstiger sind. Etwa ein Drittel der Wohngruppen liegt über den für die stationäre Pflege üblichen Kosten. Zu bedenken ist aber, dass auch

eine Reihe von stationären Einrichtungen zum Teil deutlich kostenintensiver ist, und dass in den Wohngruppen vielfach schwerstpflegebedürftige Menschen leben, die einen besonders hohen Betreuungsbedarf haben. Ein verallgemeinerbarer Kostenvergleich mit Heimeinrichtungen ist insgesamt schwierig.

Probleme bei der Umsetzung

Die Ergebnisse machen deutlich, dass betreute Wohngruppen für die Zukunft ein wichtiges alternatives Wohnmodell für die wachsende Zahl von älteren Menschen mit Hilfe- und Pflegebedarf sind. Die Verbreitung dieses Wohnmodells wird aber entscheidend davon abhängen inwieweit die Rahmenbedingungen bei der Planung und Umsetzung erleichtert werden. Zurzeit sind Initiatoren von betreuten Wohngemeinschaften mit erheblichen Problemen bei der Umsetzung konfrontiert:

- Es ist schwierig geeignete Wohnungen zu finden, die ausreichend groß und entsprechend barrierefrei gestaltet sind.
- Wenn Wohnungen an die Bedarfslagen der Bewohner angepasst werden müssen, fehlt es an entsprechenden finanziellen Mitteln für Umbaumaßnahmen.
- Es gibt erhebliche Probleme mit der ordnungsrechtlichen Abgrenzung zu stationären Einrichtungen, wobei die Positionen der Heimaufsichtsbehörden von Bundesland zu Bundesland und teilweise von Kommune zu Kommune unterschiedlich sind.
- Es gibt Probleme mit der Finanzierung der Betreuungsleistungen. Krankenkassen weigern sich die Wohngruppen als eigene Häuslichkeit anzuerkennen und erstatten deshalb keine Kosten für behandlungspflegerische Leistungen. Sozialhilfeträger deckeln Individualansprüche.
- Für den Aufbau eines solchen Wohnprojektes bedarf es eines enormen ordnungs- und sozialrechtlichen Wissens, was bei den Initiatoren häufig nicht vorausgesetzt werden kann. Es fehlen Beratungseinrichtungen, die den Aufbau solcher Wohnprojekte fachlich unterstützten.
- Es fehlt an definierten Qualitätsstandards und erprobten Qualitätssicherungsverfahren, damit keine „Mogelpackungen" auf dem Markt angeboten werden.

Wenn es gelingt, diese Rahmenbedingungen zu erleichtern, wird sich diese Wohnform in Zukunft verbreiten und das Spektrum an bedarfsgerechten Wohnalternativen in der eigenen Häuslichkeit erweitern.

*Frank Oswald, Dörte Naumann, Oliver Schilling,
Hans-Werner Wahl*

Selbständig wohnen im sehr hohen Alter –
Ergebnisse aus dem Projekt ENABLE-AGE

Privat Wohnen im sehr hohen Alter

Die Mehrzahl älterer Menschen lebt bis ins sehr hohe Alter in ihren angestammten privaten Wohnungen. Etwa 95 Prozent der über 65-Jährigen und ungefähr 89 Prozent der über 80-Jährigen leben in privaten Haushalten, die meisten davon in Ein- und Zweipersonenhaushalten (BMFSFJ 2001). Dennoch wissen wir über die Bedeutung der Wohnumwelt für „gesundes" Altern, das heißt für die Aufrechterhaltung von Selbständigkeit und Wohlbefinden, immer noch deutlich weniger als beispielsweise über die Rolle medizinischer Risiken im Alter. Für die Zukunft ist davon auszugehen, dass sich gerade die Zahl der Hochaltrigen (80 Jahre und älter) in Deutschland von heute etwa 3 Millionen auf 8 bis 10 Millionen im Jahre 2050 verdreifachen wird (Birg/Flöthmann 2002). Dem Wohnen im sehr hohen Alter wird also zukünftig eine noch größere Bedeutung zukommen als heute. Oberstes Ziel ist es, für die stark wachsende Bevölkerungsgruppe der hochaltrigen und häufig alleinlebenden Menschen selbständiges Wohnen nicht nur zu gewährleisten, sondern bedürfnisgerecht zu gestalten. Notwendige Voraussetzung hierfür ist die Kenntnis über objektiv und subjektiv bedeutsame Aspekte des Wohnens und deren Beziehung zu Indikatoren gesunden Alterns (z. B. Selbständigkeit und Wohlbefinden).

Die meisten älteren Menschen haben den Wunsch, so lange wie möglich in der angestammten Wohnung und im vertrauten Wohnumfeld zu bleiben, auch wenn Kompetenzeinbußen aufgetreten sind. Dabei steht der über Jahrzehnte gewachsenen Wohnverbundenheit eine zunehmende Zahl alltäglicher Herausforderungen gegenüber. Gerade im sehr hohen Alter nehmen die Wahrscheinlichkeit des Auftretens von Kompetenzeinbußen und damit das Risiko einer möglichen Unselbständigkeit zu. Gleichzeitig nimmt die Fähigkeit, sich an widrige Umweltbedingungen erfolgreich anpassen zu können, ab. In früheren Lebensabschnitten unproblematische Umweltbedingungen wirken zunehmend als Barrieren (z. B. Treppen, fehlender Aufzug).

Aus anwendungsorientierter Perspektive hat sich hier in den letzten Jahrzehnten ein beträchtliches Fachwissen seitens der Architektur, der Beratung und der Anpassung von Wohnumwelten entwickelt. Allerdings verfolgen Wohnberatung und Wohnanpassung das Ziel der Aufrechterhaltung von Selbständigkeit in den eigenen „vier Wänden" häufig ausschließlich im Hinblick auf das Funktionieren alltäglicher Wohnabläufe. Das heißt, sie haben ihren Schwerpunkt auf der Optimierung der räumlichen Einrichtung und der *Unterstützung* durch die dingliche Ausstattung und weniger im Bereich der *Anregung* oder der *Beibehaltung* gewohnten Verhaltens und des Erlebens von Wohnverbundenheit (Lawton 1989). Zwar gibt es viele Einzelbeispiele für gelungene Beratung und Anpassung, die diese Verhaltens- und Erlebensaspekte berücksichtigen; allerdings wurde bisher nur sehr wenig empirisch gesicherte Evidenz zu Wohnberatung und Wohnraumanpassungsmaßnahmen zusammengetragen, und Befunde aus dem Ausland sind nicht ohne weiteres übertragbar (Schaie/Wahl/Mollenkopf/Oswald 2003).

Aus Sicht der Wohnforschung im Alter können in diesem Zusammenhang mindestens drei kritische Anmerkungen gemacht werden: Erstens verweisen vorliegende Befunde zu *objektiven Wohnbedingungen* darauf, dass weder allein die bauliche Struktur (also der zunehmende „Umweltdruck") oder das soziale Umfeld, noch allein die Person und ihre Fähigkeit ausschlaggebend sind für die Erhaltung von Selbständigkeit und Wohlbefinden im Alter. Vielmehr ist es die individuelle „Passung" von jeweiligen sozial-räumlichen und persönlichen Bedingungen, die ein gutes Altern mitbestimmt (z. B. Carp/Carp 1984; Kahana 1982; Iwarsson u. a., im Druck; Lawton/Nahemow 1973; Oswald 2003; Wahl/Oswald/Zimprich 1999). Zur Messung von Person-Umwelt-Passung stehen bislang allerdings zu wenig gute und alltagsnahe Messinstrumente zur Verfügung. Zweitens haben Ergebnisse zum *subjektiven Wohnerleben* gezeigt, dass die individuellen Zuschreibungen von Wohnbedeutung im höheren Alter sehr vielfältig sind und sich nicht auf wichtige Aspekte der Unterstützung, Sicherheit oder optimalen Ausstattung reduzieren lassen (Oswald/Wahl, im Druck; Rowles 1983; Rowles/Oswald/Hunter 2004; Rubinstein 1989). Des Weiteren konnten Unterschiede in der Wohnbedeutung für Personen mit verschiedenen Kompetenzeinbußen festgestellt werden (Wahl/Oswald/Zimprich 1999). Zudem konnte gezeigt werden, dass Kontrollüberzeugungen in Bezug auf Wohnen, also das Ausmaß, wie sehr Personen sich selbst oder andere für ihre Wohnsituation verantwortlich betrachten, ein besonderer Stellenwert für die Auseinandersetzung mit dem Wohnen zukommt (Oswald/Wahl/Martin/Mollenkopf 2003). Allerdings finden sich nur wenige Studien, die gleichzeitig „objektive" und „subjektive" Aspekte des Wohnens beinhalten, obwohl beides untrennbar zusammengehört. Und drittens wird Wohnen heute als ein *andauernder Austauschprozess* von Person und Wohnumwelt über die Zeit verstanden (Scheidt/Norris-Baker 2004). Jedoch bleiben die Befunde für den Einfluss von Umwelt auf Gesundheit häufig entweder begrenzt auf die Wirkung extremer defizitärer Umweltbedingungen (z. B. extreme Hitze, extreme Lautstärken) auf unmittelbare Gesundheitsfolgen wie Morbidität und Mortalität (Oswald/Wahl 2004).

Das Projekt ENABLE-AGE

Das Forschungsrojekt „Enabling Autonomy, Participation and Well-being in Old Age: The Home Environment as a Determinant for Healthy Ageing" (ENABLE-AGE) versucht die angesprochenen Forschungsdesiderata zumindest teilweise zu adressieren. Im Mittelpunkt steht der Zusammenhang von Wohnen und gesundem Altern bei alleinlebenden Personen im sehr hohen Alter in fünf verschiedenen städtischen Regionen Europas, in Schweden, England, Deutschland, Ungarn und Lettland. Es wurden 1 918 Männer und Frauen zwischen 75 und 89 Jahren mehrmals zu Hause besucht (Iwarsson u. a., im Druck; Iwarsson/Wahl/Nygren 2004), wobei der Altersbereich aufgrund der unterschiedlichen Lebenserwartung in den osteuropäischen Ländern im Vergleich zu den westeuropäischen Ländern um fünf Jahre nach unten verschoben war (siehe *Tabelle 1*). Ein Jahr nach dem ersten Messzeitpunkt wurden 1 356 Teilnehmerinnen und Teilnehmer nochmals zu Hause besucht. Auf die Verlaufsergebnisse wird hier aber nicht Bezug genommen.

Die Studie verfolgte im Wesentlichen zwei Ziele. Erstes Ziel war die Untersuchung von *Zusammenhängen verschiedener objektiver und subjektiver Aspekte des Wohnens* im sehr hohen Alter. Dazu erfolgte eine detaillierte Beschreibung des Wohnens vor allem mittels psychologischer und ergotherapeutischer Instrumente. Besonders berücksichtigt wurden Wohnausstattung und Person-Umwelt-Passung. Neben der Erfassung von insgesamt 188

Tabelle 1: Stichprobenbeschreibung

Alter zu T1	Geschlecht	Schweden	Deutschland	England	Ungarn	Lettland	Gesamt
75-79 Jahre	Frauen	---	---	---	145	176	378
	Männer	---	---	---	36	21	
80-84 Jahre	Frauen	147	165	169	171	92	974
	Männer	53	47	76	40	14	
85-89 Jahre	Frauen	149	188	94	---	---	566
	Männer	48	50	37	---	---	
Gesamt N (T1)		397	450	376	392	303	1918
N zu T2		314	322	316	179	225	1356

möglichen Barrieren wurden auch persönliche Funktionseinbußen, die sich auf die Umweltnutzung auswirken können (insgesamt 15 mögliche kognitive, sensorische und motorische Einbußen), erfasst. Diese wurden kombiniert in einem Wert für die individuelle Zugänglichkeit („accessibility" nach Iwarsson/Slaug 2001), man könnte auch von einem Maß für Person-Umwelt-Passung im Wohnbereich sprechen. Was das subjektive Wohnerleben betrifft, so wurden die erlebte Nützlichkeit der Wohnumwelt („usability" nach Fänge/ Iwarsson 2003) und verschiedene Inhalte von Wohnbedeutung (räumlich, verhaltensbezogen, kognitiv/emotional, subjektiv nach Oswald/Mollenkopf/ Wahl 1999) sowie die Wohnzufriedenheit und wohnbezogene Kontrollüberzeugungen erfasst (Oswald/Wahl/Martin/Mollenkopf 2003).

Zweites Ziel der Studie war es, *Zusammenhänge von Wohnen (objektiv und subjektiv) und ausgewählten Aspekten gesunden Alterns* zu untersuchen. Die Auswahl von Indikatoren gesunden Alterns umfasste einerseits die verhaltensbezogene alltägliche Selbständigkeit (Activities of Daily Living/Instrumental Activities of Daily Living; Sonn/Hulter Åsberg 1991). Zum anderen wurden als Merkmale psychischen Wohlbefindens eine globale Selbsteinschätzung der Lebenszufriedenheit sowie die Skala für „Environmental Mastery" (Ryff 1989) verwendet. Als Indikatoren speziell für emotionales Wohlbefinden wurden Skalen für positiven und negativen Affekt (so genannte „Positive and Negative Affect Sacle", Watson/Clark/Telegen 1988) sowie für Depressivität (so genannte „Geriatric Depression Scale", Yesavage u. a. 1983) eingesetzt.

Die Beschreibung von Zusammenhangsmustern der quantitativen Befunde erfolgt mit Hilfe von Kanonischen Korrelationsanalysen (siehe *Tabelle 2*), ohne auf die Details zur Interpretation der Korrelationen einzugehen (siehe dazu z. B. Stevens 1996). Daneben werden exemplarisch auch einige Illustrationen aus einer qualitativen Vertiefungsstudie mit einer Teilstichprobe von 190 Personen angeführt.

Ergebnisse

1. Zusammenhänge objektiver und subjektiver Aspekte des Wohnens

Die Ergebnisse zeigen, dass sowohl objektive als auch subjektive Umweltaspekte den Wohnalltag bestimmen. Was die objektiven Wohnaspekte betrifft, so ist es nicht die Anzahl vorhandener Barrieren, sondern die auf Umweltbarrieren und den individuellen Funktionseinbußen basierende Zugänglichkeit als Indikator für die Person-Umwelt-Passung besonders bedeutsam. Hinsichtlich des Wohnerlebens zeigte sich, dass Personen mit guter Person-Umwelt-Passung (Zugänglichkeit) gleichzeitig ihre Wohnung als besonders nützlich für die Durchführung von Alltagsaktivitäten erlebten („usability"), sowie dass ihnen alltägliches Wohnverhalten besonders viel bedeutete (ausgeprägte verhaltensbezogene Aspekte von Wohnerleben) und sie gleichzeitig nur in sehr geringem Ausmaß andere für die eigene Wohnsituation verantwortlich machten (geringe externale Kontrollüberzeugung). Was die Vergleichbarkeit der Befunde in den verschiedenen Untersuchungsregionen betrifft, so zeigte sich dieses Zusammenhangsmuster weitgehend unabhängig vom spezifischen kulturellen und gesellschaftlichen Länderhintergrund in ähnlicher Weise in Schweden, Deutschland, England, Ungarn und Lettland. Trotz unterschiedlicher Barrierehaftigkeit und Person-Umwelt-Passung in den untersuchten Regionen erwiesen sich die gefundenen Zusammenhangsmuster also als vergleichbar, was für die grundsätzliche Wichtigkeit dieser Wohnaspekte im sehr hohen Alter spricht.

Qualitative Befunde zu diesen Zusammenhängen können verdeutlichen, wie kreativ im Einzelfall Person-Umwelt-Passung im sehr hohen Alter auch bei körperlichen Einbußen hergestellt wird: „Da bin ich glücklich drüber. Ich kann alles noch allein machen, also ich brauche sonst niemand, der mich wäscht. Wäsche wechseln und (Waschen) das alles mache ich auch selbst, ich habe eine Waschmaschine am Kopfende des Bades stehen. Und meistens richte ich es halt so ein, dass meine Zugehfrau, die Wäsche aufhängt; ich richte es so ein, dass die Wäsche fertig gewaschen ist, wenn sie kommt, damit sie sie dann aufhängt. So arbeitet man mit allen Raffinessen" (lacht). (Herr A., 86 Jahre) Der für viele Befragte hohe Stellenwert, sich als handelnde

Person zu erleben, kommt in der folgenden Äußerung zum Ausdruck: „Mich umgeben zu können mit dem, was zu mir gehört. Zu mir gehört viel Raum und Beweglichkeit, das sind eigentlich die Dinge, die ich brauche und die ich mir gestalte." (Frau B., 83 Jahre) In diesem Zusammenhang ist auch erwähnenswert, dass den befragten älteren Personen in der Regel der Konflikt zwischen Beibehaltungswunsch und Veränderungsnotwendigkeit durchaus bewusst war, was sich äußerte in Aussagen wie zum Beispiel: „Teppichränder, das ist ja auch ein Thema für Wohnen. Immer lese ich: ‚Alte Leute dürfen keine Stufen haben, alte Leute dürfen keine Teppiche haben.' Wie sollen denn die armen Alten existieren? In kahlen Löchern?" (Frau C., 81 Jahre)

2. Zusammenhänge von Wohnen und Aspekten gesunden Alterns

Es zeigte sich, dass sowohl objektive Aspekte des Wohnens als auch subjektives Wohnerleben mit den hier beachteten Indikatoren gesunden Alterns zusammenhängen. Was objektive Aspekte des Wohnens betrifft, so war es wiederum nicht das Ausmaß an Barrieren in einer Wohnung, sondern die individuelle Person-Umwelt-Passung (Zugänglichkeit), die im Hinblick auf gesundes Altern eine Rolle spielte. Zudem waren es die schon bekannten Wohnerlebensaspekte, die mit ausgewählten Bereichen gesunden Alterns korrelierten. Wer über eine gute Person-Umwelt-Passung verfügte, und wer seine Wohnumwelt als nützlich für Alltagsaktivitäten erlebte, wem die Wohnung viel für die Durchführung von Aktivitäten bedeutete, und wer nur in geringem Ausmaß andere verantwortlich für das eigene Wohnen machte, der war auch selbständiger in der Durchführung alltäglicher Aktivitäten, fühlte sich wohler („Environmental Mastery") und hatte eher niedrige Depressivitätswerte. Trotz teilweise sehr unterschiedlicher Ausprägung von Alltagsselbständigkeit und Depressivität bei den untersuchten Personen in den ost- und westeuropäischen Untersuchungsregionen zeigten sich wieder hohe Ähnlichkeiten in den Zusammenhangsmustern zwischen allen fünf Regionen. Das heißt, in verschiedenen europäischen Regionen gilt im Hinblick auf das Wohnen von Hochaltrigen, dass die Person-Umwelt-Passung und nicht die Zahl der Barrieren bedeutsam ist für gesundes Altern im Sinne hoher alltäglicher Selbständigkeit, höheren Wohlbefindens und geringerer Depressivität. Was die Unterschiede zwischen den Ländern betrifft, so waren beispielsweise räumliche, kognitiv-emotionale und soziale Aspekte des Wohnerlebens in den osteuropäischen Regionen bedeutsamer als im Westen (siehe *Tabelle 2*).

Selbständig wohnen im sehr hohen Alter – das Projekt ENABLE-AGE

Tabelle 2: Komplexe Zusammenhänge zwischen Indikatoren von Wohnen und Indikatoren gesunden Alterns

	Schweden	Deutschland	England	Ungarn	Lettland
Eigenwerte	1.1***	0.7***	0.7***	0.9***	1.0***
Kanonische Korrelationen (Anteil)	.72 (80%)	.64 (64%)	.64 (56%)	.69 (66%)	.71 (52%)
Wohnaspekte					
Barrieren im Wohnbereich (Summenscore)	.17	-.08	.06	-.19	.07
Erreichbarkeit (Summenscore)	.59	.57	.43	.53	.56
Erlebte Nützlichkeit (räumliche Aspekte)	.42	.39	.54	.28	.40
Erlebte Nützlichkeit (Aktivitätsaspekte)	.65	.72	.54	.29	.70
Wohnbedeutung (Verhaltensaspekte)	.83	.65	.76	.81	.84
Wohnbedeutung (räumliche Aspekte)	.04	.45	.43	.62	.62
Wohnbedeutung (kognitiv-emotionale Aspekte)	.24	.18	.29	.55	.49
Wohnbedeutung (soziale Aspekte)	.27	.15	.21	.29	.52
Wohnbezogenen Kotrollüberzeugung (ext.)	-.36	-.51	-.64	-.70	-.55
Wohnzufriedenheit	.08	.07	-.04	-.08	.07
Aspekte "Gesunden Alterns"					
Selbständigkeit in Alltagsaktivitäten (ADL)	.96	.82	.81	.74	.85
Lebenszufriedenheit	.26	.29	.27	.52	.29
Psychisches Wohlbefinden (env. mastery)	.40	.71	.47	.80	.54
Depressivität (GDS)	-.52	-.38	-.54	-.58	-.69
Positiver Affekt (PANAS)	.22	.35	.26	.38	.42
Negative Affekt (PANAS)	-.12	-.05	.01	-.15	-.12

Anmerkung: Gezeigt werden die Ergebnisse einer so genannten Kanonischen Korrelationsanalyse, bei der ein Set von Variablen (hier zu Wohnen) mit einem zweiten Set von Variablen (hier zu gesundem Altern) in Beziehung gesetzt wird. Angegebene Partialkorrelationen, kontrolliert für ökonomischen Status und basale Aspekte der Gesundheit. Korrelationen < .45 sind hervorgehoben.

Qualitative Befunde können diese Zusammenhänge von Wohnen und gesundem Altern vertiefend beschreiben; sie machen teilweise auch ambivalente Erlebensweisen deutlich, beispielsweise wenn es um die Kontinuität des Wohnens und der Lebensqualität geht: „Es wäre erst gut ins Heim zu gehen, wenn ich einmal wirklich so pflegebedürftig bin. Das heißt pflegebedürftig wäre ich vielleicht jetzt schon, aber ich will halt noch so viel wie möglich Lebensqualität herausholen, wie es geht." (Frau D., 86 Jahre) Alltägliche Anstrengungen im Wohnbereich wurden dabei häufig durch andere Erlebensinhalte aufgewogen: „Meine Gesundheit hat überhaupt nichts mit dem bisschen Anstrengenden des Wohnens hier oben zu tun, sondern es ist eher ein Wohlbefinden, dass da noch [ist, wenn] Sie hören [wie] die Blätter rauschen und oben der Wald rauscht." (Frau E., 81 Jahre) Der zentrale Stellenwert von verhaltensbezogenen Aspekten von Wohnbedeutung für gesundes Altern drückt sich auch in folgendem Zitat aus: „Ich möchte zu Hause bleiben (...) Da bin ich mein eigener Herr, da kann ich es mir so einrichten wie ich das möchte. Ich stehe auf, wann ich will, ich esse, wann ich will, ich gehe ins Bett, wann ich will und das ist mein Leben (...)." (Frau F., 82 Jahre)

Abschließende Anmerkungen und Ableitungen

Die Befunde aus ENABLE-AGE haben gezeigt, dass Wohnforschung heute immer objektive und subjektive Wohnaspekte berücksichtigen muss, wenn sie den Zusammenhang von Wohnen und gesundem Altern in ganzheitlicher Weise abbilden will. Dazu sollten in Zukunft die vorhandenen Forschungsmessinstrumente für die Praxis überarbeitet werden, beispielsweise wenn es um eine anwendungsfreundliche, kürzere Variante unseres Instrumentes zur Erfassung von Person-Umwelt-Passung beziehungsweise Zugänglichkeit geht (bislang 188 Barrieremerkmale). So werden Analysen der Verlaufsdaten in ENABLE-AGE darauf abzielen, Barrieren in Kombination mit funktionalen Einschränkungen mit besonders bedeutsamen Auswirkungen auf gesundes Altern ein Jahr nach T1 zu identifizieren. Auf dieser Grundlage könnte dann ein deutlich verkürztes Screening-Instrument zur Früherkennung risikoreicher Person-Umwelt-Konstellation im sehr hohen Alter entwickelt werden. Ferner konnte konvergierend in unterschiedlichen Ländern gezeigt werden, dass es nicht die Anzahl an Barrieren im Wohnbereich, sondern die individuelle Passung von Person und Umwelt ist, die mit Aspekten gesunden Alterns in engem Zusammenhang steht. Eine bessere Zugänglichkeit hängt mit besserer Selbständigkeit, höherem Wohlbefinden und geringerer Depressivität zusammen. Außerdem konnte belegt werden, dass gesundes Altern auch mit unterschiedlichen Aspekten des (subjektiven) Wohnerlebens zusammenhängt (Nützlichkeit, Wohnbedeutung, Kontrollerleben).

Im Hinblick auf die Wohnpraxis und Anwendung können die Befunde auch einen Beitrag leisten zur Erhaltung und Förderung selbstständiger Lebensführung im sehr hohen Alter. Die derzeit noch laufenden Analysen über beide Messzeitpunkte werden helfen, mögliche Veränderungspotenziale im Wohnbereich (in der Person, in der Umwelt, in der Passung) zu identifizieren mit dem Ziel einer Verbesserung des Lebens im Alter allgemein. Ein weiteres Ziel ist es, evidenzbasierte Empfehlungen für Praktiker und Planer im Bereich Wohnen abzuleiten. Es gilt, in der Praxis die konkrete Wohnsituation als zentraler „Alternsschauplatz" noch besser zu „messen", um Veränderungspotenziale im Sinne einer Prävention frühzeitig zu erkennen und zu nutzen. Die ENABLE-AGE-Befunde unterstreichen dabei auch, dass Wohnen mehr ist als Ausstattung und Anpassung. So ist beispielsweise zu fragen, welche biografisch gewachsenen Wohnbedeutungen bei welchen älteren Menschen eine hilfreiche Unterstützung von Lebenskontinuität sind und bei welchen sie eher im Sinne von möglichen Gefahren einer Gewöhnung fungieren? Prinzipiell gilt wohl, dass Umweltveränderungen, auch wenn sie auf den ersten Blick noch so sinnvoll erscheinen, nicht verordnet, sondern „verhandelt" werden sollten.

Literatur

Birg, H./Flöthmann, E.-J. (2002): Langfristige Trends der demographischen Alterung in Deutschland. In: *Zeitschrift für Gerontologie und Geriatrie, 35* (5), S. 387–399

Bundesministerium für Familie Senioren Frauen und Jugend (BMFSFJ) (Hrsg.) (2001): *Dritter Bericht zur Lage der älteren Generation in der Bundesrepublik Deutschland: Alter und Gesellschaft*. Berlin: BMFSFJ

Carp, F. M./Carp, A. (1984): „A complementary/congruence model of well-being or mental health for the community elderly". In: Altman, I./Lawton, M. P./Wohlwill, J. F. (Hrsg.): *Human behavior and environment: Elderly people and the environment*, Vol. 7, S. 279–336. New York: Plenum Press

Fänge, A./Iwarsson, S. (2003): „Accessibility and usability in housing. Construct validity and implications for research and practice". In: *Disability and Rehabilitation, 25*, S. 316–325

Iwarsson, S./Slaug, B. (2001): *Housing Enabler. An instrument for assessing and analyzing accessibility problems in housing*, Lund (Sweden): Studentlitteratur

Iwarsson, S./Sixsmith, J./Oswald, F./Wahl, H-W./Nygren, C./Sixsmith, A./Széman, Z./ Tomsone, S. (im Druck): „The ENABLE-AGE Project: Multi-dimensional methodology for European housing research". In: Wilkinson, N./Hurol. Y. (Hrsg.): *Housing Research Methodologies*, Mersin, Turkey: Urban International Press

Iwarsson, S./Wahl, H.-W./Nygren, C. (2004): „Challenges of cross-national housing research with older persons: lessons from the ENABLE-AGE project". In: *European Journal of Ageing, 1*(1), S. 79–88

Kahana, E. (1982): „A Congruence Model of Person-Environment Interaction". In: Lawton, M. P./Windley, P. G./Byerts, T. O. (Hrsg.): *Aging and the Environment. Theoretical Approaches,* New York: Springer, S. 97–121

Lawton, M. P. (1989 b): „Three functions of the residential environment". In: Pastalan, L. A./Cowart, M. E. (Hrsg.): *Lifestyles and housing of older adults: The Florida experience*, New York: Haworth, S. 35–50

Lawton, M. P./Nahemow, L. (1973): „Ecology and the aging process". In: Eisdorfer, C./ Lawton, M. P. (Hrsg.): *Psychology of adult development and aging,* Washington, D.C.: American Psychological Association, S. 619–674

Oswald, F. (2003): „Linking subjective housing needs to objective living conditions among older adults in Germany". In: Schaie, K. W./Wahl, H.-W./Mollenkopf, H./ Oswald, F. (Hrsg.): *Aging independently: Living arrangements and mobility,* New York: Springer, S. 130–147

Oswald, F./Mollenkopf, H./Wahl, H.-W. (1999): *Questionnaire on the Meaning of Home,* The German Centre for Research on Ageing (unveröffentlichtes Manuskript)

Oswald, F./Wahl, H.-W. (im Druck): „Dimensions of the meaning of home". In Rowles, G. D./Chaudhury, H. (Hrsg.): *Coming home: International perspectives on place, time and identity in old age,* New York: Springer

Oswald, F. & Wahl, H.-W. (2004): Housing and health in later life. *Reviews of Environmental Health, 19(3-4).*

Oswald, F./Wahl, H.-W./Martin, M./Mollenkopf, H. (2003): „Toward measuring proactivity in person-environment transactions in late adulthood: The housing-related Control Beliefs Questionnaire". In: *Journal of Housing for the Elderly, 17*(1/2), S. 135–152

Rowles, G. D. (1983): „Geographical Dimensions of Social Support in Rural Appalachia". In Rowles, G. D./Ohta, R. J. (Hrsg.): *Aging and Milieu. Environmental Perspectives on Growing Old,* New York: Academic Press, S. 111–129

Rowles, G. D./Oswald, F./Hunter, E. G. (2004): „Interior living environments in old age". In: Wahl, H.-W./Scheidt, R./Windley, P. G. (Hrsg.): *Aging in context: Socio-physical environments (Annual Review of Gerontology and Geriatrics, 2003),* New York: Springer, S. 167–193

Rubinstein, R. L. (1989): „The Home Environments of Older People: A Description of the Psychological Process Linking Person to Place". In: *Journal of Gerontology, 44* (2), S. 45–53

Ryff, C. D. (1989): „Beyond Ponce de Leon and Life Satisfaction: New Directions in Quest of Successful Ageing". In: *International Journal of Behavioral Development, 12 (1),* S. 35–55

Schaie, K.-W./Wahl, H.-W./Mollenkopf, H./Oswald, F. (Hrsg.) (2003): *Aging independently: Living arrangements and mobility,* New York: Springer

Scheidt R. J./Norris-Baker, C. (2004): „The general ecological model revisited: Evolution, current status, and continuing challenges". In: Wahl, H.-W./Scheidt, R./Windley, P. G. (Hrsg.): *Aging in context: Socio-physical environments (Annual Review of Gerontology and Geriatrics, 2003),* New York: Springer, S. 34–58

Sonn, U./Hulter Åsberg, K. (1991): „Assessment of activities of daily living in the elderly". In: *Scandinavian Journal of Rehabilitation Medicine, 23,* S. 193–202

Stevens, J. (1996): *Applied multivariate statistics for the social sciences,* Mahwah, N.J.: Lawrence Erlbaum

Wahl, H.-W./Oswald, F./Zimprich, D. (1999): Everyday competence in visually impaired older adults: A case for person-environment perspectives. *The Gerontologist, 39,* S. 140–149

Watson, D./Clark, L. A./Tellegen, A. (1988): „Development and Validation of Brief Measures of Positive and Negative Affect: The PANAS Scales". *Journal of Personality and Social Psychology, 54 (6),* S. 1063–1070

Yesavage, J. A./Brink, T. L./Rose, T. L./Lum, O./Huang, V./Adey, M./Leirer, V. O. (1983): „Development and validation of a geriatric depression screening scale: A preliminary report". In: *Journal of Psychiatric Research, 17 (1),* S. 37–49

Susanne Tyll

Wohnberatung und Wohnungsanpassung: Aufgaben – Wirkung – Finanzierung

Aufgaben der Wohnberatung

Die Wohnangebote für das Alter werden bunter und vielfältiger, denn momentan leben 93 Prozent der älteren Menschen in ihrer Wohnung und werden das auch in Zukunft tun müssen. Wohnberatung und Wohnungsanpassung sind wesentliche Hilfen, um die Wohnungen entsprechend den Bedürfnissen der älteren Menschen umzugestalten. Es geht vor allem um Wohnungen, die bereits gebaut sind. Gerade für den Wohnungsbestand wird Wohnberatung weiter eine zentrale Rolle spielen.

„Durch eine systematische und qualitätsvolle und damit effektive Wohnberatung können wohnbezogene Risiken vermindert oder ausgeschaltet werden. Dadurch kann der in der Regel gewünschte Verbleib in der eigenen Wohnung auch bei Hilfe- und Pflegebedürftigkeit (...) erhalten oder verlängert werden."[1]

Die Wohnberatungsstellen arbeiten in Trägerschaft der Wohlfahrtsverbände, der Kommunen oder gemeinnütziger Vereine; einige auch in Trägerschaft der Wohnungswirtschaft. Dann richtet sich das Angebot in der Regel nur an die entsprechenden Mieterinnen und Mieter.

Wohnberatung und Wohnungsanpassung helfen bei der Sicherung oder Wiederherstellung eines möglichst selbständigen Lebens im Alter, bei Behinderung und bei Pflegebedürftigkeit. Das beinhaltet Beratung, Begleitung und Unterstützung bei der Beseitigung von Gefahrenquellen, Verbesserung der Raumnutzung, Einsatz von Hilfsmitteln bis hin zu baulichen Maßnahmen.

---

1 Deutscher Bundestag (Hrsg.) (2000): *Vierter Bericht zur Lage der älteren Generation in der Bundesrepublik Deutschland, Risiken, Lebensqualität und Versorgung Hochaltriger*, S. 92.

Beratung ist ein Handeln, „das auf die Änderung eines Zustandes der Hilfsbedürftigkeit, auf eine Krise gerichtet ist. Dieser Zustand soll mit dem Ziel geändert werden, die Hilfsbedürftigkeit zu beseitigen oder wenigstens zu reduzieren."[2] „Das zu lösende soziale Problem des Ratsuchenden wird dialogisch definiert. (...) ein Ziel, das häufig als ‚Hilfe zur Selbsthilfe' umschrieben wird."[3]

„Der Sozialen Arbeit kommt hierbei die fachliche Aufgabe und Verantwortung zu, durch qualifizierte Beratungsangebote die Handlungsfähigkeit und soziale Integration der älteren Menschen wiederherzustellen oder zu erhalten, die durch die eingetretene Pflegebedürftigkeit bedroht ist."[4]

Ziel der Wohnberatung ist die Veränderung der Wohnung nach den Bedürfnissen der Menschen, die aus Alters- oder Gesundheitsgründen in ihrer Wohnung nicht mehr zurechtkommen. Die selbständige Lebensführung in der eigenen Wohnung und damit im gewohnten Umfeld kann durch Wohnberatung ermöglicht beziehungsweise verlängert werden. In Krisensituationen, zum Beispiel bei Krankheit oder Unfall, kann durch Wohnberatung die Pflege zu Hause ermöglicht oder erleichtert werden, Hilfe- und Pflegebedürftigkeit können reduziert oder verhindert werden.

Besonders wirksam ist die Wohnberatung, wenn sie frühzeitig genug, also präventiv, in Anspruch genommen wird – als Teil der Lebensplanung für das Alter. Wohnberatung kann Unfälle vermeiden und helfen, vorhandenen oder neuen Wohnraum altersgerecht zu gestalten.[5] Dies stellt einen wesentlichen Unterschied zu anderen Dienstleistungen im Hilfe- und Pflegebereich dar, die nicht vorbeugend wirken, sondern eher pflegend, betreuend, versorgend.[6]

---

2 Thiersch, H. (1977): „Sozialpädagogische Beratung". In: ders.: *Kritik und Handeln*, Neuwied/Darmstadt, S. 110; zitiert nach: Poguntke-Bauer, Markus: „Beratung als Hilfe". In: *Blätter der Wohlfahrtspflege* 5/6 2000, S. 105.
3 Poguntke-Bauer, Markus; a. a. O. S. 105
4 Ebd., S.107
5 Tyll, Susanne (2000): „Wohnberatung räumt auf mit Stolperfallen und Vorurteilen". In: *FORUM SOZIALSTATION*, Bonn, Nr. 107, Dezember.
6 Beispielhaft für ebenfalls präventiven Einsatz ist die allgemeine Seniorenberatung in NRW; s. hierzu: MFJFG NRW (Hrsg.) (1999): *Seniorenberatung in Nordrhein-Westfalen, Studie über Erfolg und Effizienz eines Modellprojekts – Teil I (Heinemann-Knoch, Marianne/Korte, Elke: Organisationsformen, Leistungsbilanz, Erfahrungen) und Teil II (Hartmann, Erich: Kosten, Refinanzierung und Wirtschaftlichkeit)*, Bericht des Instituts für Gerontologische Forschung e. V., Berlin. Zu bestellen über: www.mgsff.nrw.de

Die Wohnberatungsstellen beraten zu allen Fragen des Wohnens. Außerdem müssen die Wohnberatungsstellen
- „offensive Informationsarbeit[7] zu Wohnformen fürs Alter leisten, um möglichst viele von denen zu erreichen, die sich mit dem Thema noch nicht befasst haben,
- qualifiziert beraten und
- den nachfragenden Personen und Gruppen umfassende Unterstützung anbieten,
- die präventive Wirkung ihrer Arbeit ausschöpfen, um Notlagen erst gar nicht entstehen zu lassen,
- eine von eigenen Trägerinteressen unbeeinträchtigte Zusammenarbeit mit anderen Einrichtungen der örtlichen Altenarbeit aufbauen,
- überörtlich mit anderen Einrichtungen kooperieren, etwa bei Qualifizierung[8], Öffentlichkeitsarbeit und politischer Interessenvertretung,
- die gemeinsamen Ziele und Arbeitsweisen zusammen mit anderen immer weiterentwickeln."[9]

Wirkung der Wohnberatung

Wirkungen der Wohnberatung sind Unfallvermeidung (z. B. Sturzprophylaxe), Verzögerung oder Vermeidung von Heimaufenthalten, Erleichterung der häuslichen Pflege (auch für Angehörige) und Verlängerung des Verbleibs in der eigenen Wohnung. Laut einer Untersuchung der Wohnberatungsstellen in NRW von Thomas Niepel[10] führen 68 Prozent der Wohnberatungen zu einer Verminderung der Einschränkung der Selbständigkeit, 11 Prozent zu einer Vermeidung eines weiteren Verlustes der Selbständigkeit, 13 Prozent zu einer Vermeidung des Heimeinzuges und 8 Prozent zur Vermeidung des Umzuges.

---

7 Beispielhaft ist u. a. eine Postkarten- und Plakatserie zum Thema „Unfallprävention geht alle an" der LAG Wohnberatung NRW zu nennen, die mit Unterstützung des Landesverbandes der BKK NRW inzwischen in 150 000er Auflage erstellt wurde. Zu beziehen über: Kreuzviertel-Verein, Dortmund, Tel. und Fax: 02 31/12 46 76.
8 Monatliche Qualifizierungsveranstaltungen zu Wohnberatung und Altenarbeit werden als Dortmunder Seminare angeboten, Informationen unter www.SusanneTyll.de
9 Vgl.: Hengesbach, Theo (2004): „Wie planen wir unser Alter?" In: Bündnis 90/Die Grünen im Landtag NRW (Hrsg.): *Zukünftiges Wohnen im Alter*, Mai, S. 46.
10 Niepel, Thomas, Universität Bielefeld; Auswertung 1.4.1997 bis 31.3.1998 Wohnberatungsstelle Dortmund.

Im Jahr 2002 hatten 188 ausgewertete Maßnahmen beispielsweise der Dortmunder Wohnberatung folgende Wirkung:
- bei 48 konnte eine Überforderung des Pflegepersonals vermieden werden,
- bei 15 konnte der Verbleib in der eigenen Wohnung erreicht werden, obwohl der Umzug im Gespräch war,
- bei 24 wurde der Heimeinzug vermieden,
- bei 179 wurden Unfallrisiken beseitigt,
- bei 45 konnte der Pflegebedarf reduziert werden,
- bei 188 wurde die Selbständigkeit verbessert.[11]

Zukünftig wird nicht nur die individuelle, sondern auch die strukturelle, das heißt die nicht personengebundene Wohnungsanpassung an Bedeutung gewinnen.

Die Wohnberatung hat aber auch das Wohnumfeld und das vorhandene Unterstützungssystem im Blick, denn die tägliche Versorgung muss gewährleistet sein und der Mensch darf in der Wohnung nicht vereinsamen.

„In Anknüpfung an den Vorschlag der Kommission, Wohnberatungsstellen einzurichten beziehungsweise auszubauen, empfiehlt die Bundesregierung, diese Beratung nicht nur im wohnungsbezogenen Sinne anzulegen, sondern im gleichen Umfang auch Vorschläge für die Ergänzung und Anpassung von Ausrüstungen und Ausstattungen zu unterbreiten."[12]

Grenzen der Wohnungsanpassung werden erreicht, wenn das Hilfesystem nicht ausreicht, die Wohnung nicht an die Bedürfnisse anpassbar oder das Wohnumfeld ungeeignet ist. Auch in allen anderen Fragen des Wohnens im Alter sind Wohnberatungsstellen aufgrund ihrer besonderen Vertrauensfunktion zunehmend die erste Anlaufstelle. Das betrifft den zunehmend an Bedeutung gewinnenden Bereich des Betreuten Wohnens (in NRW durch das Qualitätssiegel „Betreutes Wohnen für ältere Menschen in NRW"[13], auf der Bundesebene durch die Bestrebungen des DIN-Ausschusses zur Errichtung einer DIN-Norm für die Dienstleistung im Betreuten-Wohnen). Daneben werden auch Fragen des Gemeinschaftlichen Wohnens wichtiger. 13 Prozent

---

11 Eigene Berechnung aufgrund der Dokumentation der Beratungen.
12 Aus: Deutscher Bundestag (Hrsg.): *Zweiter Bericht zur Lage der älteren Generation in Deutschland, Wohnen im Alter und Stellungnahme der Bundesregierung*, Drucksache 13/9750 vom 28.1.1998, S. XV.
13 Geschäftsstelle Seniorenwirtschaft am IAT Gelsenkirchen (Hrsg.) (2004): Qualitätssiegel „Betreutes Wohnen für ältere Menschen in Nordrhein-Westfalen", August.

der Beratungen betreffen Fragen rund um das Wohnen, davon 22 Prozent zu Fragen rund um die Pflegeversicherung und 27 Prozent zu Fragen der Finanzierung. 16 Prozent der Beratungen betreffen die Öffentlichkeitsarbeit. 5 Prozent sind Anfragen nach einzelfallunabhängiger Kooperation. 20,5 Prozent der Beratungen sind Fach- und Institutionsberatung, davon 33,5 Prozent Beratung zu Anpassungen, 45 Prozent allgemeine Informationen zu Wohnproblemen und 38 Prozent Finanzierungsberatung.[14]

Der Wohnberatung kommt auch deshalb hohe Bedeutung zu, „da die gesamten jährlichen Neubauaktivitäten gegenwärtig unter 1 Prozent des Wohnungsbestandes liegen (...). Deshalb kommt dem Umbau und der Modernisierung im Bestand eine zentrale Bedeutung zu, um der steigenden Nachfrage nach barrierefreiem Wohnraum zu begegnen."[15]

„Kompetente Wohnberatung beim Neubau wie bei Umbau- und Modernisierungsmaßnahmen im vorhandenen Bestand sowie die Begleitung von Planungsprozessen auf örtlicher Ebene tragen wesentlich zur Umsetzung dieser Ziele bei. (...) Die Verbesserung der Wohnberatung, wie sie die Kommission fordert, spielt auch für die individuelle Wohnungsanpassung nach dem Bedarf der Älteren mit spezifischen Einschränkungen eine wesentliche Rolle. Auch wenn eine Vorschrift zur Wohnungsanpassung als Vorbedingung jeglicher öffentlicher Förderung kurzfristig kaum durchsetzbar ist, könnte die Vorreiterfunktion des Sozialen Wohnungsbaus dazu genutzt werden, barrierefreien Bauwesen auch im freifinanzierten Wohnungsbau zu mehr Akzeptanz zu verhelfen. (...) Wohnen wird dabei nicht eingeschränkt auf die baulichen Gegebenheiten gesehen, sondern bezieht die Lebensumwelt der älter werdenden Menschen gezielt mit ein. Planung und Beratung sollen nicht erst einsetzen, wenn eine Person hilfe- oder pflegebedürftig geworden ist, sondern bereits zu einem früheren Zeitraum präventiv erfolgen."[16]

Strukturelle Wohnungsanpassung ist vor allem für die Wohnungsunternehmen von Bedeutung, wenn es um die Sanierung von Gebäuden oder Ge-

---

14 Alle Zahlen vom Kreuzviertel-Verein aus dem Jahr 2000, s. auch: Kreuzviertel-Verein (Hrsg.) (2000): *Der Kreuzviertel-Verein und die Wohnberatung*, Dortmund.
15 Antwort der Landesregierung auf die Große Anfrage 21 der Fraktion der CDU, Wohnen im Alter in Nordrhein-Westfalen (Landtags-Drucksache 13/55406 vom 5.5.2004), S. 57–58.
16 Deutscher Bundestag (Hrsg.) (2001): *Dritter Bericht zur Lage der älteren Generation in der Bundesrepublik Deutschland, Alter und Gesellschaft und Stellungnahme der Bundesregierung*, Drucksache 14/5130 vom 19.1.2001, S. 42–43.

bäudekomplexen geht und dabei in allen Wohnungen entsprechende Maßnahmen realisiert werden. Hierfür gibt es viele positive Beispiele.

„Das Ziel älterer Menschen in Bezug auf ihre Wohnsituation besteht darin, solange wie möglich selbstbestimmt und selbständig in einer stabilen und sicheren Umgebung zu leben, auch dann, wenn alters- und krankheitsbedingte Einschränkungen auftreten. Dieses Ziel bezieht sich in erster Linie auf die Situation in einer Mietwohnung, einer Eigentumswohnung oder im eigenen Haus. (...) Die oben genannte Zielsetzung lässt sich – überwiegend bezogen auf die bauliche und technische Infrastruktur – grundsätzlich auf zwei Wegen erreichen: Durch individuelle Wohnungsanpassung zur Kompensation von Wohnungsmängeln beziehungsweise zur Optimierung der Wohnsituation im Hinblick auf die besonderen Anpassungserfordernisse einer bestimmten Person. (...) Durch generelle Wohnungsanpassung, wobei eine ganze Siedlung oder zumindest ein ganzer Gebäudekomplex den Bedürfnissen alter Menschen angepasst wird."[17]

Finanzierung der Wohnberatung

Nach einer Untersuchung von Thomas Niepel aus dem Jahr 1995 trägt Wohnberatung zu folgenden Einsparungen pro Beratungsstelle bei:

- die durchschnittlichen jährlichen Gesamteinsparungen der Sozialhilfeträger im ambulanten Bereich betragen 201 807 Euro,
- die durchschnittlichen jährlichen Einsparungen im ambulanten Bereich der Pflegekassen betragen 106 349 Euro,
- die durchschnittlichen jährlichen Gesamteinsparungen der Sozialhilfeträger im stationären Bereich betragen 27 814 Euro,
- die durchschnittlichen jährlichen Einsparungen im stationären Bereich der Pflegekassen betragen 161 057 Euro.[18]
- pro verhindertem häuslichen Unfall werden 3 014 Euro Pflegekosten[19] eingespart

---

17 Deutscher Bundestag (Hrsg.) (2002): *Vierter Bericht zur Lage der älteren Generation in der Bundesrepublik Deutschland, Risiken, Lebensqualität und Versorgung Hochaltriger*, S. 81–82.
18 Niepel, Thomas (1995): *Effektivität und Effizienz von Beratung zur Wohnungsanpassung, Bericht im Auftrag des MAGS NRW*, 3. ergänzte und überarbeitete Fassung, September, S. 131 ff.
19 Ebd., S. 195.

Zu ähnlichen Ergebnissen bezüglich der Einsparungen allerdings im Bereich der Pflegeberatung kommt eine aktuelle Untersuchung der Universität Kiel, in der Effektivität und Effizienz von Pflegeberatung unter anderem aufgrund der eingesparten Kosten der Sozialhilfeträger und Pflegekassen berechnet werden.[20]

Die positiven Erfahrungen mit der Arbeit der Wohnberatungsstellen haben zu entsprechenden Forderungen nach flächendeckender, finanziell abgesicherter Wohnberatung in inzwischen vier Altenberichten der Bundesregierung geführt: „Den Bundesländern und den Kommunen empfiehlt die Kommission, im Rahmen ihrer umfassenden Zuständigkeiten die Generationenorientierung durch Wohnungsbau-, Wohnungsanpassungs- und Wohnungstauschprogramme sowie Wohnberatung deutlich zu verstärken. Eine derartige Schwerpunktsetzung trägt auf wirkungsvolle Weise zur nachhaltigen Siedlungsentwicklung bei."[21]

„Die Potenziale von Wohnraumanpassung werden weiterhin von den älteren Menschen selbst wie von entsprechenden Experten und Institutionen unterschätzt. Hier sind notwendig: Bessere Aufklärungsarbeit, Sensibilisierung für die Möglichkeiten der Wohnraumanpassung, in stärkerem Maße zugehende Altenarbeit, um auch das präventive Potential von Wohnraumveränderungen voll auszuschöpfen. Nach wie vor gibt es keine geregelte und verlässliche Finanzierung der Wohnberatung. Eine Verbesserung der Rahmenbedingungen für die Finanzierung von Wohnberatung ist eine wichtige Voraussetzung für einen flächendeckenden Ausbau des Netzes von Wohnberatungsstellen."[22]

Trotz dieser Forderungen und der bekanntermaßen positiven Effekte der Arbeit der Wohnberatungsstellen gibt es bundesweit nur etwa 250 Wohnbe-

---

20 Hansen, Jutta/Dr. Berger, Gerhard/Institut für Soziologie der Christian-Albrechts-Universität zu Kiel (2004): *Modellprojekt trägerunabhängige Beratungsstellen in Schleswig-Holstein. Endbericht der wissenschaftlichen Begleitforschung; Teilbericht A, Kosteneffektivität der Beratungsstellen*, März.
21 Aus: Deutscher Bundestag (Hrsg.): *Zweiter Bericht zur Lage der älteren Generation in Deutschland, Wohnen im Alter und Stellungnahme der Bundesregierung*, Drucksache 13/9750 vom 28.1.1998, S. 248.
22 Aus: Deutscher Bundestag (Hrsg.): *Dritter Bericht zur Lage der älteren Generation in der Bundesrepublik Deutschland, Alter und Gesellschaft und Stellungnahme der Bundesregierung*, Drucksache 14/5130 vom 19.1.2001, S. 286.

ratungsstellen, davon 100 in NRW.²³ Deren Finanzierung ist unterschiedlich; beim Großteil der Beratungsstellen handelt es sich um keine Regelfinanzierung, sondern Projekte, Modelle etc. Die meisten Beratungsstellen wissen am Anfang des Jahres nicht, ob sie im nächsten weiterarbeiten können beziehungsweise sind gezwungen, neben ihrer Beratungstätigkeit teilweise bis zu einem Drittel der Personal- und Sachkosten über Spenden und Honorare selbst zu erwirtschaften. Diese Rahmenbedingungen sorgen in vielen Beratungsstellen für hohe Personalfluktuation.

Nach der Untersuchung zu „Effektivität und Effizienz der Beratung zur Wohnungsanpassung" von Thomas Niepel ist Wohnberatung einerseits aus volkswirtschaftlicher Sicht effizient, andererseits ist sie von bedeutendem wirtschaftlichen Nutzen für die zentralen Kostenträger der ambulanten und teilstationären Versorgung von Hilfe- und Pflegebedürftigen sowie Akut- und Folgebehandlung von Unfallverletzten. Hierzu zählen die Kosten für ambulante Arzt- und sonstige Behandlung, Krankenhaus, Rehabilitationsmaßnahmen sowie für weitere Maßnahmen bei bleibenden Einschränkungen und Behinderung nach Unfall.²⁴

Insgesamt handelt es sich bei der Wohnberatung um eine „win-win"-Dienstleistung: Neben dem betriebs- und volkswirtschaftlichen Nutzen der Kostenträger ist die Wohnberatung ein wesentlicher Baustein zum Erhalt der Selbständigkeit in den eigenen vier Wänden und somit von großem Nutzen für die Ratsuchenden und deren Angehörige. Das Verbleiben in der eigenen Wohnung trägt immer auch zu einer Steigerung der Lebensqualität bei. Mehr Lebensqualität und sich in der eigenen Wohnung wohl und sicher in der vertrauten Umgebung zu fühlen, bedeutet oft auch, Folgekosten zu verhindern. Positiver Nutzen entsteht auch für die Wohnungswirtschaft beziehungsweise für die privaten Vermieter, denn aufgrund der demografischen Entwicklung rückt das Altern in die Geschäftspolitik der Wohnungswirtschaft, und Wohnungswirtschaft und private Vermieter haben ein großes Interesse am möglichst langem Verbleib der Mieterinnen und Mieter in ihren Wohnungen.

Für die langfristige Absicherung der Arbeit wären weitere Ergebnisse zu „Effektivität und Effizienz" der Wohnberatung und Qualitätsrichtlinien für

---

23 Vgl. hierzu: LAG Wohnberatung NRW (Hrsg.) (2004): *Wohnberatung in Nordrhein-Westfalen, Adressen – Materialien – Informationen*, November. Zu beziehen über: Kreuzviertel-Verein, Dortmund, Tel. und Fax: 02 31/12 46 76.
24 Niepel, Thomas, a. a. O., S. 189 und 191.

die Beratungsstellen sowie ein einheitliches Aus- und Fortbildungsprofil der Wohnberatungskräfte zentral, denn die flächendeckend abgesicherte Finanzierung der Beratung ist notwendig, um Erfolge und Einsparungen im gesamten Bundesgebiet im Sinne von „ambulant vor stationär" und „so lange wie möglich zu Hause wohnen" zu erreichen. Die Zahl der Beratungsanfragen wird aufgrund der demografischen Entwicklung und der Lebens- und Wohnbedingungen der nächsten Generationen sowie der abnehmenden Zahl potenziell pflegender Angehöriger weiter ansteigen.

Wohnberatung muss ein flächendeckendes Angebot werden,[25] das es mindestens in jeder kreisfreien Kommune und in jedem Kreis gibt, um so möglichst allen Bürgerinnen und Bürgern das Angebot zugänglich zu machen.

„Jeder ältere Mensch muss eine Wohnberatungsstelle erreichen können, das heißt in seiner Stadt oder seinem Landkreis. (...) Bessere Informationen der älteren Menschen und deren Helferinnen und Helfer über die Möglichkeiten zur Verbesserung ihrer Wohnverhältnisse, aber auch über Alternativen hinsichtlich anderer Wohnformen. Gerade bei Hochaltrigen und ihren Angehörigen ist eine intensive Öffentlichkeitsarbeit besonders wichtig, um die Informationslücken und geringe Motivation zu Veränderungen auszugleichen."[26]

Auch zukünftig werden der Ausbau und die Finanzierung der Wohnberatungsstellen nicht ohne Beteiligung des Bundes, der Länder, der Kranken- und Pflegekassen, der Kommunen und Kreise möglich sein. Demografischer Wandel und Wohnen im Alter sollten zentrale Themen der Bundes-, Landes- und Kommunalpolitik sein. Dabei wäre auch die ressortübergreifende Zusammenarbeit ein wichtiger Schritt. Zu nennen sind hier die Ressorts: Soziales, Altenarbeit, Wohnen, Städtebau beziehungsweise Stadtentwicklung, Gesundheit (Prävention), Behinderung und Migration. Insbesondere die Kranken- und Pflegekassen und die Kommunen und Kreise sind die finanziell Nutznießenden der Arbeit der Wohnberatungsstellen und erzielen durch Wohnberatung hohe Einsparungen.

---

25 Tyll, Susanne: „Wohnberatung ausbauen. 13 gute Gründe für ein flächendeckendes Beratungsangebot". In: *FORUM SOZIALSTATION*, Magazin für ambulante Pflege, Bonn, Nr. 102/Februar 2000.

26 Deutscher Bundestag (Hrsg.) (2002): *Vierter Bericht zur Lage der älteren Generation in der Bundesrepublik Deutschland, Risiken, Lebensqualität und Versorgung Hochaltriger*, S. 333.

Martina Schäufele, Siegfried Weyerer, Ingrid Hendlmeier, Sandra Teufel

Demenzkranke in Einrichtungen der stationären Altenhilfe: Aktuelle Ergebnisse zur Auswirkung verschiedener Wohn- und Betreuungsformen

Hintergrund

In Deutschland leidet derzeit schätzungsweise rund eine Million ältere Menschen an einer Demenz. Nach Bickel (2004) werden weit mehr demenzkranke Menschen als bisher angenommen, nämlich etwa 400 000, in Altenpflegeheimen betreut. Bezogen auf die Gesamtzahl der rund 600 000 Heimbewohner und -bewohnerinnen in Deutschland läge der durchschnittliche Anteil Demenzkranker an der Heimbewohnerschaft demnach bei mehr als 60 Prozent. Diese Schätzung deckt sich mit den Ergebnissen einer Studie in der Stadt Mannheim, wonach der Anteil von mittelschwer oder schwer Demenzkranken in den 13 untersuchten Pflegeheimen von 54,7 Prozent in den Jahren 1995/1996 auf 60,1 Prozent in den Jahren 1997/1998 und schließlich auf 65,3 Prozent bei der letzten Untersuchungswelle (2002/2003) angestiegen war (Schäufele u. a. 2004). Diese Entwicklung hat sich vollzogen, ohne dass die Einrichtungen darauf vorbereitet waren. Untersuchungen aus der stationären Langzeitpflege weisen auf hohe Fluktuationsraten bei den Pflegemitarbeitern und -mitarbeiterinnen hin, die in Zusammenhang mit Berufsstress und einer geringen Arbeitszufriedenheit stehen. Neben ungünstigen Arbeitsbedingungen, wie Personalmangel und hoher Zeitdruck, hat sich der Umgang mit demenzkranken und verhaltensauffälligen Menschen als besonders starke Belastungsquelle erwiesen (Weyerer/Zimber 2000).

Vor dem Hintergrund der sich verschärfenden Probleme wurden in den letzten zehn bis fünfzehn Jahren auch in Deutschland vermehrt Maßnahmen zu einer verbesserten stationären Betreuung Demenzerkrankter entwickelt und implementiert. In diesem Zusammenhang kommt, neben der gerontopsychiatrischen Qualifizierung des Heimpersonals, der Einführung besonderer stationärer Betreuungsformen für Demenzkranke eine wichtige Rolle zu. Zu den besonderen stationären Betreuungsformen zählen Konzepte, die eine spezielle und zumeist räumlich getrennte („segregative") Betreuung von Demenzkranken und Nicht-Demenzkranken vorsehen. Mittlerweile haben sich auch so genannte teilsegregative Ansätze herausgebildet, das heißt Demenzkranke leben zwar grundsätzlich mit nicht dementen Bewohnern und Bewohnerinnen in einem Wohnbereich zusammen, werden aber tagsüber in speziellen Gruppen nur für Demenzkranke betreut. Die segregativen Konzepte basieren zumeist auf dem milieutherapeutischen Ansatz: Ausgehend von der Erkenntnis, dass eine adäquate Betreuung Demenzkranker nicht auf der Lernfähigkeit und Selbstkontrolle der Betroffenen aufbauen kann, postuliert dieser Ansatz, dass die Lebenswelt der Kranken in allen Aspekten, einschließlich Umgang und Kommunikation, Tagesstruktur und räumlich-materielle Umgebung, so zu gestalten ist, dass sie ihren psychischen Voraussetzungen und Bedürfnissen entspricht (z. B. Weisman u. a. 1994).

Vorreiterin in der Implementierung besonderer Betreuungsformen für Demenzkranke in Deutschland war die Stadt Hamburg, die bereits 1991 ein entsprechendes Modellprogramm in 30 Pflegeeinrichtungen aufgelegt hat. Die heutige Konzeption des Hamburger Modells findet sich ausführlich bei Kellerhof (2002). An dieser Stelle sei lediglich darauf hingewiesen, dass der Zugang zur besonderen Betreuung einer bestimmten Zielgruppe vorbehalten ist: Personen, die an einer irreversiblen Demenz mindestens mittelschweren Grades leiden, ausgeprägte Verhaltensauffälligkeiten im modifizierten Cohen-Mansfield-Agitation-Inventory (modCMAI) (Cohen-Mansfield 1996, Gemeinsame Vereinbarung über die Besondere Stationäre Dementenbetreuung in Hamburg 1999) aufweisen und nicht bettlägerig sind. Umgekehrt werden an die Einrichtungen des Programms festgelegte Anforderungen gestellt, die am milieutherapeutischen Ansatz orientiert sind und die die Personalausstattung (günstigerer Pflegeschlüssel, Qualifikation, Fortbildungen), die Betreuungspraxis sowie die bauliche Gestaltung betreffen.

Da in Deutschland die Etablierung spezieller stationärer Betreuungsformen für Demenzkranke erst begonnen hat, liegen hier noch kaum methodisch anspruchsvollere quantitative Studien auf diesem Gebiet vor. Zur Beurteilung der Auswirkungen solcher Versorgungsansätze ist man deshalb in erster Linie auf Modellprojekte und Studien aus dem Ausland angewiesen (Schäufele/Weyerer 2001).

In einer umfangreichen Überblicksarbeit zu besonderen stationären Pflegebereichen für Demenzkranke („special care units"), die vom National Institute of Aging in den USA gefördert wurde, wurden neuere und methodisch qualifiziertere empirische Untersuchungen, auch aus anderen Ländern als den USA, zusammenfassend dargestellt (Holmes u. a. 2000). Ein weitgehend durchgängiges Ergebnis dieser Zusammenschau war, dass durch die segregierte, milieutherapeutisch ausgerichtete stationäre Pflege von Demenzkranken die Kernsymptome demenzieller Erkrankungen, wie kognitive Leistungsfähigkeit und Grad der Selbstständigkeit im Alltag, nicht nennenswert beeinflusst werden können. Weniger gut als in Bezug auf die Kernsymptome der Demenz stimmten die verschiedenen Studien im Hinblick auf andere Merkmale, wie Aktivitätsniveau, Soziabilität oder nicht-kognitive Symptome überein: In manchen Studien schnitten die segregiert betreuten Demenzkranken besser, in anderen schlechter ab als die herkömmlich betreuten Demenzkranken (z. B. van Haitsma u. a. 2000; Grant/Ory 2000). Eindeutig positive Konsequenzen segregativer Betreuung, vor allem in Form von psychischer Entlastung, zeigten sich eher bei den nicht demenzkranken Heimbewohnern und -bewohnerinnen, bei deren Familienangehörigen und dem Pflegepersonal (Holmes u. a. 2000 a).

Aktuelle Studien in Deutschland

Um einen Beitrag zur Schaffung einer empirischen Grundlage im Kontext der deutschen Altenhilfestrukturen zu leisten, wurde unsere Arbeitsgruppe in den letzten Jahren mit der Durchführung folgender Studien beauftragt:

- Evaluation der Besonderen Stationären Demenzkrankenversorgung in Hamburg (Förderung: Bundesministerium für Familie, Senioren, Frauen und Jugend und Behörde für Soziales und Familie der Freien und Hansestadt Hamburg. Laufzeit: 2001–2004)
- Stationäre Versorgung Demenzerkrankter in Baden-Württemberg im Umbruch: Neue und traditionelle Konzepte im Vergleich (Förderung: Sozialministerium Baden-Württemberg. Laufzeit: 2001–2004)

Bei diesen Studien handelt es sich unseres Wissens nach um die bislang umfangreichsten kontrollierten Längsschnittstudien in Deutschland zu dieser Thematik. In Hamburg konnten 594 von insgesamt 744 Bewohnern und Bewohnerinnen, die sich an bestimmten Stichtagen in der besonderen stationären Dementenbetreuung befanden (N = 366 in segregativen Einheiten, N = 228 in teilsegregativer Betreuung), in die Studie einbezogen werden, womit eine Ausschöpfung von nahezu 80 Prozent erreicht wurde. Als Referenzgruppe wurden die über 65-jährigen mittelschwer bis schwer demenzkranken Bewohner und Bewohnerinnen von elf traditionellen integrativen Pflegeheimen in Mannheim herangezogen, die hinsichtlich Verhaltensauffälligkeiten im modCMAI und Mobilität der Hamburger Untersuchungsgruppe entsprachen (N = 131 Personen). Darüber hinaus wurden während der Projektlaufzeit in Hamburg 139 neu aufgenommene Personen rekrutiert und mit 42 parallelisierten Neuaufnahmen in Mannheim verglichen. Alle Bewohnergruppen wurden im Laufe von sechs Monaten zweimal untersucht. Auch hinsichtlich der Personalbefragungen konnten wir mit N = 237 (Hamburg) und N = 253 (Mannheim) ausgefüllten Fragebogen zufrieden stellende Ausschöpfungsquoten von jeweils rund 50 Prozent erzielen.

In der Baden-Württemberg-Studie wurde querschnittlich die gesamte Bewohnerschaft von 52 Altenpflegeheimen (N = 4400) erhoben. Davon lebten an den Stichtagen 130 Demenzkranke in neun segregierten milieutherapeutisch ausgerichteten Demenzwohngruppen, weitere 128 Personen mit Demenz wurden teilsegregiert betreut. Als Referenzgruppe diente eine Stichprobe von rund 1000 Demenzkranken, die in denselben Heimen traditionell integrativ, ohne spezielle Angebote, betreut wurden. Die Baden-Württemberger Stichproben wurden über einen Zeitraum von 18 Monaten längsschnittlich untersucht und, wie in der Hamburger Evaluation, hinsichtlich Krankheitsverlauf und anderer Indikatoren von Lebensqualität (z. B. Aktivitäten, freiheitseinschränkende Maßnahmen) mit den Kontrollpersonen verglichen.

Das Untersuchungsinstrumentarium bestand in beiden Studien im Kern aus zwei Komponenten: 1.) Dem bewohnerbezogenen standardisierten Pflege- und Verhaltensassessment (PVA), das von qualifizierten Mitarbeitern und Mitarbeiterinnen der Heime selbständig bearbeitet wurde und Daten lieferte für alle, auch für körperlich, kognitiv und sensorisch schwerst beeinträchtigte Heimbewohner hinsichtlich kognitivem Status, Einschränkungen in den Alltagsaktivitäten (ADL), nicht-kognitiven Symptomen und Verhaltensauffälligkeiten, sozialen Kontakten und Aktivitäten, freiheitseinschränkenden Maßnahmen und medizinischer Versorgung sowie 2.) dem Interview mit Leitungskräften zur Erfassung einrichtungsbezogener Merkmale (z. B. Betreuungspraxis, Personalausstattung). Die Untersuchung der Arbeitsbedingungen und Arbeitsbelastungen des Pflegepersonals erfolgte nur im Rahmen der Hamburger Evaluation. Die Grundlage hierfür bildete ein von unserer Arbeitsgruppe entwickelter Fragebogen (Sattel/Weyerer 2001).

Im Folgenden werden die Ergebnisse aus diesen beiden Studien zusammenfassend wiedergegeben (eine ausführliche Darstellung findet sich in Weyerer u. a. 2004 und Schäufele u. a. 2004).
- Wie bei den meisten vorangegangenen Studien (z. B. Rovner u. a. 1996; Lawton u. a. 1998; Holmes u. a. 2000) zeigte sich auch bei den beiden aktuellen Untersuchungen, dass bei den *Kernsymptomen der Demenz*, wie kognitive Leistungsbeeinträchtigungen und Einschränkungen der ADL, keine anhaltenden Verbesserungen oder Verlaufsverzögerungen durch die Betreuungsform erzielt werden können. Allerdings scheint die Fortbewegungsfähigkeit der Demenzkranken hierbei eine Ausnahme zu bilden, sofern noch gewisse Ausgangsressourcen vorhanden sind. Im Hamburger Modell konnte bei den Neuaufnahmen eine statistisch bedeutsame Verzögerung von Immobilität und Bettlägerigkeit im 6-monatigen Verlauf gegenüber den traditionell integrativ betreuten Neuaufnahmen nachgewiesen werden (Weyerer u. a. 2004). Eine längere Aufrechterhaltung der Mobilität in einem besonderen Versorgungsbereich für Alzheimerkranke stellten auch Saxton und andere (1998) fest.
- In Bezug auf die Häufigkeit und Schwere von *nicht-kognitiven Symptomen und Verhaltensauffälligkeiten* (z. B. Wahn, Apathie, aggressives Verhalten, Agitiertheit) hatten die besonderen Betreuungsformen in Hamburg und Baden-Württemberg keinen günstigeren Einfluss als die traditionelle Pflege. Dieser Befund stimmt mit einer Reihe von anderen Studien (z. B. van Haitsma u. a. 2000) überein, die ebenfalls keinen nachhaltigen positiven Effekt des segregativen Milieus auf nicht-kognitive Symptome von Demenzen nachweisen konnten. Im Widerspruch dazu stehen allerdings andere Untersuchungen, wie zum Beispiel von Rovner u. a. (1996), die einen signifikanten Rückgang nicht-kognitiver Symptome bei besonderer Betreuung feststellen konnten. Die Befundlage zu dieser Symptomatik

von Demenzen bleibt somit nach wie vor unklar und unterstreicht einmal mehr die Notwendigkeit differenzierterer Analysen und weiterer, methodisch ausgereifterer Untersuchungen.
- Andere Indikatoren der Lebensqualität, wie zum Beispiel soziale Kontakte, Häufigkeit positiver und kompetenzfördernder Aktivitäten, Auftretenshäufigkeit positiver Gefühle wie Freude und Interesse, Anwendung freiheitseinschränkender Maßnahmen und fachärztliche Behandlung, die weniger eng mit der Erkrankung assoziiert sind, scheinen durch die Wohn- und Betreuungsform hingegen besser beeinflusst werden zu können: Die Demenzkranken in der Besonderen Betreuung in Hamburg waren im Vergleich zu den Demenzkranken in traditioneller Pflege:
  - um ein Vielfaches häufiger in positive und kompetenzfördernde Aktivitäten in und außerhalb der Einrichtung eingebunden,
  - zeigten signifikant mehr positive Gefühle wie Freude und/oder Interesse,
  - waren weit seltener von freiheitseinschränkenden Maßnahmen betroffen,
  - wurden wesentlich häufiger psychiatrisch behandelt.

Diese Ergebnisse fanden sich in Baden-Württemberg teilweise auch, allerdings nicht in der Prägnanz und Durchgängigkeit wie in Hamburg. Vermutlich sind diese Differenzen darauf zurückzuführen, dass die besondere Dementenbetreuung in Hamburg gegenüber Baden-Württemberg durchschnittlich mit einem günstigeren Betreuungsschlüssel (segregative Demenzwohngruppen: 1 : 1,7) ausgestattet war. Außerdem dürfte das Hamburger Personal aufgrund der obligatorischen Fortbildungen und Supervisionen besser auf diese Bewohnergruppe vorbereitet gewesen sein. Auf der Grundlage der bisherigen Datenbasis bleiben diese Erklärungsversuche allerdings Spekulation, da die Betreuungsformen bislang nur in ihrer Gesamtheit, ohne differenzielle Betrachtung der Wirksamkeit von einzelnen Modulen untersucht werden konnten. Nichtsdestotrotz scheint es auf der Hand zu liegen, dass eine genügende Zahl von qualifizierten Betreuungskräften, die nach Einschätzung von Experten tagsüber zwei anwesende Personen pro Wohneinheit von 12 bis 14 Demenzkranken nicht unterschreiten sollte, für eine adäquate Betreuung von Demenzkranken unabdingbar ist.
- Beide Studien weisen darauf hin, dass sowohl die *teilsegregative Betreuung* als auch die *vollständig segregierte Betreuung* bestimmte Vorteile

haben. In Hamburg und in Baden-Württemberg wurde eine signifikant höhere Rate von positiven und kompetenzfördernden Aktivitäten bei den teilsegregativ betreuten Demenzkranken festgestellt, die längsschnittlich zudem deutlich besser aufrechterhalten werden konnte als die Aktivitätsrate in den segregativen Demenzwohnbereichen. Gleichzeitig zeichnete sich bei den teilsegregativ betreuten Neuaufnahmen im Vergleich zu den Neuaufnahmen in den Demenzwohngruppen die Tendenz einer langsameren Verschlechterung in den Alltagsaktivitäten (Barthel-Index) im Laufe von sechs Monaten ab, vor allem im Bereich der Mobilität. Für Baden-Württemberg liegen für den Verlauf wegen mangelnder Fallzahlen beim Follow-up keine Vergleichsdaten vor. Bei den Bewohnern und Bewohnerinnen in den segregierten Bereichen wurden demgegenüber signifikant häufiger Informationen zur Biografie erhoben als in den teilsegregativen Bereichen. In Baden-Württemberg wurden die Demenzkranken in den Wohngruppen des Weiteren seltener fixiert als die Tagesgruppengäste. Der Anteil der (geronto-)psychiatrisch behandelten Demenzkranken war in den Wohngruppen höher, was mit einer höheren Einnahmerate von psychotroper Medikation verbunden war, in Hamburg insbesondere von Antidementiva und Antidepressiva. Inwieweit Nicht-Demenzkranke aufgrund der Verlegung von verhaltensauffälligen Mitbewohnern und -bewohnerinnen in voll segregierte Bereiche profitieren, ließ sich im Rahmen der vorliegenden Beobachtungsstudien nicht untersuchen. Ergebnisse von Interventionsstudien zeigten jedoch, dass Demenzwohngruppen die *nicht* demenzkranken Bewohner und Bewohnerinnen, deren Angehörige sowie das Pflegeheim insgesamt entlasten (Grant/Ory 2000).

Da die dargestellten Befunde auf Beobachtungsstudien basieren, und deshalb potenziell durch Selektionseffekte bei der Inanspruchnahme der einen oder anderen Betreuungsform kontaminiert sind, müssen die ermittelten Unterschiede zwischen den Betreuungsformen allerdings mit Vorbehalt zur Kenntnis genommen werden.

- Die Arbeitssituation wurde von den Mitarbeitern und Mitarbeiterinnen der Besonderen Dementenbetreuung in Hamburg signifikant günstiger eingeschätzt als von den Pflegekräften der traditionellen Einrichtungen. Sowohl die Arbeitsbelastung als auch die Häufigkeit depressiver Störungen waren bei den in Hamburg Beschäftigten statistisch bedeutsam geringer als bei den Beschäftigten der traditionellen Pflegeeinrichtungen in Mannheim.

Zusammenfassend lassen sich auf der Grundlage der bisherigen Ergebnisse folgende Schlussfolgerungen ziehen: Besondere Formen der stationären Demenzkrankenbetreuung

- können die gezielte, bedürfnisorientierte Betreuung von Demenzkranken in fortgeschrittenen Stadien erleichtern,
- können professionelle Betreuungspersonen, Angehörige und nicht demente Bewohner und Bewohnerinnen entlasten,
- haben jeweils unterschiedliche Vor- und Nachteile. Eine eindeutige Überlegenheit einer besonderen Betreuungsform (Demenzwohngruppen) gegenüber der anderen (teilsegregative Betreuung) kann nach den bisherigen Befunden nicht festgestellt werden.

Personalqualifikation, Fortbildung, Supervision und Betreuungsschlüssel scheinen von zentraler Bedeutung für eine gelingende Betreuung zu sein. In Abhängigkeit von den Zielsetzungen, den Möglichkeiten und Merkmalen einer Einrichtung, wie zum Beispiel Größe, und Zahl von Demenzkranken, ist zu entscheiden, welchen Formen der Betreuung Vorrang gegeben wird.

Nicht unerwähnt sollen die Limitationen der dargestellten Studien bleiben. Zum einen handelte es sich fast ausnahmslos um Beobachtungsstudien, das heißt es konnte kein randomisiert-kontrolliertes Design zugrunde gelegt werden. Des Weiteren waren die untersuchten besonderen Betreuungsformen teilweise sehr heterogen (z. B. hinsichtlich Größe, Aufnahmekriterien und Betreuungsschlüssel) und die Datenerhebung erfolgte häufig nur über Fremdbefragung des Einrichtungspersonals. Eine weitere Einschränkung besteht darin, dass bislang kaum Aussagen zur Wirksamkeit der einzelnen Module der besonderen Betreuungsformen möglich sind, wie zum Beispiel zur Wirksamkeit räumlich-materieller Faktoren, des Betreuungsschlüssels oder der Personalqualifikation. Weitere Studien zur Klärung der Wirkfaktoren und zur differenziellen Indikation sind erforderlich.

Literatur

Bickel, H. (2004): „Epidemiologie und Gesundheitsökonomie". In: Wallesch, C. W./ Förstl, H. (Hrsg.): *Demenzen, Thieme-Referenzreihe Neurologie*, Stuttgart-New York: Thieme (im Druck)

Cohen-Mansfield, J. (1996): „Behavioral and mood evaluations: Assessment of agitation". In: *International Journal of Psychogeriatrics*, 8, 1996, S. 233–245

„Gemeinsame Vereinbarung über die Besondere Stationäre Dementenbetreuung in Hamburg". In: Behörde für Arbeit, Gesundheit und Soziales der Freien und Hansestadt Hamburg, Amt für Soziales und Rehabilitation: *Stationäre Dementenbetreuung in Hamburg*, Hamburg: Eigene Publikationen, Band 5

Grant, L. A./Ory, M. (2000): „Alzheimer Special Care Units in the United States". In: Holmes, D./Teresi, J. A./Ory, M. (Hrsg.): *Special Care Units*, Paris/New York: Serdi/Springer

Holmes, D./Teresi, J. A./Ory, M. (Hrsg.) (2000): »Special Care Units«, Paris/New York: Serdi/Springer

Holmes, D./Teresi, J. A./Ory, M. (2000 a): „Editorial. Overview of the volume". In: Holmes, D./Teresi, J. A./Ory, M. (Hrsg.): *Special Care Units*, Paris/New York: Serdi/Springer, S. 7–17

Kellerhof, M. (2002): „Spezielle SGB XI-Vereinbarungen für die Pflege und Betreuung Demenzkranker? Das Hamburger Modell". In: Behörde für Arbeit, Gesundheit und Soziales der Freien und Hansestadt Hamburg, Amt für Soziales und Rehabilitation, Hamburg

Lawton, M. P./Van Haitsma, K./Klapper, J./Kleban, M. H./Katz, I. R./Corn, J.: „A stimulation-retreat special care unit for elders with dementing illness". In: *International Psychogeriatrics* 10, 1998, S. 379–395

Rovner, B./Steele, C./Shmuely, Y./Folstein, M. (1996): „A randomized trial of dementia care in nursing homes". *Journal of the American Geriatrics Society*, 44, S. 7–13

Saxton; J./Silverman, M./Ricci, E./Keane, C. (1998): „Maintenance of mobility in residents of an Alzheimer special care facility". In: *International Psychogeriatrics* 10, S. 213–224

Sattel, H./Weyerer, S. (2001): *Gesundheitsrisiken in der stationären Altenpflege. Entwicklung eines Screeninginstruments zur Erfassung von Risikofaktoren psychischer Beanspruchung des Pflegepersonals* (unveröffentlichtes Manuskript)

Schäufele, M./Weyerer, S. (2001): „Modellprojekt: ‚Einführung milieutherapeutisch orientierter Demenzwohngruppen im stationären Setting mit begleitender Evaluation' – Studiendesign und Methoden". In: Bundesministerium für Familie, Senioren, Frauen und Jugend (Hrsg.): *Qualität in der stationären Versorgung Demenzerkrankter* (Dokumentation eines Workshops), Kohlhammer, Stuttgart, S. 116–123

Schäufele, M./Teufel, S./Weyerer, S. (2004): *Stationäre Versorgung Demenzkranker in Baden-Württemberg: Neue und traditionelle Konzepte im Vergleich (VEDESTA)*. Schlussbericht an das Sozialministerium Baden-Württemberg (bislang unveröffentlicht)

Van Haitsma, K./Lawton, M. P./Kleban, M. H. (2000): „Does Segregation help or hinder? Examining the role of homogeneity in behavioral and emotional aspects of quality of life for persons with cognitive impairment in the nursing home". In: Holmes, D./Teresi, J. A./Ory, M. (Eds.): *Special Care Units*, Paris/New York: Serdi/Springer, S. 163–177

Weisman, G./Calkins, M./Sloane, P. (1994): „The Environmental Context of Special Care", In: *Alzheimer Desease and Associated Disorders*, 8, Suppl. 1, S. 308–320

Weyerer, S./Zimber, A. (2000): „Belastung, Beanspruchung und Burnout". In: Wahl, H. W./Tesch-Römer, C. (Hrsg.): *Angewandte Gerontologie in Schlüsselbegriffen*, Stuttgart: Kohlhammer, S. 347–352

Weyerer, S./Schäufele, M./Hendlmeier, I./Kofahl, C./Sattel, H./Jantzen, B./Schumacher, P. (2004): *Evaluation der Besonderen Stationären Dementenbetreuung in Hamburg*. (http://www.bmfsfj.de/RedaktionBMFSFJ/Abteilung3/Pdf-Anlagen/)

Heidrun Mollenkopf, Roman Kaspar, Sibylle Meyer

Technisiertes Wohnen – der neue Weg zur Erhaltung der Selbständigkeit im Alter?

Einführung

Angesichts geringer werdender familialer und professioneller Unterstützungspotenziale auf der einen und der zunehmenden Technisierung und Informatisierung wichtiger Lebensbereiche auf der anderen Seite gewinnen technische Geräte und Systeme auch für das Wohnen im Alter an Bedeutung. In diesem Beitrag wird anhand zweier Untersuchungen überprüft, inwieweit neue Technologien über die inzwischen in praktisch allen privaten Haushalten standardmäßige Geräteausstattung hinaus in Haushalten älterer Menschen bereits heute vorhanden sind und welche Aussichten sich aus den Daten für ihre weitere Diffusion abzeichnen.

Was macht Mühen im Alltag?

Zunächst einige Befunde aus dem interdisziplinären Forschungsprojekt „sentha" (Seniorengerechte Technik im häuslichen Alltag; Mollenkopf, 2000). In diesem an der Technischen Universität Berlin angesiedelten und von der Deutschen Forschungsgemeinschaft geförderten Projekt wurde untersucht, welche Tätigkeiten älteren Menschen (befragt wurden bundesweit 1 417 Personen ab 55 Jahre) in ihrem privaten Wohnalltag besonders schwer fallen und für die deshalb technische Unterstützung und eine nutzerfreundliche Gestaltung besonders wünschenswert wären.

Wie die Übersicht zeigt, sind in den Bereichen Haushalt und Pflege/Gesundheit die mühsamsten Arbeiten solche, die – zumindest bisher – nicht durch technische Verbesserungen erleichtert und noch weniger ersetzt werden

---

Heidrun Mollenkopf, Roman Kaspars: *Deutsches Zentrum für Alternsforschung* an der Universität Heidelberg; Sibylle Meyer: *Berliner Institut für Sozialforschung.*

können: Gardinen auf- und abhängen, Haushaltsgeräte reparieren, Fenster putzen, Bügeln, Betten beziehen, Pediküre und Gymnastik (*Abbildung 1*).

Abbildung 1: Übersicht „Mühselige Tätigkeiten"

Haushalt	Pflege und Gesundheit	Kommunikation und Unterhaltung
Gardinen auf- und abhängen: 55 %	Fußpflege/Pediküre: 29 %	Im Internet surfen: 60 %
Reparatur von Haushaltsgeräten: 51 %	Gymnastik/Sport/Fitness: 28 %	Sich mit Computer beschäftigen: 58 %
Fenster putzen: 45 %	Sauna/Solarium: 22 %	Sprachen/Wissensgebiete erlernen: 39 %
Bügeln: 34 %	Krankengymnastik/Massagen: 21 %	Infoveranstaltungen/ Weiterbildung: 38 %
Bett beziehen: 34 %		

Die Werbung für „intelligente Technik" verspricht jedoch schon heute und erst recht für die Zukunft einen deutlichen Schritt in Richtung von mehr Komfort und größerer Sicherheit.

Das „Intelligente Haus" – ein weiterer Schritt technikgestützten Wohnens

Die Vernetzung von bisher isolierten Geräten und Systemen in einem so genannten Bus-System zu „intelligenter Haustechnik" in einem „Intelligent Home" oder „Smart Home" bedeutet einen weiteren Schritt technikgestützten Wohnens (Glatzer/Fleischmann/Heimer u. a. 1998; Meyer/Schulze/Helten/Fischer 2001). Im Gegensatz zu den herkömmlichen partiellen Vernetzungen ist für die „Intelligent Home"-Technologie die programmierte, mikroelektronisch gesteuerte Kommunikation der integrierten Geräte untereinander charakteristisch. Außerdem kann eine Vernetzung nach außen zu Nachbarn, zu einem Arbeitsplatz, zu Serviceeinrichtungen und Gesundheitsdiensten oder auch zu globalen Systemen, wie dem Internet, erfolgen. Mit dem Einsatz intelligenter Produkte und Systeme in Privathaushalten werden verschiedene Ziele verfolgt:

- Die Erhöhung der *Sicherheit* ist eine der wichtigsten Motivationen. Die Sicherheit betrifft dabei sowohl die Sicherheit der Wohnung vor Einbruch und Diebstahl als auch die Sicherheit der Technik im Haushalt.
- Die Motivation der *Zeitersparnis* ergibt sich vor allem aus der Erwartung, dass die Technik Tätigkeiten übernimmt, für die sonst selbst Zeit investiert werden müsste, sie zielt damit vor allem auf den Bereich der Automatisierung.
- Die Motivation der *Kostenreduktion* resultiert vor allem aus den Erwartungen im Bereich Energiemanagement.
- Ein *Kompetenzausgleich* wird dort erwartet, wo angenommen werden kann, dass die Technik ermöglicht, Tätigkeiten auszuführen, die ohne sie nicht oder nur schwer möglich wären. Dabei geht es sowohl um den Ausgleich körperlicher Einschränkungen als auch um den Zugang zu Wissen und Informationen, welche ohne die Technik nicht bereitstehen würden oder nur schwer zugänglich wären.
- *Technisches Interesse, Komfort und Prestige* sind zwar nachrangig benannte Motivationen, dennoch dürfen diese nicht vernachlässigt werden, da sie auf grundsätzlichen Lebenseinstellungen beruhen und damit relativ stabil sind.

Erwartungen und Wünsche an SMART HOME

Wie ältere Menschen diese Entwicklung beurteilen, die ihnen in Zukunft ganz neue, eigenständige Handlungsspielräume eröffnen, aber auch neue Restriktionen und Abhängigkeiten auferlegen kann, wurde in verschiedenen Untersuchungen des BIS (Berliner Institut für Sozialforschung) untersucht (Meyer/Mollenkopf 2003). Zuletzt wurden im Oktober 2000 423 Personen in Berlin und dem Berliner Umland in einer standardisierten schriftlichen Befragung zu ihren Vorstellungen und Wünschen bezüglich intelligenter Technik befragt. Im Mittelpunkt stand die Frage, welche Features von Smart Home für die Verbraucher besonders überzeugend und welche weniger relevant sind. Diese Analysen wurden differenziert nach soziodemografischen Merkmalen (Alter, Geschlecht, Bildung, Wohnstatus) ausgewertet.

Unter den Befragten befanden sich etwas mehr Frauen als Männer. Die Befragten waren zwischen 16 und 83 Jahre alt. In der differenzierten Auswertung wurden zwei Altersgruppen unterschieden, die 16- bis 52-Jährigen und die 53- bis 83-Jährigen. Das Bildungsniveau war vergleichsweise hoch. Es dominierten Fachhochschul- und Hochschulabschlüsse. Die Mehrheit der Befragten waren Mieter. Fast 30 Prozent der Befragten wohnten in einem Eigenheim oder einer Eigentumswohnung.

Smart Home für Jüngere – Smart Home für Ältere: Vorstellungen

Vergleicht man die Vorstellungen jüngerer und älterer Personen zu Smart-Home-Technologien, zeigt sich, dass Ältere tendenziell höhere Erwartungen an ein solches technisiertes Wohnen haben (*Abbildung 2*). Ältere Personen stellen sich eher als junge vor, Smart Home würde Erleichterungen für ihren Alltag bringen, ihre Informations- und Kommunikationsmöglichkeiten erweitern und allgemein den Spaß am Wohnen erhöhen. Die Vorstellungen von Jungen und Älteren unterscheiden sich am stärksten hinsichtlich der

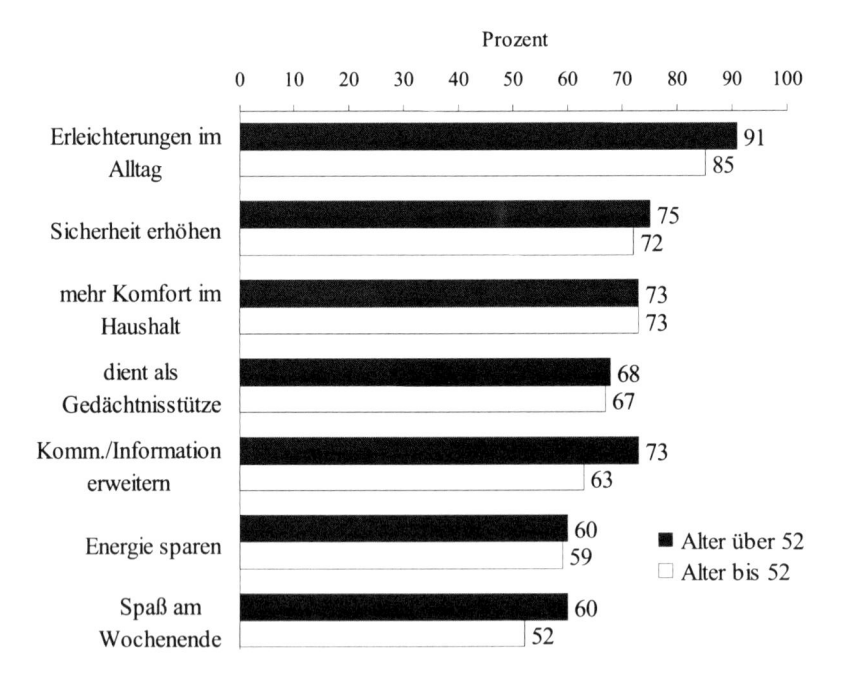

Abbildung 2: Vorstellungen über Smart-Home-Technologien

Merkmal	Alter über 52	Alter bis 52
Erleichterungen im Alltag	91	85
Sicherheit erhöhen	75	72
mehr Komfort im Haushalt	73	73
dient als Gedächtnisstütze	68	67
Komm./Information erweitern	73	63
Energie sparen	60	59
Spaß am Wochenende	60	52

Erweiterung von Informations- und Kommunikationsmöglichkeiten. In dieser Hinsicht können Jüngere sich Einsatzmöglichkeiten von Smart Home weniger vorstellen.

In ihren Vorstellungen darüber, dass Smart Home Sicherheit und Komfort im Haushalt erhöht, als Gedächtnisstütze dienen kann und Energie spart, unterscheiden sich die Altersgruppen kaum voneinander.

Abbildung 3: Gewünschte Funktionen (nach Alter)

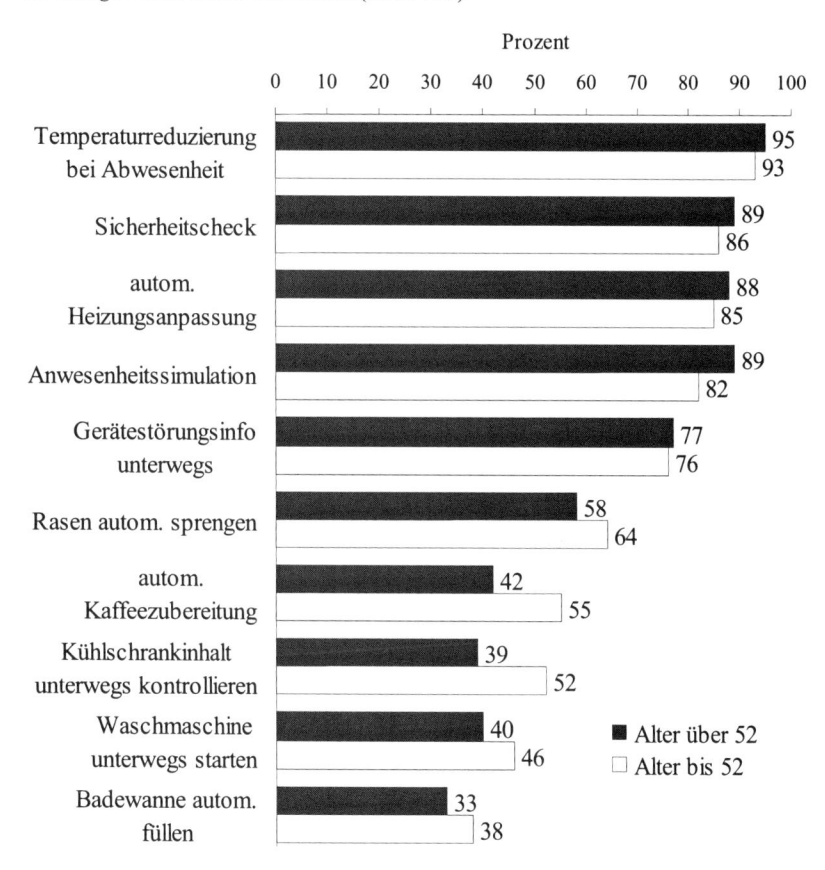

Funktion	Alter über 52	Alter bis 52
Temperaturreduzierung bei Abwesenheit	95	93
Sicherheitscheck	89	86
autom. Heizungsanpassung	88	85
Anwesenheitssimulation	89	82
Gerätestörungsinfo unterwegs	77	76
Rasen autom. sprengen	58	64
autom. Kaffeezubereitung	42	55
Kühlschrankinhalt unterwegs kontrollieren	39	52
Waschmaschine unterwegs starten	40	46
Badewanne autom. füllen	33	38

Smart Home für Jüngere – Smart Home für Ältere: gewünschte Funktionen

Die Rangfolge der präferierten Funktionen gestaltet sich für beide Altersgruppen fast gleich (*Abbildung 3*).

Ältere wünschen sich von den insgesamt von allen Befragten als interessant bewerteten Technologien für ihren Haushalt etwas stärker funktionale Anwendungen, wie Funktionen zum Energiesparen und zur Erhöhung der Sicherheit (wie z. B. eine Anwesenheitssimulation zum Schutz gegen Einbruch und Diebstahl).

Komfortfunktionen, wie automatische Kaffeezubereitung, Kontrollieren des Kühlschrankinhaltes von unterwegs oder das Befüllen der Badewanne, werden von Älteren selten als sinnvoll für den eigenen Alltag erachtet. Zwar wünschen sich auch jüngere Personen in erster Linie funktionale Smart-Home-Anwendungen, aber bei dieser Altersgruppe besteht ein deutlich stärkeres Interesse an Komfort und technischen Spielereien (wie z. B. automatische Kaffeezubereitung, Kühlschrank von unterwegs kontrollieren). Sicherheit ist für Jüngere etwas weniger interessant als für ältere Befragte.

Andererseits vermuten Ältere etwas häufiger als Jüngere, dass Smart Home neben der Sicherheit auch den Komfort erhöhen und Spaß machen kann (*Abbildung 4*). Bei den negativen Attributen, die Smart Home zugeschrieben werden, betonen die Älteren eher, dass die Technik zu kompliziert sei. Jüngere erwähnen häufiger, Smart Home mache Angst.

Männer sind intelligenten Haustechnologien gegenüber insgesamt positiver eingestellt als Frauen. Sie finden vor allem die Kontrolle des Hauses von außerhalb interessanter. Von Frauen wird diese Funktion weniger geschätzt, sie befürchten eine mögliche Überwachung des Privatlebens. Sie sind eher bereit, Komfortfunktionen zu akzeptieren. Beide Geschlechter sind in starkem Maße an Sicherheit und Energiesparen interessiert und schätzen entsprechende Funktionen fast gleichermaßen positiv ein.

Bei Personen mit geringerem Bildungsniveau stoßen Smart-Home-Technologien auf höhere Akzeptanz. Die insgesamt als weniger attraktiv bewerteten Komfort- und Unterhaltungsfunktionen werden von ihnen etwas besser bewertet als von Personen mit höherem Bildungsniveau. Letztere zeigen sich gegenüber Smart Home kritischer und haben realistischere Erwartungen an die Technik.

Mieter und Eigentümer unterscheiden sich nicht wesentlich in ihren Vorstellungen und Beurteilungen. Für Wohnungs- und Hausbesitzer sind vor allem Sicherheitsfunktionen und Mobilität wichtig. Mieter sind eher an Anwendungen im Bereich Information/Kommunikation und Gesundheit sowie an komfortorientierten Funktionen interessiert.

Abbildung 4: Attribute, die Smart Home zugeschrieben werden (nach Alter)

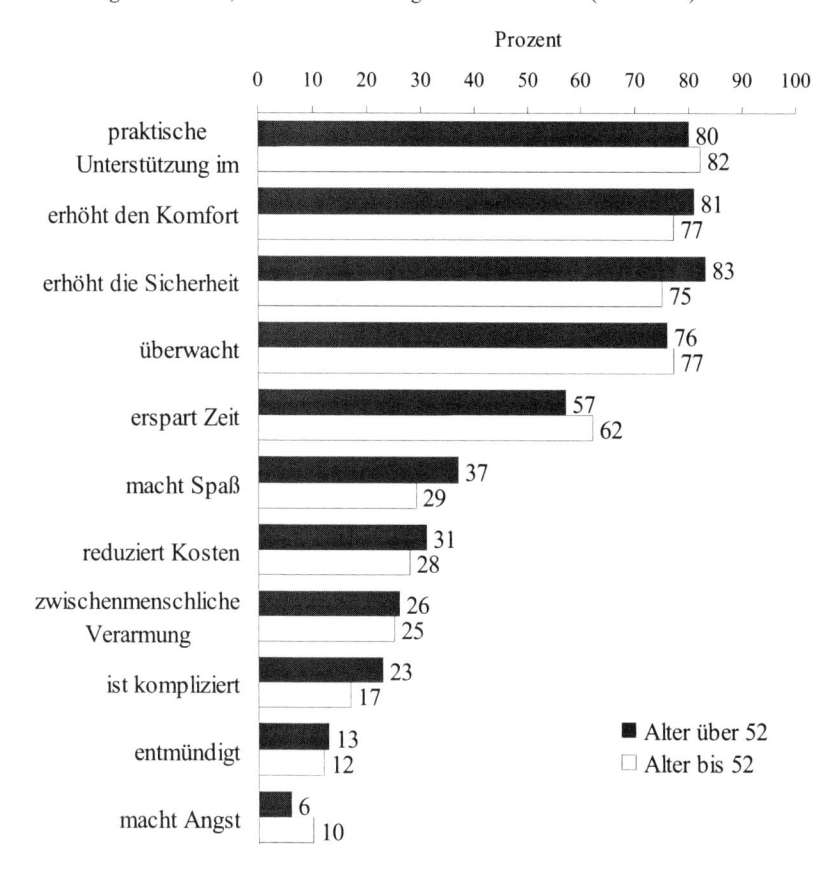

Attribut	Alter über 52	Alter bis 52
praktische Unterstützung im	80	82
erhöht den Komfort	81	77
erhöht die Sicherheit	83	75
überwacht	76	77
erspart Zeit	57	62
macht Spaß	37	29
reduziert Kosten	31	28
zwischenmenschliche Verarmung	26	25
ist kompliziert	23	17
entmündigt	13	12
macht Angst	6	10

Ein Vergleich der Erwartungen mit der Realität

Wie sieht nun die Realität älterer Menschen gegenüber diesen Vorstellungen und Erwartungen in Bezug auf ein „intelligentes" Wohnen aus? Diese Frage können wir wieder anhand von Daten aus dem schon eingangs erwähnten Projekt „sentha" beantworten, in dem auch die aktuelle Ausstattung älterer Menschen mit moderner Sicherheits- und Komforttechnik erhoben wurde.

Im Bereich Sicherheit sieht die Situation nicht besonders günstig aus. Am häufigsten sind noch so simple Vorrichtungen wie Haltegriffe im Bad vorhanden (Abb. 5).

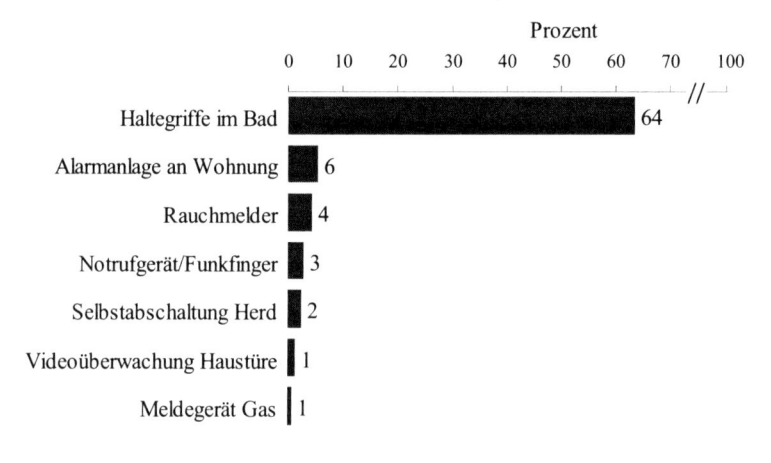

Abbildung 5: Sicherheitstechnik – vorhandene Einzelgeräte

```
                              Prozent
              0   10  20  30  40  50  60  70   100

Haltegriffe im Bad  ████████████████████ 64        //
Alarmanlage an Wohnung  ▌ 6
Rauchmelder  ▌ 4
Notrufgerät/Funkfinger  ▌ 3
Selbstabschaltung Herd  ▌ 2
Videoüberwachung Haustüre  | 1
Meldegerät Gas  | 1
```

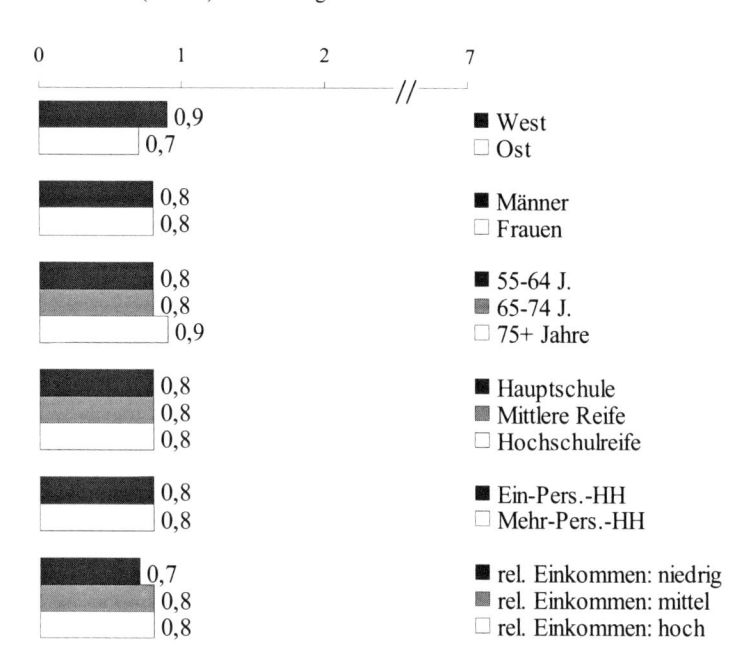

Technisiertes Wohnen – der neue Weg zur Erhaltung der Selbständigkeit im Alter? 363

Abbildung 6: Sicherheitstechnik – Mittlere Anzahl im Haushalt verfügbarer Geräte (max. 7) nach demografischen Merkmalen

0,9 / 0,7	■ West / □ Ost
0,8 / 0,8	■ Männer / □ Frauen
0,8 / 0,8 / 0,9	■ 55-64 J. / ▩ 65-74 J. / □ 75+ Jahre
0,8 / 0,8 / 0,8	■ Hauptschule / ▩ Mittlere Reife / □ Hochschulreife
0,8 / 0,8	■ Ein-Pers.-HH / □ Mehr-Pers.-HH
0,7 / 0,8 / 0,8	■ rel. Einkommen: niedrig / ▩ rel. Einkommen: mittel / □ rel. Einkommen: hoch

Die Unterschiede nach soziodemografischen Merkmalen sind gering. Wie erwartet, verfügen Hochaltrige (ab 75 Jahre) im Durchschnitt über etwas mehr Geräte, aber auch Personen mit höherem Einkommen und Westdeutsche sind in diesem Bereich etwas besser ausgestattet (*Abbildung 6*).

Etwas günstiger ist die Situation bezüglich Komforttechnik (*Abbildung 7*). Bei immerhin einem knappen Drittel (32 %) der Befragten ist ein automatisches Lichtsystem im Eingangsbereich vorhanden, und etwa jeder bzw. jede Fünfte (21 %) verfügt über eine automatische Wärmeregulierung.

Auch in diesem Technikbereich sind Personen mit höherem Einkommen besser ausgestattet, aber auch ein höheres Bildungsniveau und die Haushaltsgröße wirken sich positiv aus, während die Ost-West-Zugehörigkeit keine Rolle spielt und die Situation älterer Personen im Bereich Komforttechnik sogar ungünstiger ist als die der Jüngeren (*Abbildung 8*).

Abbildung 7: Komforttechnik - vorhandene Einzelgeräte

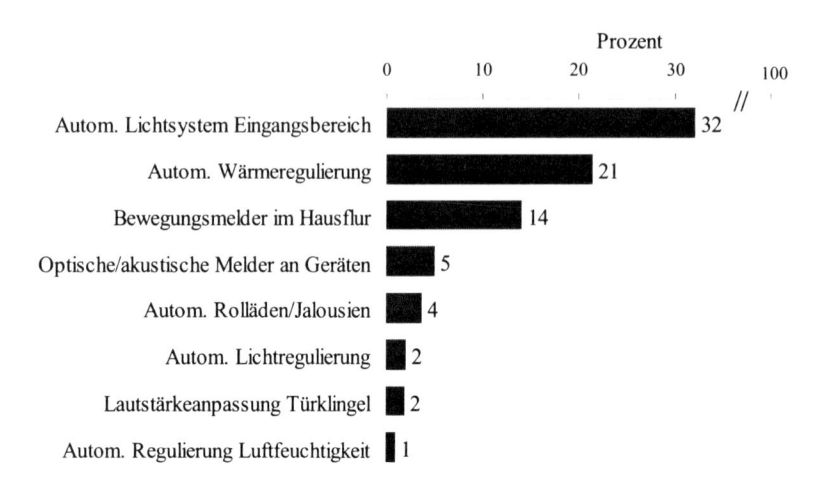

Prozent

Gerät	%
Autom. Lichtsystem Eingangsbereich	32
Autom. Wärmeregulierung	21
Bewegungsmelder im Hausflur	14
Optische/akustische Melder an Geräten	5
Autom. Rolläden/Jalousien	4
Autom. Lichtregulierung	2
Lautstärkeanpassung Türklingel	2
Autom. Regulierung Luftfeuchtigkeit	1

Abbildung 8: Komforttechnik – Mittlere Anzahl im Haushalt verfügbarer Geräte (max. 9) nach demografischen Merkmalen

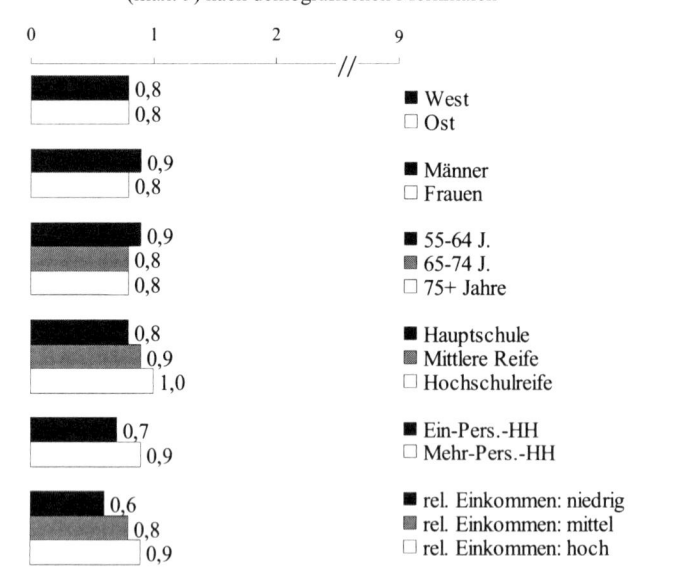

0,8	West
0,8	Ost
0,9	Männer
0,8	Frauen
0,9	55-64 J.
0,8	65-74 J.
0,8	75+ Jahre
0,8	Hauptschule
0,9	Mittlere Reife
1,0	Hochschulreife
0,7	Ein-Pers.-HH
0,9	Mehr-Pers.-HH
0,6	rel. Einkommen: niedrig
0,8	rel. Einkommen: mittel
0,9	rel. Einkommen: hoch

Da eine Erweiterung der Ausstattung insbesondere für Menschen hilfreich sein könnte, die unter physischen oder sensorischen Funktionseinbußen leiden, unterscheiden wir im Folgenden noch einmal besonders zwischen beeinträchtigten und nicht beeinträchtigten Personen.

In den Bereichen Haushalt und Kommunikation/Unterhaltung sind beeinträchtigte Personen deutlich weniger umfangreich ausgestattet als nicht beeinträchtigte (*Abbildung 9*).

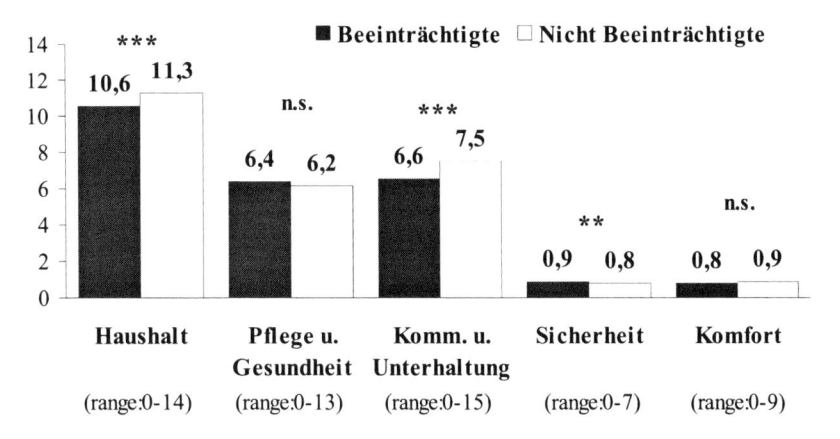

Abbildung 9: Ausstattung mit technischen Geräten nach Beeinträchtigung

	Haushalt (range:0-14)	Pflege u. Gesundheit (range:0-13)	Komm. u. Unterhaltung (range:0-15)	Sicherheit (range:0-7)	Komfort (range:0-9)
Beeinträchtigte	10,6 ***	6,4 n.s.	6,6 ***	0,9 **	0,8 n.s.
Nicht Beeinträchtigte	11,3	6,2	7,5	0,8	0,9

Im Hinblick auf Geräte aus dem Pflege- und Gesundheitsbereich wie auch bezüglich technischer Sicherheitseinrichtungen verfügen Beeinträchtigte im Durchschnitt über geringfügig mehr Geräte. Da in letztgenanntem Bereich nur relativ wenige Geräte besessen werden und die Unterschiede zwischen Personen geringer sind, lässt sich der gefundene kleine Effekt als statistisch signifikant ausweisen. Bezüglich der erfragten Komforttechnologien dagegen lassen sich keine deutlichen Unterschiede zwischen Beeinträchtigten und Nicht-Beeinträchtigten finden.

Auch die Einstellungen und Erwartungen Älterer im Hinblick auf neue technologische Möglichkeiten der Erhöhung von Sicherheit und Komfort wurden in der sentha-Studie erfragt. In dieser Hinsicht zeigte sich in den Bereichen Haushalt, Pflege/Gesundheit sowie Kommunikation/Unterhaltung, dass Beeinträchtigte sich häufiger eine Erweiterung ihrer Ausstattung wünschen als Personen ohne größere Beeinträchtigungen (*Abbildung 10*). Während sich dieses Muster auch in Bezug auf Sicherheitstechnik fortsetzt, werden Wünsche nach einer erweiterten Komfortausstattung von nicht beeinträchtigten Personen häufiger angegeben als von den Beeinträchtigten. Dabei fällt auf, dass die sehr selten tatsächlich verfügbaren Sicherheits- und Komfortgeräte im Vergleich zu den üblicheren Haushalts-, Gesundheits- und Kommunikationsgeräten von beiden Personengruppen deutlich häufiger gewünscht werden.

Abbildung 10: Wunsch nach Erweiterung der Ausstattung mit technischen Geräten nach Beeinträchtigung

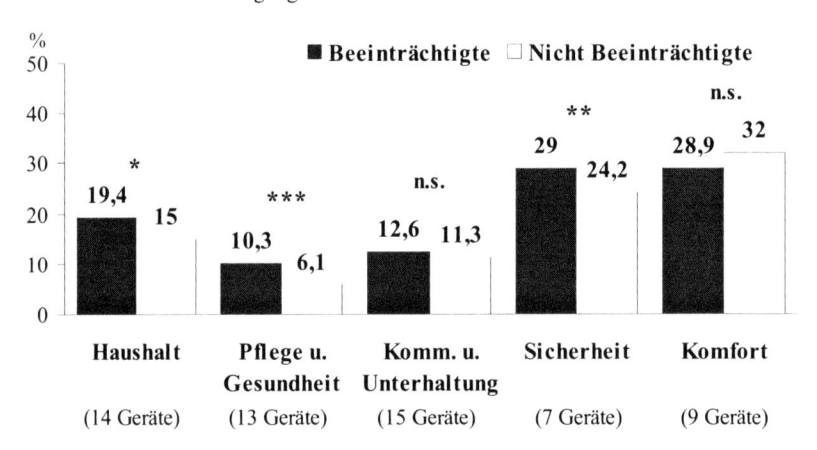

	Haushalt (14 Geräte)	Pflege u. Gesundheit (13 Geräte)	Komm. u. Unterhaltung (15 Geräte)	Sicherheit (7 Geräte)	Komfort (9 Geräte)
Beeinträchtigte	19,4 *	10,3 ***	12,6 n.s.	29 **	28,9 n.s.
Nicht Beeinträchtigte	15	6,1	11,3	24,2	32

Dabei liegen bei Beeinträchtigten wie Nicht-Beeinträchtigten die gleichen Technologien an der Spitze der Wunschliste (*Abbildung 11*). Bei der Sicherheitstechnik ist es das automatische Verschließen der Eingangstüre sowie der sich selbst abschaltende Herd, bei der Komforttechnik die regulierbare Lautstärke der Türklingel.

An zweiter und dritter Stelle liegen in dem zuletzt genannten Bereich bei beiden Gruppen der Lichtgarten im Eingangsbereich und der Bewegungsmelder im Hausflur, nur in jeweils anderer Reihenfolge. Bei der Sicherheitstechnik dagegen gehen die Wünsche bei den drittplazierten Technologien auseinander: Nicht beeinträchtigte Personen hätten gerne einen Rauchmelder, bei Beeinträchtigten dagegen hat ein Notrufgerät Priorität.

Abbildung 11: Gewünschte Sicherheits- und Komforttechnik nach Beeinträchtigung

	Sicherheitstechnik		Komforttechnik	
	Beeinträchtigung	**Keine B.**	**Beeinträchtigung**	**Keine B.**
	Türe absichern *(208)*: 51 %	Türe absichern *(225)*: 44 %	Lautstärke Türklingel *(189)*: 43 %	Lautstärke Türklingel *(213)*: 39 %
	Herd selbst abschaltend *(203)*: 46 %	Herd selbst abschaltend *(213)*: 40 %	Bewegungsmelder im Hausflur *(174)*: 44 %	Lichtgarten im Eingangsbereich *(183)*: 49 %
	Notrufgerät *(149)*: 34 %	Rauchmelder *(144)*: 28 %	Lichtgarten im Eingangsbereich *(164)*: 53 %	Bewegungsmelder im Hausflur *(181)*: 39 %

Abbildung 12: Zusammenhang zwischen Geräteausstattung und Gerätewunsch

		Vorhandene Ausstattung				
		Haushalt	Pflege und Gesundheit	Komm. und Unterhaltung	Sicherheit	Komfort
Besitzwunsch bzgl. Geräten	Haushalt	.14[1] <.001 1256				
	Pflege und Gesundheit		.04 n. s. 1417			
	Komm. und Unterhaltung			.24 <.001 1386		
	Sicherheit				-.16 <.001 1416	
	Komfort					-.13 <.001 1417

1: Korrelationskoeffizient (Pearson); p>|r| unter H$_0$; Anzahl der Beobachtungen.

Interessant ist, dass in den Bereichen Haushalt und Kommunikation/Unterhaltung bei den bereits gut ausgestatteten Personen ein deutlicher Wunsch nach einer noch weiteren Ausstattung besteht, während dies bei der Gesundheitstechnik und bei den modernen Sicherheits- und Komforttechnologien nicht der Fall ist – was darauf hindeutet, dass eine verstärkte Technisierung dieser Bereiche möglicherweise mit bestehenden Defiziten assoziiert wird (*Abbildung 12*).

Zukunftstendenzen

Die vorgestellten Befunde haben gezeigt, dass die Zukunft des technisierten Wohnens für diejenigen alten Menschen, die besonders der Unterstützung bedürfen – die Hochaltrigen, die Alleinlebenden, die in ihren alltäglichen Tätigkeiten Beeinträchtigten –, noch in weiter Ferne liegt. Es sind vielmehr vorwiegend die Jüngeren, die nur wenig Beeinträchtigten, diejenigen mit höherer Bildung und höherem Einkommen sowie die Mehrpersonenhaushalte, die schon heute über moderne Sicherheits- und Komforttechnologien verfügen. Auch die Wünsche im Hinblick auf neue, intelligente Technologien sind zu differenzieren. So werden neue Technologien zur Erhöhung des Komforts insbesondere von nicht beeinträchtigten Personen gewünscht, während Technik zur Erhöhung der Sicherheit ähnlich wie eine umfangreichere Geräteausstattung in den Bereichen Haushalt und Gesundheit/Pflege insbesondere von beeinträchtigten Personen gewünscht wird.

Das bedeutet eine große Herausforderung für die Entwickler und Hersteller, für Wohnungsbaugesellschaften und technische Dienstleistungsunternehmen.

Literatur

Glatzer, W./Fleischmann, G./Heimer, T./Hartmann, D. M./Rauschenberg, R. H./Schemenau, S./Stuhler, H. (1998): *Revolution in der Haushaltstechnologie. Die Entstehung des Intelligent Home*, Frankfurt am Main/New York

Meyer, S./Mollenkopf, H. (2003): „Home technology, smart homes, and the aging user". In: Schaie, K.-W./Wahl, H.-W./Mollenkopf, H./Oswald, F. (Hrsg.): *Aging independently: Living arrangements and mobility*, New York, S. 148–161

Meyer, S./Schulze, E./Helten, F./Fischer, B. (2001): *Vernetztes Wohnen: Die Informatisierung des Alltagslebens*, Frankfurt am Main

Mollenkopf, H./Meyer, S./Schulze, E./Wurm, S./Friesdorf, W.: „Technik im Haushalt zur Unterstützung einer selbstbestimmten Lebensführung im Alter – Das Forschungsprojekt „sentha" und erste Ergebnisse des Sozialwissenschaftlichen Teilprojekts". In: *Z Gerontol Geriat*, 33; S. 155–168

Renate Narten

Die Zukunft des Wohnens im Alter – Diskussion der Beiträge

In den Beiträgen des interdisziplinären Symposiums „Die Zukunft des Wohnens im Alter" wird mehrfach erwähnt, dass sich die Wohnformen im Alter immer weiter ausdifferenzieren. In der Fachöffentlichkeit und in den Medien genießen die sog. Neuen Wohnformen, die von Ursula Kremer-Preiß vorgestellt werden, besondere Aufmerksamkeit. Es sind dies vor allem:
- Betreutes Wohnen,
- Selbstorganisiertes gemeinschaftliches Wohnen,
- Ambulante betreute Wohngemeinschaften.

In der Realität des Wohnens alter Menschen spielen diese neuen Wohnformen allerdings eine sehr untergeordnete Rolle, denn nur etwa 2 Prozent der über 65-Jährigen leben in einer Einrichtung des Betreuten Wohnens und weniger als 1 Prozent in einer gemeinschaftlichen Wohnform. Im Bewusstsein der breiten Öffentlichkeit werden vor allem zwei Wohnformen mit dem Wohnen im Alter verbunden: das Wohnen im Heim und das Betreute Wohnen. Aber auch wenn man diese beiden Wohnformen zusammenfasst, leben hier nur insgesamt 7 Prozent aller Über-65-Jährigen. Die restlichen 93 Prozent wohnen nach wie vor in ganz normalen Wohnungen. Nichts deutet darauf hin, dass sich an diesen Verhältnissen in Zukunft etwas Grundlegendes ändern wird. Insofern ist es folgerichtig, wenn ein Symposium, das sich mit der Zukunft des Wohnens im Alter beschäftigt, das normale Wohnen in den Vordergrund stellt.

Frank Oswald und Kollegen legen in ihrem Beitrag dar, dass für ein gesundes Altern sowohl objektive Wohnbedingungen als auch subjektive Aspekte des Wohnens (beschrieben als Verhaltensmöglichkeiten im Raum, Wohnbedeutungen und Kontrollerleben) wichtig sind. Nicht die Anzahl der Barrieren im Wohnbereich ist den Ergebnissen der vorgestellten Studie zufolge für ein gesundes Altern von ausschlaggebender Bedeutung, sondern die individuelle Passung von Person und Umwelt. Wohnzufriedenheit ist nicht allein durch eine optimale baulich-technische Ausstattung herzustellen, denn nicht jede auf den ersten Blick sinnvoll erscheinende Wohnungsanpassung wird auch subjektiv positiv bewertet. Oswald und andere schließen aus diesen Ergebnissen, dass Veränderungen im Wohnbereich nicht „verordnet" werden können, sondern in jedem Einzelfall mit dem betreffenden Menschen „verhandelt" werden müssen.

Diese Erkenntnisse einer breit angelegten europäischen Studie belegen aus wissenschaftlicher Sicht die praktischen Erfahrungen, die seit vielen Jahren in der Wohnungsanpassungsberatung gemacht werden. In der Wohnungsanpassungsberatung spielt die Berücksichtigung der subjektiven Aspekte der Wohnzufriedenheit schon immer eine zentrale Rolle. Wohnberater erleben täglich, dass Wohngewohnheiten und emotionale Bindungen für die Wohnzufriedenheit häufig wichtiger sind als objektive Ausstattungsstandards. Susanne Tyll spricht in ihrem Beitrag vom dialogischen Prinzip der Wohnberatung. Es geht darum, gemeinsam mit dem jeweils betroffenen älteren Menschen eine angemessene Lösung für sein Wohnproblem zu finden. Dabei spielt das subjektive Erleben der Wohnsituation eine entscheidende Rolle.

Susanne Tyll weist vor allem auf diejenigen Vorteile der Wohnungsanpassung hin, die neben ihrer Bedeutung für die Lebensqualität des Einzelnen auch einen ökonomischen Nutzen für die Volkswirtschaft erkennen lassen:
- Vermeidung von Stürzen,
- Verringerung des Hilfe- und Pflegebedarfs,
- Vermeidung von Heimaufenthalten.

Vor dem Hintergrund des von Oswald und anderen Vorgetragenen sollte nun auch der grundsätzliche Beitrag einer dialogisch betriebenen Anpassungsberatung für ein gesundes Altern stärker in den Vordergrund gerückt werden. Es darf vermutet werden, dass die individuelle Wohnungsanpassung aufgrund der ihr immanenten Berücksichtigung des subjektiven Wohnerlebens besonders gut geeignet ist, eine optimale Person-Umwelt-Passung und ein gesundes Altern zu erreichen.

Die Möglichkeiten, selbständig in der eigenen Wohnung leben zu können, haben sich durch das vorhandene Netz ambulanter Dienste und die zur Verfügung stehenden Maßnahmen der Wohnungsanpassung in den letzten 20 Jahren enorm vergrößert. Hierzu tragen auch neuere Entwicklungen bei, die wir als strukturelle Wohnungsanpassung bezeichnen. Darunter versteht man, dass beim Neubau von Wohnungen, aber auch bei der Modernisierung oder Sanierung von vorhandenen Gebäuden von vornherein darauf geachtet wird, die Benutzbarkeit der Wohnungen für ältere Menschen zu verbessern. Eine zentrale Rolle spielt dabei die Beachtung der DIN 18025, Teil 2 „Barrierefreie Wohnungen". Sie stellt sicher, dass Wohnungen auch bei körperlichen Einschränkungen noch gut zu nutzen sind. Angesichts der demografischen Entwicklung wächst die Bereitschaft der Bauherren und Wohnungseigentümer, diesen Baustandard einzuhalten. Allerdings befinden wir uns zurzeit noch ganz am Anfang dieser Entwicklung, so dass noch keine nennenswerten Mengen barrierefreier oder barrierearmer Wohnungen auf dem Markt sind. Da in Zukunft immer weniger Neubauten benötigt werden und der vorhandene Wohnungsbestand nur sehr eingeschränkte Möglichkeiten bietet, in wirtschaftlich vertretbarem Umfang nachträglich barrierefrei umgebaut zu werden, dürfen allerdings auch keine allzu großen Erwartungen an die strukturelle Wohnungsanpassung gestellt werden. In vielen Fällen wird es weiterhin notwendig sein, Wohnungen individuell nachzubessern. Von daher wird auch langfristig die individuelle Wohnungsanpassung im Zentrum aller Maßnahmen zur Verbesserung der Wohnsituation alter Menschen stehen müssen.

Im Hinblick auf die Erweiterung der Möglichkeiten zum selbständigen Wohnen in der vorhandenen Wohnung werden auch große Hoffnung auf die Nutzung technischer Geräte und Systeme gesetzt. Hier unterscheiden Heidrun Mollenkopf und Kollegen zwischen folgenden Einsatzbereichen von Technik:
- Sicherheit (z. B. Rauchmelder),
- Komfort (z. B. Heizungsregulierung),
- Kommunikation (Telefon, Internet),
- Haushalt (Kaffeekocher),
- Pflege und Gesundheit.

Für den Bereich der Haushaltstechniken stellen sie fest, dass diejenigen Hausarbeiten als besonders beschwerlich gelten, für die bisher keine technischen Unterstützungssysteme auf dem Markt vorhanden sind (z. B. Gardinen aufhängen, Fenster putzen, Bett beziehen, Bügeln). Im Bereich von Komfort und Sicherheit sind dagegen eher Möglichkeiten einer technischen Unterstützung gegeben. Diese Möglichkeiten werden vor allem im Zusammenhang mit dem so genannten Smart Home, also einem vernetzten System elektronisch gesteuerter Geräte im Haus, diskutiert. Den vorgestellten Untersuchungen zufolge stehen ältere Menschen der Smart-Home-Technologie aufgeschlossen gegenüber und setzen sehr hohe Erwartungen in die dadurch gegebenen Möglichkeiten. Meines Wissens hält die Praxis aber bisher diesen Erwartungen nicht stand, weil sowohl die Programmierung als auch die Bedienung der Systeme noch zu kompliziert sind. Es ist auch fraglich, ob solche komplex vernetzten Systeme überhaupt benötigt werden, weil viele der darin enthaltenen Funktionen auch individuell eingerichtet und gesteuert werden können. In der individuellen Wohnungsanpassung werden technische Einzel-Lösungen seit Jahren erfolgreich eingesetzt. Sie bieten den Vorteil, dass nur diejenige Technik installiert werden muss, die auch wirklich gebraucht wird, und dass die Kosten erschwinglich sind.[1]

Ein weiterer Grund, eher auf kleine technische Lösungen zurückzugreifen, liegt in der zunehmenden Zahl demenziell erkrankter Menschen. Nicht nur, dass diese Menschen nicht mehr in der Lage sind, komplizierte Bedienvorgänge einer zentral gesteuerten Haustechnik auszuführen; es hat sich auch ein neuer Markt an Sicherheitstechnik entwickelt, der je nach Bedarf individuell zum Einsatz gebracht werden kann (Rauchmelder, Wanne-voll-Melder, Bügeleisen-Abschaltautomatik, Herdsicherungssysteme usw.). Für die Zukunft kann damit gerechnet werden, dass diese „kleine" Sicherheitstechnik gerade bei Menschen mit Demenz weite Verbreitung finden wird.

Eine der größten Hemmschwellen beim Einsatz von Technik im Alter liegt nach wie vor in der schlechten Bedienbarkeit technischer Geräte bei eingeschränkten motorischen, kognitiven und sensorischen Fähigkeiten. Die Ton-in-Ton gehaltenen Knöpfe und Tasten an vielen Geräten sind schwer zu erkennen, winzige Hebel schlecht zu fassen, Bedientableaus und Bedienschritte zu kompliziert aufgebaut. Hier gibt es zwar zunehmende Bestrebungen, technische Geräte im Sinne eines „Design for All" so zu gestalten, dass auch ältere Menschen gut damit zurechtkommen. Quantitativ zeigen diese Bemühungen zurzeit zwar noch ebenso wenig Wirkung wie die Bestrebungen zum barrierefreien Bauen, es deutet sich aber an, dass auf längere Sicht aufgrund der steigenden Zahl älterer Menschen auch die Produzenten technischer Geräte mehr und mehr auf diese Zielgruppe eingehen werden.

---

1 Vgl. Beratungsstelle Wohnen des Vereins „Stadtteilarbeit Milbertshofen e. V.": *Kleine Technik – Große Wirkung*, München 2001.

Die gravierendsten Veränderungen durch den Einsatz von Technik wird es aus meiner Sicht in Zukunft durch die rasante Verbreitung der elektronischen Kommunikationsmedien geben. Wenn alte Menschen ihre Bankgeschäfte und Einkäufe über das Internet erledigen und sogar mit dem Arzt nur noch über Bildtelefon kommunizieren, erleichtert ihnen dies zwar das tägliche Leben und erhöht wahrscheinlich auch ihre medial vermittelten sozialen Kontakte, der unmittelbare zwischenmenschliche Kontakt und die Mobilität werden aber wahrscheinlich abnehmen. Zwar zeigen erste Erfahrungen mit einem elektronischen Kommunikationssystem zur Verbesserung der Versorgungssituation älterer Menschen (SOPHIA)[2], dass sich durch die Beteiligung am System bei einigen älteren Menschen auch die unmittelbaren zwischenmenschlichen Kontakte erhöht haben, weil durch intensivierte Kommunikation über die elektronischen Medien auch das Bedürfnis nach direktem Kontakt gestiegen und daher Treffen vereinbart wurden, die ohne die vorherige Telekommunikation nicht zustande gekommen wären. Ob damit aber die Nachteile verringerter persönlicher Kontakte auf anderen Ebenen ausgeglichen werden können, bleibt fraglich.

Je mehr barrierefreie Wohnungen es gibt, je mehr individuelle Anpassungsmaßnahmen durchgeführt werden, je mehr das Alltagsleben älterer Menschen durch den Einsatz von Technik erleichtert wird und je besser in den privaten Wohnungen gepflegt werden kann, desto mehr wird die Nachfrage nach Sonderwohnformen für ältere Menschen zurückgehen. Es bleiben dann im Wesentlichen nur drei Gründe übrig, die vorhandene Wohnung zu verlassen und in eine andere Wohnform überzuwechseln:
- der Wunsch nach mehr Geselligkeit, Vermeidung von Einsamkeit
- der Wunsch nach größerer Sicherheit bei gesundheitlichen Risiken
- die Notwendigkeit einer umfassenden Betreuung bei Demenz

Die ersten beiden Bedürfnisse können relativ gut im Betreuten Wohnen oder in gemeinschaftlichen Wohnprojekten befriedigt werden. Je nachdem, welches Maß an Selbstorganisation und Gemeinschaftsleben gewünscht ist, wird man sich für die eine oder andere Wohnalternative entscheiden. Die Chancen, ein entsprechendes Wohnangebot zu finden, sind allerdings für diejenigen alten Menschen, die das Betreute Wohnen bevorzugen, weitaus größer als für

---

2 www.sophia-tv.de

diejenigen, die gern in einem gemeinschaftlichen Wohnprojekt leben möchten. Dies hängt zum einen damit zusammen, dass Betreute Wohnanlagen auf Seiten der Investoren bisher noch eine weit höhere Akzeptanz erfahren als gemeinschaftliche Wohnformen. Zum anderen ist es aber auch unabhängig davon sehr viel schwieriger, einen selbstorganisierten Gruppenprozess zum Erfolg zu führen, als eine Betreute Wohnanlage zu errichten.

Gemeinschaftliche Wohnformen benötigen in vielen Fällen eine fachliche Moderation, um Menschen zu einer Gruppe zusammenzubringen und die erforderlichen rechtlichen und räumlichen Rahmenbedingungen für das gemeinschaftliche Wohnen zu schaffen. Bei den selbstorganisierten Gruppen der so genannten „Jungen Alten" gibt es eine solche Moderation weitaus seltener als bei den ambulant betreuten Wohngruppen, die für Menschen mit erhöhtem Pflege- und Betreuungsbedarf geschaffen werden. Hier sind es häufig Pflegedienste, die aus ihrem Klientenkreis eine Gruppe zusammenführen und dafür sorgen, dass eine geeignete Wohnung gefunden wird. Dort, wo Wohnungs- und Pflegewirtschaft die gemeinsamen Vorteile dieses Wohnmodells erkannt haben, kann es – wie die Erfahrungen in Berlin gezeigt haben – sehr schnell zu einer rasanten Verbreitung dieses Wohnmodells kommen. Die aktuellen Diskussionen sowohl innerhalb der Wohnungswirtschaft als auch innerhalb der Altenhilfe lassen vermuten, dass ambulant betreute Wohngruppen sich in Zukunft ebenso erfolgreich als Alternativen zum Heim etablieren werden, wie es das Betreute Wohnen schon getan hat.

Obwohl ambulant betreute Wohngruppen für alle Formen von erhöhtem Hilfe- und Pflegebedarf geeignet sind, werden sie doch am häufigsten als Wohnalternative für Menschen mit Demenz diskutiert. Die Betreuungskonzepte, die hier entwickelt werden, ähneln neueren Ansätzen im stationären Bereich, die in den letzten Jahren in zwei wissenschaftlichen Studien untersucht worden sind. Dabei ging es um die Frage, inwiefern sich durch das Zusammenführen demenziell erkrankter Menschen in Wohngruppen mit besonderen Betreuungsformen positive Wirkungen auf den Krankheitsverlauf sowie auf das körperliche und psychische Wohlbefinden erkennen lassen.

Die von Martina Schäufele und Kollegen beschriebenen Ergebnisse dieser Studien zeigen, dass die Betreuungskonzepte bisher noch so heterogen sind, dass sich im Vergleich zur traditionellen stationären Pflege nur wenig eindeutige Wirkungen beobachten lassen. So wird lediglich durchgängig von einer größeren Mobilität der Bewohner berichtet. Schon eine erhöhte

Zahl positiver und kompetenzfördernder Aktivitäten sowie positiver Gefühle wie Freude und Interesse werden nicht in allen Gruppen in gleichem Maße festgestellt. Erstaunlich ist vor allem, dass in den Gruppen mit besonderen Betreuungsformen im stationären Bereich keine positiven Veränderungen von Verhaltensauffälligkeiten ermittelt werden konnten – eine Wirkung, die in einer qualitativen Studien zu ambulant betreuten Wohngruppen durchgängig anzutreffen war.[3] Ebenso interessant ist die Feststellung, dass teilsegregierte Gruppen in einzelnen Aspekten positivere Wirkungen erzielen konnten als vollsegregierte Gruppen.

Letztendlich zeigen die vorliegenden Untersuchungen, dass sich die besonderen Betreuungsformen für Menschen mit Demenz noch in einem Entwicklungsstadium befinden, für das eine übergreifende Bewertung dieser Betreuungskonzepte zu früh ist. Wichtig wären deshalb vor allem Untersuchungen über die Unterschiedlichkeit dieser Konzepte und die Wirkungsweise einzelner Bausteine innerhalb der Konzepte. Allein die Tatsache, dass in einzelnen Einrichtungen in unterschiedlichen Lebensbereichen der betroffenen Menschen sehr positive Ergebnisse erzielt werden konnten, zeigt, dass in den neuen Betreuungsformen für Menschen mit Demenz ein Potenzial zur Verbesserung ihrer Lebenssituation vorhanden ist, das sicher noch weiter ausgeschöpft werden kann. Insofern ist es wichtig, dass sowohl im stationären Bereich als auch im Bereich der ambulant betreuten Wohngruppen die neuen Ansätze weiter ausgebaut werden. Dabei scheint es mir besonders sinnvoll, Erfahrungen aus dem ambulanten Bereich in die stationären Betreuungskonzepte einfließen zu lassen.

---

3 Bertelsmann Stiftung – Kuratorium Deutsche Altershilfe: *Betreute Wohngruppen. Projekt „Leben und Wohnen im Alter"*, Bd. 4 und 5, Köln 2004.

Pflege im Mabuse-Verlag

Bernd Seeberger
**Zur Wirksamkeit von Qualitätsmanagement
in Altenpflegeeinrichtungen**
2004, 342 Seiten, Reihe Wissenschaft, Band 80
35 €, ISBN 3-935964-65-X

Bernd Seeberger, Angelika Braun (Hrsg.)
Wie die anderen altern
Zur Lebenssituation alter Menschen am Rande der Gesellschaft
2003, 345 Seiten
29 €, ISBN 3-935964-09-0

Karl-Heinz Henze, Gudrun Piechotta (Hrsg.)
Brennpunkt Pflege
Beschreibung und Analyse von Belastungen des pflegerischen Alltags
2004, 230 Seiten
22,90 €, ISBN 3-935964-08-0

Margot Sieger, Wilfried Kunstmann
Versorgungskontinuität durch Pflegeüberleitung
2003, 216 Seiten, Reihe Wissenschaft, Band 68
21 €, ISBN 3-935964-29-3

Theda Borde, Matthias David (Hrsg.)
Gut versorgt?
Migrantinnen und Migranten im Gesundheits- und Sozialwesen
2003, 296 Seiten
23,90 €, ISBN 3-935964-24-2

Hilde Steppe (Hrsg.)
Krankenpflege im Nationalsozialismus
Dieses Buch gilt mittlerweile – auch in allen Krankenpflegeschulen –
als Standardwerk.
9. Aufl. 2001, 261 Seiten, zahlreiche Grafiken und Fotos,
21,90 €, 39,30 SFr, ISBN 3-925499-35-0

Mabuse-Verlag
Postfach 90 06 47, 60446 Frankfurt am Main
☎ 0 69-70 79 96-13, Fax 70 41 52, verlag@mabuse-verlag.de

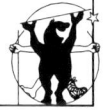

Thema Pflege im Mabuse-Verlag

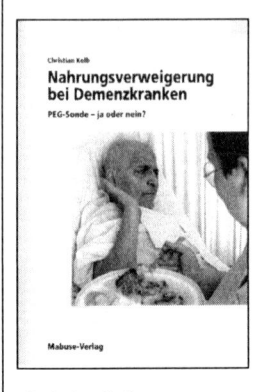

Christian Kolb
Nahrungsverweigerung bei Demenzkranken
PEG-Sonde – ja oder nein?

Soll man einem dementen Patienten, der nicht genügend Nahrung zu sich nehmen kann oder will, eine Magensonde legen? Künstliche Ernährung kann zwar das Leben verlängern, aber damit eventuell auch das Leiden. Was für Alternativen gibt es, wie ist die rechtliche Lage? Ein umfassender und einfühlsamer Ratgeber für Angehörige, aber auch für professionell Pflegende.

84 Seiten, 12,90 €
ISBN 3-935964-21-8

Wolfgang M. Heffels
Pflege gestalten
Eine Grundlegung zum verantwortlichen Pflegehandeln

Dieses Buch stellt das eigenverantwortliche Handeln Pflegender ins Zentrum der Überlegungen.

Reihe Wissenschaft, Band 65
225 Seiten, 24 €
ISBN 3-935964-12-9

Dt. Verein für Pflegewissenschaft (Hrsg.)
Das Originäre der Pflege entdecken
Pflege beschreiben, erfassen, begrenzen

226 Seiten, 19,90 €
ISBN 3-935964-06-4

T. Klie u. a. (Hrsg.)
Das Pflegewesen und die Pflegebedürftigen
Analysen zu Wirkungen der Pflegeversicherung und ihrem Reformbedarf

361 Seiten, 29 €
ISBN 3-933050-90-1

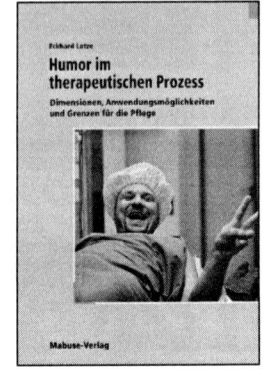

Eckhard Lotze
Humor im therapeutischen Prozess
Dimensionen, Anwendungsmöglichkeiten und Grenzen für die Pflege

Der Humor birgt als „Haltung zur Welt" therapeutisches Potenzial für Pflegeempfänger wie für Pflegende. Doch es geht in diesem Buch um mehr: Humor ist dazu geeignet, der Beziehung zwischen Pflegenden und Pflegeempfängern neue Qualität zu verleihen.

156 Seiten, 12,90 €
ISBN 3-935964-19-6

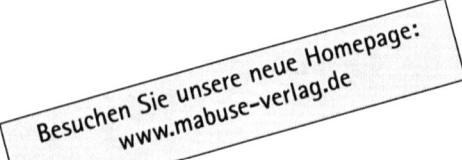

Besuchen Sie unsere neue Homepage: www.mabuse-verlag.de

Mabuse-Verlag
Postfach 90 06 47
60446 Frankfurt am Main
☎ 0 69-70 79 96-16
Fax 0 69-70 41 52
E-Mail:
buchversand@mabuse-verlag.de

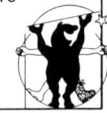

Dr. med. Mabuse
Zeitschrift im Gesundheitswesen

Das kritische Magazin
für alle Gesundheitsberufe!

Für alle, die ein humanes und
soziales Gesundheitswesen
wollen.

Unabhängig und frei von der
Einflussnahme von Verbänden
und Parteien.

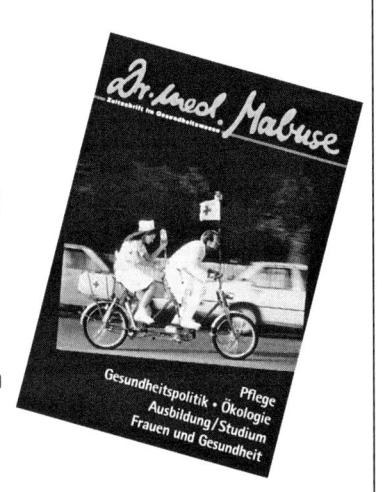

Unsere Themen:
Gesundheits- und Sozialpolitik • Kranken- und Altenpflege
Frauen und Gesundheit • Medizinethik • Ausbildung/Studium
Ökologie • Alternativmedizin • Psychiatrie/Psychotherapie

Schwerpunktthemen der letzten Hefte:
Religion und Gesundheit (139) • Wohnen im Alter (141)
Gesundheit von Gesundheitsberuflern (142)
Sterben und Tod (143) • Armut und Gesundheit (144)
Kinder und Gesundheit (145) • Gesundheitsreform (146)
Trauma (147) • Schwangerschaft und Geburt (148)
Gewalt im Gesundheitswesen (149) • Sexualität (150)
Kunst und Gesundheit (151) • Demenz (152)
Psychosomatik (153) • Qualität (154)

Einzelheft 6 Euro; Jahresabo (6 Hefte) 36 Euro zzgl. Porto

Ein kostenloses Probeheft anfordern bei:

Dr. med. Mabuse
Postfach 900647 b, 60446 Frankfurt am Main
☎ 069 - 70 79 96 - 16 • Fax: 069 - 70 41 52
www.mabuse-verlag.de, info@mabuse-verlag.de

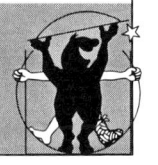